普通高等教育案例版系列教材

供预防医学类专业使用

案例版

卫 生 化 学

第 2 版

主　　编　毋福海　张加玲
副 主 编　黄沛力　孙　静　周　彤　谢惠波
编　　委　（按姓氏笔画排序）

于春梅（南通大学）　　　　　王　琦（昆明医科大学）
王学生（华北理工大学）　　　毋福海（广东药科大学）
刘桂英（山西医科大学）　　　刘晔玮（兰州大学）
孙　静（广东医科大学）　　　杨弋星（大理大学）
杨晓辉（宁夏医科大学）　　　张加玲（山西医科大学）
张丽萍（包头医学院）　　　　陈红红（广东药科大学）
陈利琴（天津医科大学）　　　周　彤（南昌大学）
周之荣（广东药科大学）　　　孟佩俊（包头医学院）
黄东萍（广西医科大学）　　　黄沛力（首都医科大学）
谢惠波（西南医科大学）

科 学 出 版 社

北　京

郑　重　声　明

　　为顺应教育部教学改革潮流和改进现有的教学模式，适应目前高等医学院校的教育现状，提高医学教学质量，培养具有创新精神和创新能力的医学人才，科学出版社在充分调研的基础上，首创案例与教学内容相结合的编写形式，组织编写了案例版系列教材。案例教学在医学教育中，是培养高素质、创新型和实用型医学人才的有效途径。

　　案例版教材版权所有，其内容和引用案例的编写模式受法律保护，一切抄袭、模仿和盗版等侵权行为及不正当竞争行为，将被追究法律责任。

图书在版编目（CIP）数据

卫生化学 / 毋福海，张加玲主编. —2 版. —北京：科学出版社，2016.8
ISBN 978-7-03-048591-5

Ⅰ. ①卫… Ⅱ. ①毋… ②张… Ⅲ. ①卫生学–分析化学–医学院校–教材
Ⅳ. ①R113

中国版本图书馆 CIP 数据核字(2016)第 125129 号

责任编辑：胡治国 / 责任校对：桂伟利
责任印制：赵　博 / 封面设计：陈　敬

科学出版社 出版
北京东黄城根北街 16 号
邮政编码：100717
http://www.sciencep.com
固安县铭成印刷有限公司印刷
科学出版社发行　各地新华书店经销
*
2008 年 7 月第　一　版　　开本：787×1092　1/16
2016 年 8 月第　二　版　　印张：25
2025 年 1 月第六次印刷　　字数：719 000
定价：**88.00 元**
（如有印装质量问题，我社负责调换）

前　言

　　为了适应新世纪我国高等医学院校教育发展的需要，顺应现代医学模式的转变和社会发展对高素质医学人才培养的要求，落实教育部、卫生部《高等学校本科教学质量和教学改革工程》和《中国医学教育改革和发展纲要》的精神，深化教学方法改革，提高高等医学教育教学质量，由科学出版社组织全国高等医药院校 19 位专家编写的《卫生化学》（案例版，第 2 版）教材，在全体编委的辛勤劳动和共同努力下，终于将与大家见面了。

　　卫生化学是预防医学的专业基础课，本教材的编写严格遵循预防医学专业培养目标，在突显案例特色的前提下，囊括教学大纲规定的基础理论、基本知识和基本技能。案例版《卫生化学》教材借鉴 Problem-based Learning（PBL）教学模式，采用了以案例导入为主线，在基本保持传统卫生化学教学内容并体现卫生化学最新进展的基础上，将典型案例融于教材中，在案例的选择上力求具有一定的代表性，突出了案例的引导效果，起到画龙点睛的作用。另外，精选的作为理论知识载体和引领者的案例多为真实、具有可操作性的例子，根据案例情况，提出相关的问题，启发学生思维，培养学生的创造力。案例的选择也考虑到以激发学生的学习兴趣，促进学生的主动思考，加强学生对教学内容和知识点的理解为出发点，使案例与教学内容有机结合，力求达到内容与形式的统一，以及思想性、科学性、启发性、先进性和适应性的统一。

　　本教材是在《卫生化学》（案例版）的基础上编写的，根据新时期教育教学形势以及卫生化学本身的发展，在体例和内容方面进行了较大改变。把卫生化学实验室质量管理、高效毛细管电泳法、离子色谱法、质谱法及其联用技术、电感耦合等离子体原子发射光谱法、原子荧光光谱法等单独成章；把紫外-可见吸收光谱法和红外光谱法合为分子吸收光谱法一章，把电导、库仑、伏安等合为其他电化学分析法一章；增加了快速检验一章。

　　本教材适用于预防医学专业本科学生学习，同时可供参加硕士研究生入学考试的考生和讲授"卫生化学"和"仪器分析"课程的教师等人员参考，也可供从事卫生检验、医学检验、环境监测和药物分析等方面的工作人员参考。

　　案例版《卫生化学》教材建设还是一个新生事物，尚缺乏成熟的经验，尽管参与编写的专家尽心竭力地工作，但是由于编者的学识水平和经验有限，教材中难免存在不妥之处，敬请使用本教材的各院校师生和广大读者提出宝贵的意见，以便再版时进一步修改和完善。

在本教材的编写过程中，参考了部分已出版的高等学校教材和有关著作，尤其是作为《卫生化学》（案例版）的再版，本书充分吸收了《卫生化学》（案例版）一些成熟和精彩的内容，在此向有关作者和出版社一并致谢。在教材出版之际，还要感谢科学出版社的领导和编辑们对本书的出版所付出的心血！对参加本书编写的编委及支持他们工作的单位领导表示由衷的感谢！衷心感谢广东药科大学的领导以及教务处、教材科领导的大力支持！

毋福海

2016 年 4 月于广州

目　　录

第一章 绪 论

第一节 卫生化学的性质、任务和作用

卫生化学（sanitary chemistry）是高等医学教育预防医学专业的一门必修课，是预防医学的重要组成部分。卫生化学是应用分析化学的基本理论和实验技术研究人类生活环境中与人群健康相关的化学物质的质、量及其变化规律的学科。

卫生化学的任务主要有：研究简单、快速、灵敏的检测方法；制定检测方法的标准；研究检测工作质量保证和质量控制的方法；测定空气、水、食品等样品中待测物质的含量，为各种卫生监督和卫生评价，以及卫生法规和卫生标准的制定提供科学依据；评价某些物质的存在、过量或缺乏对人体健康的影响。

卫生化学是分析化学和预防医学的交叉学科，与公共卫生与预防医学事业的发展密切相关。早在1936年林公际先生就在其所著《卫生化学》中指出："公共卫生之推进，一方须凭籍行政的管理，一方须利赖学术的研究，两者互为经纬，其效始著。关于学术研究，则卫生化学实占重要之成分。盖卫生化学为论列一切饮食物、嗜好品、水、空气、土壤等之试验及其良否判定之学科。凡人类保健卫生之涉及化学问题者，殆无不属于卫生化学之应用范围。"

随着科学技术的不断进步和工农业生产的迅猛发展，人类的生存环境与生活质量有了极大改善和提高，但也产生了一系列严重的公共卫生问题。环境污染导致各种慢性非传染性疾病持续增加，且呈现年轻化趋势，已成为危害人类健康的重要杀手；食品安全突发事件频发，如"二噁英污染"、"三聚氰胺"、"毒大米"、"塑化剂"、"瘦肉精"等，不仅危害人类健康，而且造成社会恐慌；一些新型的职业病和职业相关疾病不断出现。面对如此严峻的形势，卫生化学任重道远，其在科学控制环境污染、保障食品安全、预防控制疾病、实施健康保护和延长公众寿命等公共卫生事业中发挥着越来越重要的作用，被誉为"公共卫生的眼睛"的确是名副其实。

第二节 分析方法的分类和分析结果的表示方法

一、分析方法的分类

卫生化学的研究对象有如下特点：①样品种类繁多，有空气、水、食品、生物材料等。②样品组成复杂，样品来源不同，基体不同，共存干扰物质不同。③检测对象广泛，有无机物、有机物、大分子、小分子等。④待测组分含量相差大，从常量、微量到痕量，乃至超痕量。由于这些特点，卫生化学所涉及的检测方法很多，常根据分析任务、分析对象、检测原理、样品用量、被测组分含量水平、分析目的等分类。

1. 按分析任务分类 卫生化学可分为定性分析（qualitative analysis）、定量分析（quantitative analysis）和结构分析（structural analysis）。

定性分析的任务是鉴定物质是由哪些元素、离子、官能团或化合物组成；定量分析的任务是测定物质中各组分的相对含量；结构分析的任务是研究物质内部的分子结构或晶体结构（包括组

分的价态、形式等）。

2. 按照分析对象分类　卫生化学可分为无机分析（inorganic analysis）和有机分析（organic analysis）。

无机分析的对象是无机物。由于无机物所含元素繁多，在无机分析中通常要求鉴定试样由哪些元素、离子、原子团或化合物组成（定性分析），以及各组分的相对含量（定量分析），同时还要求测定其存在形式（即形态分析）。

有机分析的对象是有机物。有机物的组成元素种类并不多，但化学结构相当复杂，不但要求鉴定组成元素，更重要的是进行官能团分析和结构分析。

3. 根据测定原理分类　卫生化学可分为化学分析（chemical analysis）和仪器分析（instrumental analysis）。

化学分析是以物质的化学反应为基础的分析方法。化学分析法是最早的分析方法，又是分析化学的基础，又称经典分析法。化学分析法主要有重量分析法和滴定分析法。

仪器分析是以被测物质的某种物理和物理化学性质与其含量的关系进行定性、定量和结构分析的方法。由于测定这些物理和物理化学性质需要特殊的仪器，所以称之为仪器分析。仪器分析是二十世纪初才发展起来的，所以又称现代分析方法。仪器分析法主要包括光学分析法、电化学分析法、色谱分析法、质谱分析法及其联用技术等。

仪器分析发展很快，应用越来越广泛，在分析化学中所占的比重越来越大，是现代分析化学的发展方向。但是化学分析法是整个分析化学的基础，在进行仪器分析前，多数要用化学方法对试样进行预处理，如试样的溶解、待测组分的富集、干扰物质的分离和掩蔽等，所以化学分析法与仪器分析法是互为补充、相辅相成的。在实际工作中，需要根据分析对象、分析要求及实验室条件等选择合适的分析方法。

4. 根据分析时试样用量分类　卫生化学可分为常量分析（macro analysis）、半微量分析（semi-micro analysis）、微量分析（micro analysis）和超微量分析（ultra-micro analysis）。各种方法的试样用量见表 1-1。

表 1-1　各种分析方法的试样用量

方法	试样质量	试样体积
常量分析	>0.1g	>10ml
半微量分析	0.01～0.1g	1～10ml
微量分析	0.1～10mg	0.01～1ml
超微量分析	<0.1mg	<0.01ml

5. 根据试样中被测组分的相对含量分类　卫生化学可分为常量组分分析（macro component analysis）、微量组分分析（micro component analysis）、痕量组分分析（trace component analysis）和超痕量组分分析（ultra-trace component analysis）。各种分析方法中被测组分在试样中的含量见表 1-2。

表 1-2　各种分析方法中被测组分在试样中的含量

分析方法	被测组分的含量/%
常量组分分析法	>1
微量组分分析法	0.01～1
痕量组分分析法	0.0001～0.01
超痕量组分分析法	<0.0001

需要注意的是，这种分类法与按试样用量分类法不同，两种概念不能混淆，痕量组分分析不一定是微量分析。例如，自来水中有机污染物含量很低，多为 ng/ml 或 pg/ml 级，所以自来水中有机污染物的测定属于痕量组分分析，但分析时自来水的取样量往往多达数十升，属于常量分析。

6. 按分析的目的分类 卫生化学可分例行分析（routine analysis）和仲裁分析（arbitration analysis）。

例行分析，又称常规分析，是指一般实验室在日常生产或工作中的分析，如疾病控制中心的日常检验工作。仲裁分析是指不同单位对分析结果有争议时，要求上级检验机构或作为第三方的权威机构用法定方法或公认的方法进行准确分析，以判断原分析结果是否可靠。

此外，出于不同的分析目的，还有一些专门的分类。例如，在分析过程中试样不被损坏，被称为无损分析（non-destructive analysis）；对试样的微小空间中的物质进行分析，称为微区分析（micro-area analysis）；对固体试样表面的组成和分布进行分析，称为表面分析（surface analysis）等。

二、分析结果的表示方法

（一）被测组分的化学表示形式 dd

对所测定的组分通常有以下几种表示形式。

1. 以实际存在的型体表示 如水质理化检验中，测定水中 Ca^{2+}、Mg^{2+} 的含量，结果直接以每升水中 Ca^{2+}、Mg^{2+} 的质量表示。

2. 以元素形式表示 对元素分析，结果常以元素形式表示。例如，测定碳水化合物中 C、H、O 的含量，结果以 C、H、O 的质量分数表示。

3. 以氧化物形式表示 将测定结果折算为氧化物的含量表示。例如，水的总硬度测定，其结果是将所测得的钙、镁的量折算成 CaO 的质量，以每升水中含有 CaO 的质量表示。

4. 以化合物的形式 将测定结果折算为化合物的含量表示，如用重量法测定试样中 S，测定结果以 $BaSO_4$ 的量表示。

以上所列的四种表示形式，只是一般的表示方法，实际工作中往往按需要或历史习惯表示。

（二）被测组分含量的表示方法

被测组分的含量通常以单位质量或单位体积中被测组分的量来表示。由于试样的物理状态和被测组分的含量不同，其计量方法和单位不同。

1. 固体试样 固体试样中某一组分的含量，用该组分在试样中的质量分数 ω 表示。

$$\omega = \frac{m}{m_s} \tag{1-1}$$

式中，m 和 m_s 分别为被测组分和试样的质量，g。

如果被测组分为常量组分，则 ω 的数值可用百分率（%）表示，这里的"%"表示质量分数，例如，$\omega=0.25$，可记为 25%；如果被测组分含量很低，则 ω 可用指数形式表示，如 $\omega=1.5\times10^{-5}$，也可以用不等的两个单位之比表示，如用 μg/g、ng/g 等表示。

2. 液体试样 液体试样的分析结果一般用物质的量浓度 c 表示，单位为 mol/L、mmol/L 等。在卫生检验工作中，常用质量浓度 ρ 表示，单位为 g/L、mg/L、μg/L、mg/ml 或 μg/ml 等。

3. 气体试样 气体试样中被测组分的含量表示方法，随其存在状态不同分为两种。

（1）质量浓度：用每立方米气体中被测组分的质量表示，单位为 mg/m^3。目前，空气污染物浓度大都采用这种表示方法，如空气中 SO_2 的浓度用 mg/m^3 表示。

（2）体积分数：当被测组分以气体或蒸气状态存在时，其含量可用体积分数，即每立方米空气中所含被测物质的体积表示，单位为 ml/m^3。

第三节　卫生化学工作的基本程序

卫生化学工作的目的是获取关于物质的组成和结构等化学信息，所以，工作过程就是获取物质化学信息的过程。一般包括采样（sampling）、试样预处理（pretreatment）、测定（determination）、分析数据的处理（treatment / evaluation of data）和评价、测定结果报告等步骤。

1. 采样　采样指从整批样品中抽取一部分有代表性的试样。试样是获得分析数据的基础，而采样是分析过程的关键环节，如果采样不合理，就不能代表测定对象的总体，甚至会导致错误结论。由于卫生化学研究的对象种类繁多，组分分布的均匀性差异，组分含量的差别，分析目的不同，有的要求分析结果能反映分析对象整体的平均组成，有的要求反映其中某一特定区域或特定时间的特殊状态等，所以应根据具体情况选择合理的采样方法。

2. 试样预处理　由于试样多种多样，存在形式各不相同，采集的试样往往不能直接测定。试样预处理就是将试样处理成分析所需的状态。大多数分析方法要求将试样转化为溶液状态，或将待测组分转入溶液体系中。样品预处理包括试样的溶解和分解，被测组分的提取、分离和富集（浓缩）等。

3. 测定　根据被测组分的性质、含量以及对测定的具体要求，选择合适的测定方法。例如，对微量或痕量组分的测定，应采用高灵敏度的分析方法；对突发事件的现场检测，应采用快速检测方法；需要仲裁的测定，必须选择国家标准方法等。测定方法选定后，进一步优化实验条件，进行分析质量控制，对所用仪器或测量系统进行校正等，以确保分析结果符合要求，包括准确度、精密度、检出限、定量限或线性范围等。

4. 分析数据的处理和评价　运用统计学的方法，对分析所提供的信息进行有效的处理。借助计算机技术和各种专用数据处理软件，对大量数据或者特定时空分布的信息进行处理，除可直接获得分析结果外，还可以从中获得更多有用的信息，解决更多的实际问题。

第四节　卫生化学的发展趋势

卫生化学是分析化学和预防医学的交叉学科，是预防医学研究的"眼睛"，故其发展必将主要依赖于分析化学的发展和预防医学的实际需求。现代科学技术的快速发展，使分析化学发生了巨大变革。卫生化学不断吸取分析化学的最新成就，为预防医学的监测、监督和科学研究提供更准确、灵敏、快速简便的检测方法和更全面的信息。卫生化学的发展趋势主要体现在以下几个方面：

1. 提高检测方法的灵敏度　预防医学领域所涉及的被测组分通常是微量或痕量组分，有些样品要求方法的检出限达到 10^{-15}g/g 水平或更低，这样必须提高检测方法的灵敏度，才能满足分析要求。

2. 提高分析方法的选择性　卫生化学样品的基体组成非常复杂，要实现被测组分的准确测定，必须设法提高检测方法的选择性。采用高效能分离和富集技术、联用技术以及选择性试剂等可以提高方法的选择性。

3. 微型化和微环境分析　微型化和微环境分析是现代分析方法从宏观到微观的延伸。芯片实验室（lab on chip）或微全分析系统（miniaturized total analytical system，μ-TAS）是 20 世纪 90 年代兴起的微分析系统，该系统采用微电子蚀刻技术将分析的流路、检测元件等刻画在一个芯片上，将整个实验室的功能，包括试样制备、加试剂、进样、反应、分离、检测等集成到尽可能小的操作平台上，实现了实验室的微型化。电子传递是生命过程的基本运动，利用微电极、电子探针、电子显微技术等可以进行微环境分析。利用纳米材料开发的超微电极和微型生物传感器在开展生物细胞内检测等方面将有广阔的应用前景。

4. 形态分析　生物体对物质的不同存在型体（形态）的利用性不同，如甲基汞比无机汞的毒性约大 100 倍，As^{3+} 比 As^{5+} 的毒性约大 60 倍。可见，研究元素的形态较之研究元素的总浓度对了解环境污染对环境生态和人群健康的影响更有意义。

5. 生物分析　生物分析可以理解为生命活性物质的分析和利用生物化学技术所进行的分析。生物分析的任务就是从生物体系中获取生物活性物质的组成、含量、结构和形态等方面的信息，研究获取这些信息的方法和技术，从分子水平研究人类疾病发病机制、环境毒素的致毒机制与控制等。目前，生物分析方法主要有：电泳、色谱、生物质谱分析法、生物传感器、酶免疫分析等。

6. 联用技术及仪器智能化　联用技术是将两种或多种不同特点的分析仪器联合起来使用，取长补短，充分发挥各自的优势。目前，联用技术主要用于复杂样品的分离分析。常用的联用仪器有色谱-质谱、色谱-光谱及色谱-色谱等。

随着计算机技术及应用软件的飞速发展，分析仪器将进一步向微型化、自动化、智能化和网络化发展。仪器可以自动取样、处理样品、测定、处理数据、提交报告等。尤其是以计算机为工具，使用数理统计学方法对分析数据进行处理和图形解析的化学计量学（chemometrics）的诞生和发展，使分析化学真正成为化学测量和表征的科学。

（毋福海）

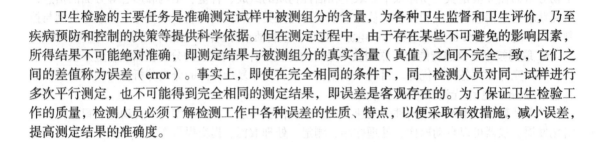

第二章 分析数据的处理

卫生检验的主要任务是准确测定试样中被测组分的含量，为各种卫生监督和卫生评价，乃至疾病预防和控制的决策等提供科学依据。但在测定过程中，由于存在某些不可避免的影响因素，所得结果不可能绝对准确，即测定结果与被测组分的真实含量（真值）之间不完全一致，它们之间的差值称为误差（error）。事实上，即使在完全相同的条件下，同一检测人员对同一试样进行多次平行测定，也不可能得到完全相同的测定结果，即误差是客观存在的。为了保证卫生检验工作的质量，检测人员必须了解检测工作中各种误差的性质、特点，以便采取有效措施，减小误差，提高测定结果的准确度。

第一节 误差及其表示方法

一、误差的分类

根据误差产生的原因及其性质，可将误差分为系统误差（systematic error）和随机误差（random error）两大类。

（一）系统误差

系统误差是由测定过程中某些确定的因素引起的，对测定结果的影响比较固定，又称可测定误差（determinate error）。系统误差的特点是：①重现性：即在相同条件下，重复测定会重复出现；②单向性：即对测定结果的影响具有一定的方向性，要么偏高，要么偏低；③可测性：即误差的大小一般可以测得，并可设法减小和加以校正。

系统误差产生的原因主要有以下几种：

1. 方法误差 方法误差由检测方法不够完善引起。例如，反应未能定量完成；干扰组分的影响等。

2. 仪器和试剂误差 仪器误差是由于仪器不够精密，或因长期使用导致某些部件性能改变，或仪器未经校准而引起的误差。例如，砝码磨损；使用的容量仪器刻度不准等。试剂误差是指所用试剂的纯度不够，或因试剂变质、被污染等引起的误差。例如，蒸馏水或试剂中含有微量杂质，试剂的组成与化学式不完全相符等。

3. 操作误差 操作误差指检测人员由于经验不足和操作不熟练，实际操作不符合规范要求所引起的误差。例如，测量仪器没有达到稳定状态就开始测量等。

系统误差根据其产生的原因及特点，可以采取适当的措施予以减小或消除。例如，根据样品的组成、性质及实验室条件，结合对准确度的要求选择合适的方法，可减小或消除方法误差；通过校准仪器可减小或消除仪器误差；通过使用高纯度试剂或提纯试剂可减小或消除试剂误差。此外，还可以通过与标准样品进行比较、加标回收试验、空白试验等方法对系统误差进行检查和校正。

（二）随机误差

随机误差是由测定过程中的一些不确定因素引起的。例如，测定时周围环境的温度、湿度、气压、气流以及外电路电压的微小变化等。随机误差是这些偶然因素综合作用的结果。这些因素既不易察觉，又无法控制。随机误差的大小和正负都无法预测，所以，随机误差又称偶然误差（accidental error）或不确定误差（indeterminate error）。

根据随机误差分布规律，可通过增加平行测定次数，取平均值的方法来减小随机误差。

除了上述两种误差外，影响测定结果的还有过失，也称过失误差（gross error）。过失是由检测人员粗心大意或不按规程操作所引起的。例如，溶液溅失、加错试剂、读数及记录错误等。过失误差没有一定的规律。过失误差会给测定结果带来严重影响，在工作中必须杜绝。只要在工作中严格遵守操作规程，过失是可以避免的。在检验工作中，当某测量值出现较大误差时，应查明原因，如果发现是由过失引起的，应弃去，不能用于结果计算。

二、准确度和精密度

案例 2-1

　　某实验室接受上级检测考核，其检测人员对尿碘盲样做了 5 次测定，标准曲线的相关系数 r 值分别为 0.9998，0.9999，0.9997，0.9998，0.9999；尿碘检测结果分别为 190μg/L，185μg/L，177μg/L，180μg/L，191μg/L；五次测定的平均值为 184.6μg/L，标准偏差 s 为 6.10μg/L。将此结果报上级实验室后，上级实验室公布质控考核盲样的标准值为 203μg/L，不确定度为 10μg/L，置信概率为 95%。该实验室考核不合格。

问题：

　　（1）该实验室为什么考核不合格？问题在哪里？

　　（2）什么是准确度和精密度？卫生分析常用什么指标表示精密度？

　　（3）准确度和精密度的关系是怎样的？

案例 2-1 分析讨论：

　　本次考核，盲样的标准值为 203μg/L，不确定度为 10μg/L，置信概率为 95%。而该实验室五次测定的平均值为 184.6μg/L，不在盲样 95% 概率的置信范围（203μg/L±10μg/L）之内，并且每次检测结果都是负误差，说明存在系统误差，故被评为不合格。

在实际工作中，常采用准确度和精密度评价测定结果的质量。

（一）准确度

准确度（accuracy）是指测定值与真值相接近的程度，测定值与真值越接近，其误差（绝对值）越小，测定结果的准确度越高。因此，误差的大小是衡量准确度高低的标志。误差有绝对误差（absolute error，E_a）和相对误差（relative error，E_r）两种表示方法，即

（1）绝对误差：

$$E_a = x - x_T \tag{2-1}$$

（2）相对误差：

$$E_r = \frac{E_a}{x_T} \times 100\% \tag{2-2}$$

式中，x 为单次测定值；x_T 为真值。

绝对误差通常用于描述测量方法的误差范围，如十万分之一分析天平的误差范围为 ±0.00001g，滴定管的误差范围为 ±0.01ml 等。而相对误差反映了绝对误差在真值中所占的百分率，更便于比较各种情况下测定结果的准确度，因此，一般测定结果的准确度多用相对误差表示。

无论是计算绝对误差还是相对误差，都涉及真值。真值是指某一物理量本身具有的客观存在的真实数值。严格说来，真值是未知的。随着科学技术的进步，测定结果只能越来越接近真值。

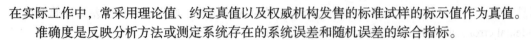

在实际工作中，常采用理论值、约定真值以及权威机构发售的标准试样的标示值作为真值。

准确度是反映分析方法或测定系统存在的系统误差和随机误差的综合指标。

（二）精密度

精密度（precision）是指对同一均匀试样多次平行测定结果之间相互接近的程度，它反映了测定的再现性。

精密度的高低取决于分析方法或测定系统随机误差的大小，用偏差来量度。如果随机误差小，测定数据彼此接近，则偏差小，测定结果的精密度高；相反，如果随机误差大，测定数据分散，则偏差大，测定结果的精密度低。由于平均值反映了测定数据的集中趋势，因此，各测定值与平均值之差也就体现了精密度的高低。偏差的表示方法有：

1. 绝对偏差和相对偏差　绝对偏差（absolute deviation，d）指单次测定值与平均值之差。

$$d = x_i - \overline{x} \tag{2-3}$$

相对偏差（relative deviation，d_r）指单次测定值的绝对偏差在平均值中所占的百分比。

$$d_r = \frac{d}{\overline{x}} \times 100\% \tag{2-4}$$

绝对偏差和相对偏差仅反映了单次测定值和平均值的偏离，并不能反映一组平行测定值之间的相互接近程度，即无法度量测定结果的精密度。

2. 平均偏差和相对平均偏差　平均偏差（average deviation，$\overline{d}$）指各单次测定偏差的绝对值的平均值。

$$\overline{d} = \frac{|d_1| + |d_2| + \cdots + |d_n|}{n} = \frac{\sum_{i=1}^{n} |d_i|}{n} \tag{2-5}$$

相对平均偏差（relative average deviation，$\overline{d}_r$）指平均偏差与测定平均值之比。

$$\overline{d}_r = \frac{\overline{d}}{\overline{x}} \times 100\% \tag{2-6}$$

平均偏差和相对平均偏差在一定程度上反映了一组测定值的精密度。但在一组测定值中，常常是小偏差的占多数，大偏差的占少数，用平均偏差度量精密度，大偏差的影响得不到反映。

3. 标准偏差和相对标准偏差　单次测定结果的标准偏差（standard deviation，s）的表达式为

$$s = \sqrt{\frac{d_1^2 + d_2^2 + \cdots + d_n^2}{n-1}} = \sqrt{\frac{\sum_{i=1}^{n} d_i^2}{n-1}} \tag{2-7}$$

式中，$n-1$ 为自由度（degree of freedom），常用 f 表示，表示一组测定值中独立变量的个数。

相对标准偏差（relative standard deviation，RSD），也称变异系数（coefficient of variation，CV），为

$$RSD = \frac{s}{\overline{x}} \times 100\% \tag{2-8}$$

标准偏差通过平方运算，突出了大偏差的影响，能更好地反映测定结果的精密度。实际工作中，常用 RSD 表示测量结果的精密度。

4. 平均值的标准偏差　在统计学中，将所考察对象的全体，称为总体。从总体中随机抽出的一组测量值，称为样本（或子样）。样本中所含测量值的数目，称为样本的大小或容量。同样，在卫生检验中将一定条件下无限多次测定数据的全部称为总体，而随机从总体中抽出的一组测定值称为样本，样本中所含测定值的数目称为样本的大小或容量。样本中所有测定值的算术平均值称为样本平均值，即

$$\bar{x} = \frac{1}{n}\sum x_i$$

如果从同一总体中随机抽出容量相同的数个样本，由此可以得到一组样本平均值。实践证明，这些样本平均值也并非完全一致，它们的精密度可以用平均值的标准偏差（standard deviation of mean，$s_{\bar{x}}$）来度量。平均值的标准偏差，又称标准误（standard error，s_e），其计算公式如下：

$$s_{\bar{x}} = \frac{s}{\sqrt{n}} \tag{2-9}$$

显然，与任一样本中各单次测定值相比，这些平均值之间的波动性将更小，即平均值的精密度较单次测定值的精密度更高。因此，在实际工作中，常用样本平均值表示测定结果。

从式（2-9）可以看出，平均值的标准偏差与测定次数的平方根成反比，即增加测定次数可以减小随机误差的影响，提高测定结果的精密度。但是，随着测定次数的增加，$s_{\bar{x}}$ 的减小趋势逐渐减小，当测定次数大于 10 时，减小的趋势已不明显。由于在相同条件下，重复进行测定并不能减小或消除系统误差的影响，因此，应根据具体情况来确定平行测定的次数。过多地增加测定次数对提高测定结果的精密度意义不大，且浪费人力、物力。

（三）精密度和准确度的关系

如前所述，系统误差影响测定结果的准确度，而随机误差对精密度和准确度都有影响。评价测定结果的优劣，要同时衡量其准确度和精密度。图 2-1 是 A、B、C、D 四人用同一方法同时测定某水样中铅含量的测定结果。由图可见，A 的精密度和准确度都高，表明系统误差和随机误差均小，测定结果可靠；B 的精密度高，但准确度低，可能存在系统误差；C 的精密度和准确度都低；D 的平均值虽然接近真值，但 4 次平行测定的精密度很低，这只是正负误差相互抵消的偶然结果，测定结果是不可靠的。

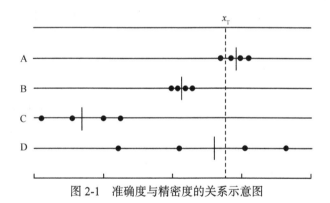

图 2-1　准确度与精密度的关系示意图

这个例子说明，精密度高，测定结果的准确度不一定高，可能存在系统误差，如图 2-1 中 B 的情况。精密度低，说明测定的结果不可靠，此时再谈准确度就没有意义了。精密度高是保证准确度高的前提，只有在精密度和准确度均高的情况下，才能得到准确可靠的测定结果。

三、测量不确定度

1. 测量不确定度的定义　测量不确定度是计量界在传统的误差理论基础上，总结测量实践而提出的一个评定测量水平的指标。测量不确定度的定义是"表征合理地赋予被测量之值的分散性，与测量结果相联系的参数"。它是指被测量真值所处范围的估计值，是对测量结果质量的定量表征，反映了测量结果的可信程度。测量不确定度越小，则测量结果的可信程度越高，表明该测量结果的质量越高；反之亦然。

　　不确定度是国际计量委员会于 1986 年开始推广使用的。1993 年国际标准化组织、国际计量局、国际法制计量组织等七个国际组织联合分布了具有国际指导性的《测量不确定度表示指南》（GUM）。我国在 GUM 基础上于 1999 年发布了适合国情的《测量不确定度评定与表示》计量技术规范（JJF1059—1999），它规定了测量中评定与表示不确定度的通用规则，适用于各种准确度等级的测量。目前，在国际上很多领域的测量在给出完整的测量结果时都普遍采用了测量不确定度，如 ISO 17025《校准和检测实验室能力的通用要求》规定：校准实验室出具的每份证书或报告都应包括有关测量结果不确定度评定的说明；ISO 9001《质量体系 设计、开发、生产、安装和服务的质量保证模式》中要求所用的测量设备应保证其测量不确定度为已知。为了和国际接轨，我们在卫生检验领域出具的检测报告、鉴定报告、技术规范等，其相关的测量结果和测量不确定度也都应该采用与国际一致的表示方法。

　　2. 测量不确定度的来源　测量不确定度可能来源于以下几个方面：①对被测量的定义不完整，如测量水的体积时，如果没有规定温度，则对被测量的定义是不够完整的；②测量的方法不完善，如应用紫外分光光度法测定结构相似的有机化合物混合物时难以分别测定；③取样的代表性不够，如采集空气样品时，采样器的位置设计不合理导致采集的样本不能代表所在空间的空气；④对测量过程受环境影响的认识不周全，或对环境条件的测量与控制不完善，如测量溶液的电位时，标准缓冲溶液和被测溶液的温度不一致；⑤对模拟仪器的读数存在人为偏移；⑥测量仪器计量性能的局限性，如千分之一天平不如万分之一天平的灵敏度高；⑦赋予计量标准的值或标准物质的值不准，如标准砝码的不确定度给称量的样品带来不确定度；⑧引用于数据计算的常量和其他参量不准，如条件电位的不确定度；⑨测量方法和测量程序的近似性和假定性，如原子吸收分光光度法中基态原子数与原子总数近似相等带来的不确定度；⑩在相同的条件下，被测量重复观测值的变化，如测量产生的随机误差等。

　　3. 测量不确定度的分类　根据评定方法的不同可将测量不确定度分为"A 类评定"和"B 类评定"。以观测列频率分布导出的概率密度函数得到的标准不确定度，称为不确定度的 A 类评定。由一个认定的或假定的概率密度函数来评定标准不确定度，称为不确定度的 B 类评定。A 类和 B 类都基于概率分布，都使用方差或标准差表征。B 类评定是基于实验或其他信息来估计得到的，其原始数据并非来自观测列的数据处理，故主观性较强。而不确定度的 A 类评定用统计学的方法对观测列进行数据处理，因此其具有较强的客观性和统计学的严格性。

　　根据表示方式的不同又可将测量不确定度分为标准不确定度、合成不确定度、扩展不确定度三类。①标准不确定度：指以标准偏差表示的不确定度，用符号 u 表示；②合成不确定度：当测量结果是由若干个其他量的值求得时，按其他各量的方差和协方差适当合成得到的标准不确定度，用符号 u_c 表示；③扩展不确定度：为了提高置信水平，用统计因子 k 乘合成不确定度得到的一个区间来表示的测量不确定度，用符号 U 表示。

　　4. 测量结果的表示　任何一个测量结果的表示均应包括两个基本量：一是反映被测物质的最佳估计值，即平均值 $\bar{x}$；二是描述该测量结果分散性的不确定度。报告不确定度多数使用合成不确定度 u_c 或扩展不确定度 U 表示。因此测量结果通常用 $\bar{x} \pm u_c$ 或 $\bar{x} \pm U$ 表示。

第二节　随机误差的统计学规律

案例 2-2

　　2013 年 5 月 16 日，某市食品药品监管局公布了第一季度餐饮食品抽验结果，抽查 8 批次大米及米制品，44.4%的抽检产品发现重金属"镉"超标。金属镉被国际癌症研究机构列为强致癌物质，它在人体的蓄积潜伏长达 10～30 年，可以导致肾脏等器官发生病变，还可能引发骨痛病。我国粮食卫生标准中明确规定，镉作为污染物限量指标，每千克大米中镉含量不得超过 0.2mg。因此，这样的抽验结果公布以后，大家都很想知道，镉到底是来自何方。

据调查，涉及镉超标的问题大米有 6 个批次，均来自某大米产地。为了调查该产地生产的大米中镉含量，实验室抽取了该产地 100 个批次的大米进行镉含量测定。

问题：

（1）如何用这 100 批次的测定结果来表示这个地区大米中的镉污染情况？

（2）如果将抽取的样品混合后进行多次测定，测定的结果会呈现什么规律？

随机误差是由某些难以控制且无法避免的偶然因素引起的，单次测定结果的随机误差，其大小、正负都不确定，具有随机性，没有规律，但进行多次重复测定后，会发现随机误差的分布情况具有一定的统计规律性，可用数理统计学的方法研究随机误差的分布规律。

一、频数分布

表 2-1 为用原子吸收光谱法测定某小学 90 名学生发锌的结果。这些数据看起来杂乱无章，毫无规律，它们之间的差别是由随机误差引起的。以下按照统计方法对它们进行分析。

表 2-1　某小学 90 名学生发锌测定结果（μg/g）

171.67	164.76	163.78	147.00	161.80	159.83	159.83	150.95	157.86
170.68	164.76	163.78	147.99	161.80	159.83	158.84	151.94	157.86
168.71	164.76	163.78	149.96	161.80	159.83	158.84	151.94	157.86
167.72	166.74	159.83	162.79	150.95	160.82	158.84	154.90	155.88
167.72	166.74	162.79	161.80	160.82	160.82	158.84	154.90	156.87
167.72	165.75	162.79	161.80	161.80	160.82	158.84	153.91	156.87
167.72	165.75	162.79	161.80	161.80	160.82	158.84	153.91	156.87
167.72	164.76	162.79	157.86	161.80	160.82	158.84	153.91	156.87
167.72	164.76	162.79	157.86	161.80	159.83	158.84	152.92	156.87
165.75	166.74	159.83	162.79	150.95	160.82	157.86	154.90	155.88

具体方法如下：

根据样本容量的大小将所有数据分成若干组。容量大时分为 10～20 组，容量小时（$n < 50$）分为 5～7 组，也可以根据样本容量的平方根确定分组数。本例中将所有数据分成 9 组。

将所有数据从小到大排序，找出其中的最大值和最小值，计算极差。本例中，最大值为 171.67，最小值为 147.00，极差 R 为 171.67–147.00=24.67。由极差除以组数计算分组组距，即每组中最大值与最小值的差，本例中组距为 24.67/9≈3。选择比最小值小的一个恰当的值作为第一组的起始值，然后依次加上"分组组距"，直到最后一个数据值比"最大值"大为止确定组界值。为了保证每个数据只出现在某一组内，一般将组界值较测定值多取一位，或规定组内数据不包括组界的上限值（即组内的最大测定值<组界的上限值）。

统计测定值出现在每个组内的个数（称为频数），频数除以样本容量得测定值出现在各组内的频率（即相对频数）。将各组界值范围、频数和频率值列表制成频数分布表（简称频数表，frequency table），见表 2-2。根据表 2-2 可绘制频率分布直方图，如图 2-2 所示。

表 2-2 频数分布表

分组	频数	频率（相对频数）
146.00~	2	0.022
149.00~	6	0.067
152.00~	7	0.078
155.00~	13	0.144
158.00~	22	0.244
161.00~	20	0.222
164.00~	11	0.122
167.00~	7	0.078
170.00~173.00	2	0.022
合计	90	1

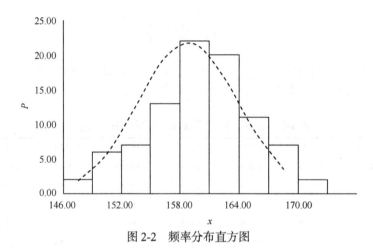

图 2-2 频率分布直方图

从表 2-2 中的数据和图 2-2 中可以看出，这些测定数据的分布呈现一定规律。①测定值的分布有明显的集中趋势。中间大，两头小，大多数测定值出现在平均值 160.30 附近。②绝对偏差值大小相等，符号相反的测定值出现的频率大致相等。③偏差小的测定值出现的频率高，偏差大的测定值出现的频率低，偏差很大的测定值出现的频率极低。测定值呈现出既有分散性又有集中趋势的分布规律。

二、正 态 分 布

当测定次数无限增加，组距减小至微分量，即测定值连续变化时，频率分布直方图将逐渐趋于一条连续的曲线，如图 2-2 中的虚线部分。这条曲线类似于数学上的正态分布（normal distribution）曲线，其数学表达式为

$$y = \frac{1}{\sigma\sqrt{2\pi}} e^{-\frac{(x-\mu)^2}{2\sigma^2}} \qquad (2\text{-}10)$$

式中，y 为测定次数趋于无限时，测定值 x_i 出现的概率密度（frequency density）；x 为测定值；μ 为总体平均值（population mean），在不存在系统误差的情况下，即为真值；σ 为总体标准偏差（population standard deviation）。

μ 和 σ 是正态分布函数的两个重要参数，决定了正态分布曲线的位置和形状，如图 2-3 所示。μ 是正态分布曲线最高点所对应的横坐标值，说明在等精密度（σ 相同）的许多测定中，平均值是出现概率（可能性）最大的值。μ 值决定曲线在横坐标上的位置，σ 相同而 μ 不同的曲线，形状相同，只是在横坐标上的位置不同。μ 的数值反映了来自某一总体的测定值向某具体数值集中的趋势，在消除了系统误差之后，μ 就是真值。σ 决定曲线的形状，反映了测定值的分散程度。σ 小，相应的曲线陡峭（峰高而尖），表明测定值位于 μ 值附近的概率大，即测定结果的精密度高；反之，σ 大，相应的曲线扁平（峰矮而钝），表明测定值分散，测定结果的精密度低。

综上所述，只要 μ 和 σ 确定，正态分布曲线的位置和形状就确定了。因此，μ 和 σ 是正态分布的两个基本参数，也就是说正态分布曲线可以用 $N(\mu, \sigma^2)$ 表示。

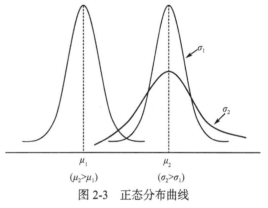

图 2-3　正态分布曲线

在卫生检验中，来自同一总体的随机误差一般也服从正态分布。在图 2-3 中，若用随机误差 $x-\mu$ 代替测定值 x 作横坐标，就得到了随机误差的正态分布曲线。随机误差的正态分布曲线和测定值的正态分布曲线完全相同，可见来自同一总体的测定值和随机误差具有相同的分布规律。

由图 2-3 和式（2-10）可见，随机误差的分布具有如下特性：

1. 单峰性　曲线呈峰形，最高点对应的横坐标 $x-\mu$ 为 0，表明随机误差小的测定值出现的概率最大，大多数测定值集中在算术平均值附近，测定值有明显的集中趋势。概率密度自峰值向两边迅速减小，说明小误差出现的概率大，大误差出现的概率小。

2. 对称性　曲线以 $x=\mu$ 为对称轴，表明绝对值相等的正负误差出现的概率相等，它们有可能部分或全部抵消。当测定次数趋于无限次时，随机误差的算术平均值为零。这一特点又称随机误差的抵偿性。

3. 有界性　当 x 趋于 $-\infty$ 和 $+\infty$ 时，曲线以 x 轴为渐近线。这表明，特别大的误差出现的概率极小，趋近于零。也就是说，随机误差的分布范围是有限的，其值大小是有界的。尽管受随机误差的影响，多次平行测定的测定值具有不确定性，但总是限制在以 μ 为中心的一定范围以内，并且具有向 μ 集中的趋势。一般认为，误差大于 $|\pm 3\sigma|$ 的测定值就不完全是随机误差的影响了。

当 $x=\mu$ 时，根据式（2-10），得

$$y_{x=\mu} = \frac{1}{\sigma\sqrt{2\pi}}$$

可见，σ 越大，正态分布曲线扁平，测定值落在 μ 附近的概率就越小，测定值的分布越分散，测量的精密度越低；反之，σ 越小，正态分布曲线陡峭，测定值的分散程度越小，测量的精密度越高。μ 反映了测量值分布的集中趋势，σ 反映了测量值分布的分散程度，它们是正态分布的两个基本参数。

三、标准正态分布

由于 μ 和 σ 不同时，正态分布曲线的位置和形状会随之发生变化，且式（2-10）的积分计算同时涉及 μ 和 σ，非常复杂。为此，定义变量 u 为

$$u = \frac{x - \mu}{\sigma} \tag{2-11}$$

u 称为误差值单位，即以 σ 为单位表示的随机误差。

将 u 代入式（2-10）得

$$y = f(x) = \frac{1}{\sigma\sqrt{2\pi}} e^{-u^2/2}$$

由于 $dx = \sigma du$ ，故

$$f(x)dx = \frac{1}{\sqrt{2\pi}} e^{-u^2/2} du = \Phi(u)du$$

$$y = \Phi(u) = \frac{1}{\sqrt{2\pi}} e^{-u^2/2} \tag{2-12}$$

如此，曲线的横坐标为 u ，纵坐标为概率密度。总体平均值为 u ，总体标准偏差为 σ 的任一正态分布均可转化为 $\mu=0$ ， $\sigma^2=1$ 的标准正态分布，以 $N(0,1)$ 表示。标准正态分布曲线的形状与 σ 大小无关，即不同 σ 的曲线合为一条（图2-4）。

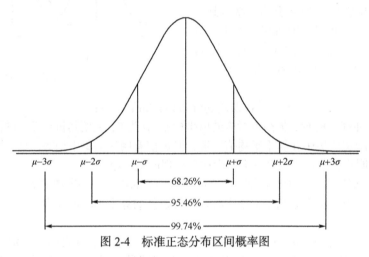

图 2-4　标准正态分布区间概率图

四、随机误差的区间概率

正态分布曲线和横坐标之间所夹的总面积是所有测定值或随机误差出现的概率的总和，它是 y 在 $-\infty < x < +\infty$ 区间的定积分值，等于1，即

$$\int_{-\infty}^{+\infty} \Phi(u) = \frac{1}{\sqrt{2\pi}} \int_{-\infty}^{\infty} e^{-\frac{u^2}{2}} du = 1 \tag{2-13}$$

同理，测定值或随机误差在某区间出现的概率 P ，可取不同的 u 值对式（2-13）积分求得。例如，随机误差在 $\pm\sigma$ 区间（ $u=\pm1$ ），即测定值在 $u=\pm\sigma$ 区间出现的概率为

$$P(-1 \le u \le 1) = \frac{1}{\sqrt{2\pi}} \int_{-1}^{1} e^{-\frac{u^2}{2}} du = 0.683$$

同理，可求得测定值或随机误差出现在其他区间的概率。为方便起见，可将不同 u 值对应的积分值（面积）制成表，称为正态分布概率积分表或 u 值表，见表2-3。由于积分的上下限不同，表的形式有很多种，查表时应注意 u 值的取值区间。

表 2-3 正态分布概率积分表

概率=面积=$\dfrac{1}{\sqrt{2\pi}}\displaystyle\int_0^u e^{-\frac{u^2}{2}}\,du$ ，$|u|=\dfrac{|x-\mu|}{\sigma}$

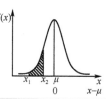

$|u|$	面积	$|u|$	面积	$|u|$	面积
0.0	0.000 0	1.1	0.364 3	2.1	0.482 1
0.1	0.039 8	1.2	0.384 9	2.2	0.486 1
0.2	0.079 3	1.3	0.403 2	2.3	0.489 3
0.3	0.117 9	1.4	0.419 2	2.4	0.491 8
0.4	0.155 4	1.5	0.433 2	2.5	0.493 8
0.5	0.191 5	1.6	0.445 2	2.58	0.495 1
0.6	0.225 8	1.7	0.455 4	2.6	0.495 3
0.7	0.258 0	1.8	0.464 1	2.7	0.496 5
0.8	0.288 1	1.9	0.471 3	2.8	0.497 4
0.9	0.315 9	1.96	0.475 0	3.0	0.498 7
1.0	0.341 3	2.0	0.477 3	∞	0.500 0

表 2-3 中列出的面积对应于图中的阴影部分。如果区间为 $\pm|u|$ 值，则应将查得的值乘以 2。例如：

随机误差出现的区间	测定值出现的区间	概率（面积）
$u=\pm 1$	$x=\mu\pm 1.00\sigma$	0.341 3×2=0.682 6
$u=\pm 1.96$	$x=\mu\pm 1.96\sigma$	0.475 0×2=0.950 0
$u=\pm 2.58$	$x=\mu\pm 2.58\sigma$	0.495 1×2=0.990 2
$u=\pm 3.00$	$x=\mu\pm 3.00\sigma$	0.498 7×2=0.997 4

由此可见，在一组测定值中，随机误差超过 $\pm 1\sigma$ 的测定值出现的概率为 31.7%，随机误差超过 $\pm 1.96\sigma$ 的测定值出现的概率为 5%，随机误差超过 $\pm 3\sigma$ 的测定值出现的概率仅为 0.3%，即 1000 次测定中仅有 3 次。也就是说，在多次重复测定中，出现特别大的误差的概率极小。在实际工作中，如果多次重复测定中个别测定值的误差的绝对值大于 3σ，可以认为它不是由随机误差引起的，应将它弃去。

五、平均值的置信区间

实际工作中，测定次数是有限的，总体平均值 μ 无法求得。但是，随机误差的分布规律表明，测定值总是在以 μ 为中心的一定范围内波动，并有向 μ 集中的趋势。因此，可以根据有限次测定结果来估计 μ 可能存在的范围（称为置信区间）。该区间越小，说明测定值越接近 μ，即测定结果越准确。由于测定次数少，由此计算的置信区间不可能有百分之百的把握包含 μ，只能以一定的概率（称为置信度）进行判断。

由随机误差的区间概率可知，测定值出现在区间（$\mu\pm u\sigma$）范围内的概率由 u 决定。例如，当 $u=\pm 1.96$ 时，x 在区间 $\mu\pm 1.96\sigma$ 范围内出现的概率为 95%。如果用单次测定值（x）来估计 μ 的可能存在范围时，则可认为区间（$\mu\pm 1.96\sigma$）能以 95% 的概率包含 μ 值。即

$$\mu=x\pm u\sigma$$

（2-14）

（$x \pm u\sigma$）称为置信区间，（$x-u\sigma$）称为下置信限，（$x+u\sigma$）称为上置信限。置信区间的大小表明了 μ 值的可能存在范围，与此同时，还需指出该区间包含 μ 值的概率，即置信概率（置信度），以说明判断的可靠程度。

由于平均值较单次测定值的精密度更高，因此，常采用样本平均值 $\bar{x}$ 来估计 μ 值的存在范围。此时，有

$$\mu = \bar{x} \pm u\sigma_{\bar{x}} = \bar{x} \pm u\frac{\sigma}{\sqrt{n}} \qquad (2\text{-}15)$$

式（2-14）和式（2-15）分别表示在一定置信度时，以单次测定值 x 和以样本平均值 $\bar{x}$ 为中心包含 μ 的取值范围，即 μ 的置信区间。在置信区间内包含 μ 的概率称为置信度，它表示对所做判断有把握的程度，用 P 表示。

六、t 分 布

在实际工作中，平行测定的次数是有限的，无法得到 μ 和 σ，只能得到有限次测定的均值和标准偏差，即样本均值 $\bar{x}$ 和样本标准偏差 s。而且，当测定次数较少时，测定值或随机误差的分布也不服从正态分布。如果简单地用 s 代替 σ 对 μ 作出估计，必然会引起偏离，并且测定次数越少，偏离越大。为此，英国科学家 Gosset 提出有限次测定结果的随机误差服从 "t 分布"（t distribution）规律。t 分布曲线如图 2-5 所示。

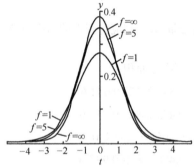

t 分布曲线的纵坐标仍为概率密度，横坐标为统计量 t，其定义为

$$t = \frac{x - \mu}{s}$$

由图 2-5 可见，t 分布曲线与标准正态分布曲线相似，只是 t 分布曲线的形状随自由度 f 变化。由于测定次数少，数据的离散程度较大，f 越小，这种情况越明显。随着测定次数的增加，t 分布曲线越来越陡峭，测定值的集中趋势也越来越明显，当 $f \to \infty$，t 分布曲线趋近标准正态分布（u 分布）曲线。

图 2-5　不同自由度下的 t 分布曲线

与正态分布曲线相似，t 分布曲线下面某区间的面积也表示测定值或随机误差在此区间出现的概率。不同的是，对于正态分布曲线，只要 u 值一定，相应的概率也一定；但是对于 t 分布曲线，当 t 值一定时，由于 f 值不同，一定区间内相应曲线下的面积不同，即测定值或随机误差出现的概率不同。不同 f 值和概率所对应的 t 界值表已由统计学家计算出来，表 2-4 列出了最常用的部分 t 值。表中，左侧为自由度，上端显示常用的概率。表中的数字表示当自由度 f 和概率确定时对应的 t 界值（critical value）。表中置信度 P 表示，在某 t 值时，测定值落在（$\mu \pm ts$）区间内的概率，也称置信水平（confidence level）。显然，测定值落在此区间之外的概率为（$1-P$），称为显著性水准或显著性水平（significance level），用 α 表示。由于 t 值与 P 和 f 有关，一般表示为 $t_{P,f}$ 或 $t_{\alpha,f}$。例如，$t_{0.95,10}$ 或 $t_{0.05,10}$ 均表示 $P = 95.0\%$，$f = 10$ 时的 t 值。

表 2-4　t 值表

f \ P	0.90	0.95	0.99
1	6.314	12.706	63.657
2	2.920	4.303	9.925
3	2.353	3.182	5.841

续表

P t f	0.90	0.95	0.99
4	2.132	2.776	4.604
5	2.015	2.571	4.032
6	1.943	2.447	3.707
7	1.895	2.365	3.499
8	1.860	2.306	3.355
9	1.833	2.262	3.250
10	1.812	2.228	3.169
20	1.725	2.086	2.845
∞	1.645	1.960	2.576

从表 2-4 中可以看出，随着测定次数的增加，t 值逐渐减小；当 $f=20$ 时，t 值与 u 值比较接近。当 $f \to \infty$ 时，$t_{0.95, \infty}=1.96$，与相应置信度下的 u 值相同。

有限次测定的平均值 $\bar{x}$ 也服从 t 分布规律。其相应的统计量 t 的定义为

$$t = \frac{\bar{x}-\mu}{s_{\bar{x}}} = \frac{\bar{x}-\mu}{s/\sqrt{n}} = \frac{\bar{x}-\mu}{s}\sqrt{n} \qquad (2\text{-}16)$$

实际工作中，样品的测定次数一般是有限的，只能用样本均值 $\bar{x}$ 和样本标准偏差 s 来估计总体均值所在的范围。与式（2-14）和式（2-15）类似，对于有限次测定，根据 t 分布规律，用 x 和 $\bar{x}$ 估计 μ 的置信区间如下：

$$\mu = x \pm t_{\alpha,f}s \qquad (2\text{-}17)$$

$$\mu = \bar{x} \pm t_{\alpha,f}\frac{s}{\sqrt{n}} \qquad (2\text{-}18)$$

式（2-17）和式（2-18）的意义在于，虽然真值不知道，但可以由有限的测定值或其平均值计算出一个范围，在一定的置信度下，真值将包含在该范围内。式（2-18）表明，在一定置信度下，以平均值 $\bar{x}$ 为中心包括总体平均值 μ 在内的可靠性范围，称为平均值的置信区间（confidence interval of mean）。

对于置信区间的概念必须正确理解。例如，$\mu = 3.55 \pm 0.037$（$P=0.95$），应当理解为在 3.513～3.587 的区间内包括总体平均值 μ 的概率为 95%。μ 是客观存在的，没有随机性，不存在概率问题，不能说 μ 落在某一区间的概率是多少。

例 2-1　用原子吸收光谱法测定同一样品中的钙含量(%)，测定 7 次的结果分别为：3.54，3.59，3.52，3.60，3.55，3.49，3.58，试分别计算平均值在 95% 和 99% 置信度时的置信区间。

解： $\bar{x} = 3.55$，$s_7 = 0.040$，$t_{0.05,6} = 2.447$，$t_{0.01,6} = 3.707$

95% 置信度时的置信区间：

$$\mu = 3.55 \pm \frac{0.040 \times 2.447}{\sqrt{7}} = 3.55 \pm 0.037，即 3.513～3.587$$

99% 置信度时的置信区间：

$$\mu = 3.55 \pm \frac{0.040 \times 3.707}{\sqrt{7}} = 3.55 \pm 0.056，即 3.494～3.606$$

由本例的计算结果可以看出：置信度越高，置信区间越大。在实际工作中，置信度的高低要定得适当。若置信度定得过高，会使置信区间过宽，将使其失去实用意义。置信度定得过低，其判断可靠性就不能保证了。一般将置信度定为 0.95 或 0.90。

第三节　分析数据的处理

案例 2-3
　　卫生分析中经常要记录和处理大量数据。在记录和处理数据时，往往存在一些问题，如滴定管读数、分析天平的称量结果等应如何记录？计算数据、报告结果应如何保留小数位数？有人认为计算结果保留的数字位数越多越好。真的是数字位数保留得越多越好吗？
问题：
　　（1）什么是有效数字？有效数字的运算规则是怎样的？
　　（2）在卫生分析工作中怎样记录、计算和处理数据？
　　（3）卫生分析的数据表达了哪些信息？

　　在卫生检验工作中，为了得到可靠的分析结果，不仅要准确测定每一数据，而且要正确地记录和处理实验数据。

一、有效数字及其运算规则

（一）有效数字

　　分析结果不仅要表示被测组分的含量，而且要反映测定的准确程度。因此，在记录和处理实验数据时，应根据测定的准确度保留适当的数字位数。例如，用万分之一分析天平称量样品时，只能记录到 0.0001g。又如，用焦磷酸法测定积尘中游离二氧化硅的含量，称取试样 0.4538g，经过一系列处理后得到二氧化硅 0.2315g，则试样中二氧化硅的质量分数用计算器计算的结果为 0.510136624。从运算来说，完全正确，但从表示测定结果来说则是错误的，因为所用的测定方法和测量仪器的准确度还无法达到这样的水平，这样的结果不能反映客观事实。那么，如何正确表示该结果呢？

　　有效数字（significant digit）是指在检验工作中能实际测量到的数字。

　　从量器或仪表上读出的数据不可避免地带有不确定性。例如，滴定中用去标准溶液的体积为 20.25ml，因滴定管上有刻度，前 3 位数字都能准确读数，但第 4 位数字因在两个刻度之间，只能由检验者估计读出。因该数字不太准确，故称为不确定数字或可疑数字。不确定数字所表示的量是客观存在的，仅因为受到仪器、量器刻度精细程度的限制，在估计时会受到观测者主观因素的影响而不能对它准确认定，因此，它仍然是一位有效数字。

　　综上所述，有效数字是由全部准确数字和最后一位不确定数字组成，它们共同决定了有效数字的位数。

　　有效数字位数的多少反映了测量的准确度。例如，用分析天平称取了 0.2000g 试样，一般情况下称量的绝对误差为 ±0.0002，则称量的相对误差为

$$\frac{\pm 0.0002}{0.2000} \times 100\% = \pm 0.1\%$$

　　若用台秤称取 0.2g 试样，称量的绝对误差为 ±0.2g，则相对误差为

$$\frac{\pm 0.2}{0.2} \times 100\% = \pm 100\%$$

　　可见台称称量的准确度较前者低得多。显然，在测定准确度允许的范围内，数据的有效数字位数越多，表明测定的准确度越高。如果超过了测量准确度的范围，过多的位数是毫无意义的。

　　在判断数据的有效数字位数时，要遵循以下几点原则：

（1）数据中的"0"要做具体分析。数字之间和数字之后的"0"是有效数字，数字前边的"0"是起定位作用的，它的个数与所取的单位有关，而与测量的准确度无关，因而不是有效数字。例如，0.0020，2前面的3个"0"仅起定位作用，都不是有效数字，2后面的"0"为有效数字，所以共有两位有效数字。以"0"结尾的整数，应根据测量的准确度，用科学计数法表示。例如，称取1.00g，若以mg表示，应为$1.00 \times 10^3 mg$。

（2）在变换单位时，有效数字位数不变。例如，20.00ml，若以L为单位，应为0.02000L。

（3）对于非测量得到的数字，如倍数、系数、常数等，它们没有不确定性，其有效数字可视为无限多位，根据具体情况来确定。

（4）对pH、pM、lg$K$等对数值，其有效数字位数仅取决于小数部分数字的位数。例如，pH=2.70，即$[H^+]=2.0 \times 10^3 mol/L$，其有效数字均为两位。

（5）第1位是8或9的数据，有效数字的位数可多计1位。例如，0.952可视为4位有效数字，8.346可视为5位有效数字。

（二）有效数字的修约规则

在测定过程中，可能涉及使用数种不同准确度的仪器或量器，因而所得数据的有效数字位数也不尽相同。在用这些数据计算最终结果之前，必须按照一定的规则，确定一致的位数，将其多余的数字（称为尾数）进行取舍，这一过程称之为"数字修约"。有效数字修约的基本原则如下：

（1）数字修约遵循的规则是"四舍六入五留双"。根据随机误差的正态分布规律，在对大量的数据舍入处理中，由舍和入产生的误差应该相互抵消。在1～9这几个数字中，1～4是舍，6～9是入，两者产生的误差就可以抵消了，但如果采用"四舍五入"，5产生的舍入误差无法抵消。这就是古老的"四舍五入"法的弊端。为此将第$n+1$位是5的舍入误差分为两半，一半舍去而另一半进入，就可以在大量数据处理中，使得第$n+1$位是5时的舍入误差相抵消，这就是为何采用"四舍六入五留双"修约规则的原因。"四舍六入五留双"修约的具体方法为：①尾数≤4时，将其舍去；②尾数≥6时，进位；③当尾数等于5时，有两种情况：如果5后面数字为0，则看5前的数字是奇数还是偶数，若为奇数，则进位，若为偶数，则舍去，使保留末位数成偶数；如果5后还有不为零的数时，无论5前是奇数还是偶数都进位。该修约规则可概括为：四舍六入五注意，五后非零则进一，五后皆零看偶奇，五前为奇则进一，五前为偶则舍弃，一次修约到彻底。例如，将3.14159，2.71729，6.378601，4.51050，3.21650，5.6235等数据修约为4位有效数字：3.14159→3.142（尾数大于5时进位），2.71729→2.717（尾数小于4时舍去），6.378601→6.379（尾数大于6时进位），4.51050→4.510（尾数等于5，留双，即末位成偶数），5.6235→5.624（尾数等于5，留双，即末位成偶数）。

（2）数据应一次修约到位，不得连续修约，否则会得出错误的结果。例如，将1.54546修约为两位有效数字，应一步到位：1.54546→1.5。而不能按如下的方式修约：1.54546→1.5455→1.546→1.55→1.6。

（3）修约误差时，修约的结果应使准确度变得更差些。如表示标准偏差或相对标准偏差时，一般取两位有效数字。对测量结果的标准偏差s=0.234，修约为两位有效数字时，结果应为0.24。

（4）测定值在与标准限度进行比较时，不应修约。在测定结束后，通常用测定值与标准限度进行比较从而对测定结果进行评判。如果标准中无特别注明，一般不对测定值进行修约，而采用全数值进行比较。例如，生活饮用水中三氯甲烷的标准限度为0.06mg/L，某水样中三氯甲烷的含量为0.064mg/L，如果用修约值0.06mg/L比较应为合格，而按全数值0.064mg/L比较则判为不合格。

（三）有效数字的运算规则

1. 加减运算 几个数相加减时，和或差的小数位数应以各数中小数点后位数最少（即绝对误差最大）者为准。在实际工作中，可先多保留一位有效数字，最后将计算结果修约到所要求的位数。例如：

$$18.3+1.4546+0.876 \rightarrow 18.3+1.45+0.88=20.63 \rightarrow 20.6$$

2. 乘除运算 几个数相乘除时，所得积或商的有效数字位数应以有效数字位数最少（相对误差最大）的数据为准。在实际工作中，可先多保留一位有效数字，最后将计算结果修约到所要求的位数。例如：

$$1.1 \times 0.3268 \times 0.10300 \rightarrow 1.1 \times 0.327 \times 0.103=0.0370 \rightarrow 0.037$$

3. 乘方和开方运算 乘方和开方运算时，原数据有几位有效数字，计算结果就保留几位有效数字。例如：

$$3.53^2=12.409 \rightarrow 12.5$$
$$\sqrt{3.48}=1.865475811 \rightarrow 1.87$$

4. 对数和反对数运算 对数计算时，对数尾数有效数字位数应与真数有效数字位数相同。例如，当透光率 $T=63.8\%$ 时，吸光度 A 为

$$A=-\lg T=-\lg(0.638)=0.195$$

当 pH=12.25 时，

$$[H^+]=10^{-pH}=10^{-12.25}=5.6 \times 10^{-13} \text{mol/L}$$

在计算结果之前，先根据运算方法（加减或乘除）确定欲保留的位数，按照修约规则对各测定值进行修约，然后进行计算，即先修约，后计算。最后结果保留有效数字的位数，应符合事先确定的情况。

二、可疑数据的取舍

在卫生分析中，一般需要对每个样品平行测定多次。得出的结果只有其相对标准偏差小于规定值才符合要求。但是，在对同一样品进行多次重复测定时，得出的结果并不完全一致，有时会出现个别测定值明显偏大或偏小的情况。这些偏差较大的数据称为可疑值（suspect value）或离群值（outlier）。对于为数不多的测定值，可疑值的取舍往往会对平均值和精密度造成相当显著的影响。人们往往倾向于舍弃它，以获得精密度较好的测定结果，这种做法是不科学的。

对可疑值的取舍实质上是区分可疑值与其他测定值之间的差异到底是过失引起的，还是由随机误差引起的。如果已经确证测定中发生过失，则无论此数据是否异常，都应舍弃；如果原因不明，则不能轻易保留或舍弃，必须按照统计学方法进行检验，判断是否为异常值，再决定取舍。可疑值检验和判断的方法较多，常用的有 Q 检验法（Q-test）和格鲁布斯检验法（Grubbs' test）

（一）Q 检验法

Q 检验法是国际标准化组织（ISO）推荐的方法，适用于 3～10 个测定值中可疑值的检验。其基本步骤如下：

（1）将 n 个测量值按从小到大的顺序排列，即 $x_1, x_2, x_3, \cdots, x_n$；

（2）计算最大值与最小值之差，即 x_n-x_1；

（3）计算可疑值与其最邻近数值之差，即 $x_{可疑}-x_{邻近}$；

（4）根据下式计算舍弃商 Q 值：

$$Q=\frac{|x_{可疑}-x_{邻近}|}{x_n-x_1} \tag{2-19}$$

Q 值越大，说明可疑值离群越远，远至一定程度时，则应将其舍去；

（5）根据测定次数 n 和所要求的置信度，查 $Q_{P,n}$（或 $Q_{\alpha,n}$）值表（表2-5）；

（6）将计算的 Q 与表中查到的 $Q_{P,n}$ 相比较，若 $Q>Q_{P,n}$，则该可疑值应舍弃。反之，则保留。

一般用 Q 检验法时，置信度采用 0.90。

表 2-5 Q 值表

	测定次数							
	3	4	5	6	7	8	9	10
$Q_{0.90}$	0.94	0.76	0.64	0.56	0.51	0.47	0.44	0.41
$Q_{0.95}$	0.97	0.84	0.73	0.64	0.59	0.54	0.51	0.49
$Q_{0.99}$	0.99	0.93	0.82	0.74	0.68	0.63	0.60	0.57

例 2-2 用分光光度法测定某一样品中铁的含量，平行测定 6 次，其结果（mg/L）为：0.520、0.516、0.540、0.527、0.519、0.524。试用 Q 检验法确定置信度为 90% 时，0.540 是否应该舍弃？

解： 数据从小到大排序：0.516、0.519、0.520、0.524、0.527、0.540。

计算舍弃商 Q 值：

$$Q = \frac{|x_{可疑} - x_{邻近}|}{x_n - x_1} = \frac{|0.540 - 0.527|}{0.540 - 0.516} = 0.54$$

查 Q 值表，当测定次数为 6 次、置信度为 90%，$Q_{0.90,6} = 0.56$。由于 $Q < Q_{0.90,6}$，故测定值 0.540 应该保留。

（二）格鲁布斯检验法

格鲁布斯检验法，简称 G 检验法，可用于 10 个以上测量值中可疑值的检验，故应用范围更广。其检验步骤如下：

（1）计算出包括可疑值在内的所有测量值的均值 $\bar{x}$ 和标准偏差 s。

（2）按下式计算统计量舍弃商 G 值：

$$G = \frac{|x_{可疑} - \bar{x}|}{s} \qquad (2-20)$$

（3）根据确定的置信度 P 和测定次数 n，查 G 检验临界值 $G_{P,n}$ 表（表 2-6）。

（4）将计算出的 G 值与表（2-6）中查到的临界值 $G_{P,n}$ 比较，若 $G > G_{P,n}$，则表明可疑值相对平均值偏离较大，则以一定的置信度将其舍去。否则保留。

表 2-6 G 检验临界值 $G_{P,n}$ 表

n	$G_{0.90}$	$G_{0.95}$	$G_{0.99}$	n	$G_{0.90}$	$G_{0.95}$	$G_{0.99}$
3	1.15	1.15	1.16	10	2.18	2.29	2.48
4	1.46	1.48	1.50	11	2.23	2.36	2.56
5	1.67	1.71	1.76	12	2.28	2.41	2.64
6	1.82	1.89	1.97	13	2.33	2.45	2.70
7	1.94	2.02	2.14	14	2.37	2.51	2.76
8	2.03	2.13	2.27	15	2.41	2.55	2.81
9	2.11	2.21	2.39	20	2.56	2.71	3.00

例 2-3 对上例中的数据进行 G 检验，确定置信度为 90% 时，0.540 是否应该舍弃。

解： 计算上例中的平均值和标准偏差，得到

$$\bar{x} = 0.524 \quad s = 0.0086$$

计算 G 值：

$$G = \frac{|0.540 - 0.524|}{0.0086} = 1.86$$

查 G 值表，当测定次数为 6，置信度为 90% 时，$G_{0.90,6}$ 值为 1.82。由于 $G>G_{0.90,6}$，故 0.540 应该舍弃。

由此可见，当某些可疑值在舍弃边缘时，Q 检验和 G 检验对同一组数据的可疑值检验的结论有可能不同。这是因为 Q 检验和 G 检验的依据不同，G 检验法在判断中利用了样本的两个重要统计量，平均值和标准偏差，所以更为合理。

三、显著性检验

卫生检验工作中常需通过对测定数据的比较来评价和判断测定方法或测定结果。例如，在建立新方法时，必须将新方法和公认方法（或标准方法）的测定结果进行比较；或者用标准物质或参考物质进行对照分析，以检验新方法的准确度和精密度。两种方法的测定结果通常是存在差异的，差异的产生有可能是由实验过程中出现的系统误差或随机误差引起的。显著性检验（significance test）就是用统计学方法检验两种方法的测定结果之间有无显著性差异，以此推断它们之间是否存在系统误差，从而判断测定结果或测定方法的可靠性。检验的方法是先假设差异无显著性，即不存在系统误差，差异是由随机误差所致，服从随机误差的分布规律。然后确定一个适当的置信度，通常用 95% 的置信度，如果差异出现的概率超过 95%，则可以认为差异是显著性的，是由系统误差所引起的。常用的显著性检验方法有 F 检验法和 t 检验法。其中 t 检验用于检验方法的准确度，F 检验用于检验方法的精密度。

（一）F 检验法

F 检验法是通过对两组测量数据的方差 s^2 进行比较，以判断两组测量数据的精密度有无显著性差异，又称方差齐性检验。具体检验方法如下：

（1）根据两组测量数据，计算各自的方差 s_1^2 和 s_2^2；

（2）如果 $s_1>s_2$，则按下式计算 F 值：

$$F = \frac{s_1^2}{s_2^2} \tag{2-21}$$

（3）根据两组数据的自由度，查 F 值表（表 2-7），将计算的 F 值与表中查得的 F_{P,f_1,f_2} 值进行比较，若 $F<F_{P,f_1,f_2}$ 表明两组测量数据的精密度无显著性差异，否则有显著性差异。

表 2-7　F 值表（单边，$P=0.95$）

f_2 (n_2-1)	f_1（方差大的自由度，$f_1=n_1-1$）									
	2	3	4	5	6	7	8	9	10	∞
2	19.00	19.16	19.25	19.30	19.33	19.36	19.37	19.38	19.39	19.50
3	9.55	9.28	9.12	9.01	8.94	8.89	8.85	8.81	8.79	8.53
4	6.94	6.59	6.39	6.26	6.16	6.09	6.04	6.00	5.96	5.63
5	5.79	5.41	5.19	5.05	4.95	4.88	4.82	4.77	4.74	4.37
6	5.14	4.76	4.53	4.39	4.28	4.21	4.15	4.10	4.06	3.67
7	4.74	4.35	4.12	3.97	3.87	3.79	3.73	3.68	3.64	3.23
8	4.46	4.07	3.84	3.69	3.58	3.50	3.44	3.39	3.35	2.93
9	4.26	3.86	3.63	3.48	3.37	3.29	3.23	3.18	3.14	2.71
10	4.10	3.71	3.48	3.33	3.22	3.14	3.07	3.02	2.98	2.54
∞	3.00	2.60	2.37	2.21	2.10	2.01	1.94	1.88	1.83	1.00

例 2-4　分别用原子吸收光谱法和溶出伏安法测定同一试样中镉的含量，原子吸收光谱法测定 6 次，标准偏差为 0.68；溶出伏安法测定 5 次，标准偏差为 0.46。当置信度为 95% 时，两种方法

的精密度有无显著性差异?

解: 设原子吸收光谱法的标准偏差为 s_1,溶出伏安法的标准偏差为 s_2,则

$$F = \frac{s_1^2}{s_2^2} = \frac{0.68^2}{0.46^2} = 2.19$$

查表 2-7,得 $F_{0.05,5,4} = 6.26$,$F < F_{0.05,5,4}$,说明两种方法的精密度无显著性差异。

（二）t 检验法

t 检验法用来检验测量平均值与标准值（或已知值）或两组测量平均值之间是否存在显著性差异,从而对测量方法的准确度作出评价。

1. 测量平均值与标准值（或已知值）**比较**　为检验某一测量方法或测量过程是否存在系统误差,可对标准物质进行若干次重复测定,然后用 t 检验法对测量平均值与标准值之间的差异进行显著性检验和判断。若无显著性,则表明测量方法或测量过程不存在系统误差,测量平均值与标准值的差异是随机误差所致。具体检验方法如下:

（1）根据一组测量值计算出测量平均值（$\bar{x}$）和标准偏差（s）;

（2）将测量平均值（$\bar{x}$）、标准偏差（s）以及标准物质的标准值（μ）代入下式计算 t 值:

$$t = \frac{|\bar{x} - \mu|}{s} \sqrt{n} \qquad (2\text{-}22)$$

（3）根据置信度和自由度,由 t 值表（表 2-4）,将计算的 t 值与查得的 $t_{P,f}$ 值比较,若 $t > t_{P,f}$,则说明 $\bar{x}$ 与 μ 之间有显著性差异,表示有系统误差存在;若 $t < t_{P,f}$,则不存在显著性差异。

例 2-5　某实验室接受盲样考核,盲样的浓度为 7.23mg/L,实验室 5 次测定的结果为 7.17mg/L、7.20mg/L、7.28mg/L、7.30mg/L、7.24mg/L。在置信度 95% 下,该测定结果是否存在系统误差?

解: 测量平均值和标准偏差为:$\bar{x} = 7.24$　$s = 0.054$

计算 t 值:$t = \frac{|\bar{x} - \mu|}{s} \sqrt{n} = \frac{|7.24 - 7.23|}{0.054} \sqrt{5} = 0.414$

查表 2-4,$t_{0.95,4} = 2.776$,$t < t_{0.95,4}$,说明测量值与真实值之间无显著性差异,该结果不存在系统误差。

2. 两组测量平均值的比较　不同的分析者或不同的实验室用同一方法对某试样进行数次平行测定,所得结果的平均值不可能完全一致;同理,采用两种不同的分析方法测定同一试样,所得结果的平均值也会存在差异。这种差异是否有显著性,可用 t 检验法进行比较和判断。具体方法如下:

（1）先对两组测量值进行 F 检验。若 $F > F_{P,f}$,则以一定的置信度认为这两组数据的精密度存在显著性差异,可以判断,其中某组数据具有较大的方差,即该组数据的精密度低,其准确度值得怀疑,因此不必再对两个平均值进行比较。若 $F < F_{P,f}$,则表明两组数据的精密度无显著性差异,检验继续按下述步骤进行。

（2）按下式计算 t 值

$$t = \frac{|\bar{x}_1 - \bar{x}_2|}{s} \sqrt{\frac{n_1 n_2}{n_1 + n_2}} \qquad (2\text{-}23)$$

$$t = \frac{|\bar{x}_1 - \bar{x}_2|}{s_c} \sqrt{\frac{n_1 n_2}{n_1 + n_2}}$$

式中,$\bar{x}_1$ 和 $\bar{x}_2$ 分别为两组测量值的平均值;n_1 和 n_2 分别为两组测量值的个数;s_c 为两组测量值的合并标准偏差,可按下式计算:

$$s_c = \sqrt{\frac{(n_1 - 1)s_1^2 + (n_2 - 1)s_2^2}{n_1 + n_2 - 2}} \qquad (2\text{-}24)$$

根据自由度和选定的置信度，查 t 值表（表2-4）（$f = n_1 + n_2 - 2$）。将计算的 t 值与查得的 $t_{P,f}$ 值比较，若 $t > t_{P,f}$，则说明两组测量值的平均值之间有显著性差异，表示有系统误差存在；若 $t < t_{P,f}$，则不存在显著性差异。

例2-6 甲乙两实验室用分光光度法对空气中的甲醛含量进行测定，测定结果如下（mg/m^3）

| | \multicolumn{6}{c}{n} |
	1	2	3	4	5	6
甲实验室	0.092	0.088	0.095	0.090	0.085	0.084
乙实验室	0.089	0.083	0.086	0.091	0.093	0.088

试比较两个实验室的测定结果间是否存在显著性差异。

解： 甲实验室测定值的平均值和标准偏差分别为

$$\overline{x}_1 = 0.089 mg/m^3 \qquad s_1 = 0.0042$$

乙实验室测定值的平均值和标准偏差分别为

$$\overline{x}_2 = 0.088 mg/m^3 \qquad s_1 = 0.0036$$

先进行 F 检验：

$$F = \frac{s_1^2}{s_2^2} = \frac{0.0042^2}{0.0036^2} = 1.36$$

两组数据的自由度均为5，查 F 值表，$F_{0.05,5,5} = 5.05$

$F < F_{0.05,5,5}$，表明两种方法测定结果精密度之间无显著性差异。

再进行 t 检验：

合并标准偏差为

$$s_c = \sqrt{\frac{(n_1 - 1)s_1^2 + (n_2 - 1)s_2^2}{n_1 + n_2 - 2}} = \sqrt{\frac{5 \times 0.0042^2 + 5 \times 0.0036^2}{6 + 6 - 2}} = 0.0039$$

$$t = \frac{|\overline{x}_1 - \overline{x}_2|}{s_c} \sqrt{\frac{n_1 \cdot n_2}{n_1 + n_2}} = \frac{0.089 - 0.088}{0.0039} \sqrt{\frac{6 \times 6}{6 + 6}} = 0.444$$

查 t 值表，$f = n_1 + n_2 - 2 = 6 + 6 - 2 = 10$，$t_{0.05,10} = 2.23$

$t < t_{0.05,10}$，说明两个实验室的测定结果不存在显著性差异。

（黄东萍）

案例 3-1

以下是某医科大学预防医学专业学生与老师间的对话。

学生：老师，我们新进了这么多最新型号的精密仪器和设备，如氢化物发生-原子荧光光谱仪，仪器的性能及操作方法已熟悉，国家标准分析方法中关于化妆品及食品中有害物质（如 As、Pb、Hg）的检测我们均已验证并掌握，准确度和精密度等都达到方法的要求。我们是否可以承担一些社会上的样品检测任务，为保障公众的健康与安全、为监督执法部门提供检测数据，为社会服务？

老师：虽然我们的实验室内部质量控制达到一定要求，但如果要向社会公开发布具有证明作用的数据，还必须满足一定要求。一是我们的实验室要具备一定的法定资格，二是必须经过权威部门考核，进行"检验检测机构资质认定"或"实验室认可"，具有相应的资质后，检测数据才具有法律效力。

问题：

（1）案例中的权威部门是指什么部门？

（2）什么是检验检测机构资质认定？向什么部门申请？

（3）申请资质认定的实验室应具备什么条件？

（4）什么是实验室认可？向什么部门申请？考核的依据及内容是什么？

实验室在做好内部的质量控制，确保检验检测结果准确可靠的同时，如果要为社会提供具有法律效力的检测数据，必须通过相关的实验室资质评审。资质评审是指权威部门依据有关法律法规和标准、技术规范的规定，对实验室的基本条件和技术能力是否符合法定要求实施的评价许可。

目前我国的实验室资质评审主要分为"检验检测机构资质认定"（以下简称"资质认定"）和"实验室认可"两种。

"资质认定"由国家质量监督检验检疫总局主管，其下属的中国国家认证认可监督管理委员会（Certification and Accreditation Administration of the People's Republic of China，CNCA）（简称国家认监委）负责统一管理、组织实施，省级质量技术监督部门负责所辖区域内的资质认定工作（包括计量认证）。只有通过资质认定的实验室出具的数据及结果才具有公正性、权威性和法律效力，才可作为政府各监督部门法规执行的依据。

"实验室认可"由国家认监委批准设立并授权的中国合格评定国家认可委员会（China National Accreditation Service for Conformity Assessment，CNAS）统一负责实施，依据 ISO/IEC 等国际组织发布的准则、标准、指南等文件，对实验室和检验检测机构进行评审。通过认可的实验室出具的数据和结果用于国际贸易出证，可以被国际上相关成员国家认可，可为促进贸易、简化贸易手续、开放市场提供便利条件。以下分别简要介绍"检验检测机构资质认定"和"实验室认可"。

第一节　检验检测机构资质认定

为了规范我国的检验检测机构资质认定工作，加强对检验检测机构的监督管理，根据《中华人民

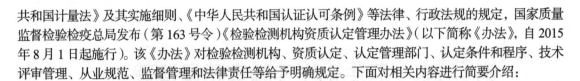

共和国计量法》及其实施细则、《中华人民共和国认证认可条例》等法律、行政法规的规定，国家质量监督检验检疫总局发布（第163号令）《检验检测机构资质认定管理办法》（以下简称《办法》，自2015年8月1日起施行）。该《办法》对检验检测机构、资质认定、认定管理部门、认定条件和程序、技术评审管理、从业规范、监督管理和法律责任等给予明确规定。下面对相关内容进行简要介绍：

一、检验检测机构资质认定的基本概念

1. 检验检测机构 检验检测机构指依法成立，依据相关标准或者技术规范，利用仪器设备、环境设施等技术条件和专业技能，对产品或者法律法规规定的特定对象进行检验检测的专业技术组织，即通常所说的实验室。向社会出具具有证明作用的数据的机构，视为检测机构；以数据为基础，向社会出具具有证明作用的符合性评价结果的机构，视为检验机构。

2. 资质 资质指实验室应当具有的基本条件和技术能力。

3. 资质认定 资质认定指省级以上质量技术监督部门依据有关法律法规和标准、技术规范的规定，对检验检测机构的基本条件和技术能力是否符合法定要求所实施的评价许可，即对其进行计量检定、能力测试和可靠性、公正性的考核。资质认定包括计量认证，是一项经过技术评价后的许可制度。

二、资质认定的对象及意义

凡为司法机关作出裁决，为行政机关作出行政决定，为仲裁机构作出仲裁决定，为社会经济、公益活动等出具具有证明作用的数据及结果的检验检测机构，必须通过资质认定。

经过资质认定评审，可提高实验室的管理水平、检验人员的理论知识水平和检测技术能力，促进检验技术操作规范化和标准化，为实验室仪器设备的有效综合利用创造条件。获得了资质认定的机构或实验室，证明其具有为社会提供公证数据的资格，出具的检测报告，在国内贸易出证、产品质量评价和成果鉴定等方面，具有法律效力，提高了检测机构的知名度和信誉度，获得较好的社会效益和经济效益。

三、资质认定的管理

我国的检验检测机构资质认定工作由国家质量监督检验检疫总局主管，其下属的国家认监委负责统一管理、组织实施。国务院有关部门以及相关行业主管部门依法成立的检验检测机构的资质认定，由国家认监委负责组织实施；各省、自治区、直辖市人民政府质量技术监督部门（省级）负责所辖区域内的资质认定工作；县级以上人民政府质量技术监督部门负责所辖区域内的监督管理工作。

四、资质认定的条件

申请资质认定的检验检测机构应当符合以下条件：①依法成立并能够承担相应法律责任的法人或者其他组织；②具有与其从事检验检测活动相适应的检验检测技术人员和管理人员；③具有固定的工作场所，工作环境满足检验检测要求；④具备从事检验检测活动所必需的检验检测设备、设施；⑤具有并有效运行保证其检验检测活动独立、公正、科学、诚信的管理体系；⑥符合有关法律法规或者标准、技术规范规定的特殊要求。

五、资质认定的评审依据及内容

资质认定评审的内容依据《检验检测机构资质认定评审准则》（2015版）及评审补充要求，

2015 年 8 月 1 日开始实施。该评审准则参考 GB/T 27025—2008《检测和校准实验室能力的通用要求》，与 ISO/IEC17025 基本相同（具体内容参见实验室认可）。

六、资质认定的程序

1. 申请和受理 检验检测机构（申请人）向国家认监委或者省级资质认定部门（以下统称资质认定部门）提交书面申请和相关材料。资质认定部门对申请材料进行初审后，作出是否受理的决定。

2. 评审 资质认定部门依据资质认定基本规范、评审准则的要求，对申请人进行技术评审，包括书面审查和现场评审。

3. 决定与发证 依据技术评审结论，资质认定部门作出是否准予许可的决定。评审合格的颁发资质认定证书。资质认定有效期为 6 年。

资质认定标志由 China Inspection Body and Laboratory Mandatory Approval 的英文缩写 CMA 形成的图案和资质认定证书编号组成，式样如图 3-1 所示。

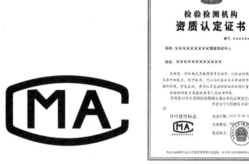

图 3-1 资质认定标志及认定证书示例

第二节 实验室认可

实验室认可（laboratory accreditation）是指中国合格评定国家认可委员会（CNAS）依据国际标准化组织及国际电工委员会（ISO/IEC）等国际组织发布的标准、指南，以及 CNAS 发布的认可规则、准则等文件，对从事检测和检验等活动的机构实施评审，证实其满足相关标准要求，具有从事检测和检验等活动的技术能力和管理能力。

一、实验室认可的意义及作用

实验室认可为用户和实验室自身发展，以及商品的流通和贸易的开展都带来极大的方便。获准认可的实验室表明其具备了按相应认可准则开展检测或校准服务的技术能力，增强了市场竞争能力，可赢得政府部门、社会各界的信任；可获得与 CNAS 签署互认协议方国家和地区认可机构的承认，有利于消除非关税贸易技术壁垒，并有机会参与国际间实验室认可双边、多边合作和交流，得到更广泛的承认；实验室可被列入获准认可机构名录，提高实验室的知名度，取得更好的社会效益和经济效益。

实验室认可已经成为一种国际趋势，尤其在我国正式加入世界贸易组织（WTO）后，从国际、国内来说都有这方面的需求，是实验室的发展方向。

二、实验室认可的主要评审依据

我国现行实验室认可评审是依据 ISO/IEC 17025：2005《检测和校准实验室能力的通用要求》（等同 GB/T 27025），对实验室的管理能力、技术能力、人员能力和运作实施能力进行评审，证实其是否具备开展检测活动的能力；依据 CNAS-CL02：2008《医学实验室　质量和能力的专用要求》ISO 15189：2007，（等同 GB/T 22576）对医学实验室进行评审；依据 CNAS-CL05：2015《实验室生物安全认可准则》(包括 GB 19489—2008《实验室　生物安全通用要求》和《病原微生物实验室生物安全管理条例》)，对病原微生物实验室进行评审，证实该实验室的生物安全防护水平达到了相应等级。

三、检测实验室认可的评审内容

ISO/IEC 17025 评审主要分为管理要求和技术要求两大部分。管理要求包括：组织、管理体系、不符合检测的控制、纠正措施、预防措施、记录的控制、内部审核、管理评审等 15 个要素。技术要求包括：人员、设施和环境条件、检测和校准方法及方法的确认、设备、测量溯源性、检测和校准结果质量的保证等 9 个要素。

（一）管理要求

管理要求的核心是建立完善的质量管理体系。

1. 组织　要求"实验室或其所在组织应是一个能够承担法律责任的实体"，能确保所从事的检测和校准工作符合认可准则的要求，并能满足客户、法定管理机构或对其提供承认的组织需求。要求实验室能证明其公正性，并有措施确保其管理层和员工不受任何可能影响其技术判断公正性的、不正当的商业、财务或其他方面的压力和影响，有保护客户的机密信息和所有权的政策和程序。

2. 管理体系　要求实验室建立和实施与其活动范围相适应的管理体系，并将实验室的政策、制度、计划、程序和指导书编制成文件。质量手册必须包含所要求的内容。

3. 文件控制　要求实验室建立和保持程序，来控制构成其管理体系的所有文件，如法规、标准、检测方法及指导书等。

4. 要求、标书和合同的评审　要求实验室建立和保存评审客户要求、标书和合同的程序。保存包括任何重大变化在内的评审记录。

5. 检测和校准的分包　要求实验室（由于工作量、技术能力等的原因）需将工作分包时，应分包给能够按照本准则开展工作的分包方。

6. 服务和供应品的采购　要求实验室有政策和程序，来选择和购买对检测质量有影响的服务和供应品，还应有购买、接收和保存的程序。确保所购买的试剂和消耗材料等，只有在经检查符合要求后才投入使用，并保存检查记录。

7. 服务客户　在规定的时间内为客户提供准确的结果，在确保其他客户机密的前提下，实验室应同意客户提出的要求，如进入实验室的相关区域，观察为其进行的检测/或校准等。

8. 投诉　实验室应有政策和程序处理来自客户及其他方面的投诉。应保存所有投诉的记录以及实验室针对投诉相关的调查和纠正措施记录。

9. 不符合检测和（或）校准工作的控制　当实验室环境条件、试验样品的处置时间不满足要求，未按照标准规范及程序要求开展检验检测工作，试样未在规定的时间内检测，质量控制结果超过规定的限制，能力验证或实验室间比对结果不满意等发生时，实验室应有政策和程序予以实施。

10. 改进　实验室应通过实施质量方针和质量目标，应用审核结果、数据分析、纠正措施和预防措施以及管理评审等措施，来持续改进和提升管理体系的有效性。

11. 纠正措施　实验室应通过制定政策和程序，并规定相应的权力，以便在识别出不符合工作和对管理体系或技术运作中的政策和程序的偏离后，实施纠正措施。

12. 预防措施　要求制订并实施预防措施，对发现的潜在可能导致不符合发生的原因加以改进，以减少或消除类似情况的发生。

13. 记录的控制　要求实验室建立和保持识别、收集、索引、存取、存档、存放、维护和清理质量记录和技术记录的程序。质量记录应包括内部审核报告、管理评审报告、纠正措施和预防措施的记录。所有记录应清晰明了，存放环境适当、便于存取，防止损坏、变质和丢失。应规定记录的保存期。所有记录应安全保护和保密，如有电子记录需要进行备份，防止未经授权的侵入或修改。

14. 内部审核　要求实验室定期（一般 1 年）由经过培训和具备资格的人员进行内部审核，以验证实验室的运作是否持续符合管理体系和认可准则的要求。

15. 管理评审　要求实验室的最高管理者应定期（一般为 12 个月）对实验室的管理体系和检测或校准活动进行评审，并进行必要的变更或改进。

（二）技术要求

1. 人员　实验室管理者应确保所有人员的能力，包括操作专门设备、从事检测或校准、评价结果、签署检测报告等人员。应按要求根据相应的教育、培训、经验或可证明的技能进行资格确认，并持证上岗。

2. 设施和环境条件　要求实验室有充足的场地、设施和环境条件，应利于检验检测工作的正确实施。包括样品储存空间，对相互干扰的设备应进行有效隔离。

3. 检测和校准方法及方法的确认　实验室应使用适宜的方法和程序进行检测或校准工作，包括被检测或校准物品的抽样、处理、运输、存储和准备，还包括测量不确定度的评定、分析检测或校准数据的统计技术。

实验室应优先使用最新及有效版本的国际、区域或国家标准方法。

4. 设备　实验室应配备进行检测或校准所要求的所有抽样、检测和数据分析与处理（软件）设备，并达到要求的准确度。使用标签、编码或其他标识表明其校准状态。

5. 测量溯源性　溯源性（traceability）是通过一条具有规定不确定度的不间断的比较链，使测量结果或测量标准的值能够与规定的参考标准（通常是与国家测量标准或国际测量标准）联系起来的特性。计量溯源性是国际间相互承认测量结果的前提条件，是测量结果有效性的基础。

对检测或校准与抽样结果的准确性、有效性有显著影响的所有设备，在投入使用前应进行校准。有对测量标准、参考物质（又称标准物质、标准样品）及检测设备进行选择、使用、校准、核查、控制和维护的计划和程序。

对检测实验室，应确保所用设备能够提供所需的测量不确定度。对于校准实验室，应确保所进行的校准和测量可溯源到国际单位制（SI）。实验室应有程序来处置、运输、存储和使用参考标准和参考物质，以防止污染或损坏，确保其完整性。

6. 抽样　实验室应有抽样的计划和程序，抽样计划应根据适当的统计方法制定。抽样过程应注意需要控制的因素，并记录抽样程序、环境条件及依据的统计方法等，以确保检测或校准结果的有效性。

7. 检测或校准物品（样品）的处置　实验室应有对于检测或校准物品的运输、接收、处置、保护、存储、保留或清理的程序和标识系统，有避免检测或校准物品在存储、处置和准备过程中发生质变、丢失或损坏的程序和设施。

8. 检测和校准结果质量的保证　实验室应有质量控制程序以监控检测和校准的有效性。如定期使用有证标准物质（参考物质）进行监控或使用次级标准物质开展内部质量控制；参加实验室间的比对；使用相同或不同方法进行重复检测或校准；对存留物品进行再检测或再校准；分析一个物品不同特性结果的相关性。

数据的记录方式应便于发现其变化趋势，采用统计技术对结果进行审查。应对质量控制样品的检测数据进行分析，当发现将要超出预先确定的判据时，应采取措施纠正出现的问题。

9. 结果报告　实验室应以检测报告或校准证书的形式准确、清晰、明确、客观地出具结果，包括客户要求的、说明检测或校准结果所必需的和所用方法要求的全部信息，以及结果仅与被检测或被校准物品有关的声明等信息和批准人的签字等。

四、实验室认可程序

实验室认可程序依据 CNAS-RL01：2015《实验室认可规则》进行。实验室认可申请者在遵守国家的法律法规、诚实守信的前提下，自愿申请认可。申请者必须符合以下申请条件：具有明确的法律地位，具备承担法律责任的能力；符合 CNAS 颁布的认可准则；遵守 CNAS 认可规范文件的有关规定，履行相关义务。实验室认可的流程如图 3-2 所示。

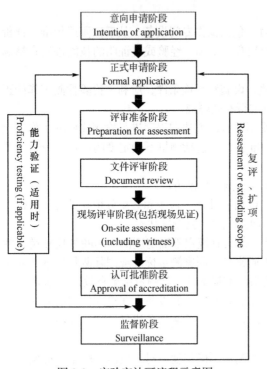

图 3-2　实验室认可流程示意图

1. 意向申请　可以采用来访、电话、传真等任何方式向 CNAS 秘书处表示认可意向，得到最新版本的认可规范和其他有关文件。

2. 正式申请和受理　申请者在自我评估满足认可条件后，按要求提供申请资料。CNAS 审查资料后，作出是否受理的决定。

CNAS 认可受理必须满足的条件如下：①对 CNAS 的相关要求基本了解，提交的申请资料应真实可靠、齐全完整、表述准确、文字清晰。②建立了符合认可要求、覆盖了全部申请范围的管理体系，且正式、有效运行 6 个月以上。具有可操作性的文件，组织机构设置合理，岗位职责明确等。③进行过完整的内审和管理评审，并能达到预期目的。④技术能力满足 CNAS-RL02《能力验证规则》的要求。⑤具有开展申请范围内的检测等活动所需的足够的资源，如主要人员，包括授权签字人应能满足相关资格要求等。⑥使用的仪器设备的量值溯源应能满足 CNAS 相关要求。⑦申请认可的技术能力有相应的检测经历。如近两年没有或每月低于 1 次检测的经历，原则上不予受理。⑧若存在提交的申请资料与事实不符等情况时，将不予受理；由于管理体系不能满足认可要求；或能力验证不能满足要求；或授权签字人等不能满足相关资格要求；或实验室的技术能力如环境设施、设备、测量溯源性等不能满足要求；或由于不诚信、不能遵守 CNAS 要求的有关承诺等，必须在问题解决及规定的时间后，才能再次提交认可申请。

3. 文件评审及组建评审组　当文件评审结果基本符合要求时，安排现场评审。根据申请范围组建具备相应技术能力的评审组。

4. 现场评审　评审组依据 CNAS 的认可准则、规则和要求及有关技术标准，对申请范围内的技术能力和质量管理活动进行现场评审。评审范围覆盖申请范围所涉及的所有活动及相关场所。

现场评审的程序是首次会议、现场参观、现场见证考核、与申请方沟通评审情况和末次会议。对于评审中发现的不符合的方面，应及时实施纠正，或采取纠正措施，并在 2 个月内完成。对纠正措施验证完毕后，评审组给出最终评审报告和推荐意见。

现场评审时，根据技术能力确认的需要，可进行测量审核。

对于开展内部校准的检测、鉴定实验室，应满足 CNAS 关于内部校准的要求。

对授权签字人进行考核：包括专业知识和相应的工作经历，对授权签字范围内有关检测标准和程序的熟悉情况；对认可规则、认可条件、实验室义务，以及带认可标识或证书的使用规定熟悉程度。

　　发现实验室存在以下情况时，将不能获得认可：①实验室在相关活动中存在违反国家有关法律法规或其他明显有损于 CNAS 声誉和权益的情况；②发现申请人存在不诚信行为；③实验室的实际状况与申请资料严重不符；④申请认可范围中多个项目不具备检测能力，包括缺少仪器设备、设施环境不能满足要求、人力资源不能满足要求等；⑤对于申请的技术能力没有检测经历，或没有对检测结果的准确性、可靠性进行过评价、确认，或没有实施质量控制；⑥提供不真实的管理体系运行记录，包括相应的检测/校准/鉴定记录；管理体系运行失效，认可准则大部分要素存在不符合的情况等。

　　5. 认可评定及发证　CNAS 秘书处将对评审报告、相关信息及评审组的推荐意见进行符合性审查，向评定专门委员会提出是否推荐认可的建议。

　　评定结论可以是"予以认可"、"部分认可"、"不予认可"和"补充证据或信息,再行评定"。通过认可后，CNAS 向其颁发认可证书及决定书，并列明批准的认可范围和授权签字人。认可证书有效期为 3 年。图 3-3 为实验室认可证书和标志示例图，图 3-4 为国际实验室认可合作组织（International Laboratory Accreditation Cooperation，ILAC）互认协议标志示例。

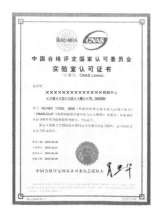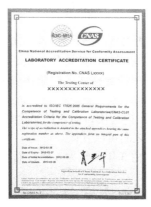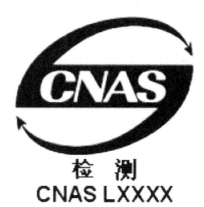

图 3-3　实验室认可标志及证书示例

　　CNAS 将在相关媒体上公布获得认可的实验室基本信息及其被认可范围等。

　　6. 扩大、缩小认可范围　获准认可的实验室在认可有效期内可以向 CNAS 提出扩大认可范围的申请。CNAS 根据情况在监督评审、复评审时或单独安排对申请扩大的认可范围进行评审。认可程序与初次认可相同。

　　7. 监督评审　监督评审的目的是证实获准认可实验室在认可有效期内持续地符合认可要求，并保证在认可规则和认可准则或技术能力变化后，能够及时采取措施以符合变化的要求。监督评审方式包括现场评审和其他评审。例如，有关的事宜询问；审查认可标识使用；要求提供文件和记录进行审查（如审核报告、用于验证获准认可实验室服务有效性的内部质量控制结果、投诉记录、管理评审记录等）。

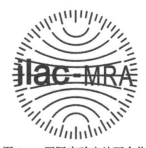

图 3-4　国际实验室认可合作组织（ILAC）互认协议标志

　　监督评审分定期和不定期监督评审。认可批准的 12 个月后，CNAS 安排定期监督评审，评审的范围是认可要求的全部内容、全部或部分已获认可的技术能力。定期评审采用现场评审，评审要求和评审程序与初次认可相同。

　　当有以下情况发生时，CNAS 依据需要随时安排不定期监督评审：① CNAS 的认可要求发生变化；②需要对投诉或其他情况反映进行调查；③实验室基本信息（如名称、地址、法律地位和主要政策发生变化）发生变更；组织机构、高级管理和技术人员、授权签字人发生变更；检测标准/方法、重要试验设备、环境等有关项目发生改变等；④在行政执法检查或定期评审中被发现存在较多问题等。不定期监督评审可以是现场评审或文件评审等。

8. 复评审　在认可有效期到期前 6 个月向 CNAS 提出复评审申请。复评审是 CNAS 在认可有效期结束前对获准认可机构实施的全面评审，以确定是否持续符合认可条件，并将认可延续到下一个有效期。复评审的要求和程序与初次认可一致。

五、资质认定与实验室认可的区别与联系

检验检测机构资质认定和实验室认可的目的均是提高实验室的管理水平和技术能力。评审的主要依据是 ISO/IEC 17025：2005（等同 GB/T 27025）也基本相同。但二者之间又有区别，主要表现有下几个方面：

（1）资质认定（计量认证）是政府行政部门依据国家相关法律进行的强制考核行为，不经资质认定的机构不得向社会出具公证数据。而实验室认可是市场所要求的实验室的自愿行为，实验室自己决定是否申请认可。

（2）资质认定一般由省级政府的质量技术监督部门负责。国家认监委只负责国务院有关部门以及相关行业主管部门依法设立的检验检测机构的资质认定，即有国家和省级两级认证；而实验室认可是一级管理，组织实施机构是中国合格评定国家认可委员会（CNAS），即只有国家级认可。

（3）资质认定实验室的检测报告只在国内适用；而通过实验室认可的检测或校准报告，在国际实验室认可合作组织（ILAC）等签署国之间可以互认。

（4）资质认定证书有效期从 2016 年起由 3 年调整为 6 年；而实验室认可证书有效期为 3 年。

六、资质认定与实验室认可的发展历程

（一）实验室认可相关的国际、区域及国内组织简介

1. 国际实验室认可合作组织　国际实验室认可合作组织（ILAC）前身是 1978 年产生的国际实验室认可大会。1996 年 ILAC 成为一个正式的国际组织，目前有 100 多名成员。ILAC 研究实验室认可的程序和规范，推动实验室认可的发展，促进世界范围的实验室互认。

2. 亚太实验室认可合作组织　（Asia Pacific Laboratory Accreditation Cooperation，APLAC）成立于 1992 年，是一个地区实验室认可合作组织。其成员由环太平洋国家和地区的实验室认可机构和主管部门组成，是在亚太地区内为实验室认可机构提供信息交流、能力验证、人员培训和文件互换等合作。

3. 国际认可论坛　国际认可论坛（International Accreditation Forum，IAF）成立于 1993 年 1 月，是由世界范围内的合格评定认可机构共同组成的国际合作组织。IAF 的目标是：遵循世界贸易组织（WTO）贸易技术壁垒协定（TBT）的原则，通过各国认可机构在相关认可制度等方面的广泛交流，促进和实现认证活动和结果的国际互认，减少或削除因认证而导致的国际贸易技术壁垒，促进国际贸易的发展。

4. 太平洋认可合作组织　太平洋认可合作组织（Pacific Accreditation Cooperation，PAC）是由亚太经济合作组织（APEC）成员经济体的认证机构的认可机构组成的协会。PAC 正式成立于 1994 年 10 月，现有 23 个成员。PAC 的目标是在国际认可论坛（IAF）组织的管理体系、产品、服务、人员合格评定或类似合格评定制度的全球承认体系下，促进亚太地区贸易和商务的发展。

5. 中国合格评定国家认可委员会　中国合格评定国家认可委员会（CNAS）是根据《中华人民共和国认证认可条例》的规定，由国家认证认可监督管理委员会（CNCA）批准设立并授权的国家认可机构，于 2006 年 3 月 31 日正式成立，统一负责我国对认证机构、实验室和检验机构等相关机构的认可工作。CNAS 是国际认可论坛（IAF）、国际实验室认可合作组织（ILAC）、太平洋认可合作组织（PAC）和亚太实验室认可合作组织（APLAC）的正式成员。截至 2015 年年底，CNAS 已加入 20 个认证认可国际组织、13 个多边互认协定，并与 28 个国家和地区签署了 93 份双边合作协议文件。与这些国际或区域性组织通过全面系统的同行评审，其认可制度符合国际准则全部要求的成员中的实验室认可机构之间签署 ILAC/MRA、APLAC/MRA 多边承认协议，目前包括 CNAS 在内的 ILAC 互认成员来自 74 个经济体 89 个认可机构。我国认可机构认可的各类机构签发的检测报告和证书在这些国家和地区可直接通关，避免了不必要的重复检测，节约了时间和成本，极大地方便了出口企业，促进了国际贸易。

截至 2015 年 4 月底，CNAS 累计认可的实验室 6609 家，其中检测实验室 5547 家、校准实验室 768 家、医学实验室 184 家、生物安全实验室 63 家、标准物质/标准样品生产者 11 家等。

（二）发展历程

1. 实验室认可　1947 年，澳大利亚建立了世界上第一个国家实验室综合认可体系，即国家检测机构协会（NATA）。20 世纪 60 年代后期，英国建立了类似的实验室认可机构。之后欧洲组成了区域性的"欧洲实验室认可合作组织"（EAL）。20 世纪 70 年代，美、法等国也开始了实验室认可活动；20 世纪 80 年代，东南亚建立了区域性的"亚太实验室认可合作组织"（APLAC）；20 世纪 90 年代，包括中国在内的许多发展中国家加入了实验室认可行列。

1978 年，国际实验室认可大会成立，1996 年，成立国际实验室认可合作组织（ILAC）。ILAC 组织起草检测实验室基本技术要求的文件，并将该文件作为对检测实验室进行认可的技术准则推荐给国际标准化组织（ISO）和国际电工组织（IEC），建议作为国际标准来实行。ISO/IEC 当年即批准并发布全世界第一个实验室认可的国际标准 ISO 导则 25《实验室技术能力评审指南》。1994 年，ISO/IEC 对导则 25 进行修订；1999 年发布了 ISO/IEC 17025：1999《检测和校准实验室能力的通用要求》，2005 年发布了 ISO/IEC 17025：2005 版，内容包含了 2000 版 ISO 9001 标准中的要求。

我国现行的实验室认可工作是由国家认证认可监督管理委员会（CNCA）批准设立并授权的中国合格评定国家认可委员会（CNAS）统一负责，于 2006 年成立。

CNAS 是在原中国认证机构国家认可委员会（CNAB）和原中国实验室国家认可委员会（CNAL）基础上整合而成的。

CNAB 成立于 2002 年，负责对从事各类管理体系认证和产品认证的认证机构进行认证能力的资格认可，由原中国质量体系认证机构国家认可委员会（CNACR）、原中国产品认证机构国家认可委员会（CNACP）、原中国国家进出口企业认证机构认可委员会（CNAB）和原中国环境管理体系认证机构认可委员会（CACEB）四部门整合而成。2004 年 4 月又将原全国职业健康安全管理体系认证机构认可委员会（CNASC）、原有机产品认证委员会融合。

CNAL 成立于 2002 年，负责实验室和检查机构认可及相关工作，是在原国家技术监督局成立的中国实验室国家认可委员会（CNACL）和原国家进出口商品检验局成立的中国国家出入境检验检疫实验室认可委员会（CCIBLAC）的基础上合并成立的。

2. 资质认定　我国 20 世纪 80 年代以来，在省部级质检中心的基础上，先后建立了 200 多个国家级的产品质量监督检验机构。为了准确执法，对制假贩假行为进行有力打击，国家要求质检部门必须提供准确、可靠、公正的检验数据。1985 年第六届全国人大常委会第 12 次会议通过的《中华人民共和国计量法》规定："为社会提供公证数据的产品质量检验机构，必须经省级以上人民政府计量行政部门对其计量检定、测试的能力和可靠性考核合格"，并将该考核称为计量认证。

从此，我国的计量认证工作逐步施行。

1990 年 7 月国家技术监督局发布了《产品质量检验机构计量认证技术考核规范》，进一步强调检测和校准实验室的测量结果的计量溯源性。同年 11 月，根据《中华人民共和国产品质量法》和《中华人民共和国标准化法》的规定，颁布了"国家产品质量监督检验中心审查认可细则"，作为质检中心、省级质检所（站）审查认可的依据。为统一产品质量检验机构计量认证/审查认可（验收）工作，国家技术质量监督局依法于 2000 年 10 月发布《产品质量检验机构计量认证/审查认可（验收）评审准则（试行）》，于 2001 年 12 月正式实施。该评审准则增加了我国有关法律法规及相关文件中对计量认证和审查认可的特殊要求。经计量认证与审查认可考核合格的产品质量检验机构的行业已涉及国民经济各个领域和行业。

1994 年 9 月，我国由国家技术监督局作为政府主管部门组建成立了中国实验室国家认可委员会（CNACL）。CNACL 由政府有关部门、科研院所、学术团体、实验室等组成，统一负责检测/校准实验室资格认可和日常监督工作。2002 年，我国从积极应对加入世界贸易组织（WTO）的新形势出发，成立了国家认证认可监督管理委员会（CNAB），并整合了认可机构，将原来由四个政府部门授权成立的 11 个认可委员会合并，实现了认证机构认可制度和实验室认可制度的集中统一，负责统一管理、监督和综合协调全国认证认可工作。2002 年由国务院有关行政主管部门以及与实验室检查机构认可的相关方联合成立了实验室国家认可机构（CNAL）。

目前，我国资质认定和实验室认可评价体系并存。为适应我国入世的需要和减轻实验室负担，减少重复评审，国家认监委本着"精简、统一、效能"的原则，对实验室评审工作进行了一系列改革，建立了统一的组织体系，明确法律地位和职责，健全各项规章制度，制定和发布了统一的认可公开文件和质量管理体系文件，实现资质认定和实验室认可的二合一评审。

（张加玲）

第三节　分析工作的质量控制和保证

案例 3-2

2012 年 5 月，某镇一位村民带着两个身体不适的小孩去体检，意外发现两个孩子的血铅含量均超标。其他村民听到消息，也纷纷带孩子前往体检中心，结果发现，25 名儿童中有 20 人血铅含量超标。得知此消息后，政府应急办紧急介入，对该镇 12 岁以下儿童的血铅含量进行了抽样调查，并对该镇的周围环境、饮食结构等进行了研究，最后得出结论：该镇儿童存在血铅含量超标现象，主要由当地发电厂所造成的环境污染导致。当地政府将对血铅含量超标的儿童进行分类医治。

问题：

（1）对该镇儿童的血铅含量抽样调查中，应包括哪些主要环节？如何保证每个环节的质量？

（2）怎样保证所提供的数据准确、可靠？

分析质量保证（analytical quality assurance）是指为保证测定结果能满足规定的质量要求所必需的、有计划的、系统的全面活动。分析工作质量保证包括分析质量控制和分析质量评价两个方面的内容。分析质量控制（analytical quality control）指对分析全过程进行质量控制，采取一系列措施减小分析误差，使总的测量不确定度控制在允许的范围内。分析质量评价（analytical quality evaluation）指对分析结果进行质量评价，及时发现分析中存在或出现的问题，并予以纠正，确保分析结果准确可靠。

一、实验室质量控制

（一）分析方法的选择与评价

选择准确可靠的分析方法是分析工作质量控制的重要保障，通常应首选国家、行业或国际的标准方法，或者选择精密准确、简便易行、灵敏度和检出限能满足分析工作需要的方法。在样品分析之前，应首先对分析方法进行预评价。评价分析方法的主要指标有：

1. 准确度　准确度是指测量值与真值的符合程度，是反映分析方法或测量系统存在的系统误差和随机误差的综合指标，可以通过测定标准物质、测定加标回收率、与标准方法比较等方法对准确度进行评价。

（1）测定标准物质：标准物质是由国家权威机构发放，并给出某些组分含量标准值及不确定度（$A \pm U$，U 为不确定度）的物质。

评价的方法是：在完全相同的条件下，对标准物质和样品进行平行测定，标准物质的测定结果为 $\bar{x} \pm t_{\alpha,f} \dfrac{s}{\sqrt{n}}$。如果

$$\left| \bar{x} - A \right| \leqslant \sqrt{(t_{\alpha,f} \frac{s}{\sqrt{n}})^2 + U^2} \tag{3-1}$$

表明标准物质的测定结果与其标准值之间的差异无统计学意义，差异是由随机误差造成的，测定方法的准确度符合分析要求，样品的测定结果准确可靠。

（2）测定加标回收率：当对样品组成不完全清楚，或没有适合的标准物质时，实验室常用测定加标回收率的方法进行准确度评价。该法是目前实验室中最常用的评价准确度的方法。

评价的方法是：从同一样品中取完全相同的两份子样，向其中一份加入一定量被测组分的标准物质溶液，在完全相同的条件下同时进行测定，根据下式计算加标回收率：

$$P = \frac{m_2 - m_1}{m} \times 100\%$$

式中，P 为加标回收率，%；m_1 和 m_2 分别为试样测得值和加标试样测得值，g 或 mg；m 为加标量，g 或 mg。

一般要求加标回收率达到 85%～110%。采用加标回收率评价准确度时应注意：加标量一般为试样中被测组分含量的 0.5～2 倍，且加标后的总浓度不应超过分析方法的测定上限；加入的标准物质的形态应尽量与样品中被测物质的形态一致。

（3）与标准方法比较：用待评价的方法和标准方法分别测定相同的样品（最好是高、中、低三种不同浓度），比较两种方法的测定结果的平均值之间是否存在显著性差异，若差异无显著性，表明待评价的方法准确度符合要求。

2. 精密度　精密度是指在受控条件下，用某一分析方法重复多次测定同一均匀样品所得测定值的一致程度，它描述了测定数据的离散程度，反映了分析方法随机误差的大小。

分析方法的精密度可通过测定日内和日间精密度（以测定结果的相对标准偏差表示）进行评价。在测定方法的线性范围内，选择高、中、低三种浓度的样品（或加标样品），每种浓度取 6 个平行样，在相同条件下连续 6 次测定（日内）和重复测定 6 天（日间），分别计算各种浓度的日内和日间测定的相对标准偏差，一般情况下，若相对标准偏差≤10%，则表明分析方法的精密度符合要求。

3. 校准曲线的线性范围与分析方法的灵敏度　校准曲线（calibration curve）是指在一定条件下，被测物质浓度（或量）与测量信号值之间关系的曲线，包括工作曲线（working curve）和标准曲线（standard curve）。

具体做法是：配制一系列不同浓度的标准溶液，采用与样品分析完全相同的步骤进行测定，

以标准溶液中被测物质的浓度（或量）为横坐标，以测量信号值为纵坐标作图，所得的校准曲线称为工作曲线。如果标准溶液的处理程序及分析步骤较试样有所省略，得到的校准曲线为标准曲线。定量分析的校准曲线应为直线，根据样品的测定信号值，依据校准曲线即可求出被测物质的浓度（或量）。

绘制校准曲线存在较大的作图误差，并容易受到操作者的主观因素的影响。比较准确和科学的方法是利用标准溶液的测量信号值及其浓度，建立回归方程（regression equation）。测量信号值与浓度的相关系数 r 可以反映校准曲线线性的优劣，r 值越接近 1，表明校准曲线的线性关系越好。一般要求相关系数 $r \geq 0.999$，否则，应找出原因并加以纠正。

（1）校准曲线的线性范围：线性范围是指被测物质的浓度（或量）与测量信号值呈直线关系的浓度（或量）范围。为保证测定结果的准确度，样品的测定应在此线性范围内进行。线性范围越宽，样品测定越方便，不必对样品的浓度进行稀释或浓缩，就可以直接测定。

（2）分析方法的灵敏度：灵敏度（sensitivity，S）是指被测物质单位浓度（或量）的变化所引起的响应值的变化程度，即校准曲线的斜率。斜率越大，表明方法的灵敏度越高。

4. 空白试验与检出限

（1）空白试验：在不加被测组分的情况下，按照与测定样品相同的方法和步骤对空白样品进行分析测定。每天测定两个空白试样，共测 5～6 天，计算测定结果的标准偏差，由此计算测定方法的检出限。如果检出限高于标准分析方法中的规定值，说明由试剂、蒸馏水及实验器皿等所引起的系统误差较大，应采取措施降低空白值，直至检出限合格为止。

（2）检出限（limit of detection）：对某一特定的分析方法，在给定的置信水平内，可以从样品中定性检出被测组分的最小浓度或最小量。不同的分析方法，其检出限的测定方法略有不同，一般情况下，检出限可根据空白试验的多次测量结果计算得到。

国际纯粹与应用化学联合会（IUPAC）规定：检出限以浓度（或质量）表示，是指由特定的分析步骤能够合理地检测出的最小分析信号 x_L 对应的最低浓度 c_L（或质量）。最小分析信号可根据下式确定：

$$x_L = \bar{x}_b + K s_b \tag{3-2}$$

式中，$\bar{x}_b$ 为多次空白测量的响应信号平均值；s_b 为空白测量的标准偏差，反映测量方法或仪器噪声水平的高低；K 为根据一定置信水平确定的系数。

检出限的计算公式如下：

$$c_L = \frac{x_L - \bar{x}_b}{S} = \frac{K s_b}{S} \tag{3-3}$$

式中，S 为测定方法的灵敏度，即校准曲线的斜率。对于系数 K，IUPAC 推荐光谱分析法中 $K=3$。由于低浓度水平测量的误差可能不是正态分布，且空白测定的次数有限，所以与 $K=3$ 相应的置信水平约为 90%。

对其他分析方法检出限的特殊规定：气相色谱法以产生两倍噪声水平信号时，被测物质的浓度（或量）为检出限，即取 $K=2$；离子选择性电极法则是以校准曲线直线部分的延长线与通过空白电位且平行于浓度轴的直线相交时，其交点所对应的被测物质的浓度值（或量）为检出限。

5. 选择性　抗干扰能力分析样品中常有许多共存物质存在，应根据样品的来源及组成推断可能的共存物质，并通过预实验来评价共存物质是否干扰测定以及共存物的最大允许浓度。干扰可能导致正或负的系统误差，干扰作用的大小与被测组分浓度及共存物浓度大小有关，应该选择两个（或多个）被测组分浓度值和不同浓度水平的共存物溶液进行干扰试验测定。

（二）实验室质量控制方法

实验室质量控制是分析质量控制的重要环节，主要包括实验室内部质量控制和实验室间质量控制。

1. 实验室内部质量控制 实验室内部质量控制是实验室分析人员对分析质量自我控制的全过程，是各实验室提供准确可靠分析结果的必要基础。它主要反映的是分析质量的稳定性如何，以便及时发现某些异常现象，随时采取相应的校正措施。如通过多次重复测定相同样品，评估随机误差的大小；采用变更仪器和分析人员的方法检验是否存在仪器误差和操作误差；采用测定标准物质、加标回收率及与标准方法对照的方法，检验分析方法是否准确可靠；采用质量控制图法、平行双样法进行分析质量评价等。一些方法前面已做阐述，现主要介绍质量控制图法和平行双样法。

（1）质量控制图法：常用的质量控制图（quality control charts）有平均值质量控制图、极差质量控制图和标准偏差质量控制图等多种类型。其中平均值质量控制图应用最广泛，下面介绍平均值质量控制图的绘制及作用。

平均值质量控制图的绘制方法：①积累分析数据。在日常测定工作中，每隔 10～20 个样品插入一个质控样与样品同时测定，累积至少 20 个质控样的测定数据，这些数据应当是一段时间的积累，不应在同一天测出，以保证数据的代表性。每次测定的工作质量应保持较好水平，质控样可以选用标准物质，也可选用自制的质控样或质量可靠的标准溶液，且须有足够的稳定性和一致性。②对积累数据进行统计处理。计算平均值 $\bar{x}$、标准偏差 s、$\bar{x}\pm 2s$ 和 $\bar{x}\pm 3s$。③绘制质量控制图。以测定序号为横坐标，测定结果为纵坐标，将每次测定结果按顺序标示于坐标图中，并以折线连接各数据点，得到链图。同时在坐标图中，绘制中心线（$\bar{x}$），上、下警告限（$\bar{x}\pm 2s$），上、下控制限（$\bar{x}\pm 3s$），如图 3-5 所示。

平均值质量控制图的作用：平均值质量控制图可作为后续分析质量评价的依据。每次测定样品的同时测定 2～3 个质控样，将其测定结果与平均值质量控制图上的数据进行比对，判断分析过程是否处于受控状态，评价分析结果质量。具体方法：如果质控样的测定结果处于中心线附近，上下警告限之间，则表明分析质量处于较好控制水平，无明显的系统误差，样品的测定结果准确可靠；如果质控样的测定结果处于上下警告限之外，但仍在上下控制限之间，则表明分析质量开始变劣，存在质量失控的倾向，但测量结果仍控制在允许的误差范

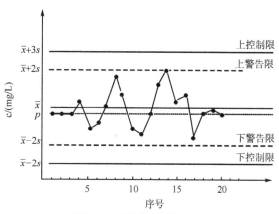

图 3-5 平均值质量控制图

围内，样品测定结果尚可保留，但分析者应查找原因，采取措施纠正；如果质控样的测定结果处于上下控制限之外，则表示分析质量已失控，测定结果超出了随机误差允许范围，测定结果不可靠，应立即找出原因予以纠正，并重新测定该批样品；如果质控样的测定结果虽然在控制限范围内，但有连续 7 个点出现在中心线的同一侧，则表明分析方法或测量系统中可能存在系统误差，应立即查明原因，及时校正。

根据数据意义不同平均值质量控制图可分为空白试验值质量控制图、浓度值质量控制图和加标回收率质量控制图等，可分别用于不同质量控制项目的质量评价。质量控制图的优势在于清楚直观，可及时了解分析质量的变化趋势，便于对日常分析工作质量监督和评价，对分析过程中可能出现的质量问题及时发现和解决，有很好的警示和预报作用。

（2）平行双样法：分析样品时，随机抽取 10%～20% 的样品进行平行双样测定。平行双样测定结果的精密度应符合方法给定的标准差的要求，否则应找出原因，并重新测定。

2. 实验室间质量控制 实验室间质量控制又称外部质量控制，是在做好实验室内部质量控制的基础上进行的，是上级检测机构或第三方实验室对各实验室及其分析人员进行定期或不定期的分析质量考核，其目的是检查各实验室间是否存在系统误差，若存在，则应找出原

因加以纠正，提高各实验室的分析检测水平。常用的质量评价方法有标准物质作平行测定、双样品法等。

（1）标准物质作平行测定：上级检测机构或第三方实验室向各实验室分发标准物质样品，各实验室使用同一规定的方法（从标准分析方法中选定）进行分析，上报分析结果。主持单位对各实验室分析结果与标准物质的值进行统计分析后，对全部结果做出合格或不合格的评价，不合格的实验室应找出原因加以纠正。

（2）双样品法：在没有标准物质的情况下，上级检测机构或第三方实验室可将两个浓度不同但组成相似的均匀样品同时分发给各实验室。各实验室分别对样品进行测定，将数据上报。主持单位对数据进行处理，若发现实验室间存在影响分析结果可比性的系统误差，则应立即找出原因并采取相应的措施。

二、分析全过程的质量保证

分析工作是一个比较复杂的过程，误差的来源很多，包括样品的采集、预处理和保存、分析方法选择和分析测定、实验记录、结果计算与报告等全过程。为了把分析误差控制在允许的范围内，需采取一系列减小误差的措施，即质量保证工作须贯穿于分析过程的始终，以确保分析结果的准确可靠。

（一）样品采集、运输和保存过程的质量保证

样品采集是分析工作的首要环节，样品的正确采集是保证分析数据准确的基础。依据被测组分的理化性质，应选择和确定样品的采集方法、运输方式和保存方法。样品在采集、运输和保存等环节，应保证样品无污染、被测组分不损失。在采样过程中，应制作现场空白、运输空白、现场平行样、现场加标样等，并与样品采用相同的实验方法予以测定，以检验样品在采集过程中是否引入了误差。

（二）样品测定过程的质量保证

在样品测定过程中，为获得满足质量要求的分析数据，必须在测定过程中实施各项质量保证措施和管理规定。主要有：应定期对实验人员进行技术培训和考核，并执行持证上岗制度；分析仪器使用前需校准，长期使用或维修后需检定，以确保仪器的各项性能指标符合要求，避免因仪器不精确带来分析误差；加强对实验室环境、实验用水、试剂、标准物质、实验器具的管理，以降低分析空白值，控制实验误差；实验室分析应优先选择国家或行业颁布的标准方法，对于新建立的分析方法，测定样品之前，应对分析方法的准确度、精密度、校准曲线、空白试验、干扰试验等进行评价，评价的基本原则是结果准确、重现性好、快速及操作方便等；通过实验室质量控制、参加实验室间比对实验或能力验证等，以保证检测结果准确可靠。

（三）数据处理过程的质量保证

数据处理是分析工作的重要组成部分，其过程的质量保证主要有：如实、准确记录实验数据；有效数字位数的正确保留及运算过程中的正确修约、可疑数据的正确取舍、分析误差的有效判断与评估；分析结果的正确表达与评价等。

案例 3-2 分析讨论：

铅是一种重金属，遍及我们生活各处。如果人体摄入铅过多，很容易导致铅中毒。儿童和孕妇是铅中毒的高危人群。近年来儿童铅中毒事件屡被媒体曝光。铅的来源很多，其中工农业生产所造成的环境污染是其主要来源。除此之外，在生活中长期接触一些含铅的不合格

产品，如油漆、涂料、儿童玩具、食品等，也会导致铅的蓄积中毒。90%的铅在骨骼系统，其他存在于血液中。铅毒性持久，半衰期长达10年，并且不易被人体排出。美国疾病预防控制中心的"儿童铅中毒指南"指出，血铅水平大于或等于100μg/L，可诊断为铅中毒，不管是否有相应的临床症状、体征及其他血液生化变化。

　　案例3-2对儿童抽样调查中，应包括血样的采集、预处理和保存、检测方法选择和测定、实验记录、结果计算与报告等全过程。为了提高测定准确度，需采取一系列减小误差的措施，即质量保证工作须贯穿于测定过程的始终。首先选择正确的样品采集方法、运输方式和保存方法，保证样品无污染、被测组分不损失；测定样品时，应选择国家标准检测方法或灵敏度高、准确度高、精密度高、快速及操作方便的检测方法；最后如实、准确记录实验数据，正确表达分析结果等。

三、标准物质和标准分析方法

在分析质量保证工作中，需要使用标准物质和标准分析方法。

（一）标准物质

1. 标准物质　依据国际标准化组织的定义，标准物质（reference material，RM）是指具有一种或多种足够均匀并已经确定其特性的材料或物质，用于校准仪器、评价测量方法或确定物料的量值。有证标准物质（certified reference material，CRM）是附有证书的标准物质，其一种或多种特性量值用建立了溯源性的程序确定，使之可溯源到准确复现的、用于表示该特性值的计量单位，而且每个标准值都附有给定置信水平的不确定度。

标准物质是国家计量部门颁布的计量标准，在其有效期内应保证材质均匀，其量值准确可靠。标准物质作为分析测量行业中的"量具"，是分析工作质量控制的基本保证。

2. 标准物质的作用　标准物质的应用非常广泛，在分析化学中主要有如下作用：

（1）用作校准物校准各种测试仪器：分析仪器的校准是获得准确测定结果的保证，仪器分析几乎全是相对分析，实验仪器使用前需要用标准物质进行校准。

（2）用于评价测量方法和测量结果的准确度：进行实际样品分析时，测定样品的同时测定标准物质，如果标准物质的分析结果与所给证书上的保证值一致，则表示分析测量方法和结果准确可靠。

（3）作为分析工作的标准，制作标准曲线：仪器分析通常是通过校准曲线来建立仪器测量值与被测组分浓度之间的线性关系，在进行定量分析时，一般都需要配制已知准确浓度的标准溶液，需要采用标准物质作为分析工作的标准。

（4）用于分析质量保证工作：分析质量保证责任人可以用标准物质考核、评价实验人员和整个分析实验室的工作质量，是质量控制中常用的方法。

标准物质作为一个相对真值，其量值传递为不同时间、不同地点的测试结果提供了可靠的参照。分析人员可使用标准物质对准确度进行判断，找出误差并加以改进。但只有在实验室分析系统具有良好精密度的基础上使用标准物质，才能获得预期的效果，使用时应根据被测样品的性质选择基体相同或相近、化学组成与物理形态、浓度水平、准确度水平合适的标准物质。

3. 标准物质的分类和分级

（1）标准物质的分类：美国标准局将标准物质按其被定值的特性分为化学成分标准物质、物理或物理化学性质标准物质和工程特性标准物质三类。我国按标准物质的属性和应用领域，将标准物质分成十三大类：钢铁成分分析标准物质，有色金属及金属中气体成分分析标准物质，建材成分分析标准物质，核材料成分分析与放射性测量标准物质，高分子材料特性测量标准物质，化工产品成分分析标准物质，地质矿产成分分析标准物质，环境化学分析标准物质，临床化学分析与药品成分分析标准物质，食品成分分析标准物质，煤炭、石油成分分析和物理特性测量标准物质，工程技术特性测量标准物质，物理特性与化学特性测量标准物质。

（2）标准物质的分级：根据标准物质特性量值的定值准确度，我国将标准物质分为两级，即国家一级标准物质（GBW）和二级标准物质[GBW（E）]（部颁标准物质）。一级标准物质用绝对测量法或两种以上不同原理、准确可靠的方法定值，若只有一种方法定值，采取多个实验室合作定值，其准确度达到国内最高水平，均匀性良好，稳定性在一年以上，代号为GBW×××××。如GBW 08605是水质砷一级标准物质。一级标准物质主要用于：标定比它低一级的标准物质；校准高准确度的计量仪器；研究与评定标准方法。

二级标准物质是指用一级标准物质进行比较测量的方法或其他准确可靠的方法定值，稳定性在半年以上，准确度和均匀性能满足一般测量需要，代号为GBW（E）×××××。如GBW（E）080195是铁、锰、镍成分分析二级标准物质。二级标准物质主要用于：一般的检测分析需求；作为工作标准物质直接使用；现场方法的研究和评价；较低要求的日常分析测量。

（二）标准分析方法

标准分析方法又称分析方法标准，是技术标准中的一种。标准分析方法不同于一般的分析方法，它是一项文件，是政府权威机构对某项分析所作的统一规定的技术准则和各方面共同遵守的技术依据。它要求按照规定的程序和格式编制；方法的可行性和适应性得到公认，通过协作实验确定了方法的误差范围；并由权威机构审批和发布。它对分析过程用规范的术语和准确的文字描述，并对实验条件、仪器设备、步骤、分析结果的计算和表达方式、精密度、检测限和不确定度都有明确规定。

编制和推行标准方法的目的是保证分析结果的重复性、再现性和准确性。不仅要求同一实验室的不同分析人员分析同一样品的结果要一致，而且要求不同实验室的分析人员分析同一样品的结果应有良好的重复性和可比性。标准分析方法可分为国际级、行业或学会级、企业级和地方级。我国的标准分析方法分为国家标准、专业标准（部颁标准）、企业（地方）标准三级。

标准分析方法用于：高准确度的测定；评价其他分析方法的准确度；用于二级标准物质的定值等。在分析实验室的认可、检测机构的认证考核条件以及质量体系运行要素中，都把标准分析方法的实施及保证放在极重要的位置。

（刘桂英）

第四章 样品的采集、保存和预处理

案例 4-1

2003 年 6 月 14 日，某农场发生一起原因不明的集体食物中毒事件。暂住该农场的 31 名地质队员晚餐后几小时，有 23 名队员陆续出现头晕、恶心、呕吐、出汗、乏力、头痛、腹痛、胸闷等症状，部分病例有胸痛、腰痛、肌肉酸痛、呼吸困难等症状。

接报后，相关人员立即赶赴现场。经调查，中毒人员晚餐食用了米饭、猪肉炖豆角、猪肉炒尖椒、油炸花生米等。检验人员采集剩余食物及原料样品，采用快速检验法（试纸法）进行检验。结果在剩余的炒尖椒、炖豆角及剩余蔬菜原料中检出有机磷农药。样品还需要带回实验室用气相色谱法进行定量分析。

问题：

（1）卫生检验中，样品采集的原则是什么？

（2）如何采集和保存食物样品？

（3）用气相色谱法分析蔬菜中有机磷农药时，如何进行样品预处理？

卫生检验的样品种类繁多，有空气、水、食品、生物材料等。尽管被测物质的性质、分析目的及选用的分析方法各不相同，但其分析过程一般包括以下几个主要步骤：①样品的采集和保存；②样品的预处理；③分析方法的选择及样品的测定；④分析数据的处理和报告分析结果。本章主要介绍样品的采集、保存和预处理。

第一节 样品的采集和保存

任何分析工作都不可能对被分析对象全体进行分析测定，一般是通过对其中一部分有代表性物质的分析测定来推断被分析对象全体的性质。分析对象的全体称为总体（population），构成总体的每一个单位称为个体。从总体中抽出部分个体，作为总体的代表性物质进行分析，这部分个体的集合体称为样品（sample）。从总体中抽取样品的操作过程称为样品的采集，简称为采样（sampling）。

样品是获得分析数据的基础，样品的正确采集和保存是分析工作的重要步骤。如果采样不合理或样品保存不妥当，样品就不能反映总体的真实情况，即使分析结果非常准确，也毫无意义，甚至会得出错误乃至与真实情况相悖的结论。

一、样品的采集原则

样品的采集原则可以概括为代表性（representativeness）、典型性（typicalness）和适时性（timeliness）。

1. 代表性 指采集的样品必须能充分代表被分析总体的性质。对于容易混匀的液体样品，如植物油、鲜乳、酱油、饮料等，应充分混匀后再进行采集。对于不容易混匀的液体样品，如监测某厂排放的废水中污染物的总体情况，应根据污染物的排放规律，在规定时间和地点采样多次，将这些样品混匀后取出一部分作为代表性样品。对于固体样品，如粮食、蔬菜、水果等，需按三层（上、中、下）五点（周围四点和中心点）法分别采集，将其混合均匀后再用四分法进行缩分得到代表性样品。

2. 典型性　对有些样品的采集，应根据检测目的，采集能充分说明此目的的典型样品。例如，对掺假、腐败变质或怀疑被污染的食品进行分析，应仔细挑选可疑部分作为样品。食物中毒样品的采集，需采集病人吃剩的可疑食物、呕吐物、胃内容物等典型样品。监测某厂排放的废气对空气的污染情况，要在污染源常年主风向的下风向区域设几个采样点，并在上风向的远距离处设对照点采样。

3. 适时性　根据检测目的、样品性质、周围环境等，对某些样品的采集要有严格的时间概念。例如，发生食物中毒时，应立即赴现场采样。监测工人在一个班工作时间内接触空气中有害物质的最高浓度，应选排放有害物质浓度最高的时间点采样。对地面水的监测，必须确定合理的采样频率和采样时间，每年至少要在丰水期、枯水期和平水期分别采样，以了解水质的季节变化情况。

样品采集时要避免样品被污染和被测组分的损失，需要选择合适的采样器具和采样方法。采样时要详细记录采样时间、地点、确切位置及采样人、采样方法、分析项目、温度、气压等。采样量应能满足分析项目对样品量的需要，一般为三份，分别供检验、复检、备查或仲裁之用。

二、各类样品的采集方法

样品的采集方法与样品的种类、分析项目、被测组分浓度等因素有关。卫生分析的样品主要有空气、水、食品、生物材料等。下面简单介绍这些样品的采集方法。

（一）空气

在进行大气监测、作业场所空气中有害物质的监测、室内空气和公共场所空气质量的监测时，需要采集空气样品。由于空气污染物的物理化学性质、来源和所处的环境状况不同，它们在空气中的存在状态也不同。有的以气态（如 SO_2、NO_x、CO、NH_3 等）或蒸气状态（如 Hg、苯、甲苯、甲醛等）逸散在空气中，有的以微滴或固体小颗粒分散在空气中呈气溶胶（aerosol）状态（如烟、雾、悬浮颗粒物等）。采样时需根据监测目的和项目选择合适的采样点、采样时间、采样次数、采样量等，采样方法应根据被测物的理化性质、在空气中的存在状态和浓度及所用分析方法的灵敏度来选择。目前常用直接采集法和浓缩采集法来采集空气样品。

1. 直接采集法　直接采集法又称为集气法，主要用于被测组分浓度较高或分析方法较灵敏，直接测定就能满足要求的样品。直接采集法是利用真空吸取、置换或充气的原理收集现场空气，采样容器主要有玻璃采样瓶、不锈钢采样瓶、气密性玻璃注射器、塑料袋等。该方法采气量小，不适用于采集以气溶胶状态存在的污染物，样品测定结果反映的是采样区域空气中污染物的瞬间浓度。

2. 浓缩采集法　浓缩采集法也称为富集法。当空气中被测组分浓度较低，所用分析方法不能直接测定其含量时，可选用此方法采样。采样仪器主要由收集器、流量计和抽气动力三部分组成。抽气动力将一定量的空气强制通过收集器，流量计用来控制和计量采气流量。该方法采气量大，测定结果表示采样时间内被测组分在空气中的平均浓度。按收集器不同，浓缩采集法又可分为溶液吸收法、固体吸附法、滤纸和滤膜阻留法、冷阱收集法等。

（1）溶液吸收法：主要用于气态、蒸气态和气溶胶物质的采集。空气通过装有吸收液的吸收管时，被测组分由于溶解作用或化学反应进入吸收液中，达到分离浓缩的目的。吸收液应对被测组分有较大的溶解度或与被测组分发生快速的化学反应，吸收效率高，并与后续的分析方法相匹配，无干扰。常用的吸收液有水、水溶液和有机溶剂。如测定空气中氟化氢、氯化氢等，用水为吸收液；用硫酸钡比浊法测定空气中二氧化硫时，用稀氯酸钾溶液为吸收液等。此法的缺点是吸收液携带不方便，吸收效率不太高，用易挥发的有机溶剂吸收液时易造成损失。

（2）固体吸附法：主要用于气态和蒸气态物质的采集。空气通过装有固体吸附剂的吸收管时，被测组分被吸附，然后用适宜的溶剂洗脱或通过加热解吸的方法将其分离出来，达到分离富集的目的。常用的吸附剂有活性炭、硅胶、分子筛、高分子多孔微球等。例如，空气中苯系物、多环芳烃的测定，常用活性炭吸附，然后用 CS_2 洗脱后进行分析。该法的优点是固体吸附剂携带方便、吸附效率高、采样量大、易保存等。

（3）滤纸或滤膜阻留法：主要用于采集不易或不能被液体吸收的尘粒状气溶胶物质，如烟、悬浮颗粒物等。空气通过滤纸或滤膜时，被测组分被阻留在纸或膜上，达到浓缩的目的。常用的材料有定量滤纸、超细玻璃纤维和聚氯乙烯滤膜等。如测定空气中锰及其氧化物时，用玻璃纤维滤膜阻留，再用磷酸溶解后进行分析。

（4）冷阱收集法：也称低温浓缩法，将一个 U 形管浸入液氮（−196℃）中，通过便携采样泵将空气样品收集到冷阱中，选择性地浓缩空气中的某些组分，然后在 40～70℃ 解吸后进行分析。例如，分析空气中挥发性有机硫化物，可采用本方法进行采集。

案例 4-2

监测某电镀厂排放的废水中镉污染物的情况，常用火焰原子吸收光谱法进行测定。操作步骤是：采集和保存废水样品；对样品进行适当的预处理，使镉得到分离和富集；用火焰原子吸收光谱仪进行测定；将测定结果与国家卫生标准进行比较，以评价污染物是否符合排放标准。

问题：

（1）如何采集该电镀厂排放的废水样品？

（2）该废水样品应使用什么容器盛装？

（3）如果该水样不能及时进行分析，应如何保存？

（二）水

卫生检验的水样分为天然水、生活饮用水、生活污水、工业废水等。采样前应对以下影响情况进行调查，以确定采样点：①水源的水文、气候、地质和地貌特征等；②水体沿岸城市分布、工业布局、污染源分布、排水情况、给水情况等；③水体沿岸资源现状、水资源用途、重点水源保护区等。根据检测目的和要求、水样的来源及检测项目，确定采样的方法、次数和采样量。采样量应在各个检测项目实际用量的基础上，再分别增加 20%～30%。理化检测的项目采样量一般为 2～3L，若检测的项目较多，采样量需 5～10L。若采样器的容积有限，一次采样不能满足所需样品量时，应多次采样，并将各次水样混合。

1. 天然水与生活饮用水的采集　采集自来水或具有抽水设备的井水时，应先放水数分钟，使积留于水管中的杂质流出，再收集水样。对于没有抽水设备的井水，直接用采集瓶收集。采集江、河、湖、水库等表面水时，首先用左、中、右三条垂线，将水面宽度大致分成均匀的三部分，然后分别在各垂线处的水面下 30～50cm、水深中部和距水底 30～50cm 处用采集瓶取水，并将各水样混合。采集较深层的水样，必须用特制的深水采样器。供细菌学检验用的水样，需对采样器进行无菌处理。采样后，要在现场测定水样的温度、pH、电导率和氧化还原电位，同时测定气温、气压、风向、风速、相对湿度等气象因素，并做详细记录，另外还需记录采样现场情况。

2. 生活污水和工业废水的采集　采集废水样时，应同时测定流量，作为确定混合组成比例和排污量计算的依据。根据采样时间不同，采样方法主要有瞬间取样、间隔式等量取样、平均比例取样、单独取样等。

常用的采样器有水桶、单层采水瓶、深层采水器、急流采水器、采水泵等，其选择取决于水体情况。存放水样的容器常用聚乙烯瓶或桶、硬质玻璃瓶和不锈钢瓶，具体根据检测项目进行选择。

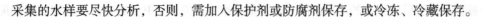

采集的水样要尽快分析，否则，需加入保护剂或防腐剂保存，或冷冻、冷藏保存。

（三）食品

食品的检测项目主要有食品的营养成分、功效成分、添加剂、污染物等。食品的种类繁多，其成熟程度、加工和保存条件、外界温度等因素，都会影响食品中的营养成分及被污染的程度，同一食品不同部位某被测组分的含量也会有差异，应根据检测目的和样品的物理状态，采用不同的采样方式和采样方法。

1. 采样方式　采样方式分为随机抽样（random sampling）、系统抽样（systematic sampling）和指定代表性样品（representative sample）。

（1）随机抽样：指总体中每份样品被抽取的概率都相同的抽样方法，适用于对样品不太了解、食品的合格率检验等情况，例如，分析食品中某种营养素的含量等。

（2）系统抽样：用于已经掌握了样品随时间和空间的变化规律，并按该规律采样，例如，分析生产流程对食品营养成分的破坏或污染等情况。

（3）指定代表性样品：用于有某种特殊检测目的样品的采集，例如，掺伪食品、被污染食品或变质食品等的检验。

2. 采样方法

（1）液体或半液体食品：如油料、鲜奶、酒、饮料等，应充分混匀后用虹吸管或长形玻璃管从上、中、下三层分别采样，并充分混合。

（2）颗粒状食品：如粮食、糖及其他粉末状食品等，用双套回转取样管，从每批食品的上、中、下三层和五点分别采样，充分混匀后反复用四分法缩分样品至采样量。

（3）不均匀固体食品：如蔬菜、水果、鱼等，根据检测目的取其有代表性的部分（如根、茎、叶、肌肉等），切碎混匀，再用四分法缩分至采样量。

（4）小包装（瓶、袋、桶）固体食品：如罐头、豆酱、腐乳等，应按不同批号随机取样，混匀后再用四分法进行缩分。

（5）大包装固体食品：首先要确定采样件数，采样件数的计算公式为

$$采样件数 = \sqrt{总件数/2}$$

然后在食品堆放的不同部位取出选定的大包装，用采样工具从每个包装的上、中、下三层和五点取出样品，充分混合后反复用四分法缩分。

食品样品的采样量应根据检测项目、分析方法、样品的均匀程度等来确定，一般为1.5kg。

采集的食物样品要尽快分析，否则一定妥善保存。食物样品一般置于清洁密闭的玻璃容器中冷冻或冷藏保存，也常加入防腐剂或保护剂。

（四）生物材料

生物材料指人或动物的体液、排泄物、分泌物、脏器等，最常用的是血样和尿样，其次是毛发、呼出气、唾液、指甲、粪便、组织等。化学物进入机体后会发生富集、降解、转化等生化过程，故生物材料的选择应根据化学物在体内的吸收代谢途径、排泄和富集情况、转化形态、稳定程度及检测目的而定，使所采集生物材料能反映机体对化学物的吸收量。

另外，选择的生物材料中被测物的浓度与环境接触水平或与健康效应有剂量相关关系，生物材料和被测成分要足够稳定以便于运输和保存，采样方便，对人体无损害，能为受检者所接受。

1. 尿液　许多化学物质被机体吸收、代谢后，经肾脏随尿排出原形或代谢物，而且多数物质在尿中的浓度与其在血液中的浓度呈相关关系，可反映机体接触化学物质的程度，同时尿液的收集比较方便，是最常用的生物材料样品。但尿液受饮食、运动和用药的影响较大，也受肾功能的影响，采样时还容易带入干扰物质，所以测定结果需加以校正或综合分析。

尿液可根据检测目的采集全日尿（24h混合尿）、晨尿、定时尿和随机尿。全日尿能较好地反

映化学物质的排泄量和机体的内剂量，结果比较稳定，但收集比较麻烦，且容易污染。晨尿、定时尿和随机尿收集较容易。实践表明，有些测定项目晨尿和全日尿的测定结果之间的差异无统计学意义，因此多用晨尿代替全日尿。收集定时尿时，应考虑化学物质在体内的排泄半减期。收集容器为聚乙烯瓶或硬质玻璃瓶。

采集的尿液应及时进行分析，否则，应加入防腐剂或冷冻、冷藏保存。常用的尿液防腐剂有甲苯、二甲苯、氯仿、乙酸、浓盐酸等。

一次尿样的测定结果易受饮水量和排汗量的影响，通常需要对测定结果进行校正。常用的校正方法有密度校正法和肌酐校正法。密度校正法的计算公式为

$$c_{校} = c_{测} \frac{(1.020 - 1.000)}{d - 1.000} \qquad (4-1)$$

式中，$c_{校}$ 为校正后尿液中某组分的浓度，mg/L；$c_{测}$ 为尿液中某组分的实测浓度，mg/L；d 为尿液实际测得的相对密度；1.020 为尿液的标准相对密度。

肌酐校正法的计算公式为

$$c_{校} = \frac{c_{测}}{c_{肌}} \times 1.8 \qquad (4-2)$$

式中，$c_{校}$ 为校正后尿液中某组分的含量，mg/d；$c_{测}$ 为尿液中某组分的实测浓度，mg/L；$c_{肌}$ 为尿液中肌酐的浓度，g/L；1.8 为健康人全日尿中所含肌酐的量，g/d。

2. 血液 化学物质无论从何种途径进入人体，都会首先被血液吸收，所以血液中化学物质的浓度可反映机体近期的接触程度，同时血液中被测成分含量一般较高且比较稳定，取样时污染机会小，也是最常用的生物材料样品。但取样量和取样次数受限制。血样包括全血、血浆和血清。采集方法主要取决于分析目的及分析方法的要求，需血量小时可采集手指或耳垂血，需血量大时采集静脉血。血液应收集于清洁干燥带盖的聚四氟乙烯、聚乙烯或硬质玻璃管中。血液采集后，要立即分离血清或血浆，并根据被测物在血液中的分布，选取全血、血清或血浆进行分析。

血样最好及时进行分析，否则，应置于4℃冷藏或−20℃以下冷冻保存。

3. 毛发 毛发是许多金属元素的蓄积库，能反映机体在近期或过去不同阶段物质吸收和代谢的情况，而且毛发易于采集，被测组分含量稳定，便于保存。但毛发易受外界环境污染，所以毛发样品的洗涤非常重要，既要洗去外源性污染物，又不能使内源性被测成分溶出。若要反映机体近期情况，一般取枕部靠近皮肤的发段，取样量一般为 1～2g。发样一般装在纸袋或玻璃瓶中，可长期保存。

4. 呼出气 挥发性毒物经呼吸道进入人体后，在肺泡气与肺部血液之间达到血-气两相平衡，即挥发性毒物在肺泡气的分压与在肺末端毛细血管血液中的分压相等。所以，可以通过呼出气中毒物浓度水平估计血液中毒物的浓度水平，进而反映环境空气中毒物和人体摄入毒物的水平。呼出气主要成分是二氧化碳、水蒸气和微量挥发性物质。呼出气的分析一般适用于在血液中溶解度低的挥发性物质和在呼出气中以原形排泄物质的生物监测。但肺气肿患者不适合进行呼出气监测。

呼出气有混合呼出气（mixed expired gas）和终末呼出气（end expired gas）两种。混合呼出气常用塑料袋采集。受检者深呼吸后，向塑料袋内深吐气，吐气完毕立即密闭塑料袋。终末呼出气常用玻璃管或吸附管采集。玻璃管采集时，受检者深呼吸后，将采气管两端活塞打开，采气管一端含入口中，向管内深吐气，吐气完毕关上两端活塞。吸附管采集时，将三通阀的一端与玻璃管连接，另外两端分别与密封的 1000ml 塑料袋和洁净的 100ml 注射器相连，受检者深呼吸后先向塑料袋内吐气，当达到约 500ml 时转动三通阀活塞使呼出气进入注射器，并抽取 100ml，然后在常温下以 3～5ml/s 的速度将注射器中的气体注入装有特定吸附剂的吸附管中，立即盖上密封帽。呼出气样品应置于洁净的干燥器中运输和保存。

用塑料袋或玻璃管采集，适用于较高含量的样品，样品在室温下一般可保存 4～24h；用吸附管

采集，被测物被富集在吸附管中，故适用于较低含量的样品，样品在室温下一般可保存一周左右。

呼出气样品的优点是采集方便，可以连续采集，样品中干扰物质较少，易被受检者接受。缺点是样品不易保存，气体量少，如果被测物含量较低，则需要浓缩采集或采用灵敏度较高的分析方法；肺泡气中水分含量高，会对某些物质的测定产生干扰；肺泡死腔的环境空气与肺泡气稀释的不恒定，使测定结果的解释可能不太准确。

5. 唾液　唾液作为生物材料样品，可用于监测外源性毒物进入人体的剂量。唾液分为混合唾液和腮腺唾液，前者易采集，应用较多；后者需用专用取样器，样品成分较稳定，受污染的机会少。唾液样品具有采样方便、无损伤、可反复测定的优点。唾液一般置于密闭容器中冷冻保存。

6. 组织　组织主要包括尸检或手术后采集的肝、肾、肺等脏器。尸体组织最好在死后24~48h之内取样，并要防止所用器械带来的污染，取样部位取决于分析目的。组织样品应放入干净的聚乙烯袋内，冷冻保存。

三、样品的保存方法

采集的样品应尽快进行分析，有些项目需现场检测。对于不能及时分析的样品应妥善保存。由于物理、化学和微生物的作用，样品在存放过程中可能会发生不同程度的变化，如何使样品在保存期内不发生变化是样品保存的关键。因此，样品存放过程中应力求样品不被污染和被测组分不损失，如避免被测组分的挥发、容器及共存固体悬浮物的吸附，防止共存物之间发生化学反应，避免由微生物引起样品的分解等。样品的保存方法较多，要根据样品性质、分析项目和分析方法来选择。常用的保存方法有三种：

1. 密封保存法　将采集的样品存放在干燥洁净的容器中，加盖封口或用石蜡封口，防止空气中的氧气、水、二氧化碳等对样品的作用以及样品中水分、挥发性成分的损失等。许多样品需采用该保存法，如水或尿中挥发性酚的测定、食品中水分的测定等。

2. 冷冻冷藏保存法　对于易变质、含易挥发组分的样品，采样后应冷冻或冷藏保存。该方法特别适用于食品和生物样品的保存，因为低温可减缓样品中各组分的物理化学作用，降低酶的活性及抑制微生物的生长繁殖。常用的器具有冰箱、低温冰箱、冷藏采样车、隔热层保温箱或冰壶加冰块等。

3. 化学保存法　在采集的样品中加入一定量的酸、碱或其他化学试剂作为调节剂、抑制剂或防腐剂，用以调节溶液的酸度，防止沉淀、水解、吸附、氧化和还原等化学反应的发生，抑制微生物的生长等，稳定被测组分的组成、价态和含量。如为了防止水样中重金属离子的水解、沉淀，常加入少量硝酸调节水样的酸度。测定氰化物、挥发性酚时，常加入氢氧化钠使其生成盐。

此外，样品的保存还应注意存放容器的选择、容器的清洗和存放时间。容器选择主要取决于样品性质和分析项目，材料应是惰性的，并对被测组分的吸附很小，容易清洗。如测定水样中微量金属离子时，选择聚乙烯或聚四氟乙烯塑料容器，可减少容器的吸附，避免玻璃容器中金属离子的溶出。测定有机污染物时，选择玻璃容器，因塑料容器可吸附有机物。对光敏性物质，应选择具有遮光作用的容器。样品性质和检测项目不同，容器的洗涤方法也略有差别。容器一般先用洗涤剂清洗，再分别用自来水和蒸馏水冲洗干净。测定微量和痕量元素时，容器先用1∶3硝酸溶液或盐酸溶液浸泡12~24h，再用去离子水清洗干净。测定有机物质时，除按一般方法洗涤外，还要用有机溶剂（如石油醚）彻底荡洗2~3次。样品存放的时间取决于样品性质、检测项目的要求及保存条件。

第二节　样品的预处理

卫生检验涉及的样品，除少数空气、水样可以不经过预处理直接测定外，绝大多数样品组成比较复杂，被测组分常与样品中的其他组分结合在一起，或样品中共存的其他组分干扰测定，或被测组分用选定的分析方法难以检测。因此，样品在分析前需要进行较为复杂的预处理。

一、样品预处理的目的和要求

样品预处理（sample pretreatment）应达到以下目的：①将样品中的被测组分转变成易于测定和分析的形式（一般为溶液）；②除去样品中对测定有干扰的基体物质；③如果被测组分的浓度较低，还需要进行浓缩富集，以提高测定的精密度和准确度；④如果被测组分用所选的分析方法难以检测，还需要通过化学衍生化处理使其定量地转化成另一种易于检测的化合物。

进行样品预处理时要求：①分解法处理样品时，分解必须完全，不能造成被测组分的损失，被测组分的回收率应足够高；②样品不能被污染，不能引入被测组分和干扰测定的物质；③试剂的消耗应尽可能少，方法简单易行、快速、安全，对环境和人员污染小。

样品预处理包括对样品进行溶解、分解、分离、提取、浓缩、衍生化等，所需时间一般占整个分析时间的60%以上。因此，样品预处理方法与技术的研究一直是分析工作者极其关注的问题。

二、样品预处理的步骤

案例 4-3

锌是人体必需微量元素之一，参与体内多种酶的合成和核酸蛋白质的代谢过程。缺锌对生长发育、免疫过程、细胞分裂、智力发育等均有影响。因此，人们把锌称为"生命的元素"。近年来的研究表明，缺锌或过量摄入锌可增加癌症的发病率。

血液、毛发中的锌含量可以反映机体的锌含量水平，由于毛发易于采集和保存，更为常用。测定毛发中锌含量常用火焰原子吸收光谱法，其分析步骤是：从枕部采集毛发 1~2g，清洗、干燥后剪碎，并混匀；准确称取发样 0.2g，经处理制备成样品溶液后进行测定。

问题：

（1）用火焰原子吸收光谱法测定毛发中锌含量时，可以采用哪几种方法制备样品溶液？各有何优缺点？

（2）用湿消化法制备样品溶液，最好选用哪种消化试剂？

（3）用微波溶样法制备样品溶液，有何优点？

样品预处理主要包括以下步骤：①样品溶液的制备；②干扰成分的分离和被测物的富集；③样品中被测组分的化学衍生化处理。

（一）样品溶液的制备

在卫生检验中，常用过滤法（filtration）、溶剂浸出法（solvent extraction）、分解法（decomposition）、水解法（hydrolization）等来制备样品溶液。

1. 过滤法　水样中存在各种悬浮物或沉积物，会影响被测组分的定量分析，分析前应过滤将其除去。一般采用 0.45μm 的滤膜过滤，收集滤液供分析用。

2. 溶剂浸出法　溶剂浸出法，又称溶剂提取法或溶解法，是指用适当的溶剂浸泡样品，将其中的被测组分全部溶解于溶剂中的提取方法，适用于被测组分在样品中为游离状态的样品。根据所用溶剂的不同，又有以下几种方法：

（1）水浸法：又称水溶法，溶剂为纯水。适用于样品中的水溶性组分，如食品中的色素、苯甲酸钠、水溶性维生素等的测定，土壤中硝酸盐、亚硝酸盐的测定等。

（2）酸性水溶液浸出法：溶剂为强酸或弱酸水溶液。适用于在酸性水溶液中溶解度较大且稳定的组分, 如食品包装材料中的金属元素常用稀乙酸或稀硝酸浸泡溶出等。

(3) 碱性水溶液浸出法: 溶剂为强碱或弱碱水溶液。适用于在碱性水溶液中溶解度较大且稳定的组分, 如酚类、氰化物等的测定, 用碱性水溶液可使它们溶出并形成稳定的盐类。

(4) 有机溶剂浸出法: 溶剂为有机溶剂。适用于易溶于有机溶剂的被测组分。常用溶剂有丙酮、乙醚、石油醚、氯仿、正己烷等。根据 "相似相溶" 原理选择有机溶剂。如食品中的脂溶性维生素可用氯仿浸出; 水果、蔬菜中的有机氯农药可用丙酮浸出后, 再用石油醚提取; 食品中的油脂可用乙醚浸出等。

3. 分解法　分解法是破坏样品中的有机物, 使之分解或呈气体逸出, 将被测物转化为离子状态, 故又称为无机化处理法, 适用于测定样品中的无机成分。目前常用的分解法有高温灰化法 (high temperature ashing)、低温灰化法 (low temperature ashing)、湿消化法 (wet digestion)、密闭罐消化法 (closed vessel digestion method)、微波溶样法 (microwave digestion method) 等。

(1) 高温灰化法: 高温灰化法是指将粉碎的样品置于坩埚中, 先低温干燥碳化, 然后放入高温炉 (马弗炉) 在 400～550℃进一步灰化, 至样品呈白色或灰白色残渣, 取出冷却后用水或稀酸溶解。此法的优点是操作简便, 空白值低。但对于易挥发元素, 如 As、Se、Pb、Hg 等, 易造成挥发损失; 坩埚材料对被测元素有一定的吸附作用, 有时与灰分发生反应污染样品; 灰化时间较长, 一般 6h 以上。所以, 分解样品时要严格控制温度, 坩埚材料也要合适, 必要时需加入一定量灰化辅助剂, 以增强氧化作用和疏松样品, 防止被测组分挥发损失。常用的灰化辅助剂有氧化镁、硝酸镁、碳酸钠、氯化钠等。如测定样品中砷, 加入硝酸镁, 可与砷生成难挥发的焦砷酸镁, 避免了挥发损失。

(2) 低温灰化法: 该法是在等离子体低温灰化炉中进行, 利用高频等离子体技术, 以纯 O_2 为氧化剂, 在灰化过程中不断产生氧化性强的氧等离子体 (激发态氧分子、氧离子、氧原子、电子等的混合体), 使样品在低温下灰化。该方法克服了高温灰化法的缺点, 也不需加入其他试剂, 空白值低, 但仪器设备昂贵, 灰化时间长。

(3) 湿消化法: 该法是在加热条件下, 利用氧化性的强酸或氧化剂分解样品中的有机物。由于消化是在液态下进行的, 故称为湿消化法。该法使用的试剂称为消化剂, 常用的有硝酸、硫酸、高氯酸、过氧化氢、过硫酸钾、高锰酸钾等, 为了加快分解速度, 有时需加入催化剂, 如 V_2O_5、SeO_2、$CuSO_4$ 等。具体操作是将样品置于三角烧瓶或凯氏烧瓶中, 加入适当消化剂, 在电热板或电炉上加热, 消化至溶液呈无色透明。为减小消化剂对测定的影响, 一般将消化后残余的消化剂尽量除去。该方法简便快速, 分解效果好, 消化温度较低, 被测元素挥发损失少, 便于多元素的同时测定。但消化过程中产生大量酸雾、氮和硫的氧化物等强腐蚀性有害气体, 必须有良好的通风设备, 同时要求试剂的纯度较高, 否则空白值较大。为提高样品消化效果, 多采用混合消化剂。常用的混合消化剂有:

1) 硝酸-硫酸: 硝酸的氧化能力强但沸点低, 硫酸沸点高且有氧化性和脱水性, 二者混合后具有较强的消化能力, 常用于生物样品和混浊污水的消化。该方法的消化时间较长, 不适用于能形成硫酸盐沉淀的被测组分。

2) 硝酸-高氯酸或硝酸-过氧化氢: 高氯酸和过氧化氢的氧化能力都较强, 加之高氯酸沸点较高且有脱水能力, 故这两种混合消化剂能有效地破坏有机物, 对许多元素的测定都适用, 消化时间短, 应用广泛。但高氯酸与羟基化合物可生成不稳定的高氯酸酯而发生爆炸。为了避免危险, 消化时应先加入硝酸将羟基化合物氧化, 冷却后再加入高氯酸继续消化; 若样品量小或样品中有机物含量不高, 也可直接加入混合酸消化。

3) 硝酸-硫酸-高氯酸: 通常在样品中先加入硝酸和硫酸消化, 待大部分有机物分解后, 取下冷却, 再滴加高氯酸进一步消化; 或将三种酸按一定比例配成混合酸加入样品中进行消化。消化时样品中的大部分有机物被硝酸分解除去, 剩余的难分解有机物被高氯酸破坏。由于硫酸沸点高, 消化过程中可保持瓶内不被蒸干, 可有效地防止爆炸。此法特别适用于有机物含量较高且难以消化的样品，但不适用于测定碱土金属、铅及部分稀土元素的样品。

除以上常用的混合消化剂外，有时还用其他试剂。如用冷原子吸收法测定汞时，常用硫酸和高锰酸钾消化样品；分解含硅酸盐的样品时，常用氢氟酸与硝酸、硫酸、高氯酸的混合酸进行消化等。

（4）密闭罐消化法：密闭罐消化法又称密闭加压消化法。将样品放入用聚四氟乙烯材料作为内衬的密闭罐中，根据样品的情况，加入适量的氧化性强酸、氢氟酸或过氧化氢，加盖密封，然后放在烘箱中加热消化。此法的优点是消化过程中罐内处于高压状态，分解快速、高效；试剂用量小，空白值低；可避免挥发性元素的损失。但密闭罐容易漏气，腐蚀烘箱。

（5）微波溶样法：微波溶样法是将微波快速加热和密闭罐消化的高温高压特点相结合的一种新型而有效的分解样品技术。微波溶样器主要由专用微波炉、密闭聚四氟乙烯罐组成。分解样品时，样品放入密闭罐中，并根据样品情况加入适量氧化性强酸、过氧化氢等消化剂。微波溶样法快速、高效，一般 3～5min 可将样品彻底分解，试剂用量少、空白值低，挥发性元素不损失，可同时进行多个样品的处理等优点。但设备昂贵，处理的样品量较少，一般为 1g 左右。

4. 水解法　水解法又称部分分解法，常用酸、碱、酶对样品进行水解，使被测物从复杂的基体中释放出来。例如，食品总脂肪的测定，在一定温度下用盐酸进行水解，使结合态脂肪水解成游离态脂肪，再用有机溶剂萃取总脂肪。

酶水解法特别适用于生物样品，优点是作用条件温和，可有效防止被测物的挥发或损失，同时可维持金属离子的原有价态以进行形态分析，因此既可用于有机成分分析，也可用于无机成分分析。

（二）干扰成分的分离和被测物的富集

卫生检验中的样品组成往往比较复杂，除了被测组分之外，还有与其共存的各种组分。当样品组成比较简单，所选择的分析方法有较高的选择性时，可直接对被测组分进行测定。实际分析中经常遇到的是组成比较复杂的样品，其共存的其他组分经常会干扰测定，这时首先通过选择分析条件或加掩蔽剂来消除干扰，若仍不能消除干扰，就需要将被测组分与干扰组分分离。若样品溶液中被测组分含量较低，分析方法的灵敏度难以达到要求，还需对被测组分进行浓缩富集。常用的分离与富集方法有溶剂萃取法（solvent extraction）、沉淀（precipitation method）和共沉淀法（coprecipitation method）、气化分离法（gasification separation method, GSM）、固相萃取法（solid phase extraction, SPE）、固相微萃取法（solid phase micro-extraction, SPME）、液相微萃取法（liquid phase microextraction, LPME）、超临界流体萃取法（supercritial fluid extraction, SFE）、液膜萃取法（liquid membrane extraction, LME）、浊点萃取法（cloud point extraction, CPE）等。

案例 4-4

铅是对人体有毒的重金属元素之一。铅及其化合物主要经呼吸道、消化道和皮肤黏膜进入体内，经血液循环分布于全身，并经尿液、毛发等途径排出体外。

尿铅可以间接反映机体吸收铅的程度，可作为铅接触量、铅中毒诊断及铅中毒患者疗效观察的重要指标。二硫腙分光光度法是测定尿中铅的方法之一。其步骤是：采集尿样，放在干燥洁净的聚乙烯瓶中，测量相对密度；准确取尿样 10.00～20.00ml，用分解法制备成样品溶液；溶液中的铅离子在一定条件下与二硫腙作用生成红色螯合物，该螯合物用有机溶剂进行萃取；用分光光度计在 510nm 处测定萃取溶液的吸光度，用标准曲线法进行定量。

问题：

（1）测定尿样中金属元素，常用分解法制备样品溶液，常用的分解法有哪几种？

（2）为了消除样品溶液中共存离子对测定的干扰，常采用溶剂萃取法进行分离和富集。分离时应如何选择萃取溶剂和溶液的酸度？

（3）萃取时，如果萃取效率较低，可以采用哪些方法来提高萃取效率？

1. 溶剂萃取法　溶剂萃取法又称为液-液萃取法（liquid-liquid extraction, LLE），是常用的分离与富集方法。它是利用样品溶液（水相）与另一种不相混溶的有机溶剂（有机相）一起振摇，静置分层后，使溶液中某种或几种组分转移到有机溶剂中，从而与干扰组分分离的方法。该方法多用于低含量组分的分离和富集。它的优点是设备简单，易操作，分离和富集效果好，应用广泛。缺点是用时多，工作量大，有机溶剂易挥发、易燃、有毒。

（1）溶剂萃取的基本原理：溶剂萃取是利用物质在互不相溶的两种溶剂（两相）中分配情况（溶解度）的不同而进行分离的方法。在萃取体系中，一种物质能否从水溶液中被萃取到有机溶剂中，主要取决于该物质的亲水性与疏水性的强弱。物质的亲水性强表示该物质易溶于水而难溶于非极性有机溶剂，物质的疏水性强表示该物质难溶于水而易溶于非极性有机溶剂。物质的亲水性随分子中亲水性基团的增多而增强，常见的亲水性基团有各种离子、羟基、羧基、氨基、磺酸基、硝基等。物质的疏水性随分子中疏水性基团的增多而增强，疏水性基团有烃基、卤代烃基、醚基、酰基等。若将水溶液中的疏水性物质转移到有机溶剂中，可直接进行萃取；若要将水溶液中的亲水性物质萃取到有机溶剂中，必须使其转化为疏水性物质后才能被萃取。

1）分配系数：在一定温度下，溶质 A 在两种互不相溶的溶剂中的分配达到平衡时，A 在有机相与水相中浓度的比值为常数，称为分配系数（distribution coefficient），用 K_D 表示：

$$K_D = \frac{[A]_o}{[A]_w} \qquad (4-3)$$

式中，$[A]_o$、$[A]_w$ 分别表示 A 在有机相和水相中的平衡浓度。分配系数 K_D 与溶质和溶剂的性质及温度等因素有关，K_D 越大，A 越有利于被有机溶剂萃取。

使用式（4-3）应注意两个重要条件：一是要求溶质浓度较低，浓度较高时要用活度代替浓度；二是要求溶质在两相中的存在形式相同。

实际分析工作中，被萃取物质在水相和有机相中往往由于发生缔合、解离等反应而同时以多种形式存在，这种情况下常用分配比（distribution ratio）来表示溶质在两相中的分配情况。

2）分配比：指在一定温度下，溶质 A 在两相中分配达到平衡时，A 在有机相中各种存在形式的总浓度 c_o 与在水相中各种存在形式的总浓度 c_w 之比，用 D 表示：

$$D = \frac{c_o}{c_w} \qquad (4-4)$$

分配比 D 与溶质和两相的性质及温度有关。当溶质在两相中以同一种形式存在时，如 I_2 在水相和四氯化碳中的分配，则 $D=K_D$。许多情况下 D 与 K_D 不相等。当两相体积相等时，D 越大，说明溶质进入有机相的量越多。D 比 K_D 能更真实地反映分离效果，也容易测量。

3）萃取效率：实际工作中常用萃取效率（extraction efficiency）来表示物质被萃取的完全程度。它是指物质被萃取到有机相的百分率，即被萃取物质在有机相中的量与被萃取物质总量之比，也称萃取百分率或萃取回收率，用 $E\%$ 表示。

$$E\% = \frac{c_o V_o}{c_o V_o + c_w V_w} \times 100\% \qquad (4-5)$$

式中，V_o、V_w 分别表示有机相和水相的体积。分子分母同时除以 $c_w V_o$，得

$$E\% = \frac{D}{D + V_w / V_o} \times 100\% \qquad (4-6)$$

当 $V_w = V_o$ 时，有

$$E\% = \frac{D}{D+1} \times 100\% \qquad (4-7)$$

由式（4-6）和式（4-7）可以得出 $E\%$ 与 D 及 V_w/V_o 的关系：①当 V_w/V_o 一定时，$E\%$ 随 D 的增大而增加，例如，当 $V_w = V_o$ 时，$D=1$，$E\%=50\%$；$D=9$，$E\%=90\%$；②当 D 一定时，$E\%$ 随 V_w/V_o 比值的减小而增加，即 V_o 越大 $E\%$ 越高。但依靠增大 V_o 提高 $E\%$ 不仅效果不明显，而且有机溶剂

用量增大，会给以后的操作带来不便。实际分离常用等体积有机溶剂进行萃取，即 $V_o=V_w$。

在实际分析工作中，为了提高萃取效率，最好选用 D 值大的萃取体系和萃取条件，实现高萃取效率的一次萃取。若 D 值不够高，一次萃取不能满足分离要求时，可采用多次萃取法以提高萃取率。如果用少量等体积有机溶剂进行多次萃取，萃取后留在水相中被萃取物质的量可用下式计算：

$$m_n = m\left(\frac{V_w}{DV_o + V_w}\right)^n \qquad (4\text{-}8)$$

式中，n 为萃取次数；m 为被萃取物质的总量；m_n 为经 n 次萃取后留在水相中被萃取物质的量；V_w 为水相体积；V_o 为每次萃取所用有机溶剂的体积。

由式（4-8）可知，n 越大，m_n 越小，萃取效率越高。由于增加萃取次数会增大工作量，实际工作中应根据对萃取效率的要求确定萃取次数，一般不要超过 3 次。

若 D 值较小，多次萃取的次数较多时，还可采用连续萃取技术。连续萃取装置如图 4-1 所示。将萃取剂放在烧瓶中，样品溶液放在萃取室。加热烧瓶，溶剂挥发后经冷凝管冷凝滴入萃取室（或通过细长玻璃漏斗管经细孔垂熔玻璃板分散成细滴进入萃取室）与样品溶液接触发生萃取作用，分层后再流回烧瓶。萃取过程中，萃取剂被蒸馏-冷凝-萃取反复利用，起到多次萃取的作用。该法无需人工操作，萃取剂和样品用量小，萃取效率高，特别适用于分配比小的组分的分离富集。但高挥发性被测组分可能损失，热不稳定的化合物也可能会降解。

一般微量组分的分离，要求 $E\%$ 达到 95% 或 90% 以上；对常量组分，要求 $E\%$ 达到 99.9% 以上；对痕量组分 $E\%$ 达到 60%～70% 即可。

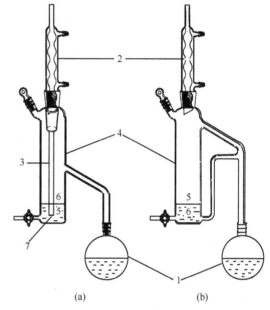

图 4-1　连续萃取装置
（a）萃取剂比水溶液轻；（b）萃取剂比水溶液重
1. 烧瓶；2. 冷凝管；3. 细长玻璃漏斗管；4. 萃取室；5. 水溶液层；6. 溶剂层；7. 细孔垂熔玻璃板

（2）萃取体系：采用溶剂萃取法对组分进行分离与富集时，需要根据组分的性质来选择合适的萃取体系。常用的萃取体系有以下几种：

1）直接萃取体系：直接用合适的有机溶剂萃取样品溶液中的单质、难电离的共价化合物及有机化合物。例如，用四氯化碳、氯仿或苯萃取水中的单质碘或溴；食品中的脂肪常用乙醚或石油醚萃取；食品中残留农药常用正己烷萃取等。

2）螯合物萃取体系：利用金属离子与螯合剂作用生成疏水性螯合物，再用有机溶剂萃取。这类萃取体系主要用于金属离子的分离和富集。如火焰原子吸收光谱法测定尿中镉，尿液经消化后，在 pH 为 2.5 的溶液中，Cd^{2+} 与吡咯烷二硫代氨基甲酸铵（APDC）生成螯合物，用甲基异丁酮（MIBK）萃取后测定；二硫腙分光光度法测定食品中铅，样品经消化后，在 pH 为 8.5～9.0 时，Pb^{2+} 与二硫腙生成红色螯合物，经三氯甲烷萃取后测定。

3）离子缔合物萃取体系：利用离子缔合反应将亲水性被萃取物转变成疏水性离子缔合物，再用有机溶剂萃取。例如，Fe^{2+} 与邻二氮菲作用生成配合阳离子，再与 ClO_4^- 生成离子缔合物中性分子，可被氯仿萃取；在盐酸介质中，Fe^{3+} 生成 $FeCl_4^-$ 配阴离子，乙醚和 H^+ 生成 $(C_2H_5)_2OH^+$ 鿭离子，二者可结合成离子缔合物，可被乙醚萃取。

4）三元配合物萃取体系：被萃取组分与两种不同的配位剂通过配位形成三元配合物，再用有机溶剂萃取。例如，萃取溶液中的 Ag^+，先将 Ag^+ 与邻二氮菲配位生成配位阳离子，再与染料溴邻苯三酚红的阴离子形成可溶于有机溶剂的三元配合物而被萃取。三元配合物比二元配合物疏水性更显著，所以萃取效率更高。

三元配合物只有在金属离子和两种配位体配位能力相当时才能形成，所以其选择性更好。

此外，还有溶剂化合物萃取体系（或中性配合物萃取体系）和反萃取体系，在此不作详细介绍。

（3）萃取条件的选择：萃取体系不同，萃取条件也不同。直接萃取体系，被萃取组分本身就是疏水性的，所以萃取条件比较简单。形成螯合物、离子缔合物及三元配合物的萃取体系，被萃取组分是亲水性的，将其转变成疏水性物质后才可用有机溶剂萃取，萃取条件比较复杂。现以螯合物萃取体系为例，讨论萃取条件的选择。

1）螯合剂的选择：螯合剂应有一定的亲水基团，易溶于水，便于与金属离子生成螯合物，同时螯合剂的疏水基团还要多，使生成的螯合物具有较强的疏水性，易被有机溶剂萃取；螯合剂与金属离子生成的螯合物稳定性要好，可使金属离子定量生成螯合物，以提高萃取的效率。常用的螯合剂有二硫腙、8-羟基喹啉、乙酰丙酮、水杨醛肟、丁二酮肟、吡咯烷二硫代氨基甲酸铵、二乙氨基二硫代甲酸钠（铜试剂，DDTC）等。

2）溶液酸度的选择：溶液酸度低，有利于螯合物的定量生成，提高萃取效率。但溶液酸度太低，会引起金属离子水解或发生其他干扰反应。所以，要根据萃取体系的具体情况来选择溶液酸度。

3）萃取溶剂的选择：应选择分配比大的萃取溶剂，即对螯合物溶解度大的溶剂，这样容易达到较高的萃取效率。萃取溶剂还应具有较高的选择性，即对干扰组分的分配比越小越好。萃取溶剂最好与水的密度差别较大，黏度较小，以便于分层。此外，萃取溶剂应无毒或低毒，最好无特殊气味，挥发性尽量要小。常用惰性有机溶剂，如氯仿、四氯化碳、苯、正己烷、异戊醇、甲基异丁酮、乙酸乙酯等。

4）干扰离子的消除：当多种金属离子均可与螯合剂生成螯合物时，可以通过控制溶液酸度进行选择性萃取，将被测组分与干扰组分分离。如在含有 Hg^{2+}、Bi^{3+}、Pb^{2+}、Cd^{2+} 的溶液中，用二硫腙-四氯化碳萃取 Hg^{2+} 时，应将溶液 pH 控制在 1，此时 Bi^{3+}、Pb^{2+}、Cd^{2+} 不被萃取；若要萃取 Pb^{2+}，可先调溶液 pH 为 4～5，将 Hg^{2+}、Bi^{3+} 先萃取除去，再调 pH 为 9～10，将 Pb^{2+} 萃取出来。若通过控制溶液酸度也不能消除干扰时，还可以加掩蔽剂。例如，用二硫腙-四氯化碳萃取 Ag^+，将溶液 pH 控制在 2，并加入 EDTA 掩蔽剂，此时除 Hg^{2+}、Au^{3+} 外，许多金属离子都不被萃取。常用的掩蔽剂还有氰化物、酒石酸盐、柠檬酸盐、草酸盐等。

2. 沉淀与共沉淀法　沉淀法和共沉淀法是经典分离方法。在卫生检验中，沉淀法主要用于分离金属离子和蛋白质，共沉淀法主要用于分离金属离子。

（1）沉淀法：沉淀法是利用沉淀反应使被测组分或干扰组分沉淀以达到分离的目的。方法操作简单，适用于大批样品的分析。例如，测定水样中 SO_4^{2-}，在酸性条件下加入 $BaCl_2$ 溶液，使其生成 $BaSO_4$ 沉淀，经过滤、洗涤、灼烧后称量，可求得硫酸盐的含量。蛋白质多用沉淀法分离，采用高浓度中性盐（氯化钠、硫酸钠、硫酸铵等）、重金属离子（Cu^{2+}、Hg^{2+}、Pb^{2+} 等）、酸类物质（高氯酸、苦味酸、三氯乙酸等）、有机溶剂（甲醇、乙醇、丙酮等）均可使蛋白质沉淀析出。例如，乳制品中还原糖的测定，在碱性条件下加入 $CuSO_4$ 溶液沉淀蛋白质，离心分离，取上清液进行测定；测定血清中铜，血清经盐酸酸化后，加入三氯乙酸沉淀蛋白质，离心后取上清液进行测定。沉淀法的缺点是操作费时，人为因素较大，容易造成被测物的损失，有时会产生较严重的共沉淀现象，加入的沉淀剂有时会对后续测定带来干扰。

（2）共沉淀法：共沉淀法是利用溶液中高含量组分沉淀的同时，将微量或痕量被分离组分一同带入沉淀中，从而达到分离富集之目的。例如，测定水中痕量 Pb^{2+}，水样中加入 Na_2CO_3 溶液，可与大量的 Ca^{2+} 生成 $CaCO_3$ 沉淀，Pb^{2+} 也同时被沉淀下来，再用酸将沉淀溶解，Pb^{2+} 得到分离和富集。其中，$CaCO_3$ 称为无机共沉淀剂。$Fe(OH)_3$、$Al(OH)_3$、$Mn(OH)_2$ 等无机共沉淀剂，是利用表面吸附作用进行共沉淀，比表面积大，吸附能力强，但选择性较低。$CaCO_3$、$BaSO_4$、$SrSO_4$

等无机共沉淀剂，是利用形成混晶的原理进行共沉淀，优点是选择性高。无机共沉淀剂大多难挥发，不易除去，经常对测定产生干扰。近年来，多采用选择性高、分离效果好、易于除去、富集能力强的有机共沉淀剂。如在含有痕量 Zn^{2+} 的弱酸性溶液中，加入 NH_4SCN 和甲基紫，甲基紫在溶液中电离为带正电荷的阳离子，生成的 $Zn(SCN)_4^{2-}$ 与甲基紫阳离子生成难溶的离子缔合物，并随甲基紫阳离子与 SCN^- 形成的离子缔合物沉淀共沉淀下来。常用的有机共沉淀剂还有次甲基蓝、结晶紫、酚酞、动物胶、丹宁等。

3. 气化分离法　气化分离法是一类利用被测组分或基体在一定条件下可转化为气态或易挥发组分而实现分离富集的样品前处理技术，包括挥发法（evolution）、蒸馏法（distillation）、氢化物发生法（hydride generation）等。

（1）挥发法：利用被分离组分具有挥发性或者可以转变为挥发性的物质，通过加热或常温下通惰性气体，使其从样品基体中逸出而与共存组分分离的方法。逸出的挥发性组分可用适当的溶剂或吸附剂吸收，也可直接用于测定。该法操作简单，被测组分能与大量基体物质分离，还可与其他分析仪器联用。例如，用冷原子吸收光谱法测定生物样品或环境样品中汞，样品经消化处理后，用酸性氯化亚锡将各种价态的汞还原成金属汞，以空气或氮气将其吹出并载入冷原子吸收光谱仪进行测定。

顶空分析法（head space analysis）也是挥发法中常用的一种分离方法，其原理是：将组成复杂的样品置于有一定顶端空间的密闭容器中，在一定温度和压力下，被测挥发性组分在气-液（或气-固）两相中达到分配平衡时，被测组分在气相中的浓度相对恒定，通过测定气相中被测组分的含量，就可间接测得样品含量。对于复杂样品中痕量低沸点化合物的分离分析，顶空分析法具有样品预处理简便、快捷，而且易实现自动化。卫生部颁发的《生活饮用水检验规范》中将顶空气相色谱法列为饮用水和水源水中三氯甲烷、四氯化碳、三氯乙烯等有机卤代物测定的标准方法。测定血或尿中溴离子和氟离子，可先在顶空分析装置中将样品中的溴离子或氟离子转变成易挥发的衍生物，然后取顶空气体，用气相色谱-电子捕获检测器进行分离和检测。

（2）蒸馏法：利用被测组分具有挥发性或经处理后转变为挥发性物质，经加热使其成为蒸气从样品基体中逸出，再用适宜的溶剂吸收或收集馏分，达到分离富集的目的。蒸馏分离的关键是选择适宜的蒸馏体系，以便有选择性地蒸出样品中的被分离组分。例如，水或尿中挥发性酚的分离，样品用 H_3PO_4 调节 pH＜4，并加入少量 $CuSO_4$ 进行蒸馏；水中氰化物的测定，在乙酸锌-酒石酸蒸馏体系中，只有 $Zn(CN)_4^{2-}$ 配合物中的 CN^- 和游离 CN^- 才能被蒸出，其他金属配合物中的 CN^- 几乎不被蒸出；在 H_3PO_4 和 H_3PO_4-EDTA 蒸馏体系，除难以离解的 $Cd(CN)_4^{2-}$ 配合物外，其他配合物中的 CN^- 都可被定量蒸出。另外，根据被分离的对象不同，可以选用常压蒸馏法、减压蒸馏法和水蒸气蒸馏法。当物质的沸点在 40～150℃时，采用常压蒸馏法，如水或尿中挥发性酚的分离。对于在沸点温度或接近于沸点温度下易分解的物质，以及沸点太高的物质，可选用减压蒸馏法，如食品中有机磷农药的分离和富集。当物质的蒸气压较低，或在沸点温度下不稳定，但在 100℃时的蒸气压大于 1.33kPa，且与水不互溶时，可选用水蒸气蒸馏法，如分离和富集水中的溴苯，啤酒中双乙酰的分离富集等。蒸馏法可将被测组分与大量基体物质分离，但操作较为复杂。

（3）氢化物发生法：As、Sb、Bi、Ge、Sn、Pb、Se、Te 等元素在一定条件下可形成极易挥发的气态或具有较高蒸气压的液态共价氢化物，利用这一性质进行分离富集的方法称为氢化物发生法。该方法可与原子吸收光谱、原子荧光光谱、等离子体发射光谱以及色谱技术联用，具有操作简单、基体干扰小、灵敏度高、选择性好等优点。例如，尿液或血液，经消化处理后，在酸性介质中用硼氢化钾作还原剂，可使砷、硒、铅、锗等形成挥发性氢化物逸出，用原子荧光光谱法测定。影响氢化物发生的主要因素有被测组分的性质和存在形态、反应体系、共存物质、载气流速或者吸附捕集方式等，其中反应体系的影响最为重要。目前主要的反应体系有金属-酸还原体系、硼氢化钠（钾）-酸体系、碱性氢化物体系等，其中硼氢化钠（钾）-酸体系应用较多。

4. 固相萃取法　固相萃取法是基于液相色谱分离原理的一种快速有效的分离方法。它利用样品

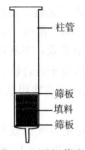

图 4-2　固相萃取柱

中被分离组分和其他组分与萃取柱中固定相的吸附、分配、离子交换等作用力的不同而进行分离。

固相萃取装置的核心部分是萃取柱（extraction column），如图 4-2 所示。萃取柱的体积为 1～50ml 不等，最常用的是 1～6ml。柱管材料可用聚丙烯塑料、玻璃及不锈钢,内部填充粒径为 30～100μm、总质量为 0.05～2g 的固定相填料。在填料上下各有一筛板，材料为聚乙烯、聚丙烯、聚四氟乙烯、不锈钢等，以防止填料的流失。常用的固定相填料有 C_{18}、C_8、苯基、氰基、氨基、双醇基键合硅胶，活性炭，分子筛，氧化铝，硅酸镁，聚酰胺，离子交换树脂等。目前使用最多的是 C_{18} 键合硅胶，该填料疏水性强，对水相中大部分有机物有保留。近年来，多壁碳纳米管、石墨烯等新型材料也因对含苯环物质具有较强吸附作用而被应用于富集环境中的痕量化合物。

固相萃取的操作一般包括预处理(conditioning)、上样(loading)、净化(washing)和洗脱(elution)四个步骤，如图 4-3 所示。①预处理：用适当溶剂冲洗萃取柱，对固定相进行润湿和活化，以提高样品组分与固定相表面紧密接触的程度，同时除去填料中可能存在的杂质，减少污染；②上样：将一定体积的样品溶液以适当流速通过萃取柱，使被分离组分保留在柱上（或干扰组分保留在柱上）；③净化：选用适当的溶剂洗去萃取柱上的干扰组分；④洗脱：选择适当的溶剂将保留在柱上的被分离组分洗脱下来，收集洗脱液进行分析。

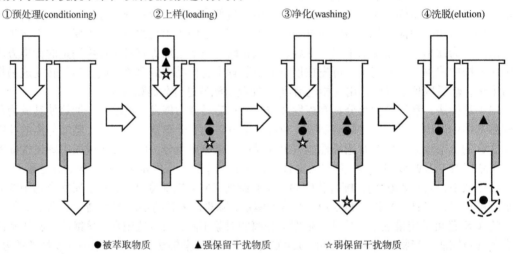

①预处理(conditioning)　　②上样(loading)　　③净化(washing)　　④洗脱(elution)

●被萃取物质　　▲强保留干扰物质　　☆弱保留干扰物质

图 4-3　固相萃取的操作步骤

与溶剂萃取法相比，固相萃取法操作简单快速、有机溶剂用量小、萃取效率高、富集倍数大，可对大量水、空气进行现场采样富集以使样品便于运输和保存，易于实现自动化和与其他分析仪器联用，广泛应用于生物样品、环境样品、食品中被测物的分离和富集以及物质的提纯和净化。例如，测定水中硝基苯类化合物时，使用聚苯乙烯-二乙烯基苯球形高分子共聚物萃取柱，吸附富集水中的硝基苯类化合物，再用体积比为 3∶1 的正己烷-丙酮混合溶液洗脱；测定牛奶中氯霉素残留量时，可用 C_{18} 萃取柱富集氯霉素后，用甲醇洗脱。

5. 固相微萃取法　固相微萃取法是在固相萃取基础上发展起来的一种无溶剂样品预处理新技术。该技术利用石英纤维表面的色谱固定相涂层对被测组分的吸附或吸收作用，使样品中的被测组分被萃取和富集，然后将萃取的组分从固定相涂层上解吸下来进行分析。

固相微萃取装置类似一只色谱进样器，由萃取头和手柄两部分组成。萃取头是一根外套不锈钢细管、表面有固定相涂层的石英纤维头，长度为 1cm，纤维头可在不锈钢细管内自由伸缩。手柄用于安装或固定萃取头，通过推动手柄，萃取头可伸出不锈钢细管。

固相微萃取的萃取方式主要有两种：一是直接萃取，即萃取头直接插入样品中，被测组分从样品转移到萃取固定相中，适用于气体样品和较洁净液体样品中组分的萃取；二是顶空萃取，即被测组分首先从液相扩散到气相，萃取头插入气相中，组分由气相转移到萃取固定相中，适用于所有基质的样品中挥发性、半挥发性组分的分离富集。

与其他的萃取技术相比，固相微萃取操作简便快速，样品需要量小，无需萃取溶剂，富集倍数大，重现性好，易于自动化，是一种比较理想的新型分离富集技术，特别适用于现场分析。固相微萃取可与气相色谱（GC）、高效液相色谱（HPLC）或毛细管电泳（CE）联用，集分离、富集、进样和分析于一体，实现对复杂样品的快速分析。与 GC 联用时，固相微萃取装置直接插入色谱仪进样口，被萃取的组分在气化室热解吸后直接进行测定；与 HPLC 联用时，需要一个接口，以实现解吸溶液对被萃取组分解吸后直接进行测定，如图 4-4 所示。

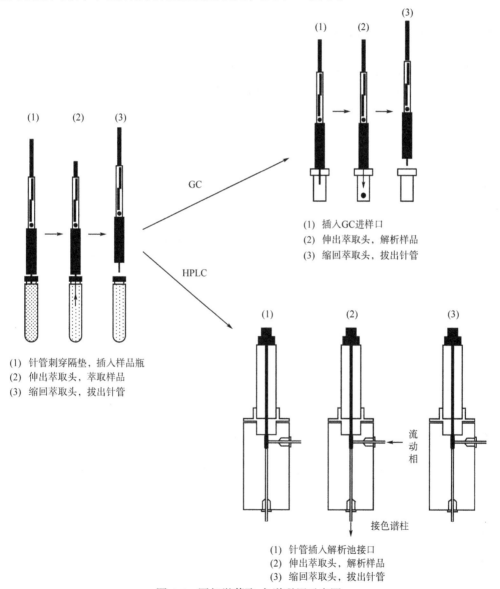

(1) 插入GC进样口
(2) 伸出萃取头，解析样品
(3) 缩回萃取头，拔出针管

(1) 针管刺穿隔垫，插入样品瓶
(2) 伸出萃取头，萃取样品
(3) 缩回萃取头，拔出针管

(1) 针管插入解析池接口
(2) 伸出萃取头，解析样品
(3) 缩回萃取头，拔出针管

图 4-4　固相微萃取-色谱联用示意图

目前，固相微萃取已应用于药物分析、生物样品分析、环境检测、食品检测等方面。例如，用聚二甲基硅氧烷（PDMS）作为固相微萃取的涂层，通过固相微萃取-顶空气相色谱法测定血中苯、甲苯、二甲苯、异丙苯、氯代苯等 10 种挥发性有机物。

6. 液相微萃取法　液相微萃取法是 20 世纪 90 年代由 Jeannot 和 Antwell 等提出的一种新型样品预处理技术。该技术利用微升级有机溶剂从样品中萃取被测组分。液相微萃取的优点是：装置简单，有机溶剂用量小，成本低；集萃取、净化和浓缩于一步，操作简便快速；可通过调节萃取溶剂的极性或酸度，实现选择性萃取，有效减少基体干扰；易与色谱系统联用，特别适合于环境样品中痕量、超痕量污染物和生物样品中低浓度药物等的分析。根据萃取模式不同，液相微萃取主要有直接液相微萃取（direct liquid phase microextraction, direct LPME）、顶空液相微萃取（head space-liquid phase microextraction, HS-LPME）、中空纤维液相微萃取（hollow fiber liquid phase microextraction, HF-LPME）等萃取模式：

（1）直接液相微萃取：将悬挂色谱微量进样器针头或 Tefon 棒端的有机溶剂液滴直接浸渍于样品溶液中，以一定速度搅拌溶液，对被测组分进行萃取，如图 4-5 所示。该方法对洁净样品中的低浓度被测组分萃取效率高，对含固体颗粒或含有能乳化有机溶剂的复杂基质样品的萃取效果较差。

（2）顶空液相微萃取：将有机溶剂液滴悬于样品溶液的上部空间，以一定速度搅拌溶液，对被测组分进行萃取，如图 4-6 所示。该方法液滴与样品基质不直接接触，特别适用于萃取复杂基质样品中的微量挥发性或半挥发性有机化合物。

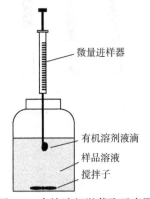

图 4-5　直接液相微萃取示意图

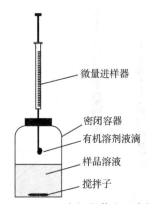

图 4-6　顶空液相微萃取示意图

由于挥发性化合物从水溶液到液面上部空间再到有机溶剂，比从水溶液直接进入有机溶剂的传质速率快得多，所以，顶空液相微萃取比直接液相微萃取的萃取速度更快。

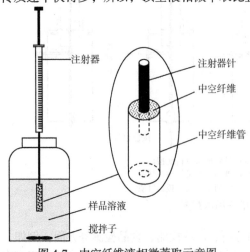

图 4-7　中空纤维液相微萃取示意图

（3）中空纤维液相微萃取：以多孔的中空纤维为微萃取剂的载体，萃取过程在多孔的中空纤维腔中进行，如图 4-7 所示。萃取剂在中空纤维管中能形成稳定而较大的萃取界面，传质速率快，萃取效率高，还避免了悬滴萃取中溶剂容易损失的缺点；由于大分子、杂质等不能进入纤维孔，因此具有固相微萃取、直接液相微萃取和顶空液相微萃取不具备的样品净化功能，适用于复杂基质样品的直接分析，特别是生物样品的分析；中空纤维价格便宜，一次性使用，避免了交叉污染，提高了分析的准确度。

除以上萃取模式外，还有液相微萃取/后萃取、连续流动微萃取和分散液-液微萃取等。

影响液相微萃取效率的因素较多，包括萃取溶剂、萃取温度、萃取时间、搅拌速率、液滴体积、溶液酸度、盐效应等。液相微萃取要求萃取溶剂水溶性和挥发性相对较低，常用萃取溶剂有1-辛醇、正己基醚、二己醚、甲苯、乙酸乙酯等。萃取温度也是一个主要参数，萃取过程中要尽量保持萃取剂低温，而样品溶液温度相对较高。过长的萃取时间会导致微滴减小或脱落，萃取时间一般为 10～30min。液滴体积影响被测组分的萃取量，一般为几微升。

7. 超临界流体萃取法　　超临界流体萃取法是用超临界流体作为萃取溶剂的一种新型而有效的萃取技术，其原理与传统的液-液萃取相似，是根据物质在两相中的分配情况不同将被测组分与共存组分分离。

超临界流体（supercritical fluid）是介于气体和液体之间的一种非气态又非液态的物质。它的密度与液体接近，用作溶剂时分子间作用力比气体强，并与多数液态溶剂一样，很容易溶解其他物质。超临界流体的扩散系数比液体大了将近 100 倍，黏度与气体接近，传质速率很快，这也有利于物质在超临界流体中的溶解。超临界流体的表面张力小，很容易进入样品基体内，并能保持较快的流速，使萃取过程快速、高效。超临界流体的密度一般能在较大范围内随温度和压力的改变而变化，对溶质的溶解能力随密度增大而成比例增加，因此通过改变温度和压力，可以调节超临界流体的溶解强度，使样品中的不同组分按其在超临界流体中溶解度大小不同而先后进行萃取，选择性好。另外，许多超临界流体室温下是气态，恢复室温即可除去溶剂，被测组分的回收简单，同时可避免热不稳定物质的分解或较高温度蒸发引起的被测组分损失。

影响超临界流体萃取的主要因素包括萃取气体的种类、萃取温度和压力、萃取时间、超临界流体流量、萃取池几何形状和尺寸等。

常用的超临界流体有 CO_2、N_2O、NH_3 等，其中 CO_2 应用最多。CO_2 超临界流体有以下优点：临界温度为 31.06℃，临界压力为 7.39MPa，临界值低，易于操作；化学性质稳定，不易与被萃取物质发生化学反应；无毒、无嗅、无味，不会造成二次污染；纯度高，价格低；沸点低，极易从萃取后的组分中脱除。

CO_2 是非极性分子，常用于萃取非极性和弱极性化合物。萃取分离极性化合物时，需在 CO_2 超临界流体中加入适量甲醇、异丙醇等极性溶剂，以增加对极性化合物的溶解能力。

超临界流体萃取在工业上已有重要应用，如从植物体中萃取有效成分。在卫生检验中已应用于土壤中污染物、食品中添加剂和油脂、生物样品中药物及其代谢物的萃取等。

超临界流体萃取可与色谱或光谱仪器联用，已有的联用技术有超临界流体萃取-气相色谱（SFE-GC）、超临界流体萃取-高效液相色谱（SFE-HPLC）、超临界流体萃取-超临界流体色谱（SFE-SFC）、超临界流体萃取-质谱（SFE-MS）、超临界流体萃取-核磁共振波谱法（SFE-NMR）等。超临界流体萃取与色谱法的联用技术已应用于空气、水、生物材料等样品中多环芳烃、多氯联苯、各种残留农药等有害成分的分析。

8. 液膜萃取法　　液膜萃取法是继超临界流体萃取和固相萃取后发展起来的一种分离与富集技术。该方法用与水不相溶的有机溶剂将多孔聚四氟乙烯薄膜浸透，该薄膜将萃取剂和样品水溶液分隔成两相，一相是静止的萃取相（即萃取剂），另一相是与流动的样品溶液体系相连的被萃取相（其中有能与被分离组分发生反应的试剂）。当样品溶液流入被萃取相时，被分离组分在其中发生化学反应，生成易溶于有机溶剂的活化态中性分子，中性分子通过扩散作用溶入多孔聚四氟乙烯有机液膜中，并进一步扩散进入萃取相，之后受萃取相的作用又离解为非活化态的离子，从而无法返回液膜，其结果就相当于不断地使被萃取相中的物质即离子通过液膜进入萃取相，达到萃取分离之目的。例如，分离样品溶液中的有机酸根离子（$RCOO^-$），当样品溶液流入被萃取相时，与加入的 H^+ 结合成中性分子（RCOOH）而溶入有机液膜中，通过扩散作用进入萃取相，与其中的 OH^- 作用生成原来的酸根离子而不可逆的留在萃取相中，与共存组分分离，如图 4-8 所示。

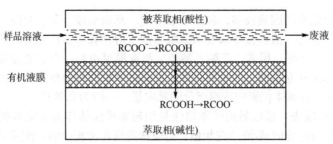

图 4-8　有机酸根离子的液膜萃取示意图

在液膜萃取过程中，只有当样品溶液中的被测组分在被萃取相中转化为中性分子，才可能进入有机液膜而扩散到萃取相，否则不被萃取。如何有效地将被测组分转化为中性分子，对提高萃取效率至关重要。提高萃取效率的方法主要有两种：一种是改变萃取相与被萃取相的化学环境，如调节溶液的酸度，选择合适的反应试剂及其用量等；另一种是通过改变聚四氟乙烯薄膜中有机溶剂极性，来提高对不同极性物质的萃取效率。

液膜萃取法将液-液萃取的选择性富集和透析技术的有效除去共存干扰组分的特点相结合，具有萃取效率高、富集倍数大、操作简便快速、易于实现自动化等优点，在卫生检验中已得到广泛应用。如水样中的许多金属离子用该法萃取富集后原子吸收光谱法测定，液膜萃取与气相色谱联用测定生物材料中的有机胺等。

9. 浊点萃取法　浊点萃取法是近年发展起来的一种新型液-液萃取技术，主要利用中性表面活性剂溶液的增溶作用和浊点现象实现物质的分离和富集。

在一定条件下，将适当的中性表面活性剂溶解于样品溶液中，使其浓度高于临界胶束浓度，并平衡一定时间。然后改变溶液条件（如温度、pH、离子强度等）使溶液出现浊点现象，静置一段时间或离心后会形成两个透明的溶液相：一相为小体积的表面活性剂相或胶束相，约占总体积的 5%；另一相为水相，其中表面活性剂浓度等于临界胶束浓度。该萃取过程是可逆的，若溶液条件向相反方向变化，两相则消失再次形成均一溶液。萃取过程中，样品溶液中的疏水性物质与表面活性剂的疏水基团结合，被萃取进入表面活性剂相，亲水性物质则留在水相，使疏水性物质与亲水性物质分离。由于胶束体积远小于水相体积，物质与基体成分分离的同时也得到富集。

影响浊点萃取的主要因素包括表面活性剂的种类和浓度、溶液酸度、离子强度、添加剂、平衡温度和时间等。常用的表面活性剂有 Triton X-100、Triton X-114、PONPE 7.5、Genapol X-080 等。

浊点萃取法具有萃取效率高、富集倍数大、操作简便、表面活性剂对环境影响较小且成本低、能够保护被萃取物质的原有特性（如生物大分子的活性）、易与其他分析仪器联用等优点，已广泛地应用于生命科学、环境科学、食品科学等领域，如环境样品中重金属、有机污染物的分离富集，生物样品中蛋白质的分离和纯化，食品中污染物的分离富集等。但浊点萃取作为高效液相色谱的样品预处理方法有两个缺点：①常用的表面活性剂在紫外-可见光区域有很强的背景吸收。②操作时间较长，需用几个小时从色谱柱上洗脱表面活性剂，且表面活性剂的洗脱可能会干扰被测组分的测定。

（三）样品的化学衍生化处理

如果被测组分难以用所选的分析方法直接进行检测，可对其进行化学衍生化处理。化学衍生化处理是通过化学反应将样品中难以检测的组分定量地转化成另一种易于检测的化合物。化学衍生化在气相色谱和高效液相色谱分析中应用较多，可以扩大分析方法的应用范围，改善分离效果，提高检测的灵敏度和准确度。

1. 气相色谱法中的化学衍生化　气相色谱分析中，化学衍生化的目的包括：①改善被测组分的挥发性；②增加组分的热稳定性和化学稳定性；③改善分离效果，提高分离检测的选择性和灵敏度。

衍生化反应要满足以下要求：①反应容易重复，条件易于控制，操作尽量简单；②反应定量进行，以满足定量分析的要求；③衍生产物易纯化；④衍生产物易于分离与检测；⑤衍生试剂价廉易得。

样品中含有活泼氢的化合物均可被化学衍生化，如含有—OH、—SH、—NH$_2$、—NHR、—COOH 等极性官能团的化合物。常用的衍生化反应有硅烷化、酯化、酰化、卤化等反应，其中硅烷化反应用较多。常用的衍生化试剂有六甲基二硅氮烷、六甲基二硅氧烷、三甲基氯硅烷、N, O-双三甲基硅烷三氟乙酰胺、三氟乙酸酐、苯甲酰氯、重氮甲烷等。例如，分析动物性食品中氯霉素残留量，样品经提取净化后，氯霉素用 N, O-双三甲基硅烷三氟乙酰胺衍生化，用气相色谱电子捕获检测器进行检测和分析；测定尿中硫代二乙酸，样品经提取后，硫代二乙酸与重氮甲烷反应生成硫代二乙酸甲酯衍生物，用气相色谱火焰光度检测器检测。

2. 高效液相色谱法中的化学衍生化　高效液相色谱法中，衍生化反应必须满足以下要求：①反应条件容易控制，反应快速，操作简单；②反应定量进行，以满足定量分析的要求；③对样品中的某个组分只生成一种衍生物，反应副产物和过量的衍生试剂不应干扰样品的分离和检测；④衍生试剂价廉易得。

根据衍生化反应的场所不同，分为柱前衍生、柱上衍生和柱后衍生三种，目前以柱前和柱后衍生法为主。

柱前衍生法是在色谱分离前，将样品中的被测组分转变成适当的衍生物，然后进样分离和检测。柱前衍生法的目的是：①在被测组分上连接一个能被检测的基团；②被测组分与衍生试剂有选择的发生反应，衍生产物能与样品中的其他组分分离。该法的优点是衍生化试剂、反应条件和时间的选择不受色谱系统的控制，衍生产物容易进一步纯化，不需要附加仪器设备。缺点是操作过程繁琐，复杂样品可能产生多种衍生物，给色谱分离带来困难，影响定量的准确性。

柱后衍生法是色谱分离后，在色谱系统中加入衍生试剂及辅助试剂与色谱流出组分直接在系统中进行反应，然后检测衍生产物。柱后衍生法的目的主要是提高对被测组分的检测灵敏度，其优点是操作简单，可连续反应以实现自动化分析，衍生产物不会给色谱分离带来困难。缺点是由于在色谱系统中反应，对衍生试剂、反应时间和条件均有很多限制，而且还需附加仪器设备，如泵、混合室、加热器等，还会导致色谱峰展宽。

常用的衍生化反应有紫外、荧光、电化学衍生化反应等，前两种应用较多。常用的衍生化试剂有异硫氰酸苯酯、对硝基苯甲酰氯、对甲基苯磺酰氯、2, 4-二硝基苯肼、丹磺酰氯、丹磺酰肼、荧光胺、邻苯二甲醛、9-芴代甲氧基酰氯、荧光素异硫氰酸酯等。例如，测定食品中的氨基酸，样品经盐酸水解后，在巯基丙酸存在下，用邻苯二甲醛和 9-芴代甲氧基酰氯分别对一级氨基酸和二级氨基酸衍生化，生成的氨基酸衍生物经反相 C$_{18}$ 柱分离后，用紫外或荧光检测器进行检测。

（张丽萍　张凌燕）

第五章　化学分析法

化学分析法是以物质的化学反应为基础的一种经典分析方法。化学分析法历史悠久，是分析化学的基础，主要有重量分析法和滴定分析法。化学分析法属常量分析，有时也可用于测定微量组分。化学分析法的准确度高，精密度好。

第一节　重量分析法

案例 5-1

我国大部分地区的生活饮用水为集中式供水（自来水），水质均应经过检验，符合《生活饮用水卫生标准》（GB 5749—2006）。由于条件所限，某些偏远山区的生活饮用水仍然采用分散式供水，如直接从水源取水、手压泵井水等。某学生在卫生化学的学习过程中，关注到家乡的饮用水卫生安全，他家乡的饮用水为井水，水体看起来有点浑浊，煮开后会产生一些白色的沉淀。他质疑家乡的井水是否含有过多的固体物质，能否饮用。水质是否符合饮用要求必须按国家标准进行严格检验，检验项目很多，其中一个项目是水中溶解性总固体（TDS），测定步骤如下：

（1）将洗净的蒸发皿置于105℃±3℃烘箱中，烘烤30min，取出，于干燥器内冷却30min，分析天平上称量质量，再次烘烤、冷却、称量，直至恒重，得蒸发皿质量 m_0（g）。

（2）将水样上清液用滤器过滤，准确吸取 V=100.0ml 过滤水样于蒸发皿中，将蒸发皿置于电炉上蒸干，然后将蒸发皿移入 105℃±3℃的烘箱内，烘烤 1h 后取出，于干燥器内冷却30min，分析天平上称量质量，再次将蒸发皿放入烘箱，烘烤30min，冷却、称量，直至恒重，得蒸发皿和溶解性固体质量 m_1（g）。溶解性总固体计算如下：

$$\rho(\text{TDS}) = \frac{(m_1 - m_0) \times 1000 \times 1000}{V} \quad (\text{mg/L})$$

问题：

（1）水中溶解性总固体的测量步骤主要包括溶解性总固体的分离（挥发水分）和称量，属于哪种分析方法？

（2）为什么蒸发皿要烘烤、冷却、称量至少 2 次，直至恒重？

（3）什么是恒重？

重量分析法（gravimetric analysis）是利用称量来测定物质含量的一种分析方法。在重量分析中，一般是将被测组分从试样中分离出来，转化为一定的称量形式，根据称量形式的质量计算被测组分的含量。

重量分析法的过程实质包括了分离和称量两个过程，其中分离是至关重要的一步，根据分离方法的不同，重量分析法又可分为沉淀法、挥发法、吸附阻留法和萃取法等。

重量分析法是化学分析法中最经典的方法，适用于常量组分的测定。重量分析法虽然操作烦琐，耗时较长，但由于其准确度高（相对误差 0.1%～0.2%），不需要与标准试样或基准物质进行比较，所以目前在卫生检验中仍有一些分析项目（如食品中水分、灰分和脂肪含量的测定；空气中粉尘和游离二氧化硅的测定等）采用重量分析法。此外，还用于校对其他分析方法。

一、沉淀重量分析法

沉淀重量分析法（简称沉淀法）是重量分析中最重要的方法。此法是在一定条件下，往试液中加入适当的试剂（沉淀剂），使被测组分以沉淀的形式从溶液中分离出来，所得沉淀的化学组成称为沉淀形式（precipitation forms）。沉淀经过滤、洗涤、烘干或灼烧后转化为化学组成一定的称量形式（weighing forms），经称量后，即可由称量形式的化学组成和质量以及样品的质量，计算被测组分的含量。以 SO_4^{2-} 和 Mg^{2+} 的测定为例，其分析步骤简述为

$$SO_4^{2-} + BaCl_2 \longrightarrow BaSO_4 \downarrow \xrightarrow[\text{洗涤}]{\text{过滤}} \xrightarrow[\text{灼烧}]{800℃} BaSO_4$$

沉淀剂　　　沉淀形式　　　　　　　　称量形式

$$Mg^{2+} + (NH_4)_2HPO_4 \longrightarrow MgNH_4PO_4 \cdot 6H_2O \downarrow \xrightarrow[\text{洗涤}]{\text{过滤}} \xrightarrow[\text{灼烧}]{1100℃} Mg_2P_2O_7$$

沉淀剂　　　　　沉淀形式　　　　　　　　　　　称量形式

显然，沉淀形式与称量形式可能相同也可能不同。

（一）沉淀法对沉淀形式和称量形式的要求

由沉淀法的整个过程可知，其测定误差主要来自于沉淀的溶解损失和沾污。为了保证测定具有足够的准确度且便于操作，沉淀法对沉淀形式和称量形式各有一定的要求。

1. 对沉淀形式的要求　①沉淀的溶解度要足够小，以保证被测组分定量沉淀完全。一般要求沉淀的溶解损失不超过分析天平的称量误差，即小于 0.2mg。②沉淀应易于过滤和洗涤。③沉淀必须纯净。④易于转化为称量形式。

2. 对称量形式的要求　①应具有确定的化学组成。②稳定，不受空气中水分、CO_2 和 O_2 等的影响。③应具有尽可能大的摩尔质量。

称量形式的摩尔质量越大，被测组分在其中所占的比例越小，则操作过程中因沉淀的溶解损失或沾污对测定结果的影响就越小，测定的准确度就越高。例如，测定铝时可以用氨水沉淀为 $Al(OH)_3$ 后，灼烧成 Al_2O_3 称量，也可以用 8-羟基喹啉沉淀为 8-羟基喹啉铝[$(C_9H_6NO)_3Al$], 烘干后称量。如果两种称量形式在操作过程中都损失了 1mg，则以 Al_2O_3 为称量形式时，铝的损失量为

$$\frac{2M_{Al}}{M_{Al_2O_3}} \times 1mg = \frac{2 \times 26.98g/mol}{101.96g/mol} \times 1mg = 0.5mg$$

而以 8-羟基喹啉铝为称量形式时，铝的损失量则为

$$\frac{M_{Al}}{M_{(C_9H_6NO)_3Al}} \times 1mg = \frac{26.98g/mol}{459.44g/mol} \times 1mg = 0.06mg$$

故选择适当的沉淀剂以得到有较大摩尔质量的称量形式，可以有效地减小测定误差。

同样，称量形式的摩尔质量越大，由同样质量的被测组分所得到的称量形式的质量也越大，因此称量误差越小，方法的灵敏度和准确度越高。例如，由 0.1000g 的 Al^{3+} 可获得 Al_2O_3 的质量为 0.1890g 或得到 8-羟基喹啉铝 1.7029 g。分析天平的绝对称量误差一般为 ±0.2 mg，因此称量 Al_2O_3 和 $(C_9H_6NO)_3Al$ 的相对误差将分别为 ±0.1%和 ±0.01%。

3. 沉淀剂的选择　为了满足以上要求，沉淀剂必须具备以下条件：①有较高的选择性，最好只和被测组分进行沉淀反应，不与其他共存组分发生反应；②具有挥发性，便于加热除去；或溶解度较大，易洗涤除去；③和被测组分所形成的沉淀溶解度小；④摩尔质量尽可能大。

无机沉淀剂的选择性较差，生成的沉淀溶解度较大，吸附杂质较多。许多有机沉淀剂的选择性较好，且组成固定，易于分离和洗涤，简化了操作，称量形式的摩尔质量也较大，因此在沉淀重量法中，有机沉淀剂的应用日益广泛。例如，丁二酮肟和 H_2S 都可沉淀 Ni^{2+}，但在测定 Ni^{2+} 时

常选用丁二酮肟作沉淀剂。

（二）沉淀的类型及影响沉淀类型的因素

1. 沉淀的类型 根据沉淀物理性质的不同，可粗略地将沉淀分为晶形沉淀、凝乳状沉淀和无定形沉淀。它们之间的差别主要是沉淀颗粒的大小不同。

晶形沉淀的颗粒最大，其直径为 0.1～1μm。内部排列整齐，结构紧密，比表面积小，吸附杂质少，极易沉降于容器底部，且易过滤、洗涤，如 $BaSO_4$、$MgNH_4PO_4$ 等。

无定形沉淀的颗粒最小，其直径一般小于 0.02 μm。无定形沉淀是由许多疏松地聚集在一起的微小沉淀颗粒组成的，内部排列杂乱无章，并且包含大量水分子，因而结构疏松，比表面积大，吸附杂质多，难沉降，且不易过滤、洗涤，如 $Fe(OH)_3$、$Al(OH)_3$ 等，也常写成 $Fe_2O_3 \cdot nH_2O$ 和 $Al_2O_3 \cdot nH_2O$。

凝乳状沉淀的颗粒大小介于上述二者之间，其直径为 0.02～1μm，因此其性质也介于两者之间，如 AgCl。

2. 决定沉淀类型的因素 重量分析总是希望获得颗粒粗大、纯净、易过滤和洗涤的晶形沉淀，对于无定形沉淀，则要求获得紧密的沉淀。但生成的沉淀究竟属于哪种类型，首先取决于沉淀本身的性质。一般来说，溶解度大的沉淀易形成晶形沉淀，溶解度小的沉淀易形成无定形沉淀。同时，也与形成沉淀时的条件以及沉淀的后处理密切相关。因此，有必要了解沉淀的形成过程和沉淀条件对沉淀颗粒大小的影响。

沉淀的形成过程可大致表示为：

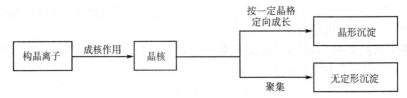

即沉淀的形成包括晶核的形成（成核）和晶核的成长两个阶段。

在过饱和溶液中，构晶离子因静电作用缔合而自发地形成晶核（称为均相成核），此外，溶液中的固体微粒会诱发晶核的形成（称为异相成核）。异相成核总是客观存在的。一般情况下，当溶液的过饱和程度不是很大时，异相成核是主要的，只有当溶液的过饱和程度相当大时，均相成核才比较明显。

晶核形成后，溶液中的构晶离子向晶核表面扩散，并沉积到晶核上成长为沉淀颗粒。最终沉淀颗粒的大小和类型取决于晶核形成速度和晶核定向成长速度的相对大小。如果晶核形成的速度过快，构晶离子主要消耗于形成晶核，最后只能是大量晶核聚集形成无定形沉淀。反之，若晶核的形成速度小于晶核的定向成长速度，则构晶离子在晶核表面定向排列，最终成长为颗粒较大的晶形沉淀。

晶核的定向成长速度主要与物质的性质（如溶解度）有关，极性较强的盐类，如 $BaSO_4$、CaC_2O_4 等，溶解度较大，一般具有较大的定向速度，故常生成晶形沉淀。氢氧化物，特别是高价金属离子的氢氧化物，如 $Al(OH)_3$、$Fe(OH)_3$ 等，溶解度小，一般定向速度较小，易生成体积庞大、结构疏松的无定形沉淀。

晶核的形成速度与溶液的过饱和度有关。溶解度较大的沉淀，相对过饱和度小，晶核形成的速度慢；溶解度小的沉淀，相对过饱和度较大，晶核形成的速度快。

综上所述，沉淀的类型不仅取决于沉淀物质的本性，也与进行沉淀的条件密切相关，为了得到重量分析所希望的粗大颗粒沉淀，改善沉淀的条件来控制溶液的相对过饱和度是十分重要的。

（三）影响沉淀溶解度的因素

利用沉淀反应进行重量分析时，沉淀的溶解损失是误差的主要来源之一，故要求被测组分沉淀得越完全越好。在重量分析中，如果沉淀的溶解损失不超过分析天平的称量误差，即可认为沉淀已经完全。由于沉淀反应很少能达到这一要求，因此如何减少沉淀的溶解损失，保证分析结果的准确度就成为重量分析的一个重要问题。为此必须了解影响沉淀溶解度的因素，以便控制反应条件，减小溶解损失。

除了沉淀本身的性质之外，影响沉淀溶解度的主要因素有同离子效应、盐效应、酸效应和配位效应。此外，温度、介质、沉淀颗粒的大小和结构等因素，对溶解度也有一定的影响。

1. 同离子效应　当沉淀反应达到平衡后，若向溶液中加入含有共同离子的电解质（通常指过量沉淀剂），则沉淀的溶解度将减小。这种现象称为同离子效应。

2. 盐效应　沉淀的溶解度随着溶液中强电解质浓度的增大而增大的现象称为盐效应。在利用同离子效应降低沉淀溶解度的同时，也应考虑由于过量沉淀剂的加入而引起的盐效应。表 5-1 是 $PbSO_4$ 在不同浓度 Na_2SO_4 溶液中的溶解度。开始 $PbSO_4$ 的溶解度随着 Na_2SO_4 浓度的增大而减小，此时同离子效应占优势。但当 Na_2SO_4 的浓度达到并超过 0.04 mol/L 以后，$PbSO_4$ 的溶解度反而随之增大，因为此时盐效应占据了主导地位。

表 5-1　$PbSO_4$ 在 Na_2SO_4 溶液中的溶解度

Na_2SO_4 的浓度/（mol/L）	0	0.001	0.01	0.02	0.04	0.10	0.20
$PbSO_4$ 的溶解度/（mmol/L）	0.15	0.024	0.016	0.014	0.013	0.016	0.023

3. 酸效应　溶液的酸度对沉淀溶解度的影响，称为酸效应。产生酸效应的原因是沉淀的构晶离子与溶液中的 H^+ 或 OH^- 发生了副反应。

溶液的酸度一般对强酸盐沉淀的溶解度影响不大，而对弱酸盐沉淀的溶解度影响较大，形成沉淀的酸越弱，酸度的影响越显著。因此，对于弱酸形成的沉淀，正确控制酸度是使其沉淀完全的重要条件。例如，CaC_2O_4 的沉淀反应需在 pH>5.0 的溶液中进行。

4. 配位效应　当溶液中存在能与沉淀的构晶离子形成配合物的配位剂时，沉淀溶解平衡向沉淀溶解的方向移动，沉淀的溶解度增大，这种现象称为配位效应。配位效应对于沉淀溶解度的影响与沉淀的溶度积、配位剂的浓度和形成配合物的稳定性有关。配位剂的浓度越大，形成的配合物越稳定，配位效应的影响就越大，沉淀的溶解度增大得越多。

在一些沉淀反应中，沉淀剂本身就是配位剂，沉淀剂过量时，既有同离子效应，又有配位效应。例如，Ag^+ 与 Cl^- 的反应就属于这种情况。AgCl 的溶解度首先随 Cl^- 浓度的增大而减小，即同离子效应占优势；当其溶解度降低到一定程度后，又随 Cl^- 浓度的增大而增大，即配位效应占优势。

综上所述，在重量分析法中利用同离子效应可以大大降低沉淀的溶解度，这是保证沉淀趋于完全的重要措施之一。但沉淀剂不是越多越好，若过量太多，会引起盐效应或配位效应等副反应，反而使沉淀的溶解度增大。沉淀剂应过量多少，可根据沉淀的具体情况和沉淀剂的性质而定。对于在烘干或灼烧时易挥发或分解除去的沉淀剂，一般可过量50%～100%，对于灼烧时不易挥发除去的沉淀剂，则以过量20%～30%为宜。

5. 影响沉淀溶解度的其他因素

（1）温度的影响：沉淀的溶解反应一般是吸热反应。因此，沉淀的溶解度一般随温度的升高而增大。不同类型的沉淀，溶解度受温度的影响程度不同。在重量分析中，常根据沉淀溶解度受温度影响程度的大小，选择合适的温度进行过滤和洗涤。如果沉淀的溶解度受温度影响很小，一般采用趁热过滤和热洗涤的方法，特别是无定形沉淀，如 $Fe_2O_3 \cdot nH_2O$ 和 $Al_2O_3 \cdot nH_2O$ 等，在溶液冷却后很难过滤，且杂质也不易洗去。对于在热溶液中溶解度较大的沉淀，如 CaC_2O_4、$MgNH_4PO_4$ 等，过滤和洗涤一般在室温下进行。

（2）溶剂的影响：大部分无机盐沉淀为离子型晶体，它们在非极性或弱极性有机溶剂中的溶解度比在极性强的水中小。例如，$PbSO_4$在20%乙醇溶液中的溶解度仅为水溶液中的1/10。所以在进行沉淀反应时，有时可加入一些乙醇或丙酮等有机溶剂以降低沉淀的溶解度。

（3）沉淀颗粒大小的影响：对于某种沉淀，当温度一定时，小颗粒的溶解度大于大颗粒的溶解度。在沉淀重量法中，应尽可能获得大颗粒的沉淀，这样不仅可以减小溶解损失，且易于过滤和洗涤；同时沉淀的总表面积小，沾污也少。

（4）沉淀结构的影响：有些沉淀在初生成时为亚稳定型结构，放置后逐渐转化为稳定型结构，一般亚稳定型结构的溶解度较大，所以沉淀能自发地由亚稳定型结构转变为稳定型结构。

（四）影响沉淀纯度的因素

重量分析中，沉淀的沾污是重量分析中误差的又一主要来源，故要求沉淀必须纯净。但是当沉淀从溶液中析出时，常或多或少夹杂溶液中的其他组分。因此必须了解影响沉淀纯度的各种因素，以便采取适当的措施，获得符合重量分析要求的纯净沉淀。

1. 影响沉淀纯度的因素　影响沉淀纯度的主要因素有共沉淀和后沉淀。

（1）共沉淀：当沉淀从溶液中析出时，某些可溶性杂质混杂于沉淀之中同时被沉淀下来的现象，称为共沉淀现象。产生共沉淀的原因主要是表面吸附、生成混晶以及包埋等。

（2）后沉淀：当析出的沉淀与母液一起放置时，溶液中的杂质离子慢慢沉淀到原沉淀表面的现象，称为后沉淀。例如，往含有Cu^{2+}、Zn^{2+}等离子的酸性溶液中通入H_2S时，最初得到的CuS沉淀中并不夹杂有ZnS。但是，如果沉淀与溶液长时间接触，则由于CuS沉淀从溶液中吸附了S^{2-}，而表面S^{2-}浓度大大增加，当S^{2-}浓度与Zn^{2+}浓度的乘积大于ZnS的溶度积时，在CuS沉淀的表面上就析出了ZnS沉淀。

2. 提高沉淀纯度的措施　为了得到纯净的沉淀，应针对上述原因采取如下措施：

（1）选择适当的分析程序和沉淀方法。如果溶液中同时存在含量相差很大的两种离子，需要沉淀分离，为了防止含量少的离子因共沉淀而损失，应该先沉淀含量少的离子。例如，分析烧结菱镁矿（含MgO 90%以上，CaO 1%左右）时，应先沉淀Ca^{2+}。

（2）降低易被吸附的杂质离子的浓度。例如，沉淀$BaSO_4$时，如溶液中含有易被吸附的Fe^{3+}时，可将Fe^{3+}预先还原成不易被吸附的Fe^{2+}，或加入掩蔽剂（如酒石酸、柠檬酸等）使其与Fe^{3+}生成稳定的配合物将其掩蔽，减少共沉淀。

（3）选择适当的洗涤剂进行洗涤。由于吸附作用是一种可逆过程，因此洗涤可使沉淀表面吸附的杂质进入洗涤液，从而达到提高沉淀纯度的目的。

（4）及时进行过滤分离，以减少后沉淀。

（5）必要时进行再沉淀。即将沉淀过滤、洗涤之后重新溶解，再进行一次沉淀。再沉淀时由于杂质浓度大为降低，共沉淀现象也可以减免。

（6）选择适宜的沉淀条件。沉淀的吸附作用与其颗粒的大小、类型、沉淀时的温度和陈化过程等都有关系，因此要获得纯净的沉淀，则应根据具体情况，选择适宜的沉淀条件。

（五）沉淀条件的选择

为了满足重量分析对沉淀的要求，对于不同类型的沉淀，应采用不同的沉淀条件。

1. 晶形沉淀的沉淀条件　对于晶形沉淀来说，主要考虑如何获得较大的沉淀颗粒。与小颗粒沉淀相比，大颗粒沉淀有如下优点：溶解度较小因而沉淀更加完全；总表面积较小故表面吸附的杂质少，沉淀更纯净；易于过滤和洗涤。但晶形沉淀的溶解度一般都比较大，因此还应注意减小沉淀的溶解损失。因此，晶形测定的沉淀条件如下。

（1）沉淀反应在适当稀的溶液中进行。此时，溶液的相对过饱和度较低，晶核的形成速度较慢，有利于获得大颗粒晶形沉淀。

（2）在不断搅拌下缓慢滴加沉淀剂。这是为了防止溶液中局部沉淀剂过浓。

（3）在热溶液中进行沉淀。在热溶液中，沉淀的溶解度略有增加，使溶液的相对过饱和度降低，有利于生成大颗粒的晶形沉淀，同时还可以减少沉淀对杂质的吸附。

（4）陈化。沉淀完毕后，让沉淀留在母液中放置一段时间，这一过程称为陈化。因为小颗粒沉淀比大颗粒沉淀的溶解度大，因此在陈化过程中，小颗粒沉淀逐渐溶解，大颗粒沉淀逐渐长大。另外陈化还可以使初生成的沉淀结构改变，由亚稳态晶形转变成稳态晶形，从而降低其溶解度。加热和搅拌可以加快陈化的进行，缩短陈化所需时间。

2. 无定形沉淀的沉淀条件 无定形沉淀一般溶解度很小，结构疏松，总表面积大，不仅吸附杂质多，而且难以过滤和洗涤，甚至容易形成胶体溶液无法沉淀出来。因此，对于无定形沉淀来说，主要考虑的是加速沉淀微粒凝聚以获得较紧密的沉淀，减少杂质的吸附并防止形成胶体溶液。至于沉淀的溶解损失，可以忽略不计。因此，无定形沉淀的沉淀条件为：

（1）沉淀反应应在较浓的溶液中进行，加入沉淀剂的速度也可以适当快一些。因为溶液浓度大，则离子水合的程度减小，得到的沉淀比较紧密。但在浓溶液中，杂质的浓度也相应提高，因此吸附的杂质增多，所以在沉淀作用完毕后，应立即加入大量热水稀释，并充分搅拌，使大部分吸附在沉淀表面的杂质转入溶液。

（2）沉淀反应在热溶液中进行。热溶液中进行沉淀，可以防止生成胶体，并减少对杂质的吸附。

（3）加入适当的电解质。在溶液中加入适当的电解质，可防止沉淀胶溶。一般加入易挥发的铵盐或稀酸，以便灼烧时能除去，减少对沉淀沾污。

（4）趁热过滤，不必陈化。沉淀完成后，静置数分钟，让沉淀下沉后立即趁热过滤、洗涤。因为这类沉淀一经放置，将会失去水分而聚集得十分紧密，吸附在沉淀表面的杂质被裹入沉淀内部，不易洗涤除去。

（5）必要时进行再沉淀。无定形沉淀一般含杂质较多，如果对测定准确度要求较高时，应当进行再沉淀。

3. 均匀沉淀法 在进行沉淀的过程中，尽管沉淀剂的加入是在不断搅拌下逐滴加入的，可是在刚加入沉淀剂的瞬间，局部过浓的现象总是难免，为了消除这种现象，可采用均匀沉淀法。均匀沉淀法是利用化学反应，使沉淀剂从溶液中缓慢地、均匀地产生出来，从而使沉淀在整个溶液中缓慢地、均匀地析出。这样就可以避免局部沉淀剂过浓的现象，有利于获得颗粒大、易过滤的沉淀。例如，测定 Ca^{2+} 时，若在中性或碱性溶液中加入沉淀剂 $(NH_4)_2C_2O_4$，得到的是颗粒较小的 CaC_2O_4 沉淀。如果先将溶液酸化，然后再加入 $(NH_4)_2C_2O_4$，则溶液中的草酸主要以 $HC_2O_4^-$ 和 $H_2C_2O_4$ 型体存在，此时无沉淀生成。混合均匀后，再加入尿素并加热煮沸，尿素逐渐水解产生 NH_3：

$$CO(NH_2)_2 + H_2O \rlap{=}{=} CO_2 \uparrow + 2NH_3 \uparrow$$

生成的 NH_3 使溶液的酸度渐渐降低，$C_2O_4^{2-}$ 的浓度渐渐增大，最后均匀而缓慢地析出 CaC_2O_4 沉淀。由于在沉淀过程中，溶液的相对过饱和度始终较小，所以得到的 CaC_2O_4 便是较大颗粒的晶形沉淀。

（六）沉淀的过滤、洗涤、干燥或灼烧

使沉淀完全和纯净固然是重量分析中的首要问题，但沉淀以后的过滤、洗涤、干燥或灼烧操作对获得准确的分析结果同样重要。

1. 沉淀的过滤和洗涤 沉淀常用滤纸或玻璃砂芯滤器过滤。对于需要灼烧的沉淀，应根据沉淀的性状选用紧密程度不同的无灰滤纸。洗涤沉淀是为了洗去沉淀表面吸附的杂质和母液。洗涤时要尽量减少沉淀的溶解损失和避免沉淀胶溶。选择洗涤剂的原则是：①对于溶解度很小而又不易形成胶体的沉淀，可用蒸馏水洗涤；②对于溶解度较大的晶形沉淀，可用沉淀剂的稀溶液洗涤，但沉淀剂必须在干燥或灼烧时易挥发或易分解除去，如用 $(NH_4)_2C_2O_4$ 稀溶液洗涤 CaC_2O_4 沉淀；③对于溶解度较小而又易发生胶溶的无定形沉淀，可选用易挥发的电解质稀溶液洗涤，如用

NH_4NO_3 稀溶液洗涤 Al（OH）$_3$ 沉淀。

在沉淀的过滤和洗涤操作中，为了缩短分析时间、提高洗涤效率，都应采用倾泻法。采用少量多次的洗涤方法，可以提高洗涤效果，又不增加沉淀的溶解损失。

2. 沉淀的干燥或灼烧　干燥是为了除去沉淀中的水分和挥发性物质，使沉淀形式转化为组成固定的称量形式。灼烧沉淀除有上述作用外，有时可以使沉淀形式在较高温度下分解成组成固定的称量形式。干燥或灼烧的温度和时间，随沉淀不同而异。例如，丁二酮肟镍只需在 110～120℃烘 40～60 min 即可；而硫酸钡沉淀必须在 700～800℃ 灼烧 30 min。

3. 恒重　干燥或灼烧用的玻璃砂芯滤器和坩埚应预先在和沉淀处理时相同的温度下干燥或灼烧至恒重，沉淀也应干燥或灼烧至恒重。

> **案例 5-1 分析讨论：**
> 　　水中溶解性总固体的测定属于重量分析法。蒸发皿要烘烤、冷却、称量至少 2 次，直至恒重，目的是完全除去水分和挥发性物质，保证分析结果的准确性。恒重是指连续两次干燥或灼烧后称量的质量差不得超过一定的允许误差，一般规定为≤0.2mg（《中华人民共和国药典》规定为≤0.3mg）。

（七）沉淀法的结果计算与应用示例

沉淀法的分析结果常以质量分数表示。

（1）当沉淀的称量形式与被测组分的表示式相同时，按下式计算：

$$被测组分\% = \frac{称量形式的质量}{试样的质量} \times 100\%$$

例 5-1　用重量法测定矿样中的 SiO_2 的质量分数。称取矿样 0.5025 g，经处理后得称量形式 SiO_2 的质量为 0.3427 g，计算矿样中 SiO_2 的质量分数。

$$SiO_2\% = \frac{0.3427}{0.5025} \times 100\% = 65.20\%$$

即矿样中 SiO_2 的质量分数为 65.20%。

（2）当沉淀的称量形式与被测组分的表示式不相同时，按下式计算：

$$被测组分\% = \frac{称量形式的质量 \times F}{试样的质量} \times 100\%$$

式中，F 为换算因数或化学因数：

$$换算因素\ F = \frac{a \times 被测组分的摩尔质量}{b \times 称量形式的摩尔质量}$$

式中，a、b 分别为使分子和分母中所含主体元素原子个数相等而应乘的系数。

例 5-2　称取某含镁试样 0.2621 g，将镁沉淀为 $MgNH_4PO_4$，经过滤、洗涤后，灼烧得 $Mg_2P_2O_7$ 0.6300 g，求试样中 MgO 的质量分数。

$$MgO\% = \frac{m_{Mg_2P_2O_7} \times F}{m_s} \times 100\% = \frac{m_{Mg_2P_2O_7} \times \frac{2M_{MgO}}{M_{Mg_2P_2O_7}}}{m_s} \times 100\% = 87.06\%$$

二、其他重量分析法

1. 挥发法（volatilization method）　又称气化法，是通过加热或其他方法使试样中的被测组分挥发逸出，然后根据试样减轻的质量，计算试样中该组分的质量分数；或者当该组分逸出时，用适当的吸收剂将它吸收，然后根据吸收剂质量的增加计算该组分的质量分数。例如，测定氯化钡晶体（$BaCl_2 \cdot 2H_2O$）中结晶水的质量分数，可将一定质量的氯化钡试样加热，使水分逸出，根据氯化钡质量的减轻计算试样中结晶水的质量分数。也可用吸湿剂（如高氯酸镁）吸收逸出的水分，根据吸湿剂质量的增加计算结晶水的质量分数。

2. 萃取法（extraction method） 又称提取法，是利用被测组分在不相混溶的两种溶剂中溶解度的不同，将被测组分从一种溶剂定量萃取到另一种溶剂中，然后将萃取液中的溶剂蒸去，干燥至恒重，称量干燥物的质量，计算被测组分的质量分数。例如，食品中脂肪质量分数的测定就是将样品置于索氏提取器中，用乙醚或石油醚等有机溶剂提取，然后将溶剂蒸发除去，称量剩下的物质。食品中脂肪的质量分数用下式计算：

$$脂肪(\%) = \frac{萃取物的质量}{样品的质量} \times 100$$

3. 吸附阻留法 吸附阻留法是使被测物质吸附或阻留在一定的滤料（滤纸、滤膜）上，根据采样前、后滤料的质量差，计算被测物的质量。例如，空气中总悬浮颗粒物（TSP）和可吸入颗粒物（IP）浓度的测定，就是使一定体积的空气通过已知质量的滤料，将 TSP 或 IP 阻留在滤料上，根据采样前后滤料的质量差和采样体积，计算空气中 TSP 或 IP 的浓度。

第二节 滴定分析法

一、滴定分析法概论

滴定分析法（titrimetry）是分析化学中重要的分析方法之一，是将已知准确浓度的试剂溶液，通过滴定管滴加到被测物质的溶液中，直到所加的试剂与被测物质按化学计量关系定量反应完全为止。由所消耗的试剂溶液的浓度和体积，可计算被测物质的质量分数。由于该法是以测量溶液的体积为基础的，所以又称容量分析法。

滴定分析中所用的已知准确浓度的试剂溶液称为标准溶液（standard solution），也称滴定剂（titrant）。将标准溶液从滴定管滴加到被测物质溶液中的过程，称为滴定（titration）。滴定剂与被测物质定量反应完全的点，称为化学计量点（stoichiometry point），简称计量点（metric point）。

进行滴定时，应该到化学计量点停止滴定。但是，化学计量点往往没有易于观察的外观特征。因此，如何准确确定化学计量点就成为滴定分析的重要问题。实际操作时，常在被测物质的溶液中加入一种称为指示剂（indicator）的辅助试剂，借助指示剂在计量点附近的颜色突变指示计量点的到达。指示剂恰好发生颜色突变的转变点称为滴定终点（titration end-point），简称终点（end point）。因滴定终点与化学计量点不一致造成的误差称为终点误差（end point error）或滴定误差（titration error）。终点误差是滴定分析误差的主要来源之一，其大小取决于化学反应的完全程度和指示剂的选择。另外，也可用仪器方法确定终点。

滴定分析通常用于测定常量组分，分析结果的准确度较高，在一般情况下，相对误差不大于0.2%，且操作简便、快速，所用仪器设备简单、价格低廉。因此，滴定分析法是很重要的一类分析方法，在生产实际和科学实验中具有很大的实用价值。

（一）滴定分析方法的分类

根据滴定反应类型的不同，滴定分析可分为四类。

1. 酸碱滴定法 酸碱滴定法是以质子传递反应为基础的滴定分析方法。例如：

强酸滴定强碱 $H_3O^+ + OH^- \Longrightarrow H_2O + H_2O$

强碱滴定弱酸 $HA + OH^- \Longrightarrow A^- + H_2O$

强酸滴定弱碱 $H_3O^+ + A^- \rightleftharpoons HA + H_2O$

2. 配位滴定法　配位滴定法，也称络合滴定法，是以配位反应（络合反应）为基础的滴定分析方法。常用乙二胺四乙酸二钠盐（EDTA，用 H_2Y^{2-} 表示）作滴定剂，滴定金属离子。例如：

$$Ca^{2+} + H_2Y^{2-} \rightleftharpoons CaY^{2-} + 2H^+$$

3. 氧化还原滴定法　氧化还原滴定法是以氧化还原反应为基础的滴定分析方法。氧化还原法又可分为高锰酸钾法、重铬酸钾法、碘量法、溴量法、铈量法等。例如：

$$I_2 + 2S_2O_3^{2-} \rightleftharpoons 2I^- + S_4O_6^{2-}$$

$$2MnO_4^- + 5C_2O_4^{2-} + 16H^+ \rightleftharpoons 2Mn^{2+} + 10CO_2 + 8H_2O$$

4. 沉淀滴定法　沉淀滴定法是以沉淀反应为基础的滴定分析方法。最常用的是利用生成难溶银盐的反应，即银量法。

$$Ag^+ + X^- \rightleftharpoons AgX\downarrow \quad (X^- 表示 Cl^-、Br^-、I^-、SCN^-)$$

可用于测定 Ag^+、Cl^-、Br^-、I^-、SCN^- 等。

（二）滴定分析对滴定反应的要求

滴定分析是以化学反应为基础的分析方法。适合滴定分析的反应必须具备以下几个条件：①反应必须按一定的反应方程式进行，不发生副反应，即反应具有确定的化学计量关系。这是定量计算的基础。②反应必须定量进行完全，一般要求达到 99.9% 以上。③反应速率要快。对于速率较慢的反应，可通过加热或加入催化剂等方法提高反应速率。④必须有适当的方法指示终点。在滴定分析中，通常是利用指示剂的颜色变化或溶液体系中某一参数的变化指示终点的到达。这就要求指示剂能在计量点附近发生人眼所能辨别的颜色改变，或者当溶液的某一参数在计量点附近发生变化时，能在仪器上明确显示出来。

（三）滴定方式

1. 直接滴定法　指用标准溶液直接滴定被测物质的方法。凡能满足滴定分析要求的反应，都可用直接滴定法。例如，用 NaOH 标准溶液直接滴定 HCl，用 $KMnO_4$ 标准溶液滴定 $H_2C_2O_4$，用 EDTA 标准溶液滴定 Ca^{2+}、Mg^{2+}、Zn^{2+} 等。直接滴定法是最常用和最基本的滴定方式，简便、快速，引入的误差较少。如果反应不能满足滴定分析的要求，则可采用下述的其他方法。

2. 剩余滴定法　当滴定反应较慢或被测物质为气体或水不溶性固体时，反应不能立即完成时，可先加入定量过量的滴定剂，使其与被测物质进行反应。待反应完全后，再用另一标准溶液滴定剩余的滴定剂，根据反应中实际消耗的滴定剂用量，计算被测物质的含量。这种滴定方法称为剩余滴定法，又称返滴定法或回滴法。例如，用 HCl 标准溶液滴定 $CaCO_3$，因为在接近计量点时，$CaCO_3$ 的溶解很慢，甚至不能完全溶解，所以不能用直接滴定法。但可先加入定量过量的 HCl 标准溶液，并在温热条件下使其与 $CaCO_3$ 反应完全，再用 NaOH 标准溶液滴定剩余的 HCl，根据消耗 HCl 和 NaOH 的量即可计算 $CaCO_3$ 的含量。

有时采用剩余滴定法是由于没有合适的指示剂。例如，在酸性溶液中用 $AgNO_3$ 滴定 Cl^-，缺乏合适的指示剂。此时，可先加定量过量的 $AgNO_3$ 标准溶液使 Cl^- 完全生成 AgCl 沉淀，再以铁铵矾为指示剂，用 NH_4SCN 标准溶液滴定剩余的 Ag^+。

3. 置换滴定法　如果滴定剂与被测物质不按某一个确定的反应方程式进行或伴有副反应，则可先用适当试剂与被测物质反应，定量置换出可被滴定的另一物质，再用标准溶液滴定这种物质，这种方法称为置换滴定法。例如，$Na_2S_2O_3$ 与 $K_2Cr_2O_7$ 等强氧化剂反应时，$S_2O_3^{2-}$ 将被氧化成 $S_4O_6^{2-}$ 和 SO_4^{2-}，反应没有定量关系。因此，不能用 $Na_2S_2O_3$ 直接滴定 $K_2Cr_2O_7$。但 $Na_2S_2O_3$ 与 I_2 之间的反应符合滴定分析的要求，于是，可在酸性 $K_2Cr_2O_7$ 溶液中加入过量 KI，使产生一定量的 I_2，再用 $Na_2S_2O_3$ 标准溶液滴定 I_2。这种滴定方法常用于以 $K_2Cr_2O_7$ 标定 $Na_2S_2O_3$ 标准溶液的浓度。

4. 间接滴定　不能与滴定剂直接反应的物质，有时可通过其他化学反应间接进行测定。例如，Ca^{2+}和$KMnO_4$不能直接反应，可先将Ca^{2+}定量沉淀为CaC_2O_4，经过滤、洗涤后，用H_2SO_4溶解，再用$KMnO_4$标准溶液滴定$C_2O_4^{2-}$，从而间接测定Ca^{2+}的含量。

（四）标准溶液

在滴定分析中，需要通过标准溶液的浓度和用量计算被测物质的含量，标准溶液的浓度准确与否是影响分析结果准确度的主要因素之一。因此，正确配制和使用标准溶液对滴定分析的准确度至关重要。

1. 标准溶液的配制　标准溶液的配制有直接法和间接法两种。

（1）直接法：准确称取一定量的物质，溶解后，定量转移到容量瓶中，稀释至刻度。根据称取物质的质量和容量瓶的体积，计算标准溶液的准确浓度。能用于直接配制标准溶液的物质称为基准物质，它必须符合下列要求：①纯度高（99.9%以上）；②物质的组成与化学式完全符合（包括结晶水）；③性质稳定，不分解，不与空气中的水、CO_2作用，不易被空气中的O_2氧化，不易失去结晶水；④有较大的摩尔质量。

（2）间接法：又称标定法。许多物质不符合基准物质的要求，如$NaOH$易吸收空气中的水分和CO_2；盐酸易挥发等。这些试剂的标准溶液只能用间接法配制，即先将其配成一种近似于所需浓度的溶液，然后用基准物质或已知准确浓度的标准溶液测定它的准确浓度，这种操作过程称为标定（standardization）。

2. 标准溶液的标定

（1）直接标定法：准确称取一定量的基准物质，溶解后，用待标定溶液进行滴定，根据基准物质的质量和待标定溶液所消耗的体积，计算标准溶液的准确浓度。

（2）比较标定法：准确吸取一定量的待标定溶液，用已知准确浓度的另一标准溶液滴定，根据两种溶液消耗的体积和另一标准溶液的浓度，计算待标定溶液的准确浓度。

标定标准溶液，一般要求平行标定 3～4 次，相对平均偏差不大于 0.2%。标定后的标准溶液应妥善保存。对于不稳定的溶液要定期进行标定。

3. 标准溶液浓度的表示方法

（1）物质的量浓度：物质 B 的物质的量浓度是指溶液中所含溶质 B 的物质的量 n_B 除以溶液的体积 V，用符号 c_B 表示：

$$c_B = \frac{n_B}{V} \tag{5-1}$$

c_B 的 SI 制单位为 mol/m^3，在实际工作中常用的单位为 mol/L。

物质的量 n 可以通过物质的质量 m 和摩尔质量 M 求得，它们之间的关系为

$$n = \frac{m}{M} \tag{5-2}$$

（2）滴定度：在生产单位的例行分析中，为了简化计算，常用滴定度表示标准溶液的浓度。滴定度是指每毫升滴定剂溶液相当于被测组分的质量或质量分数，用$T_{标准溶液/被测物}$表示。例如，$T_{K_2Cr_2O_7/Fe} = 0.005\,000g/ml$ 表示 1ml $K_2Cr_2O_7$ 溶液恰能与 0.005 000g Fe^{2+}完全反应。如果在滴定中消耗该 $K_2Cr_2O_7$ 标准溶液 21.50ml，则被滴定溶液中 Fe 的质量为

$$m_{Fe} = 0.005\,000\,g/ml \times 21.50ml = 0.107\,5g$$

（五）滴定分析法的计算

滴定分析法中涉及一系列计算问题，如标准溶液的配制和标定、标准溶液和被测物质之间的计量关系以及分析结果的计算等。

1. 滴定剂与被测物质之间的计量关系 设滴定剂 T 与被测物质 B 有下列反应：

$$tT + bB = cC + dD$$

当上述反应定量完成到达计量点时，b mol 的 B 物质恰与 t mol 的 T 物质完全反应，生成了 c mol 的 C 物质和 d mol 的 D 物质，即被测物质 B 已反应的物质的量 n_B 和消耗的滴定剂 T 的物质的量 n_T 之间有下列关系

$$n_B : n_T = b : t$$

$$n_B = \frac{b}{t} n_T \quad (\text{或} \quad n_T = \frac{t}{b} n_B) \tag{5-3}$$

式中，$\frac{b}{t}$ 或 $\frac{t}{b}$ 称为化学计量数比。

例如，在酸性溶液中，用 $H_2C_2O_4$ 作为基准物质标定 $KMnO_4$ 溶液的浓度时，滴定反应为

$$2MnO_4^- + 5C_2O_4^{2-} + 16H^+ = 2Mn^{2+} + 10CO_2 + 8H_2O$$

$$n_{KMnO_4} = \frac{2}{5} n_{H_2C_2O_4}$$

即使被测物 B 与滴定剂 T 不是直接发生反应，也可以通过一系列相关反应式，找出二者之间的化学计量数比，然后进行计算。在置换滴定法和间接滴定法中，涉及两个以上的反应，此时应从总的反应中找出实际参加反应的物质的量之间的关系。例如，在酸性溶液中以 $K_2Cr_2O_7$ 为基准物质，标定 $Na_2S_2O_3$ 溶液的浓度时，涉及以下两个反应

$$Cr_2O_7^{2-} + 6I^- + 14H^+ = 2Cr^{3+} + 3I_2 + 7H_2O$$

$$I_2 + 2S_2O_3^{2-} = 2I^- + S_4O_6^{2-}$$

前一个反应中，I^- 被 $K_2Cr_2O_7$ 氧化为 I_2，但在后一反应中，I_2 又被 $Na_2S_2O_3$ 还原为 I^-。总的结果相当于 $K_2Cr_2O_7$ 氧化 $Na_2S_2O_3$，它们之间的关系为

$$Cr_2O_7^{2-} \Longleftrightarrow 3I_2 \Longleftrightarrow 6S_2O_3^{2-}$$

$$n(Cr_2O_7^{2-}) = \frac{1}{6} n(S_2O_3^{2-})$$

若被测物质是溶液，则根据式（5-1）和式（5-3），得

$$c_B V_B = \frac{b}{t} c_T V_T \tag{5-4}$$

若被测物是固体，则根据式（5-1）～式（5-3），得

$$\frac{m_B}{M_B} = \frac{b}{t} c_T V_T$$

$$m_B = \frac{b}{t} c_T V_T M_B \tag{5-5}$$

式中，V 的单位为 L。

在滴定分析中，体积常以 ml 为单位，所以式（5-5）又可写为

$$m_B = \frac{b}{t} c_T V_T \frac{M_B}{1000}$$

若是进行溶液的稀释或增浓，这时，由于溶液只有一种物质，所以式（5-4）应为

$$(c_1 V_1)_T = (c_2 V_2)_T \tag{5-6}$$

2. 滴定分析计算实例

例 5-3 已知浓盐酸的密度为 1.19 g/ml，其中 HCl 质量分数约为 37%。计算：（1）浓盐酸的物质的量浓度；（2）欲配制浓度为 0.1 mol/L 的盐酸溶液 500 ml，需量取上述浓盐酸多少毫升？

解：（1）已知 M_{HCl}=36.46 g/mol，则

$$n_{HCl} = \frac{m_{HCl}}{M_{HCl}} = \frac{1.19 \text{ g/ml} \times 1.0 \times 10^3 \text{ ml} \times 0.37}{36.46 \text{ g/mol}} = 12 \text{ mol}$$

$$c_{HCl} = \frac{n_{HCl}}{V} = \frac{12 \text{mol}}{1.0 \text{ L}} = 12 \text{ mol/L}$$

（2）稀释前 $c_1 = 12$ mol/L，稀释后 $c_2 = 0.10$ mol/L，$V_2 = 500$ ml。依据式（5-6），得

$$V_1 = \frac{c_2 V_2}{c_1} = \frac{0.10 \text{ mol/L} \times 500 \text{ ml}}{12 \text{ mol/L}} = 4.2 \text{ ml}$$

例 5-4 滴定 21.40 ml $Ba(OH)_2$ 溶液需要 0.1266 mol/L HCl 溶液 20.00 ml。再以此 $Ba(OH)_2$ 溶液滴定 25.00 ml 未知浓度 HAc 溶液，消耗 $Ba(OH)_2$ 溶液 22.55 ml，求 HAc 溶液的浓度。

解：滴定反应为

$$Ba（OH）_2 + 2HCl \Longrightarrow BaCl_2 + H_2O$$
$$Ba（OH）_2 + 2HAc \Longrightarrow BaAc_2 + H_2O$$

根据式（5-4），得

$$c_{Ba(OH)_2} = \frac{1}{2} \times \frac{c_{HCl} V_{HCl}}{V_{Ba(OH)_2}} = \frac{1}{2} \times \frac{0.1266 \times 20.00}{21.40} = 0.05916 \text{(mol/L)}$$

$$c_{HAc} = \frac{2}{1} \times \frac{c_{Ba(OH)_2} V_{Ba(OH)_2}}{V_{HAc}} = \frac{2 \times 0.05916 \times 22.55}{25.00} = 0.1067 \text{(mol/L)}$$

例 5-5 检验某患者血液中的钙含量。取 2.00ml 血液，稀释后，用 $(NH_4)_2C_2O_4$ 溶液处理，使 Ca^{2+} 生成 CaC_2O_4 沉淀，沉淀经过滤、洗涤后溶于 H_2SO_4 中，然后用 0.01000 mol/L 的 $KMnO_4$ 溶液滴定，用去 1.20 ml，计算血液中钙的含量。

解：反应方程式如下：

$$Ca^{2+} + C_2O_4^{2-} \Longrightarrow CaC_2O_4$$
$$CaC_2O_4 + 2H^+ \Longrightarrow Ca^{2+} + H_2C_2O_4$$
$$5H_2C_2O_4 + 2KMnO_4 + 3H_2SO_4 \Longrightarrow 10CO_2 + 2MnSO_4 + K_2SO_4 + 8H_2O$$

$$n_{Ca^{2+}} \Longleftrightarrow n_{H_2C_2O_4} = \frac{5}{2} n_{KMnO_4}$$

据式（5-5），已知条件：$b/t = 5/2$，$c_T = 0.01000$ mol/L，$V_T = 1.20$ ml，$M_B = 40.00$ g/mol，样品溶液的体积为 2.00 ml，则钙的含量为

$$\frac{m_B}{V} = \frac{\dfrac{b}{t} c_T V_T M_B}{V}$$

$$= \frac{\dfrac{5}{2} \times 0.01000 \times 1.20 \times 40.00}{2.00}$$

$$= 0.600 \text{(g/L)}$$

二、酸碱平衡与酸碱滴定法

化学平衡理论是滴定分析的理论基础，化学平衡贯穿整个滴定分析过程。化学分析体系中存在多种成分，因而存在多种化学平衡。滴定分析中的基本滴定反应称为主反应，影响主反应化学平衡的因素表现为副反应。通过化学平衡计算，可以判断一个反应是否满足滴定分析的要求，评价各种副反应对测定的干扰以及选择合适的测定条件。利用化学平衡理论还可以解释和模拟滴定过程。因此，化学平衡是分析化学中各种分析方法和分离技术的基础。

化学分析中常见的化学平衡包括酸碱平衡、沉淀溶解平衡、配位平衡、氧化还原平衡和沉淀溶解平衡等。

酸碱滴定法是以溶液中的质子转移反应为基础的滴定分析方法。由于配位平衡、氧化还原平衡和沉淀溶解平衡无一不受到溶液酸度的影响，因此酸碱平衡是四大化学平衡的基础。

（一）酸碱质子理论

酸碱质子理论认为，凡能给出质子的物质是酸，凡能接受质子的物质是碱，酸碱反应的实质是质子转移，酸给出质子成为其共轭碱，碱接受质子成为其共轭酸：

$$HB \rightleftharpoons H^+ + B^-$$
$$\text{酸} \qquad \text{质子} \quad \text{碱}$$

酸碱反应是两个共轭酸碱对共同作用的结果：

$$\text{酸}_1 \quad + \quad \text{碱}_2 \rightleftharpoons \text{碱}_1 \quad + \quad \text{酸}_2$$

给出质子成为碱$_1$

接受质子成为酸$_2$

酸或碱在水中发生的质子转移反应称为酸或碱的解离，其解离程度可以用相应的平衡常数即酸解离常数 K_a 和碱解离常数 K_b 来衡量。例如，弱酸 HB 在水中的解离：

$$HB + H_2O \rightleftharpoons H_3O^+ + B^-$$

$$K_a = \frac{[H_3O^+][B^-]}{[HB]}$$

弱碱 B^- 在水溶液中的解离：

$$B^- + H_2O \rightleftharpoons HB + OH^-$$

$$K_b = \frac{[HB][OH^-]}{[B^-]}$$

在水的质子自递反应中，其平衡常数称为水的质子自递常数，或称水的活度积，用 K_w 表示：

$$H_2O + H_2O \rightleftharpoons H_3O^+ + OH^-$$

$$K_w = a_{H_3O^+} \cdot a_{OH^-} = 1.0 \times 10^{-14} \text{（25℃）}$$

在稀溶液中，通常忽略离子强度的影响，$K_w = [H_3O^+][OH^-] = 1.0 \times 10^{-14}$。
因此，共轭酸碱对的 K_a 与 K_b 之间的关系为

$$K_a \cdot K_b = \frac{[H_3O^+][B^-]}{[HB]} \cdot \frac{[HB][OH^-]}{[B^-]} = [H_3O^+][OH^-]$$

$$K_a \cdot K_b = K_w$$

$$pK_a + pK_b = pK_w = 14.00 \text{（25℃）}$$

因此，由酸的 K_a 可以求出其共轭碱的 K_b，反之亦然。如同溶液的酸度可统一用 pH 表示一样，酸或碱的强度也可统一由 pK_a 或 pK_b 表示。

在水溶液中多元酸或碱的解离是逐级进行的，溶液中有多个共轭酸碱对存在。例如 H_3PO_4 有三个共轭酸碱对：

$$H_3PO_4 \underset{+H^+, K_{b_3}}{\overset{-H^+, K_{a_1}}{\rightleftharpoons}} H_3PO_4^- \underset{+H^+, K_{b_2}}{\overset{-H^+, K_{a_2}}{\rightleftharpoons}} HPO_4^{2-} \underset{+H^+, K_{b_1}}{\overset{-H^+, K_{a_3}}{\rightleftharpoons}} PO_4^{3-}$$

对于每一共轭酸碱对的 K_a 和 K_b 均存在以上关系，即

$$K_{a_1} \cdot K_{b_3} = K_{a_2} \cdot K_{b_2} = K_{a_3} \cdot K_{b_1} = K_w$$

（二）酸碱平衡体系中各型体的分布

1. 酸的浓度与酸度 酸度是指溶液中 H^+ 的平衡浓度，严格地说是指 H^+ 的活度，稀溶液的酸度常用 pH 表示。酸的浓度，即酸的分析浓度，是指一定体积溶液中含有某种酸溶质的物质的量。同样，碱度是指溶液中 OH^- 的平衡浓度。稀溶液的碱度常用 pOH 表示。碱的浓度是指一定体积溶液中含有某种碱溶质的物质的量。

2. 酸碱平衡体系中各型体的分布系数 在酸碱平衡体系中，一种物质往往同时存在多种型体。例如，一元弱酸 HB 在水中的解离：

$$HB \rightleftharpoons H^+ + B^-$$

即溶液中有 HB 和 B^- 两种型体，HB 的总浓度称为其分析浓度，用 c_{HB} 表示，两种型体平衡时的浓度分别为[HB]和[B^-]，它们之间的关系为

$$c_{HB} = [HB] + [B^-]$$

因为

$$K_a = \frac{[H^+][B^-]}{[HB]}$$

所以

$$[B^-] = K_a \frac{[HB]}{[H^+]}$$

溶质某种型体的平衡浓度在其分析浓度中所占的分数称为分布系数，以 δ_i 表示。由分布系数的定义，可得

$$\delta_{HB} = \frac{[HB]}{c_{HB}} = \frac{[H^+]}{[H^+] + K_a} \qquad (5-7)$$

$$\delta_{B^-} = \frac{[B^-]}{c_{HB}} = \frac{K_a}{[H^+] + K_a} \qquad (5-8)$$

$$\delta_{HB} + \delta_{B^-} = 1$$

同理，二元弱酸 H_2B 在溶液中有 H_2B、HB^-、B^{2-} 三种型体，其中

$$\delta_{H_2B} = \frac{[H_2B]}{c_{H_2B}} = \frac{[H^+]^2}{[H^+]^2 + K_{a_1}[H^+] + K_{a_1}K_{a_2}}$$

$$\delta_{HB^-} = \frac{[HB^-]}{c_{H_2B}} = \frac{K_{a_1}[H^+]}{[H^+]^2 + K_{a_1}[H^+] + K_{a_1}K_{a_2}}$$

$$\delta_{B^{2-}} = \frac{[B^{2-}]}{c_{H_2B}} = \frac{K_{a_1}K_{a_2}}{[H^+]^2 + K_{a_1}[H^+] + K_{a_1}K_{a_2}}$$

$$\delta_{H_2B} + \delta_{HB^-} + \delta_{B^{2-}} = 1$$

3. 酸度对酸碱平衡体系中各型体分布的影响 从式（5-7）和式（5-8）可知，分布系数取决于酸（碱）的 K_a（K_b）值和溶液的 H^+ 浓度，而与分析浓度无关。如果以 pH 为横坐标，各种型体的分布系数为纵坐标可绘制各种酸（碱）的 δ-pH 曲线，称为分布曲线。

图 5-1 为 HAc 溶液中各型体的 δ-pH 曲线。从图可见 δ_{Ac^-} 随 pH 升高而增大，δ_{HAc} 随 pH 升高而减小。当 pH=pK_a（4.75）时，$\delta_{HAc} = \delta_{Ac^-} = 0.5$，HAc 与 Ac^- 各占一半；pH<pK_a 时，主要存在形式是酸式 HAc；pH>pK_a 时，主要存在形式是碱式 Ac^-。

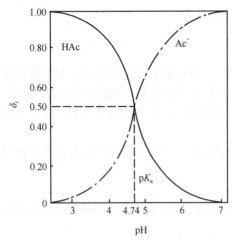

图 5-1   HAc 溶液中各型体的 δ-pH 曲线

弱酸（弱碱）的 pK_a（pK_b）值是决定型体分布的内部因素，而 pH 的控制则是其外部条件。

在涉及酸碱平衡的计算中，平衡式里表示的是各型体的平衡浓度，而实际知道的是分析浓度，通过弱酸（碱）的分布系数和分析浓度，就很容易计算它在某 pH 时的平衡浓度。

平衡浓度和分析浓度是两个有联系但又不相同的概念。在平衡计算中经常涉及，必须区别清楚。分布系数将这两种浓度联系起来。以 HA 为例，$[HA] = c \cdot \delta_{HA}$，$[A^-] = c \cdot \delta_{A^-}$。在计算溶液的 $[H^+]$ 时，平衡式中表示的是各型体的平衡浓度，而实际知道的是分析浓度，弄清两者的关系将使计算大大简化。对 HA-A$^-$ 体系，若 pH $\ll pK_a$，则 $[HA] \gg [A^-]$，即 $\delta_{HA} \approx 1$，此时，$[HA] \approx c$；若 pH $\gg pK_a$，则 $[HA] \ll [A^-]$，即 $\delta_{A^-} \approx 1$

此时，$[A^-] \approx c$；若 pH $\approx pK_a$，则 $[HA] \approx [A^-]$，此时，$[HA]$ 和 $[A^-]$ 均不能用 c 代替，而必须用 c、K_a 和 $[H^+]$ 通过分布系数计算 $[HA]$ 和 $[A^-]$。

（三）酸碱溶液中 $[H^+]$ 的计算

1. 质子条件式   酸度是水溶液中最基本和最重要的因素，溶液中氢离子浓度的计算有很重要的实际意义。酸碱反应的实质是质子转移，当酸碱反应达到平衡时，碱得到质子的数目与酸失去质子的数目相等。这种关系的数学表达式称为质子平衡方程，又称质子条件式，简写为 PBE（proton balance equation）。

列出质子条件式时，必须选择适当的物质作参考（称为质子参考水准或零水准）来考虑质子的得失。通常溶液中大量存在并参与质子转移的物质和溶剂为零水准。然后根据得失质子数相等的原则列出质子条件式。需要注意的是，在质子条件式中，不应出现作为参考水准的物质。

例如，列出浓度为 c（mol/L）的 HAc 溶液的质子条件式。

选择 H_2O 和 HAc 为零水准，溶液中的质子转移情况如下：

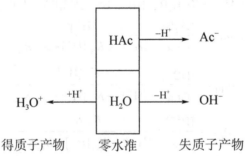

得质子产物   零水准   失质子产物

根据得失质子数相等的原则，列出质子条件

$$[H_3O^+] = [OH^-] + [Ac^-]$$

$[H_3O^+]$ 常简写为 $[H^+]$，故上式简化为

$$[H^+] = [OH^-] + [Ac^-] \tag{5-9}$$

2. 酸碱溶液中 $[H^+]$ 的计算   首先根据酸碱平衡的具体情况列出质子条件式，然后将有关常数和浓度数据代入，便可得出计算 $[H^+]$ 的精确公式，然后根据具体情况进行合理的近似处理，即可得到计算 $[H^+]$ 的近似公式和最简式。下面以浓度为 c 的一元弱酸 HB 为例，介绍酸碱溶液中 $[H^+]$ 的计算方法和步骤。

（1）列出质子条件式。

$$[H^+] = [OH^-] + [B^-]$$

（2）利用平衡常数关系式将上式各项表示为$[H^+]$的函数。

因为$K_w = [H^+][OH^-]$，$K_a = \dfrac{[H^+][B^-]}{[HB]}$，所以

$$[H^+] = \frac{K_w}{[H^+]} + \frac{K_a[HB]}{[H^+]}$$

$$[H^+] = \sqrt{K_w + K_a[HB]} \tag{5-10}$$

因为$c = [HB] + [B^-]$，代入质子条件式得

$$[HB] = c - [B^-] = c - [H^+] + [OH^-]$$

代入式（5-10），并整理得

$$[H^+]^3 + K_a[H^+]^2 (K_w + cK_a)[H^+] - K_w K_a = 0$$

这是计算一元弱酸溶液中$[H^+]$的精确公式，求解十分麻烦，实际工作中也没有必要。

（3）根据具体情况进行合理的近似处理。

若酸不是太弱，可以忽略水的解离，即当$K_a[HB] \approx K_a c_{HB} \geqslant 20K_w$时，可忽略$K_w$，式（5-10）简化为

$$[H^+] = \sqrt{K_a[HB]} \tag{5-11}$$

因为是弱酸溶液，$[H^+] \gg [OH^-]$，所以

$$[HB] = c - [B^-] = c - [H^+] + [OH^-] = c - [H^+]$$

代入式（5-11），得

$$[H^+] = \sqrt{K_a(c - [H^+])} \tag{5-12}$$

$$[H^+]^2 + K_a[H^+] - K_a c = 0$$

$$[H^+] = \frac{-K_a + \sqrt{K_a^2 + 4K_a c}}{2}$$

这是计算一元弱酸溶液中$[H^+]$的近似公式。

（4）进一步的近似处理。

若酸不是太强，浓度不是太稀，酸的解离部分相对其分析浓度可以忽略，即$c \geqslant 20[H^+]$，或$\dfrac{c}{K_a} \geqslant 400$，则

$$[HB] = c - [H^+] \approx c$$

式（5-12）进一步简化为

$$[H^+] = \sqrt{K_a c} \tag{5-13}$$

这是计算一元弱酸溶液中$[H^+]$的最简式（使用条件：$cK_a \geqslant 20K_w$，$\dfrac{c}{K_a} \geqslant 400$）。

一般情况下，先用最简式计算溶液中$[H^+]$，然后根据上述近似计算的条件，判断是否符合要求，如不符合，再用近似公式求解。

对于其他酸碱溶液中$[H^+]$的计算可用类似的方法进行。

同理，对于一元弱碱，$cK_b \geqslant 20K_w$，$\dfrac{c}{K_b} \geqslant 400$，则一元弱碱溶液中$[OH^-]$的最简式为

$$[OH^-] = \sqrt{K_b c} \tag{5-14}$$

例 5-6 推导两性物质HB^-溶液中$[H^+]$的计算公式。

解：（1）列出质子条件式：

$$H_2B \xleftarrow{\ +H^+\ } \boxed{HB^-} \xrightarrow{\ -H^+\ } B^{2-}$$

$$H_3O^+ \xleftarrow{\ +H^+\ } \boxed{H_2O} \xrightarrow{\ -H^+\ } OH^-$$

$$[H^+] + [H_2B] = [OH^-] + [B^{2-}]$$

（2）将各平衡常数表达式代入质子条件式，得

$$[H^+] + \frac{[H^+][HB^-]}{K_{a_1}} = \frac{K_w}{[H^+]} + \frac{K_{a_2}[HB^-]}{[H^+]}$$

$$[H^+] = \sqrt{\frac{K_{a_1}(K_w + K_{a_2}[HB^-])}{K_{a_1} + [HB^-]}}$$

这是计算 HB^- 溶液中 $[H^+]$ 的精确公式。

（3）如果 K_{a_1} 和 K_{a_2} 相差较大，则 K_{a_2} 和 K_{b_2} 都较小，即 HB^- 的解离和水解都可以忽略，$[HB^-] \approx c$，可得

$$[H^+] = \sqrt{\frac{K_{a_1}(K_w + K_{a_2}c)}{K_{a_1} + c}}$$

这是计算 HB^- 溶液中 $[H^+]$ 的近似公式。

（4）当 HB^- 的酸性不是太弱时，可忽略水的解离，即当 $K_{a_2}c > 20K_w$ 时，上式可简化为

$$[H^+] = \sqrt{\frac{K_{a_1}K_{a_2}c}{K_{a_1} + c}}$$

若溶液的浓度不是太稀，K_{a_1} 不是太大时，即当 $c \geqslant 20K_{a_1}$ 时，上式可进一步简化为

$$[H^+] = \sqrt{K_{a_1}K_{a_2}} \tag{5-15}$$

这是计算 HB^- 溶液中 $[H^+]$ 的最简式。

3. 缓冲溶液 缓冲溶液是一种能对溶液的酸度起稳定作用的溶液。如果往缓冲溶液中加入少量酸或碱，或溶液中发生化学反应时产生了少量酸或碱，或将溶液稍加稀释，溶液的酸度基本上稳定不变。缓冲溶液在分析化学、生物化学和临床医学等各个领域中十分重要。

分析化学中的缓冲溶液大多数用于控制溶液酸度，也有用于测量溶液 pH 时校准 pH 计的标准缓冲溶液。关于缓冲溶液可参考有关参考书和手册。

（1）缓冲溶液 pH 的计算：缓冲溶液一般由浓度较大的弱酸及其共轭碱组成，如 HAc-Ac$^-$、NH$_4^+$-NH$_3$ 等。

以弱酸 HB（浓度为 c_a）和其共轭碱 B$^-$（浓度为 c_b）组成的缓冲溶液为例，当 c_a、c_b 较大时，$c_a \geqslant 20[H^+]$，$c_b \geqslant 20[H^+]$，$c_a \geqslant 20[OH^-]$，$c_b \geqslant 20[OH^-]$，则

$$[H^+] = K_a \frac{c_a}{c_b} \tag{5-16}$$

$$pH = pK_a + \lg \frac{c_b}{c_a} \tag{5-17}$$

式（5-16）和式（5-17）是计算缓冲溶液中 $[H^+]$ 和 pH 的最简式。

作为一般控制酸度的缓冲溶液，因为缓冲溶液本身的浓度较大，控制溶液的 pH 为 2～12，溶液中[H^+]和[OH^-]较小，且对计算结果的要求也不十分准确，所以通常用最简式进行计算。

（2）缓冲容量和缓冲范围：任何缓冲溶液的缓冲能力都有一定的限度。如果加入的酸（碱）的量太多，或稀释的倍数太大，都会使其失去缓冲能力。缓冲溶液的缓冲能力常用缓冲容量（buffer capacity）衡量，以 β 表示，其物理意义为：使 1L 缓冲溶液的 pH 增加 dpH 单位所需强碱的量 db（mol），或使 1L 缓冲溶液的 pH 降低 dpH 单位所需强酸的量 da（mol），即

$$\beta = \frac{\mathrm{d}b}{\mathrm{dpH}} = -\frac{\mathrm{d}a}{\mathrm{dpH}}$$

由于酸度增加使溶液的 pH 降低，为保持 β 为正，故在 da/dpH 前加负号。显然，β 值越大，溶液的缓冲能力越强。可以证明

$$\beta = 2.30 c \delta_{HB} \delta_{B^-} = 2.30 c \delta_{HB}(1 - \delta_{HB}) \tag{5-18}$$

从式（5-18）可见，β 值与共轭酸碱组分的总浓度 c 及其比值 c_a / c_b 有关。

当 c_a / c_b 一定时，总浓度越大，β 值也越大。所以，过度稀释将导致溶液的缓冲能力显著降低。

当缓冲溶液的总浓度一定时，c_a / c_b 越接近 1，β 值越大，溶液的缓冲能力越强，当 pH=pK_a 即 $c_a = c_b = 0.5c$ 时，β 值达到最大值 β_{max}（ $=2.30 \times 0.5 \times 0.5 c = 0.575c$ ）。此时，溶液的缓冲能力最强。当 pH=p$K_a \pm 1$，即 c_a / c_b 等于 1/10 或 10/1 时，由式（5-18）可得此时的缓冲溶液的 β 为 0.19c，约为最大值的 1/3。c_a / c_b 偏离 1 越远，缓冲溶液的 β 值越小，溶液的缓冲能力越弱。当 c_a / c_b 为 1/50 或 50/1 时，可认为溶液已没有缓冲能力了。对于任何缓冲体系，都有一个有效的 pH 范围，它大约在 pK_a 值两侧各一个 pH 单位之内，称为缓冲范围，即

$$pH = pK_a \pm 1$$

在 pH=p$K_a \pm 1$ 的范围内，缓冲溶液具有较大的缓冲容量，超出此范围，缓冲溶液的缓冲能力将显著下降。因此，配制缓冲溶液时，所选缓冲剂的 pK_a 应尽可能与所需的 pH 接近。

（四）酸碱指示剂

案例 5-2

17 世纪的一个夏天，英国著名化学家波义耳正急匆匆地向自己的实验室走去，刚要跨入实验室大门，阵阵醉人的香气扑鼻而来，他这才发现花圃里的玫瑰花开了。他本想好好欣赏一下迷人的花朵，但想到一天的实验安排，便摘下几朵紫罗兰插入一个盛水的烧瓶中，然后开始和助手们做实验。不巧的是，一个助手不慎把一滴盐酸溅到紫罗兰上，爱花的波义耳急忙把冒烟的紫罗兰用水清洗了一下，重新插入花瓶中。谁知当水落到花瓣上后，溅上盐酸的花瓣奇迹般地变红了，波义耳立即敏感地意识到紫罗兰中有一种成分遇盐酸会变红。那么，这种物质到底是什么？其他植物会不会有同样的物质？别的酸对这种物质会有什么样的反应？这对化学研究有什么样的意义？这一奇怪的现象以及一连串的问题，促使波义耳进行了许多实验。由此他发现，大部分花草受酸或碱的作用都会改变颜色，其中以石蕊地衣中提取的紫色浸液最为明显，它遇酸变成红色，遇碱变成蓝色。利用这一特点，波义耳制成了实验中常用的酸碱试纸——石蕊试纸。

问题：

（1）酸碱指示剂的作用原理是什么？

（2）什么是酸碱指示剂的理论变色点和理论变色范围？

1. 酸碱指示剂的作用原理 酸碱指示剂是一类有机弱酸或弱碱，其共轭酸碱对具有不同的结构，因而呈现不同的颜色。当溶液 pH 改变时，指示剂失去或得到质子，结构发生变化，引起颜色的变化。例如，甲基橙是一种有机弱碱，它在水溶液中存在如下平衡：

碱式(黄色)   酸式(红色)

增大溶液中[H$^+$]，平衡向右移动，主要以酸式存在，溶液显红色。降低溶液中[H$^+$]，平衡向左移动，主要以碱式存在，溶液显黄色。又如，酚酞是有机酸，在溶液中存在如下平衡：

酸式(无色)   碱式(红色)

增大溶液中[H$^+$]，平衡向左移动，主要以酸式存在，溶液显无色。降低溶液中[H$^+$]，平衡向右移动，主要以碱式存在，溶液显红色。

在酸式和碱式型体中仅有一种型体具有颜色的指示剂称为单色指示剂；两种型体均有颜色的指示剂称为双色指示剂。

2. 酸碱指示剂的 pH 变色范围　若以 HIn 表示指示剂的酸式，其颜色为酸式色；In$^-$表示指示剂的碱式，其颜色为碱式色，则弱酸指示剂在溶液中有下列解离平衡：

$$HIn \rightleftharpoons H^+ + In^-$$

$$K_{HIn} = \frac{[H^+][In^-]}{[HIn]}$$

$$\frac{[In^-]}{[HIn]} = \frac{K_{HIn}}{[H^+]}$$

K_{HIn} 是指示剂的解离常数，简称指示剂常数。因此，溶液中酸式浓度与碱式浓度的比值只与[H$^+$]有关。

由于人的眼睛对颜色的分辨能力有一定限度，当[In$^-$]/[HIn]≥10 时，只能看到碱式色；当[In$^-$]/[HIn]≤1/10 时，只能看到酸式色；当[In$^-$]/[HIn]=1 时，表示溶液中有 50%酸式、50%碱式，溶液呈现指示剂的过渡色，此时 pH=pK_{HIn}，这一点称为指示剂的理论变色点。

当溶液的 pH 由 pK_{HIn}-1 改变到 pK_{HIn}+1 时，能明显看到指示剂由酸式色变到碱式色，故 pK_{HIn}±1 称为指示剂的理论变色范围。

由于人眼对不同颜色的敏感程度不同，观察到的变色范围与理论变色范围有一定差别，故指示剂的变色范围由实验测得。例如，甲基橙（pK_{HIn}=3.4）的实际变色范围为 3.1～4.4。

（五）酸碱滴定曲线和指示剂的选择

案例 5-3

柠檬酸含有羧基，是一种有机酸，可用作食品调味剂，也可用于食用油的抗氧化剂，同时还能改善食品的感官性状，增强食欲，促进体内钙、磷物质的消化吸收。柠檬酸广泛应用于各种饮料、汽水、葡萄酒、糖果、点心、饼干、罐头、果汁、乳制品等食品制造中。另外，水果中也含有柠檬酸，如柠檬、甜橙、菠萝中都含有丰富的柠檬酸。

问题：

（1）能否采用氢氧化钠标准溶液直接滴定柠檬酸的含量？

（2）直接准确滴定的判据是什么？

（3）如能直接滴定，应选择什么指示剂？指示剂的选择原则是什么？

在酸碱滴定中,最重要的是要估计被测物质能否被准确滴定,滴定过程中溶液 pH 的变化情况以及如何选择合适的指示剂确定滴定终点。

1. 滴定曲线　在酸碱滴定过程中,随着滴定剂的加入,溶液的 pH 不断发生变化,若以加入的滴定剂体积为横坐标,溶液的 pH 为纵坐标作图,即可得酸碱滴定曲线。

滴定曲线可以通过实验绘制,也可以通过酸碱平衡理论,根据不同滴定阶段溶液的组成进行计算。不同类型的酸碱滴定,不同阶段溶液的组成不同,其 pH 的变化规律不同。

现以强碱滴定强酸为例,介绍酸碱滴定曲线的绘制方法和步骤。设 HCl 的浓度为 c_a（0.1000mol/L）,体积为 V_0（20.00ml）,NaOH 的浓度为 c_b（0.1000mol/L）,滴定时加入的体积为 V。整个滴定过程可分为四个阶段：

（1）滴定前,溶液的组成为 0.1000 mol/L HCl,$[H^+]=c_a=0.1000$ mol/L。

$$pH=1.00$$

（2）滴定开始至化学计量点前,溶液的组成为 NaCl+HCl,溶液中的$[H^+]$取决于剩余的 HCl 的浓度。

$$[H^+] = \frac{c_a V_0 - c_b V}{V_0 + V}$$

例如,当加入 19.98 ml NaOH 溶液（滴定了 99.9% HCl）时：

$$[H^+] = \frac{0.1000 \times 20.00 - 0.1000 \times 19.98}{20.00 + 19.98} = 5.0 \times 10^{-5} \ (mol/L)$$
$$pH=4.30$$

（3）化学计量点时,NaOH 和 HCl 恰好按照化学计量关系完全反应,溶液的组成为 NaCl 水溶液,溶液的$[H^+]$由水的解离决定。

$$[H^+] = [OH^-] = 1.0 \times 10^{-7} \ mol/L$$
$$pH=7.00$$

（4）化学计量点后,溶液的组成为 NaCl+NaOH,溶液的 pH 取决于过量的 NaOH 的量。此时,溶液呈碱性。

$$[OH^-] = \frac{c_b V - c_a V_0}{V + V_0}$$

例如,当加入 20.02 ml NaOH 溶液（滴定百分数为 100.1%）,即 NaOH 过量 0.02 ml 时：

$$[OH^-] = \frac{0.1000 \times 20.02 - 0.1000 \times 20.00}{20.02 + 20.00} = 5.0 \times 10^{-5} \ mol/L$$
$$pOH=4.30$$
$$pH = 14.00 - 4.30 = 9.70$$

用上述方法计算滴定过程中各不同滴定点的 pH,结果列于表 5-2 中。

表 5-2　NaOH 滴定 HCl 时溶液 pH 的变化

加入 NaOH/ml	HCl 被滴定的百分数/%	剩余的 HCl/ml	过量的 NaOH/ml	pH
0.00	0.00	20.00		1.00
18.00	90.00	2.00		2.28
19.80	99.00	0.20		3.30
19.98	99.90	0.02		4.30
20.00	100.0	0.00		7.00
20.02	100.1		0.02	9.70
20.20	101.0		0.20	10.70
22.00	110.0		2.00	11.68
40.00	200.0		20.00	12.50

（滴定突跃：pH 4.30～9.70）

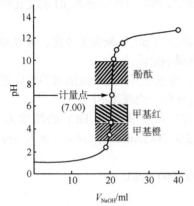

图 5-2　NaOH 滴定 HCl 溶液的滴定曲线

以溶液的 pH 为纵坐标，加入 NaOH 溶液的体积为横坐标，绘制滴定曲线，如图 5-2 所示。

由表 5-2 和图 5-2 可见，滴定开始时，溶液中存在大量 HCl，所以加入 NaOH 后，溶液 pH 变化很小，曲线比较平坦。从滴定开始到加入 19.98 ml NaOH 溶液（99.9%HCl 被滴定），溶液的 pH 从 1.00 增加到 4.30。当加入 99.9% NaOH 后，再加 1 滴 NaOH（0.04 ml），即过量 0.1%，溶液的 pH 发生突变，从 4.30 增加到 9.70，溶液从酸性变为碱性。这种 pH 的突变称为滴定突跃，它所处的 pH 范围称为滴定突跃范围。此后，继续加入 NaOH，溶液的 pH 的变化逐渐减小，曲线又趋于平坦。

对于强酸滴定弱碱或强碱滴定弱酸，可用类似的方法绘制滴定曲线。表 5-3 和图 5-3 分别为 0.1000 mol/L NaOH 滴定 20.00 ml 0.1000 mol/L HAc 时，溶液 pH 变化情况及滴定曲线。

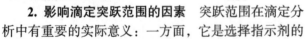

表 5-3　NaOH 滴定 HAc 时溶液的 pH 变化情况

加入 NaOH/ml	HAc 被滴定的百分数/%	溶液组成	$[H^+]$ 计算公式	pH	
0.00	0.0	HAc	$[H^+] = \sqrt{K_a c}$	2.88	
18.00	90.0			5.70	滴
19.80	99.0	HAc+Ac⁻	$[H^+] = K_a \dfrac{c_{HAc}}{c_{Ac^-}} = \dfrac{c_a V_0 - c_b V}{c_b V}$	6.74	
19.98	99.9			7.75	定
20.00	100.0	Ac⁻		8.72	
20.02	100.1			9.70	突
20.20	101.0	OH⁻+Ac⁻		10.70	
22.00	110.0		$[OH] = \sqrt{K_b c_{Ac^-}}$	11.68	跃
40.00	200.0			12.50	
			$[H^+] = K_a \dfrac{c_b V - c_a V_0}{V + V_0}$		

从表 5-3 和图 5-3 可见，滴定开始时，溶液的组成为弱酸 HAc，溶液的 pH 比强酸高，滴定曲线的起点高。滴定开始的瞬间，由于生成少量 Ac⁻，抑制了 HAc 的解离，溶液中[H⁺]降低，pH 增加较快。随着滴定的进行，HAc 和 Ac⁻组成缓冲溶液，使溶液的 pH 增加变缓，曲线变得较为平坦。到化学计量点附近，溶液的 pH 发生突变。化学计量点时，溶液的组成为 Ac⁻，它是弱碱，所以化学计量点时，溶液是碱性。化学计量点后，溶液的组成为 NaAc 和 NaOH，Ac⁻的碱性较弱，它的解离受到 OH 的抑制，溶液的 pH 变化与强碱滴定强酸相同。

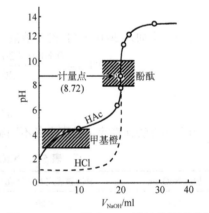

图 5-3　NaOH 滴定 HAc 溶液的滴定曲线

2. 影响滴定突跃范围的因素　突跃范围在滴定分析中有重要的实际意义：一方面，它是选择指示剂的依据；另一方面它反映了滴定反应的完全程度，滴定突跃越大，滴定反应越完全，滴定越准确。对于不同类型的滴定，影响突跃范围的因素各不相同。

对于强碱滴定强酸或强酸滴定强碱，滴定突跃范围取决于酸或碱的浓度，浓度增加，突跃范围增大。图 5-4 为不同浓度强碱滴定相应浓度强酸的滴定曲线。

对于强碱滴定弱酸或强酸滴定弱碱，滴定突跃范围的大小除了与酸、碱的浓度有关外，还与弱酸、弱碱的强度有关。弱酸、弱碱的电离常数越小，曲线的起点就越高，突跃范围就越小。图5-5是用0.1mol/L NaOH溶液滴定0.1mol/L各种强度弱酸的滴定曲线。由图可见，当$K_a \leqslant 10^{-9}$时，已经没有明显的突跃，无法选择合适的指示剂确定它的终点。

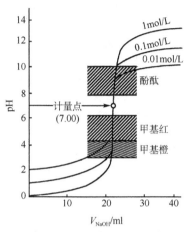
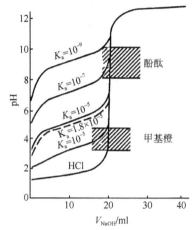

图5-4　不同浓度的强碱滴定相应浓度强酸的滴定曲线　　图5-5　0.1mol/L NaOH滴定0.1mol/L各种强度酸的滴定曲线

3. 用指示剂指示终点时的滴定条件　根据滴定突跃范围，可以选择合适的指示剂指示滴定的终点。但是，很难选择一种恰在化学计量点时变色的指示剂。实际上，只要选择一种在滴定突跃范围内变色的指示剂，滴定的终点误差就不会大于±0.1%，这是符合滴定分析要求的。因此，选择指示剂的原则是：指示剂的变色范围或变色范围的一部分应落在滴定突跃范围内。

强碱滴定强酸，突跃范围较大，酚酞、甲基红均为合适的指示剂（图5-4）。酸碱浓度较大时，也可用甲基橙作指示剂。但用0.01000 mol/L的NaOH滴定0.01000 mol/L的HCl时，若用甲基橙作指示剂，终点误差将超过-0.1%；如果用0.1000 mol/L HCl滴定同浓度NaOH，若用甲基橙作指示剂，只能滴定到黄色稍有改变，若滴定至橙色，终点误差将超过+0.1%。另外，若以酚酞作指示剂，用碱滴定酸时，溶液由无色变为红色，较易察觉；用酸滴定碱时，指示剂由红色变为无色，较难观察。因此，酚酞适合于用碱滴定酸，而甲基红、甲基橙适合于用酸滴定碱。

对于强碱滴定弱酸，由于突跃范围处于弱碱性区，在酸性范围变色的指示剂（如甲基红、甲基橙等）就不适用，否则将引起很大的负误差。酚酞的变色范围落在突跃范围内，所以可作为此类滴定的指示剂。当弱酸的浓度一定时，弱酸的强度越大，突跃范围越大。当$cK_a < 10^{-8}$时，已经没有明显的突跃，利用一般的指示剂已无法确定它的滴定终点，所以不能直接滴定。故通常以$cK_a \geqslant 10^{-8}$作为判断弱酸能否直接进行准确滴定的判据。对于不符合$cK_a \geqslant 10^{-8}$的弱酸，可采用其他途径，如电位滴定或改变溶剂或弱酸强化等措施进行测定。同理，$cK_b \geqslant 10^{-8}$是弱碱能否直接进行准确滴定的判据。

案例5-3分析讨论：

柠檬酸为三元酸，其解离常数为：$pK_1 = 3.13$，$pK_2 = 4.76$，$pK_3 = 6.40$，各级解离常数相差不大，三级解离均满足$cK_a \geqslant 10^{-8}$，可以用氢氧化钠标准溶液滴定柠檬酸三级解离出来的总酸。指示剂的选择原则是指示剂的变色范围应全部或部分落在突越范围内。对于强碱滴定弱酸，由于突跃范围处于弱碱性区，可选择酚酞作指示剂。

三、配位滴定法

案例 5-4

　　水的总硬度是指水中钙、镁离子的总浓度。我国《生活饮用水卫生标准》(GB 5749—2006) 规定，水的总硬度 (以 $CaCO_3$ 计) 不得超过 450 mg/L。水的硬度过高有以下危害：①长期饮用高硬度的水，会引起心血管、神经、泌尿等系统的病变。②烧开的水口感差，且常造成壶底结垢；严重影响饭菜的味道和质量。③沐浴时，头发、皮肤常有干涩、发紧的感觉，伤害皮肤、加速衰老。④洗涤衣物时，浪费洗涤剂，且衣物不易洗净，洗后的衣物发脆发硬，并残存有洗涤剂的味道。⑤餐具、洁具上常会出现水渍、斑点，需要经常清洗，水池甚至墙壁上出现水垢等。⑥热水器随着使用时间的增加而热效率降低，这也是因为积存的水垢增加了，不仅耗电多，还造成了安全隐患。

　　水的总硬度测定采用 EDTA 配位滴定法。在 pH=10 的氨性缓冲溶液中，以铬黑 T 为指示剂，用三乙醇胺和 Na_2S 掩蔽 Fe^{3+}、Al^{3+}、Cu^{2+}、Pb^{2+}、Zn^{2+} 等共存离子，用 EDTA 标准溶液滴至溶液由紫红色变为蓝色，即为终点。

问题：

　　(1) EDTA 具有什么性质？EDTA 测定水的总硬度的原理是什么？

　　(2) EDTA 测定水的总硬度在 pH=10 的条件下进行，酸度对配位滴定有何影响？

　　配位滴定法是以配位反应为基础的滴定分析方法。在配位反应中提供配位原子的物质称为配位剂。配位剂分为无机配位剂和有机配位剂两类。

　　无机配位剂大都是只含有一个配位原子的单齿配体，它们与金属离子的配位反应是逐级进行的，如同多元弱酸一样，存在逐级解离平衡关系，且各级稳定常数彼此相差不大，在滴定时容易同时生成不同配位数的配位化合物，使配位剂与金属离子之间的化学计量关系不确定，因而不能进行滴定分析。例如，Cu^{2+} 与 NH_3 的配位是分四步进行的，其逐级稳定常数 $k_1 \sim k_4$ 分别为 $10^{4.31}$、$10^{3.67}$、$10^{3.04}$ 和 $10^{2.30}$。由此可见，Cu^{2+} 与 NH_3 的配合物的逐级稳定常数都比较小，且相差不大，到达化学计量点时，Cu^{2+} 的浓度不会发生突变，导致无法确定终点。因此，能够形成无机配合物的反应虽然很多，但能用于配位滴定的只有很少几种，如以 CN^- 为配位剂的氰量法和以 Hg^{2+} 为中心离子的汞量法。在分析化学中，无机配位剂主要用于干扰物质的掩蔽剂和防止金属离子水解的辅助配位剂等。

　　有机配位剂常含有两个或两个以上的配位原子，为多齿配体。它们与金属离子配位时可以形成具有环状结构的螯合物。螯合物的稳定性较高，一般不存在分级配位的情况，且有较高的选择性。因此，螯合剂广泛用作滴定剂。

　　目前，广泛用于配位滴定的有机配位剂是含有—N$(CH_2COOH)_2$ 基团的氨羧配位剂，能与许多金属离子形成稳定的可溶性配合物。氨羧配位剂的种类很多，其中应用最广泛的是乙二胺四乙酸 (H_4Y)，简称 EDTA。

(一) EDTA 及其配合物的性质

　　EDTA 在水中溶解度较小，难溶于酸和有机溶剂，易溶于 NaOH 或 NH_3 溶液中生成相应的盐。因此，通常使用的是 EDTA 二钠盐 ($Na_2H_2Y \cdot 2H_2O$)，一般也将其简称为 EDTA。$Na_2H_2Y \cdot 2H_2O$ 在水中的溶解度较大，22℃时 100 ml 水可溶解 11.1 g。

　　EDTA 在水溶液中有如下的双偶极离子结构：

$$HOOC-CH_2 \diagdown \overset{+}{\underset{H}{N}}-CH_2-CH_2-\overset{+}{\underset{H}{N}} \diagup CH_2-COO^-$$
$$^-OOC-CH_2 \diagup \qquad\qquad\qquad \diagdown CH_2-COOH$$

如果溶液的酸度很高，它的两个酸根可再接受 H^+，形成六元酸 H_6Y^{2+}，相应的有六级解离平衡 $pK_{a_1} \sim pK_{a_6}$ 分别为 0.90、1.60、2.00、2.67、6.16、10.26，所以，EDTA 在水溶液中可以 H_6Y^{2+}、H_5Y^+、H_4Y、H_3Y^-、H_2Y^{2-}、HY^{3-} 和 Y^{4-} 七种型体存在，其分布系数与溶液的 pH 有关。

在 pH<1 的强酸性溶液中，主要以 H_6Y^{2+} 形式存在；在 pH=2.67~6.16 的溶液中，主要以 H_2Y^{2-} 形式存在；在 pH>10.26 的碱性溶液中，主要以 Y^{4-} 形式存在。

EDTA 与金属离子形成的配合物有如下特点：①EDTA 具有广泛的配位性，几乎能与所有的金属离子形成配合物。②EDTA 配合物的配位比简单，一般情况下都形成 1:1 的配合物。③EDTA 分子有六个配位原子，能与金属离子形成具有多个五元环结构的螯合物。因此，EDTA 配合物的稳定性较高。④EDTA 配合物易溶于水。⑤EDTA 与无色金属离子形成无色配合物，与有色金属离子形成颜色更深的配合物。

（二）配合物在溶液中的解离平衡

1. 配合物的稳定常数 对配位比为 1:1 的 ML 型配合物来说，例如，M^{n+} 与 EDTA 反应，在溶液中存在如下平衡：

$$M + Y \rightleftharpoons MY（为简便起见，略去电荷）$$

反应的平衡常数为

$$K_{MY} = \frac{[MY]}{[M][Y]} \tag{5-19}$$

K_{MY} 称为配合物 MY 的稳定常数。K_{MY} 越大，配合物越稳定。

对于配位比为 $1:n$ 的 ML_n 型配合物来说，由于配合物是逐级形成的，其逐级稳定常数为

$$M + L \rightleftharpoons ML \qquad k_1 = \frac{[ML]}{[M][L]}$$

$$ML + L \rightleftharpoons ML_2 \qquad k_2 = \frac{[ML_2]}{[ML][L]}$$

$$\vdots \qquad\qquad \vdots$$

$$ML_{n-1} + L \rightleftharpoons ML_n \qquad k_n = \frac{[ML_n]}{[ML_{n-1}][L]}$$

若将逐级稳定常数依次相乘，就得到各级累积稳定常数，用 β_i 表示：

$$\beta_1 = k_1 = \frac{[ML]}{[M][L]}$$

$$\beta_2 = k_1k_2 = \frac{[ML_2]}{[M][L]^2}$$

$$\vdots$$

$$\beta_n = k_1k_2\cdots k_n = \frac{[ML_n]}{[M][L]^n}$$

第 n 级累级稳定常数又称为配合物的总稳定常数。

应用各级累积稳定常数可以比较方便地计算溶液中各级配合物的平衡浓度。

$$[ML] = \beta_1[M][L]$$

$$[ML_2] = \beta_2[M][L]^2$$

$$\vdots$$

$$[ML_n] = \beta_n[M][L]^n$$

2. 溶液中各级配合物的分布 当 M 与配体 L 逐级形成 ML_n 配合物时，在溶液中会同时存在 ML、ML_2、…、ML_n 各级配合物。各级配合物的分布系数与配体的浓度有关。

设溶液中金属离子的总浓度为 c_M，则

$$c_M = [M] + [ML] + [ML_2] + \cdots + [ML_n]$$
$$= [M](1 + \beta_1[L] + \beta_2[L]^2 + \cdots + \beta_n[L]^n)$$
$$= [M](1 + \sum_{i=1}^{n} \beta_i[L]^i)$$

则各组分的分布系数为

$$\delta_M = \frac{[M]}{c_M} = \frac{[M]}{[M](1 + \sum_{i=1}^{n} \beta_i[L]^i)} = \frac{1}{1 + \sum_{i=1}^{n} \beta_i[L]^i}$$

$$\delta_{ML} = \frac{[ML]}{c_M} = \frac{\beta_1[M][L]}{[M](1 + \sum_{i=1}^{n} \beta_i[L]^i)} = \frac{\beta_1[L]}{1 + \sum_{i=1}^{n} \beta_i[L]^i}$$

$$\vdots$$

$$\delta_{ML_n} = \frac{[ML_n]}{c_M} = \frac{\beta_n[M][L]^n}{[M](1 + \sum_{i=1}^{n} \beta_i[L]^i)} = \frac{\beta_n[L]^n}{1 + \sum_{i=1}^{n} \beta_i[L]^i}$$

式中，[L]为 M 与 L 的配位反应达到平衡时，溶液中游离 L 的浓度。由上面式子可知，δ 仅与[L]有关，与 c_M 无关。

应当注意，如果 L 还存在酸碱平衡，则[L]=$c_L \cdot \delta_L$，溶液中各级配合物的分布情况还与溶液的 pH 有关。

（三）配位反应中的副反应系数和条件稳定常数

配位滴定中所涉及的化学平衡比较复杂，除被测金属离子与 EDTA 之间的主反应外，M 和 Y 以及反应产物 MY 都可能发生副反应，使主反应受到影响。主反应和副反应之间的平衡关系可表示如下：

$$
\begin{array}{ccccc}
M & + & Y & \rightleftharpoons & MY \\
L \Big\Downarrow \Big\Downarrow OH^- & & H^+ \Big\Downarrow \Big\Downarrow N & & H^+ \Big\Downarrow \Big\Downarrow OH^- \\
\end{array}
$$

ML	MOH	HY	NY	MHY　MOHY
ML$_2$	M(OH)$_2$	H$_2$Y		
$\vdots$	$\vdots$	$\vdots$		
ML$_n$	M(OH)$_n$	H$_6$Y		

　　配位效应　　水解效应　　酸效应　共存离子效应　混合配位效应

反应物 M、Y 发生的副反应不利于主反应的进行，而反应产物 MY 发生的副反应则有利于主反应进行，但由于酸式、碱式配合物一般不太稳定，MY 的副反应一般可忽略不计。

M 和 Y 的各种副反应对主反应的影响程度可用其副反应系数 α 表示。下面分别讨论 M 和 Y 的副反应及相应的副反应系数。

1. EDTA 的副反应和副反应系数

（1）酸效应：因 H^+ 存在而使 EDTA 参加主反应能力降低的现象称为酸效应。酸效应的大小用酸效应系数 $\alpha_{Y(H)}$ 表示，$\alpha_{Y(H)}$ 为未参加主反应的 EDTA 总浓度[Y′]与溶液中游离的 Y（Y^{4-}）的浓度[Y]之比，即

$$\alpha_{Y(H)} = \frac{[Y']}{[Y]}$$

式中，$[Y'] = [Y] + [HY] + [H_2Y] + [H_3Y] + [H_4Y] + [H_5Y] + [H_6Y]$

$\alpha_{Y(H)}$ 越大，则 $[Y]$ 越小，对 MY 的形成就越不利。$\alpha_{Y(H)}$ 随溶液 pH 的增大而减小。$\alpha_{Y(H)}$ 越小，酸度对配合物稳定性的影响越小。

（2）共存离子效应：若溶液中除被测金属离子 M 外，还存在可与 EDTA 发生配位反应的其他金属离子 N，则 N 将影响 M 与 EDTA 的配位作用。这种因其他金属离子存在，使 EDTA 参加主反应能力降低的现象称为共存离子效应。其影响程度用共存离子效应系数 $\alpha_{Y(N)}$ 表示。

$$\alpha_{Y(N)} = \frac{[NY] + [Y]}{[Y]} = 1 + K_{NY}[N]$$

式中，K_{NY} 为配合物 NY 的稳定常数，$[N]$ 为溶液中 N 的平衡浓度。

（3）Y 的总副反应系数：当体系中既有酸效应，又有共存离子效应时，EDTA 的总副反应系数为

$$\alpha_Y = \frac{[Y] + [HY] + [H_2Y] + \cdots + [H_6Y] + [NY]}{[Y]}$$

$$= \frac{[Y] + [HY] + [H_2Y] + \cdots + [H_6Y]}{[Y]} + \frac{[Y] + [NY]}{[Y]} - \frac{[Y]}{[Y]}$$

$$= \alpha_{Y(H)} + \alpha_{Y(N)} - 1$$

2. 金属离子的副反应及副反应系数

（1）配位效应系数：若溶液中存在一种能与 M 形成配合物的配位剂 L，则 M 与 Y 的反应会受到影响，这种其他配位剂的存在使金属离子参加主反应能力降低的现象称为配位效应。配位效应的大小用配位效应系数 $\alpha_{M(L)}$ 表示。$\alpha_{M(L)}$ 为没有参加主反应的金属离子总浓度 $[M']$ 与游离金属离子浓度 $[M]$ 之比，即

$$\alpha_{M(L)} = \frac{[M']}{[M]}$$

式中，$[M'] = [M] + [ML] + \cdots + [ML_n]$，根据配合物的逐级稳定常数，可得

$$\alpha_{M(L)} = 1 + \beta_1[L] + \beta_2[L]^2 + \cdots + \beta_n[L]^n$$

$\alpha_{M(L)}$ 越大，表示 M 与 L 的配位反应越完全，即配位效应越严重。如果 M 没有配位副反应，则 $[M'] = [M]$，$\alpha_{M(L)} = 1$。

L 可能是为控制溶液酸度所加的缓冲剂，为消除干扰而加入的掩蔽剂或为防止金属离子水解所加入的辅助配位剂。

（2）水解效应：当溶液 pH 较高时，M 常因水解而生成各种羟基或多核羟基配合物。这种由于金属离子水解而影响主反应的现象称为水解效应，水解效应的大小用水解效应系数 $\alpha_{M(OH)}$ 表示。

$$\alpha_{M(OH)} = \frac{[M']}{[M]} = 1 + \beta_1[OH] + \beta_2[OH]^2 + \cdots + \beta_n[OH]^n$$

（3）金属离子的总副反应系数：若溶液中有多种配位剂 L_1、L_2、$\cdots$、L_n 同时与金属离子发生副反应，其影响可用 M 的总副反应系数 α_M 表示。

$$\alpha_M = \alpha_{M(L_1)} + \alpha_{M(L_2)} + \cdots + \alpha_{M(L_n)} - (n-1)$$

一般来说，在有多种配位剂共存的情况下，只有一种或少数几种配位剂的副反应是主要的，其他配位剂的副反应可以忽略。

一般情况下，金属离子的副反应主要是缓冲剂等配位剂 L 引起的配位效应和因酸度较低时引起的金属离子的水解效应，此时

$$\alpha_M = \alpha_{M(L)} + \alpha_{M(OH)} - 1$$

3. 条件稳定常数 在溶液中，M 与 Y 反应生成 MY，如果没有副反应，MY 的稳定性可用 K_{MY} 衡量，K_{MY} 称为绝对稳定常数。

$$K_{MY} = \frac{[MY]}{[M][Y]}$$

如果有副反应发生，K_{MY} 值的大小则不能反映主反应进行的程度，因为副反应的发生，主反应的进行程度必然降低。因此，当有副反应发生时，主反应进行的程度应当用条件稳定常数 K'_{MY} 度量。

$$K'_{MY} = \frac{[MY]}{[M'][Y']}$$

由于 $[M'] = \alpha_M[M]$，$[Y'] = \alpha_Y[Y]$，代入上式得

$$K'_{MY} = \frac{[MY]}{\alpha_M[M]\alpha_Y[Y]} = \frac{1}{\alpha_M\alpha_Y} \cdot K_{MY}$$

$$\lg K'_{MY} = \lg K_{MY} - \lg \alpha_M - \lg \alpha_Y \tag{5-20}$$

在一定条件下（如溶液 pH 和试剂浓度一定时），K'_{MY} 是一个常数。

（四）配位滴定曲线

类似于酸碱滴定，在配位滴定中，随着滴定剂（配位剂）的加入，溶液中被测金属离子 M 的浓度不断下降，当到达计量点附近时，溶液中 M 的浓度（用 pM 表示）发生突变，形成滴定突跃。

1. 滴定曲线　下面举例说明滴定过程中 pM 值的变化。在 pH=10.00 时，以 0.010 mol/L EDTA 标准溶液滴定 20.00 ml 0.010 mol/L Ca²⁺溶液，计算滴定过程中 pCa 的变化。所得结果列于表 5-4 中。

表 5-4　EDTA 标准溶液滴定 Ca²⁺溶液时 pCa 值的变化

EDTA 的加入量		未被滴定的 Ca²⁺/%	过量的 EDTA/%	溶液的组成	[Ca²⁺]计算公式	pCa	
ml	%						
0	0	100.0		Ca²⁺	$[Ca^{2+}]=c_{Ca}$	2.00	
18.00	90.0	10.00				3.28	滴
19.80	99.0	1.00		CaY+Ca²⁺	$[Ca^{2+}] = \dfrac{c_{Ca}V_{Ca剩余}}{V_总}$	4.30	定
19.98	99.9	0.10				5.30	突
20.00	100.0	0		CaY	$[Ca^{2+}]_{sp} = \sqrt{\dfrac{c^{sp}_{Ca}}{K'_{CaY}}}$	6.50	跃
20.02	100.1		0.10		$[Y] = \dfrac{c_{EDTA}V_{EDTA过量}}{V_总}$	7.68	
20.20	101.0		1.00	CaY+Y		8.68	
40.00	200.0		100.0		$[Ca^{2+}] = \dfrac{[CaY]}{K'_{CaY}[Y]}$	10.7	

已知 $\lg K_{CaY}=10.69$，在 pH=10.00 时，$\lg \alpha_{Y(H)} = 0.45$，$\lg \alpha_{Ca(OH)} = 0$，则
$$\lg K'_{CaY} = \lg K_{CaY} - \lg \alpha_{Ca(OH)} - \lg \alpha_{Y(H)} = 10.24$$

由表 5-4 可以看出：①滴定开始至化学计量点前，溶液中有未被滴定的 Ca²⁺和反应产物 CaY，由于 K'_{CaY} 较大，且未被滴定的 Ca²⁺对 CaY 的解离有抑制作用，所以可忽略 CaY 的解离，近似地用剩余的 Ca²⁺计算溶液中的 $[Ca^{2+}]$；② c^{sp}_{Ca} 为化学计量点时 Ca²⁺的总浓度，如果 Ca²⁺和 EDTA 的初始浓度相同，则 $c^{sp}_{Ca} = \frac{1}{2}c_{Ca}$；③化学计量点时，$[Ca^{2+}]=[Y]$，因配合物 CaY 比较稳定，可忽略 CaY 的解离，这时 $[CaY] = c^{sp}_{Ca}$；④化学计量点后，溶液中过量的 Y 抑制了 CaY 的解离，因此 $[CaY] = c^{sp}_{Ca}$。

将表 5-4 所列数据，以 pCa 为纵坐标，加入 EDTA 溶液的体积为横坐标，绘制滴定曲线（图 5-6）。

2. 影响滴定突跃的因素

（1）条件稳定常数：当浓度一定时，K'_{MY} 值越大，突越范围越大（图 5-7）。但 K'_{MY} 由 K_{MY}、α_Y、α_M 决定。K_{MY} 越大，K'_{MY} 越大，突跃越大；滴定体系的酸度越大，溶液的 pH 越低，$\alpha_{Y(H)}$ 值越大，K'_{MY} 越小，突跃越小。另外，在滴定过程中，由于反应

$$M^{n+} + H_2Y^{2-} \rightleftharpoons MY^{(4-n)-} + 2H^+$$

会使溶液的酸度增大，造成 K'_{MY} 在滴定过程中逐渐变小。因此，在配位滴定中，一般都加入缓冲溶液使溶液的 pH 基本不变。

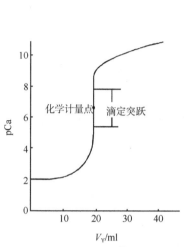

图 5-6　EDTA 滴定 Ca^{2+} 的滴定曲线

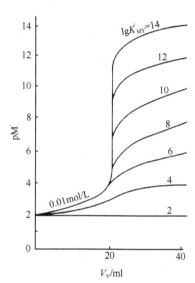

图 5-7　不同 $\lg K'_{MY}$ 时的滴定曲线

在配位滴定中，控制溶液的酸度所加的缓冲剂、防止金属离子水解所加的辅助配位剂以及消除干扰所加的掩蔽剂等都可能产生配位效应，使 K'_{MY} 减小。

（2）金属离子浓度的影响：当 K'_{MY} 一定时，金属离子的起始浓度越大，滴定曲线的起点就越低（图 5-8），滴定突跃越大；反之，滴定突跃越小。

（五）配位滴定中的指示剂——金属指示剂

在配位滴定中，广泛采用金属指示剂指示终点。金属指示剂既具有酸碱指示剂的性质，能在一定 pH 范围内变色，又具有配位基团的性质，能与金属离子形成配合物。

1. 金属指示剂的作用原理　金属指示剂能与金属离子配位生成与指示剂颜色显著不同的螯合物，从而指示终点。

例如，在 pH=10，以铬黑 T（EBT）为指示剂，用 EDTA 滴定 Mg^{2+}。滴定时，在 Mg^{2+} 溶液中加入 EBT，溶液显红色。随着 EDTA 的加入，溶液中游离的 Mg^{2+} 先与 EDTA 配位，在计量点附近，Mg^{2+} 的浓度已降至很低，此时稍过量的 EDTA 从 Mg-EBT 中夺取 Mg^{2+}，使指示剂游离出来，溶液由红色变为蓝色，指示终点到达。

2. 金属指示剂必须具备的条件

（1）金属指示剂配合物 MIn 与指示剂 In 的颜色有明显的区别。金属指示剂多为有机弱酸，在不同 pH 时，颜色不

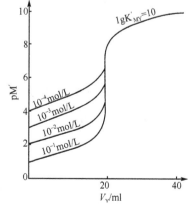

图 5-8　不同 c_M 时的滴定曲线

同，必须在合适的 pH 范围内才能指示终点。例如，铬黑 T（EBT）在溶液中有下列平衡：

$$H_2In^-(紫红) \xrightleftharpoons{pK_{a_2}=6.3} HIn^{2-}(蓝) \xrightleftharpoons{pK_{a_3}=11.6} In^{3-}(橙)$$

$$Mg^{2+} + EBT(紫色) \rightleftharpoons Mg\text{-}EBT(红色)$$

$$Mg\text{-}EBT(红色)+EDTA \rightleftharpoons Mg\text{-}EDTA+EBT(蓝色)$$

铬黑 T 在 pH<6.3 时呈紫红色，pH>11.6 时呈橙色，而铬黑 T 与二价金属离子形成的配合物的颜色为红色或紫红色，所以，只有在 pH=7～11 范围内使用，指示剂才有明显的颜色变化。根据实验，最适宜的酸度是 pH=9～10.5。

（2）MIn 的稳定性要适当。MIn 既要有足够的稳定性，又要比相应的 MY 的稳定性小。若 MIn 的稳定性太低，则会使终点过早出现，终点变色不敏锐。若 MIn 的稳定性大于 MY，则终点时 MIn 中的 In 不能被 EDTA 置换出来，虽加入过量的 EDTA 也观察不到终点，这种现象称为指示剂的封闭现象。

如果封闭现象是共存离子引起的，可加入掩蔽剂消除干扰，如加入 F 可掩蔽 Al^{3+}。若封闭现象是被测离子引起的，则可采用回滴法予以消除。

（3）指示剂与金属离子的反应必须迅速，且有良好的变色可逆性。

（4）指示剂与金属离子的配合物应易溶于水。有的指示剂与金属离子形成配合物在水中溶解度很小，终点时与 EDTA 置换缓慢，使终点拖长，这种现象称为指示剂的僵化。

（5）指示剂稳定，便于储存、使用。

3. 金属指示剂的选择   由配位滴定曲线可知，在化学计量点附近，被滴定的金属离子的 pM（或 pM′）值会发生突跃。因此，要求所选择的指示剂能在此突跃范围内发生颜色变化。为了减小滴定误差，必须使指示剂变色时的 pM_{ep} 尽量与计量点时的 pM_{sp} 接近。金属指示剂与酸碱指示剂不同，它的 pM_{ep} 除与 MIn 的稳定性有关外，还与溶液的 pH 有关。

设被滴定的金属离子 M 与指示剂 In 形成配合物 MIn，MIn 在溶液中存在下列平衡：

$$M + In \rightleftharpoons MIn$$

考虑到指示剂的酸效应，得到

$$K'_{MIn} = \frac{[MIn]}{[M][In']}$$

$$\lg K'_{MIn} = pM + \lg \frac{[MIn]}{[In']}$$

当到达指示剂的变色点时，[MIn]=[In′]，此时 pM 即 pM_{ep}，则

$$pM_{ep} = \lg K'_{MIn}$$

由于存在酸效应，$\lg K'_{MIn}$ 随溶液 pH 的变化而变化，pM_{ep} 也随 pH 变化，故金属指示剂没有确定的变色点。选择指示剂时，必须考虑体系的酸度，使终点 pM_{ep} 与计量点 pM_{sp} 尽量接近。当 M 也有副反应时，则应使 pM'_{ep} 与 pM'_{sp} 尽量一致。

在实际工作中，由于金属指示剂的常数很不齐全，多采用实验方法来选择指示剂。

（六）滴定误差及准确滴定金属离子的条件

1. 滴定误差   滴定误差是指滴定终点与化学计量点不一致所引起的误差，用 TE 表示。

$$TE\% = \frac{([Y']_{ep} - [M']_{ep}) \times V}{c_M^{sp} V} \times 100\%$$

$$TE\% = \frac{[Y']_{ep} - [M']_{ep}}{c_M^{sp}} \times 100\%$$

式中，V 为滴定至终点时溶液的总体积；$([Y']_{ep} - [M']_{ep}) \times V$ 为终点时 EDTA 过量或不足的物质的

量；c_M^{sp} 为计量点时金属离子的总浓度。

$$TE\% = \frac{10^{\Delta pM} - 10^{-\Delta pM}}{\sqrt{c_M^{sp} K'_{MY}}} \times 100\%$$

此式称为林邦（Ringbom）终点误差公式。由此可见终点误差与 $c_M^{sp} K'_{MY}$ 有关，此外，终点误差还与 ΔpM 有关，ΔpM 越大，即终点时的 pM_{ep} 与计量点时的 pM_{sp} 之差越大，此时终点离计量点越远，终点误差越大。

因为 $pM_{ep} = \lg K'_{MIn}$ ，所以终点误差的大小与选用的指示剂有关。但即使指示剂的 $\lg K'_{MIn} = pM_{sp}$，由于人眼判断颜色的局限性，仍可能造成 ΔpM 有 $\pm0.2 \sim \pm0.5$ 单位的不确定性。所以用指示剂确定终点时，目测法一般 ΔpM 至少为 ±0.2 单位。

2. 准确滴定金属离子的条件 用指示剂确定终点时，由于人眼判断颜色的局限性，即使指示剂的变色点与计量点完全一致，仍有可能造成 $\pm0.2 \sim \pm0.5 pM$ 单位的不确定性。设 $\Delta pM = \pm0.2$，用等浓度的 EDTA 滴定初始浓度为 c 的金属离子 M，若要求终点误差 $TE\% \leq \pm0.1\%$，则由林邦误差公式可得

$$c_M^{sp} K'_{MY} \geq \left(\frac{10^{0.2} - 10^{-0.2}}{0.001}\right)^2$$

即 $c_M^{sp} K'_{MY} \geq 10^6$ 或 $\lg(c_M^{sp} K'_{MY}) \geq 6$ 为判断能否准确滴定的判别式。当然，这种判断是有条件的，如果允许误差大一些，$\lg(c_M^{sp} K'_{MY})$ 可以小于 6，若采用更准确的方法确定终点，使 ΔpM 的不确定性减小，$\lg(c_M^{sp} K'_{MY})$ 值的要求也随之而改变。

3. 单一金属离子滴定的最高酸度和最低酸度 根据林邦误差公式，当 c_M^{sp}、ΔpM、$TE\%$ 一定时，K'_{MY} 必须大于某一数值，才能准确进行滴定。若仅考虑 EDTA 的酸效应，则 K'_{MY} 仅取决于 $\alpha_{Y(H)}$，$\alpha_{Y(H)}$ 的最大值所对应的酸度称为滴定的最高酸度。当 $\Delta pM = \pm0.2$ 时，若要求 $TE\% = 0.1\%$，则需 $\lg(c_M^{sp} K'_{MY}) \geq 6$ 才能准确滴定 M。

$$\lg(c_M^{sp} K'_{MY}) = \lg c_M^{sp} + \lg K_{MY} - \lg \alpha_{Y(H)} \geq 6$$

$$\lg \alpha_{Y(H)} \leq \lg c_M^{sp} + \lg K_{MY} - 6$$

求得 $\lg \alpha_{Y(H)}$ 后，可通过查表得到滴定某种金属离子时的最高浓度。

由上式可见，$\lg K_{MY}$ 越大，则滴定时允许的最高酸度越大。滴定时实际采用的酸度要比允许的最高酸度低一些，这样可以使被滴定的金属离子与 EDTA 配位得更完全一些。

如果酸度过低，金属离子可能发生水解形成 $M(OH)_n$ 沉淀，这将影响配位反应速率，使终点难以确定，并影响配位反应的计量关系。在没有辅助配位剂存在下，直接滴定金属离子的最低酸度通常可由 $M(OH)_n$ 的溶度积求得。

4. 混合离子的选择滴定

（1）控制酸度进行分步滴定：设溶液中含有被测金属离子 M 和干扰离子 N，如果 $K_{MY} > K_{NY}$，那么 K_{MY} 和 K_{NY} 相差多大才能分别滴定 M？

因混合离子中选择滴定的允许误差较大，设 $\Delta pM' = \pm0.2$，$TE\% = 0.3\%$，则准确滴定的判别式为

$$\lg(c_M^{sp} K'_{MY}) \geq 5$$

若不考虑 α_M，且控制酸度使 $\alpha_{Y(H)} \ll \alpha_{Y(N)}$，则

$$\alpha_Y = \alpha_{Y(N)} = 1 + K_{NY} c_N^{sp} \approx K_{NY} c_N^{sp}$$

$$\lg(c_M^{sp} K'_{MY}) = \lg c_M^{sp} + \lg K_{MY} - \lg \alpha_Y = \lg(c_M^{sp} K_{MY}) - \lg(c_N^{sp} K_{NY}) \geq 5$$

$$\Delta \lg(cK) \geq 5$$

此即配位滴定中的分别滴定判别式，它表示在满足此条件时，若有合适的指示 M 离子终点的方法，

则在 M 离子的适宜酸度范围内，都可准确滴定 M，而 N 不干扰。此时，滴定 M 离子的误差约为 0.3%。

（2）利用掩蔽剂进行选择性滴定：当 $\Delta \lg(cK) < 5$ 时，就不能用控制酸度的方法分步滴定 M，这时，可利用某种试剂与干扰离子作用，使[N]降低以达到消除其干扰的目的。这种方法称为掩蔽法。按所利用反应类型不同，可分为配位掩蔽法、氧化还原掩蔽法和沉淀掩蔽法。

当 M、N 离子共存时，加入配位掩蔽剂 L，N 与 L 形成稳定的配合物，降低了溶液中游离 N 的浓度。必须注意的是，用三乙醇胺作掩蔽剂，应在酸性溶液中加入，然后调节溶液 pH 为 10，否则金属离子易水解，掩蔽效果不好。另外，用 KCN 必须在碱性条件下使用，否则生成剧毒的 HCN 气体。滴定后的溶液，应加入过量 $FeSO_4$，使之生成稳定的 $Fe(CN)_6^{4-}$ 以防污染环境。

案例 5-4 分析讨论：

用 EDTA 测定水的总硬度的原理是 EDTA 与水中的 Ca^{2+} 形成 1:1 的配合物 CaY。由于 EDTA 的酸效应会降低配合物的稳定性，配位滴定受酸度的影响大。在 pH=10.00 时，$\lg K'_{CaY} = \lg K_{CaY} - \lg \alpha_{Y(H)} = 10.69 - 0.45 = 10.24$，满足 $\lg(c_M^{sp} K'_{MY}) \geq 6$，可准确滴定 Ca^{2+}；如果酸度增大，$\lg \alpha_{Y(H)}$ 增大，势必使 $\lg K'_{MY}$ 值降低，如 pH=5.00 时，$\lg K'_{CaY} = \lg K_{CaY} - \lg \alpha_{Y(H)} = 10.69 - 6.45 = 4.24$，不能满足 $\lg(c_M^{sp} K'_{MY}) \geq 6$，就不可准确滴定 Ca^{2+}。

四、氧化还原滴定法

案例 5-5

过氧化氢（H_2O_2），俗称双氧水。外观为无色透明液体，具有氧化性，是医药、卫生行业中广泛使用的消毒剂。医用双氧水的浓度一般为 3%，常用于伤口或中耳炎消毒。医用双氧水可杀灭肠道致病菌、化脓性球菌、致病酵母菌，一般用于物体表面消毒。此外，医用双氧水经常会作为冲洗药物而应用于口腔医学。

工业生产的 H_2O_2，浓度一般应是 30% 左右，但由于 H_2O_2 容易在光照条件下分解，因此使用前常应测定其实际浓度。H_2O_2 分子中有一个过氧键—O—O—，在酸性溶液中它是强氧化剂。但遇 $KMnO_4$ 表现为还原剂。测定过氧化氢的含量时，在稀硫酸溶液中，在室温条件下用高锰酸钾法测定，其反应式为

$$5H_2O_2 + 2MnO_4^- + 6H^+ \rightleftharpoons 2Mn^{2+} + 5O_2 + 8H_2O$$

开始时反应速率慢，滴入第一滴溶液不容易褪色，待 Mn^{2+} 生成后，反应速率加快，滴定到呈现稳定的微红色即为终点。稍过量的滴定剂本身的紫红色（10^{-5} mol/L）即显示终点。

问题：

（1）$KMnO_4$ 测定 H_2O_2 的反应属于氧化还原反应，如何用电极电位判断物质的氧化性或还原性？如何判断氧化还原反应进行的方向？

（2）该反应开始时反应速率慢，随着反应进行，反应速率加快，为什么？影响氧化还原反应速率的因素有哪些？

（3）影响氧化还原反应进行程度的因素是什么？

氧化还原滴定法（oxidation-reduction titration）是以氧化还原反应为基础的滴定分析方法。氧化还原反应是基于电子转移的反应，其主要特点是：反应往往分步进行，反应机理比较复杂，反应速率慢且常伴有各种副反应。因此，在进行氧化还原滴定时，必须注意控制适宜的反应条件，加快反应速率，防止副反应的发生，从而满足滴定分析的要求。

（一）氧化还原平衡

1. 条件电位　任何一个氧化还原反应都包括氧化剂的还原反应和还原剂的氧化反应，一般表示如下：

氧化剂的还原反应　　$Ox_1 + n_1e \rightleftharpoons Red_1$

还原剂的氧化反应　　$Red_2 \rightleftharpoons Ox_2 + n_2e$

总氧化还原反应为　　$n_2Ox_1 + n_1Red_2 \rightleftharpoons n_2Red_1 + n_1Ox_2$

由此可见，氧化还原反应是由两个相关的半反应组成的，每个半反应各自的氧化态和还原态组成相应的氧化还原电对（简称电对），如 Ox_1/Red_1 和 Ox_2/Red_2。氧化剂和还原剂的氧化还原能力，可以用有关电对的电极电位（简称电位）φ 衡量。电对的电位越高，其氧化态的氧化能力越强；电对的电位越低，其还原态的还原能力越强。作为一种氧化剂，它可以氧化电位比它低的还原剂；作为一种还原剂，它可以还原电位比它高的氧化剂。因此，根据有关电对的电位，可以判断氧化还原反应进行的方向、次序和反应进行的程度。

对于可逆氧化还原电对

$$Ox + ne \rightleftharpoons Red$$

其电位可用能斯特（Nernst）方程表示：

$$\varphi = \varphi^{\ominus} + \frac{RT}{nF}\ln\frac{a_{Ox}}{a_{Red}} \tag{5-21}$$

式中，φ 为电对的电位；$\varphi^{\ominus}$ 为电对的标准电位；a_{Ox}、a_{Red} 分别为氧化态和还原态的活度，mol/L；R 为摩尔气体常量，8.314 J/（K·mol）；T 为热力学温度，K；F 为法拉第常量，96487 C/mol；n 为反应中的电子转移数。

将以上参数代入式（5-21），并将自然对数换算为常用对数，则在 T 为 298K 时：

$$\varphi = \varphi^{\ominus} + \frac{0.059}{n}\lg\frac{a_{Ox}}{a_{Red}} \tag{5-22}$$

若电对的半反应有其他组分（如 H^+ 或 OH^-）参加时，则 Nernst 方程还应包括其他组分的活度。例如，电对 MnO_4^-/Mn^{2+}，其半反应和 Nernst 方程分别为

$$MnO_4^- + 8H^+ + 5e \rightleftharpoons Mn^{2+} + 4H_2O$$

$$\varphi_{MnO_4^-/Mn^{2+}} = \varphi^{\ominus}_{MnO_4^-/Mn^{2+}} + \frac{0.059}{5}\lg\frac{a_{MnO_4^-}a_{H^+}^8}{a_{Mn^{2+}}}$$

在实际工作中，通常知道的是溶液中各组分的浓度而不是活度，为简便起见，往往忽略溶液中离子强度的影响，以浓度代替活度进行计算，这只有在浓度极稀时才是正确的。当浓度较大或有其他强电解质共存（当溶液的离子强度较大）时，用浓度代替活度进行计算，必须引入相应的活度系数 γ_{Ox} 及 γ_{Red}。若氧化态、还原态存在副反应时，还必须引入相应的副反应系数 α_{Ox} 和 α_{Red}

因为

$$a_{Ox} = \gamma_{Ox}[Ox] = \gamma_{Ox}\frac{c_{Ox}}{\alpha_{Ox}} \qquad a_{Red} = \gamma_{Red}[Red] = \gamma_{Red}\frac{c_{Red}}{\alpha_{Red}}$$

代入式（5-22），得

$$\varphi = \varphi^{\ominus} + \frac{0.059}{n}\lg\frac{\gamma_{Ox}\alpha_{Red}}{\gamma_{Red}\alpha_{Ox}} + \frac{0.059}{n}\lg\frac{c_{Ox}}{c_{Red}} \tag{5-23}$$

当 $c_{Ox} = c_{Red} = 1$ mol/L 时，有

$$\varphi^{\ominus'} = \varphi^{\ominus} + \frac{0.059}{n}\lg\frac{\gamma_{Ox}\alpha_{Red}}{\gamma_{Red}\alpha_{Ox}} \tag{5-24}$$

$\varphi^{\ominus'}$ 称为条件电位（conditional potential）。它表示在一定条件下，氧化态和还原态的分析浓度均为 1 mol/L（或 $c_{Ox}/c_{Red} = 1$）时的实际电位。由于考虑了离子强度和副反应的影响，所以用 $\varphi^{\ominus'}$ 代替

$\varphi^{\ominus}$ 更符合实际情况。

标准电位 $\varphi^{\ominus}$ 和条件电位 $\varphi^{\ominus'}$ 的关系，与配位滴定中稳定常数 K 和条件稳定常数 K' 的关系相似。引入条件电位之后，处理实际问题就比较简便，也更符合实际情况。各种条件下的条件电位均由实验测得。

2. 影响条件电位的因素　从式（5-24）可见，条件电位的大小除与物质的本性有关外，还与反应条件有关。反应条件的变化不仅影响反应的完全程度，甚至可能改变氧化还原反应的方向和次序。因此，掌握影响条件电位的因素，就可以通过改变反应条件，改变相关电对的电位，控制氧化还原反应的进行，以满足滴定分析的要求。

影响条件电位的因素主要有溶液的离子强度、溶液酸度、生成沉淀和形成配合物等。

（1）离子强度：从式（5-24）可知，活度系数是影响 $\varphi^{\ominus'}$ 的因素之一，活度系数与溶液的离子强度有关。当离子强度不同时，同一电对的 $\varphi^{\ominus'}$ 值不同。但由于在氧化还原体系中副反应对电对电位的影响远远超过离子强度的影响，加之活度系数不易求得。因此，在计算 $\varphi^{\ominus'}$ 时，一般都忽略离子强度的影响（假设活度系数等于 1）。

（2）溶液的酸度：当电对的半反应有 H^+（或 OH^-）参加时，溶液的酸度将直接影响其电位。另外，如果电对的氧化态或还原态是弱酸或弱碱，溶液的酸度将影响其存在的型体，从而影响相应电对的电位。例如，电对 H_3AsO_4/H_3AsO_3，其半反应和 Nernst 方程如下：

$$H_3AsO_4 + 2H^+ + 2e \rightleftharpoons H_3AsO_3 + H_2O \qquad \varphi^{\ominus}_{H_3AsO_4/H_3AsO_3} = 0.559V$$

$$\varphi_{H_3AsO_4/H_3AsO_3} = \varphi^{\ominus}_{H_3AsO_4/H_3AsO_3} + \frac{0.059}{2}\lg\frac{c_{H_3AsO_4}\alpha_{H_3AsO_3}[H^+]^2}{c_{H_3AsO_3}\alpha_{H_3AsO_4}}$$

$$= \varphi^{\ominus'}_{H_3AsO_4/H_3AsO_3} + \frac{0.059}{2}\lg\frac{c_{H_3AsO_4}}{c_{H_3AsO_3}}$$

$$\varphi^{\ominus'}_{H_3AsO_4/H_3AsO_3} = \varphi^{\ominus}_{H_3AsO_4/H_3AsO_3} + \frac{0.059}{2}\lg\frac{\alpha_{H_3AsO_3}[H^+]^2}{\alpha_{H_3AsO_4}}$$

式中，$\alpha_{H_3AsO_4}$、$\alpha_{H_3AsO_3}$ 分别为 H_3AsO_4 和 H_3AsO_3 的酸解离副反应系数，可通过相应的分布系数求得。

（3）形成配合物：在氧化还原反应中，当加入能与氧化态或还原态形成配合物的配位剂时，将会影响电对的条件电位，有时甚至可以改变反应进行的方向。如果氧化态形成的配合物更稳定，则条件电位降低；如果还原态生成的配合物更稳定，则条件电位升高。例如，用碘量法测 Cu^{2+} 时，如果 Fe^{3+} 存在，因其氧化 I^- 而干扰测定，此时，可加入 NH_4F，使 Fe^{3+} 与 F^- 形成稳定配合物，显著降低电对 Fe^{3+}/Fe^{2+} 的电位，便不干扰测定了。

已知 $\varphi^{\ominus}_{Fe^{3+}/Fe^{2+}} = 0.77\ V$，$\varphi^{\ominus}_{I_3^-/I^-} = 0.54\ V$，当 pH=3.0，$c_{F^-} = 0.10\ mol/L$ 时，Fe^{3+} 与 F^- 形成配合物，Fe^{2+} 与 F^- 不配位，由计算可得

$$\alpha_{Fe^{3+}(F)} = 10^{8.22}，\quad \alpha_{Fe^{2+}(F)} = 1$$

所以

$$\varphi^{\ominus'}_{Fe^{3+}/Fe^{2+}} = \varphi^{\ominus}_{Fe^{3+}/Fe^{2+}} + \frac{0.059}{1}\lg\frac{\alpha_{Fe^{2+}}}{\alpha_{Fe^{3+}}}$$

$$= 0.77 + \frac{0.059}{1}\lg\frac{1}{10^{8.82}} = 0.25(V)$$

显然，加入 F^- 后，由于电对 Fe^{3+}/Fe^{2+} 的条件电位降至 0.25 V，所以此时 Fe^{3+} 不能氧化 I^-。

（4）生成沉淀：在氧化还原反应中，若加入一种可与氧化态或还原态生成沉淀的沉淀剂，就会改变电对的电位。氧化态生成沉淀，则电对的电位降低；还原态生成沉淀，则电对的电位升高。

例如，用碘量法测 Cu^{2+} 时是基于如下反应：

$$2Cu^{2+} + 4I^- \rightleftharpoons 2CuI\downarrow + I_2$$

若从 $\varphi^{\ominus}_{Cu^{2+}/Cu^+} = 0.16\,V$ 和 $\varphi^{\ominus}_{I_3^-/I^-} = 0.54\,V$ 来看，Cu^{2+} 不能氧化 I^-，但由于反应生成了溶解度很小的 CuI 沉淀，溶液中 Cu^+ 的浓度大大降低，电对 Cu^{2+}/Cu^+ 的电位显著提高，从而使上述反应得以进行。

例 5-7　计算 25℃，$[I^-] = 1.0\,mol/L$ 时，Cu^{2+}/Cu^+ 电对的条件电位（忽略离子强度的影响）。

解： 已知 $\varphi^{\ominus}_{Cu^{2+}/Cu^+} = 0.16\,V$，$K_{sp(CuI)} = 1.1\times10^{-12}$。

由于忽略离子强度的影响，所以

$$\varphi^{\ominus'} = \varphi^{\ominus} + \frac{0.059}{1}\lg\frac{\alpha_{Cu^+}}{\alpha_{Cu^{2+}}}$$

$$\alpha_{Cu^+} = \frac{c_{Cu^+}}{[Cu^+]} = \frac{c_{Cu^+}}{K_{sp}/[I^-]}$$

已知 $[I^-] = 1.0\,mol/L$，由于是计算条件电位，所以 $c_{Cu^+} = c_{Cu^{2+}} = 1.0\,mol/L$，则

$$\alpha_{Cu^+} = \frac{1}{1.1\times10^{-12}} = 9.1\times10^{11}$$

因 Cu^{2+} 未发生副反应，所以 $\alpha_{Cu^{2+}} = 1$，有

$$\varphi^{\ominus'} = 0.16 + \frac{0.059}{1}\lg\frac{9.1\times10^{11}}{1} = 0.16 + 0.71 = 0.87(V)$$

可见，由于 CuI 沉淀的生成，电对 Cu^{2+}/Cu^+ 的条件电位从 0.16 V 升高到 0.87 V，Cu^{2+} 氧化能力大大增强。

3. 氧化还原反应进行的程度　反应进行的程度用平衡常数来衡量。氧化还原反应的平衡常数 K 可从有关电对的标准电位 $\varphi^{\ominus}$ 求得。若采用条件电位 $\varphi^{\ominus'}$，则求得的是条件平衡常数 K'，这更能反映氧化还原反应实际进行的程度。

设氧化还原反应：

$$n_2Ox_1 + n_1Red_2 \rightleftharpoons n_1Ox_2 + n_2Red_1$$

$$K' = \left(\frac{c_{Red_1}}{c_{Ox_1}}\right)^{n_2}\cdot\left(\frac{c_{Ox_2}}{c_{Red_2}}\right)^{n_1}$$

两电对的半反应为

$$Ox_1 + n_1e \rightleftharpoons Red_1 \qquad \varphi_1 = \varphi_1^{\ominus'} + \frac{0.059}{n_1}\lg\frac{c_{Ox_1}}{c_{Red_1}}$$

$$Ox_2 + n_2e \rightleftharpoons Red_2 \qquad \varphi_2 = \varphi_2^{\ominus'} + \frac{0.059}{n_2}\lg\frac{c_{Ox_2}}{c_{Red_2}}$$

反应达到平衡时，$\varphi_1 = \varphi_2$，则

$$\varphi_1^{\ominus'} + \frac{0.059}{n_1}\lg\frac{c_{Ox_1}}{c_{Red_1}} = \varphi_2^{\ominus'} + \frac{0.059}{n_2}\lg\frac{c_{Ox_2}}{c_{Red_2}}$$

两边同乘 n_1 和 n_2 的最小公倍数 n，整理得

$$\lg K' = \frac{n(\varphi_1^{\ominus'} - \varphi_2^{\ominus'})}{0.059}$$

显然，氧化还原反应平衡常数的大小是由氧化剂和还原剂两电对的 $\varphi^{\ominus}$ 或 $\varphi^{\ominus'}$ 之差决定的，差

值越大，K 或 K' 值就越大，反应进行得越完全。

在滴定分析中，反应进行得越完全越好。一般要求反应的完全程度应在 99.9%以上。氧化还原反应的两个电对的 $\varphi^{\ominus}$ 或 $\varphi^{\ominus}$ 相差多大，才可以用于滴定分析呢？

对于 $n_1 = n_2 = 1$ 型的反应（$Ox_1 + Red_2 \Longrightarrow Red_1 + Ox_2$），要使反应的完全程度达 99.9%以上，则在计量点时，有以下的浓度关系：

$$\frac{c_{Red_1}}{c_{Ox_1}} \geqslant 10^3, \quad \frac{c_{Ox_2}}{c_{Red_2}} \geqslant 10^3$$

因此

$$K' = \frac{c_{Red_1}}{c_{Ox_1}} \cdot \frac{c_{Ox_2}}{c_{Red_2}} \geqslant 10^6$$

即

$$\lg K' = \frac{\varphi_1^{\ominus'} - \varphi_2^{\ominus'}}{0.059} \geqslant 6$$

$$\Delta\varphi^{\ominus'} = \varphi_1^{\ominus'} - \varphi_2^{\ominus'} = 0.059 \lg K' \geqslant 0.059 \times 6 = 0.35(V)$$

若 $n_1 = n_2 = 2$，可算得 $K' \geqslant 10^6$，$\Delta\varphi^{\ominus'} = \frac{0.059}{n}\lg K' \geqslant \frac{0.059}{2} \times 6 = 0.18(V)$；若 $n_1 = 2$，$n_2 = 1$，可算得 $K' \geqslant 10^9$，$\Delta\varphi^{\ominus'} = \frac{0.059}{n}\lg K' \geqslant \frac{0.059}{2} \times 9 = 0.27(V)$。

可见，反应类型不同，对 K' 及 $\Delta\varphi^{\ominus}$ 的要求也不同。一般认为，若 $\varphi^{\ominus'}$ 大于 0.4V，反应就能定量进行。

4. 氧化还原反应的速率　对于氧化还原反应，不但要从平衡观点来考虑反应的可能性，还要从反应速率来考虑反应的现实性。有些氧化还原反应从平衡常数来看，反应有可能进行，但实际上，由于反应速率极慢，实际上根本没有反应。例如，水溶液中的溶解氧：

$$O_2 + 4H^+ + 4e \Longrightarrow 2H_2O \qquad \varphi^{\ominus} = 1.23\ V$$

其 $\varphi^{\ominus}$ 值较高，应该很容易氧化一些电位低的还原剂，如 Sn^{2+}（$\varphi^{\ominus}_{Sn^{4+}/Sn^{2+}} = 0.15V$），但实际上，$Sn^{2+}$ 在水溶液中却有一定的稳定性，说明它与水中溶解氧之间的反应是很慢的。

影响氧化还原反应速率的因素如下。

（1）反应物的浓度：一般来说，增加反应物的浓度，能加快反应速率。对于有 H^+ 参加的反应，提高溶液的酸度也能增加反应速率。值得注意的是，在氧化还原滴定过程中，由于反应物浓度随滴定的进行不断降低，反应速率也逐渐减慢，接近化学计量点时，速率更慢。

（2）温度：对于大多数反应，升高温度可加快反应速率。但必须注意，升高温度加快反应速率时，可能会产生一些不利因素。例如，在酸性溶液中，用 MnO_4^- 滴定 $C_2O_4^{2-}$ 时，温度过高，$H_2C_2O_4$ 可能分解。另外，某些挥发性物质（如 I_2）或具有还原性的物质（如 Sn^{2+}、Fe^{2+}）在加热时会引起挥发损失或易被溶液中的溶解氧氧化，从而引起误差。因此，必须根据实际情况，确定滴定的最适宜温度。

（3）催化剂：某些氧化还原反应只有在催化剂存在下才能较快进行。例如，在酸性溶液中，用 MnO_4^- 滴定 $C_2O_4^{2-}$，滴定刚开始时，即使将溶液的温度升高到 80℃，反应仍然很慢，滴入的 MnO_4^- 很难褪色。若在滴定前加入少许 Mn^{2+}，反应即能很快进行。在这里 Mn^{2+} 就是反应的催化剂。在此反应中，Mn^{2+} 是反应产物，即使不加入 Mn^{2+}，一旦反应发生，生成的 Mn^{2+} 就会起催化作用，使反应速率加快。这种由反应产物起催化作用的现象称为自催化作用。

案例 5-5 分析讨论:

电极电位越正,氧化剂的氧化性越强,电极电位越负,还原剂的还原性越强;作为一种氧化剂,它可以氧化电位比它低的还原剂;作为一种还原剂,它可以还原电位比它高的氧化剂,以此判断氧化还原反应进行的方向。

$$H_2O_2 \rightleftharpoons 2H^+ + O_2 + 2e \quad \varphi^{\ominus}_{O_2/H_2O_2} = 0.682V$$

$$MnO_4^- + 8H^+ + 5e \rightleftharpoons Mn^{2+} + 4H_2O \quad \varphi^{\ominus}_{MnO_4^-/Mn^{2+}} = 1.51V$$

因此,$KMnO_4$ 可以氧化 H_2O_2。该反应开始时反应速率慢,Mn^{2+}是反应产物,对反应起到催化作用,在此反应中,即使不加入 Mn^{2+},一旦反应发生,生成的 Mn^{2+}就会起催化作用,使反应速率加快。

影响氧化还原反应速率的因素除了催化剂,还有反应物浓度、温度等因素。而反应进行的程度用平衡常数来衡量。平衡常数的大小是由氧化剂和还原剂两电对的 $\varphi^{\ominus}$ 或 $\varphi^{\ominus'}$ 之差决定的,差值越大,反应进行得越完全。

(二)氧化还原滴定

1. 滴定曲线 在氧化还原滴定中,随着滴定剂的加入,体系的电位将相应地发生变化。这种变化可用滴定曲线表示。滴定曲线一般通过实验方法测得,也可以根据 Nernst 方程进行计算。

例如,在 1 mol/L 硫酸溶液中,用 0.1000 mol/L Ce^{4+}标准溶液滴定 0.1000 mol/L Fe^{2+},计算不同滴定阶段时体系的电位($\varphi^{\ominus'}_{Fe^{3+}/Fe^{2+}} = 0.68$ V,$\varphi^{\ominus'}_{Ce^{4+}/Ce^{3+}} = 1.44$ V),列于表 5-5,并绘制滴定曲线(图 5-9)。

表 5-5 在 1 mol/L H_2SO_4 溶液中用 Ce^{4+}标准溶液滴定 Fe^{2+}溶液

加入 Ce^{4+}的量/%	剩余的 Fe^{2+}/%	过量的 Ce^{4+}/%	溶液的组成	电位的计算公式	电位/V
0.0	100.0		Fe^{2+}	无法计算	
50.0	50.0				0.68
90.0	10.0		Fe^{2+}、Fe^{3+}、Ce^{3+}(反应完全,Ce^{4+}极少)	$\varphi_{Fe^{3+}/Fe^{2+}} = \varphi^{\ominus'}_{Fe^{3+}/Fe^{2+}} + 0.059\lg\frac{c_{Fe^{3+}}}{c_{Fe^{2+}}}$	0.74
99.0	1.0				0.80
99.9	0.1				0.86
100.0			Fe^{3+}、Ce^{3+}(反应完全,Fe^{2+}、Ce^{4+}极少)	$\varphi_{sp} = \frac{\varphi_{Fe^{3+}/Fe^{2+}} + \varphi_{Ce^{4+}/Ce^{3+}}}{2}$	1.06
100.1		0.1			1.26
101.0		1.0			1.32
110.0		10.0	Fe^{3+}、Ce^{3+}、Ce^{4+}(Fe^{2+}极少)	$\varphi_{Ce^{4+}/Ce^{3+}} = \varphi^{\ominus'}_{Ce^{4+}/Ce^{3+}} + 0.059\lg\frac{c_{Ce^{4+}}}{c_{Ce^{3+}}}$	1.38
200.0		100.0			1.44

(0.86~1.26 区间为滴定突跃)

由表 5-5 可看出,当滴定百分数为 50%时的电位,等于还原剂电对的电位;滴定百分数为 200%处的电位,等于氧化剂电对的电位。

化学计量点前 0.1%到化学计量点后 0.1%之间,体系的电位值增加了 0.4V(0.86~1.26V),有一个较大的突跃。电位突跃范围的大小与氧化剂和还原剂两电对的条件电位(或标准电位)之差有关,差值越大,滴定突跃越大。一般来说,两个电对的电位差大于 0.2 V 时,才有明显的突跃范围,差值为 0.2~0.4 V,可采用电位法指示终点;差值大于 0.4 V,可用氧化还原指示剂确定终点。

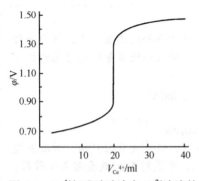

图 5-9　Ce^{4+} 标准溶液滴定 Fe^{2+} 溶液的滴定曲线

从上可见，当两电对的半反应电子转移数相等时，它们的氧化还原滴定曲线基本对称，化学计量点在滴定突跃的中点，化学计量点时的电位为两电对电位的算术平均值，即

$$\varphi_{sp} = \frac{\varphi_1^{\ominus'} + \varphi_2^{\ominus'}}{2}$$

若两个电对的半反应转移的电子数不等（$n_1 \neq n_2$），按类似的计算，可得化学计量点时的电位为

$$\varphi_{sp} = \frac{n_1\varphi_1^{\ominus'} + n_2\varphi_2^{\ominus'}}{n_1 + n_2}$$

滴定突跃范围（化学计量点前后 0.1%）为

$$\varphi_2^{\ominus'} + \frac{0.059 \times 3}{n_2} \sim \varphi_1^{\ominus'} - \frac{0.059 \times 3}{n_1}$$

当 $n_1 \neq n_2$ 时，化学计量点不在突跃范围的中点，而是偏向 n 值较大的电对一方。

2. 氧化还原滴定中的指示剂　在氧化还原滴定中，可以用电位法确定滴定终点，但更多用指示剂来指示终点。常用指示剂有下列三类。

（1）自身指示剂：有些滴定剂（或被滴定物质）本身有颜色，而滴定产物为无色或颜色很浅，这样，滴定时就不必另加指示剂，利用滴定剂本身颜色的变化指示终点。例如，在高锰酸钾法中，用 $KMnO_4$ 标准溶液滴定还原性物质时，由于 MnO_4^- 本身呈深紫红色，而其还原产物为几乎无色的 Mn^{2+}，滴定达到计量点后，稍过量的 MnO_4^- 就可使溶液呈粉红色，指示终点的到达，故 $KMnO_4$ 自身就是指示剂。实验证明，MnO_4^- 浓度为 2×10^{-6} mol/L 时，就能观察到粉红色。

（2）特殊指示剂：这种指示剂本身并不具有氧化还原性，但它能与滴定剂或被测物质反应，生成具有特殊颜色的物质，从而指示滴定终点。例如，可溶性淀粉与碘分子反应，生成深蓝色的配合物（当 I_2 溶液的浓度为 2×10^{-5} mol/L 时，即能看到蓝色），通过蓝色的出现和消失，指示终点的到达。

（3）氧化还原指示剂：氧化还原指示剂是一些本身具有氧化还原性质的有机化合物，其氧化态和还原态具有不同的颜色。在滴定终点时，指示剂由氧化态变为还原态，或由还原态变为氧化态，从而指示终点。

若以 In_{OX} 和 In_{Red} 分别表示指示剂的氧化态和还原态，则其氧化还原半反应和相应的 Nernst 方程为

$$In_{OX} + ne = In_{Red}$$

$$\varphi = \varphi_{In}^{\ominus'} + \frac{0.059}{n}\lg\frac{[In_{OX}]}{[In_{Red}]}$$

随着滴定过程中体系电位的改变，指示剂的 $[In_{OX}]/[In_{Red}]$ 也随之发生变化，从而引起溶液颜色的变化。当 $[In_{OX}]/[In_{Red}]$ 从 10 变到 1/10 时，指示剂从氧化态的颜色变为还原态的颜色，即指示剂变色的电位范围为 $\varphi_{In}^{\ominus'} \pm 0.059/n$，$\varphi_{In}^{\ominus'}$ 为指示剂理论变色点的电位。

选择指示剂的原则是：指示剂变色点的电位（$\varphi_{In}^{\ominus'}$）应处在滴定体系的电位突跃范围内。

（三）常用的氧化还原滴定法

1. 碘量法

（1）基本原理：碘量法（iodimetry）是利用 I_2 的氧化性和 I^- 的还原性进行滴定分析的方法。由于固体 I_2 在水中的溶解度很小，且 I_2 易挥发，故通常将 I_2 溶于 KI 溶液中，此时 I_2 以 I_3^- 配离子形式存在，这样可减少 I_2 的挥发，增大 I_2 的溶解度。其半反应和标准电位为

$$I_3^- + 2e \Longrightarrow 3I^- \qquad \varphi^{\ominus} = 0.54 \text{ V}$$

为简化起见，往往仍将 I_3^- 写为 I_2。由 $\varphi^\ominus$ 值可见，这个电对的 $\varphi^\ominus$ 在标准电位表中居于中间位置，故 I_2 是一种较弱的氧化剂，能与较强的还原剂起反应，而 I^- 则是一种中等强度的还原剂，能与许多氧化剂起反应析出 I_2。因此，碘量法又分为直接碘量法和间接碘量法。碘量法常用淀粉为指示剂。

碘量法的误差来源主要有两个方面：一是 I_2 的挥发；二是 I^- 被空气氧化。为防止 I_2 的挥发，应采取以下措施：加入过量的 KI 使之生成 I_3^-；反应应在室温下进行；析出碘的反应最好在带玻璃塞的碘量瓶中进行，且反应完毕应马上滴定，滴定时不要剧烈摇动溶液。防止 I^- 被空气氧化的措施是：由于 I^- 在酸性溶液中易被空气氧化，故溶液的酸度不宜过高；光和 Cu^{2+}、NO_2^- 等杂质能催化空气氧化 I^-，因此应将析出 I_2 的反应瓶置于暗处，并预先除去以上杂质；析出 I_2 后应马上滴定，且滴定速度宜快些。

（2）直接碘量法：直接碘量法是用 I_2 溶液作为滴定剂的方法，又称为碘滴定法。

滴定反应：

$$标准\ I_2\ 液 + 还原性物质 \longrightarrow 2I^-$$

终点判断：过量一滴 I_2 液遇淀粉显蓝色或用 I_2 本身使溶液显淡黄色判断。

直接碘量法可在酸性、中性或弱碱性介质中滴定，不能在碱性溶液中（pH＞11）滴定，否则会发生下列的歧化反应而使测定结果不准确。

$$I_2 + 2OH^- =\!=\!= IO^- + I^- + H_2O$$
$$3IO^- =\!=\!= 2I^- + IO_3^-$$

（3）间接碘量法：又分为置换碘量法和剩余碘量法。

置换碘量法是利用 I^- 的还原性测定氧化性物质的方法。可先使氧化性物质与过量 KI 反应定量析出 I_2，然后用 $Na_2S_2O_3$ 标准溶液滴定 I_2，从而求得待测组分的含量。其反应为

$$氧化性物质 + 2I^- \longrightarrow I_2$$
$$I_2 + 2S_2O_3^{2-} \longrightarrow S_4O_6^{2-} + 2I^-$$

剩余碘量法是根据某些还原性物质可与定量过量的 I_2 标准溶液反应，待反应完全后，用 $Na_2S_2O_3$ 标准溶液滴定剩余的 I_2，从而求得待测组分的含量。其反应为

$$强还原性物质 + I_2(定量过量) \longrightarrow 2I^-$$
$$I_2(剩余) + 2S_2O_3^{2-} \longrightarrow S_4O_6^{2-} + 2I^-$$

进行间接碘量法的时候需要注意：

1）$Na_2S_2O_3$ 溶液滴定 I_2 时，反应需在中性或弱酸性溶液中进行（pH＜9）。因为在碱性溶液部分 I_2 可发生歧化反应：

$$I_2 + 2OH^- \longrightarrow IO^- + I^- + H_2O$$
$$3IO^- \longrightarrow IO_3^- + 2I^-$$

且 I_2 与 $S_2O_3^{2-}$ 也会发生副反应：

$$4I_2 + S_2O_3^{2-} + 10OH^- =\!=\!= 2SO_4^{2-} + 8I^- + 5H_2O$$

在强酸性溶液中，$Na_2S_2O_3$ 会发生分解：

$$S_2O_3^{2-} + 2H^+ =\!=\!= H_2SO_3 + S$$
$$\longrightarrow SO_2\uparrow + H_2O$$

而且 I^- 在酸性溶液中也容易被空气氧化。

2）必须加入过量的 KI（一般是理论量的 3～4 倍），这样既可加快反应速率，又可使氧化性物质与 I^- 反应完全，同时还能使析出的 I_2 与 I^- 生成可溶性的 I_3^-。

3）若氧化剂与 KI 反应速率较慢时，可将反应物质置于碘量瓶中塞好盖子并放在暗处几分钟使反应完全。放在暗处是防止光线照射，因为光可加速空气对 I^- 的氧化作用，使结果偏高。

$$4I^- + O_2 + 4H^+ =\!=\!= 2I_2 + 2H_2O$$

当反应定量析出 I_2 后,应马上用 $Na_2S_2O_3$ 标准溶液滴定,以减少 I_2 的挥发和 I^- 被空气氧化。

应注意的是,直接碘量法中指示剂可以在滴定开始时就加入,溶液变蓝色即为终点,但间接碘量法中却只能在临近终点,即 I_2 的黄色已接近褪去时加入。否则会有较多的 I_2 被淀粉包合,而导致终点滞后。间接碘量法在溶液蓝色褪尽时为终点。

2. 高锰酸钾法

基本原理:高锰酸钾是强氧化剂之一,其氧化作用及其还原产物与溶液的酸度有关。在强酸溶液中,MnO_4^- 被还原为 Mn^{2+}:

$$MnO_4^- + 8H^+ + 5e \rightleftharpoons Mn^{2+} + 4H_2O \qquad \varphi^\ominus_{MnO_4^-/Mn^{2+}} = 1.51 \text{ V}$$

在强碱性溶液(NaOH 浓度大于 2mol/L)中,MnO_4^- 能被许多有机化合物还原为 MnO_4^{2-}:

$$MnO_4^- + e \rightleftharpoons MnO_4^{2-} \qquad \varphi^\ominus_{MnO_4^-/MnO_4^{2-}} = 0.56 \text{ V}$$

由于在强酸性溶液中,$KMnO_4$ 的氧化能力最强,故在测定无机物时,一般都在酸性条件下(1~2 mol/L H^+)进行,酸度过高,会导致 $KMnO_4$ 分解;酸度过低,会产生 MnO_2 沉淀。调节酸度需用 H_2SO_4,因 HNO_3 有氧化性,HCl 可被 $KMnO_4$ 氧化(特别是在有铁存在时),不宜使用。

在强碱性溶液中,用 $KMnO_4$ 氧化有机物时,其反应速率比在酸性条件下更快,所以常利用 $KMnO_4$ 在强碱性条件下与有机物的反应来测定有机物。

$KMnO_4$ 本身为深紫色,用它滴定无色或浅色溶液时,可自身指示终点。若是标准溶液的浓度较低(0.002 mol/L 以下),为使终点容易观察,可选用二苯胺磺酸钠等氧化还原指示剂指示终点。

3. 重铬酸钾法 重铬酸钾法(potassium dichromate method)是以重铬酸钾为滴定剂的氧化还原滴定法。

在酸性溶液中,$K_2Cr_2O_7$ 是一种强氧化剂,其半反应和标准电位为

$$Cr_2O_7^{2-} + 14H^+ + 6e \rightleftharpoons 2Cr^{3+} + 7H_2O \qquad \varphi^\ominus = 1.33\text{V}$$

在酸性介质中,橙色的 $K_2Cr_2O_7$ 还原后生成绿色的 Cr^{3+},故 $K_2Cr_2O_7$ 本身不能用作自身指示剂。重铬酸钾法常用的指示剂有二苯胺磺酸钠和邻苯氨基苯甲酸。

五、沉淀滴定法

案例 5-6

味精是人们日常生活中常用的调味品,味精的主要成分是谷氨酸钠,有增鲜效果。食品安全国家标准(GB 2720—2015)中规定味精的理化指标以谷氨酸钠的含量来衡量,规定味精、加盐味精、增鲜味精的谷氨酸钠含量分别要大于等于 99%、80%、97%。谷氨酸钠的价格远高于食用盐的价格,在味精中多添加食用盐成了不法企业主和商贩牟取暴利的途径。根据国家标准,加盐味精中的氯化钠含量应小于等于 20.0%,如何检测味精中的氯化钠呢?氯化钠中的氯离子可以与硝酸银中的银离子反应生成氯化银沉淀,可以利用这一性质用硝酸银标准溶液滴定氯离子,从而测定氯化钠含量。

问题:

(1)指示滴定终点的方法有哪些?

(2)各方法的测定条件如何?

沉淀滴定法(precipitation titration)是以沉淀反应为基础的滴定分析方法。沉淀反应很多,但符合滴定分析要求的并不多。很多沉淀没有固定的组成;有些沉淀溶解度较大,反应不能定量完成;有些沉淀反应较慢,有时还伴随副反应及共沉淀等。目前应用最广的是生成难溶银盐的反应。例如:

$$Ag^+ + Cl^- \rightleftharpoons AgCl\downarrow$$

$$Ag^+ + SCN^- \Longrightarrow AgSCN\downarrow$$

这种以生成难溶银盐反应为基础的沉淀滴定法称为银量法。该法可用来测定 Cl^-、Br^-、I^-、SCN^- 和 Ag^+。

银量法根据所用指示剂的不同，又可分为莫尔法、佛尔哈德法和法扬斯法三种。

（一）莫尔法

莫尔（Mohr）法是以 K_2CrO_4 作指示剂，用 $AgNO_3$ 标准溶液，直接滴定 Cl^-（或 Br^-），反应为

终点前 $\quad Ag^+ + Cl^- \Longrightarrow AgCl\downarrow$（白）$\qquad K_{sp} = 1.8\times10^{-10}$

终点时 $\quad 2Ag^+ + CrO_4^{2-} \Longrightarrow Ag_2CrO_4\downarrow$（砖红色）$\quad K_{sp} = 1.2\times10^{-12}$

由于 AgCl 的溶解度比 Ag_2CrO_4 小，根据分步沉淀原理，溶液中先析出 AgCl 沉淀。当 AgCl 定量沉淀后，稍过量一点 $AgNO_3$，立即与 CrO_4^{2-} 反应生成砖红色 Ag_2CrO_4 沉淀，指示终点到达。

用莫尔法进行测定时，需注意以下几点。

1. 指示剂的用量 指示剂用量要适当，若 CrO_4^{2-} 的浓度过大，会使终点提前，分析结果偏低；若 CrO_4^{2-} 浓度过小，会使终点推后，分析结果偏高。为了获得比较准确的测定结果，必须严格控制 CrO_4^{2-} 的浓度。实验证明，CrO_4^{2-} 的浓度约为 5×10^{-3}mol/L 较为合适，若滴定终点时溶液的体积为 50 ml，则加入 1 ml 5%的 K_2CrO_4 溶液即可满足要求。

2. 溶液的酸度 滴定应在中性或弱碱性（pH 6.5～10.5）溶液中进行。酸性太强，则使下列平衡向右移动，结果使 CrO_4^{2-} 浓度降低，甚至不能生成 Ag_2CrO_4 沉淀。

$$2CrO_4^{2-} + 2H^+ \Longrightarrow 2HCrO_4^- \Longrightarrow Cr_2O_7^{2-} + H_2O$$

如果溶液碱性太强，则有

$$2Ag^+ + 2OH^- \Longrightarrow 2Ag(OH)\downarrow$$
$$\longrightarrow Ag_2O\downarrow$$

因此，当溶液酸性太强，可用 $NaHCO_3$ 等中和；若溶液碱性太强，可用稀 HNO_3 中和，然后再进行滴定。

如果溶液中有铵盐存在，由于存在如下平衡：

$$NH_4^+ + H_2O \Longrightarrow NH_3 + H_3O^+$$

当溶液 pH 较高时，溶液中游离 NH_3 浓度增大，会使 AgCl 和 Ag_2CrO_4 转变为 $Ag(NH_3)_2^+$ 而溶解。因此，溶液中若有铵盐存在，应控制 pH 为 6.5～7.2。

3. 应用范围 莫尔法只适用于测定 Cl^- 和 Br^-，而不适宜于测定 I^- 和 SCN^-。因为 AgI 和 AgSCN 会强烈吸附 I^- 和 SCN^-，使终点变色不明显。

用莫尔法测定 Ag^+ 时，不能直接用 NaCl 标准溶液滴定，而应采用返滴法。这是因为首先生成的 Ag_2CrO_4 沉淀转化为 AgCl 的速率非常缓慢。

4. 干扰 凡能与 Ag^+ 生成沉淀的阴离子（如 PO_4^{3-}、CO_3^{2-} 等）和能与 CrO_4^{2-} 生成沉淀的阳离子（如 Ba^{2+}、Pb^{2+}等）对测定都有干扰，有色金属离子（如 Cu^{2+}、Co^{2+}等）也会干扰测定，应预先消除。

（二）佛尔哈德法

佛尔哈德（Volhard）法是以铁铵矾[$NH_4Fe(SO_4)_2$]为指示剂的银量法。佛尔哈德法又可分为直接滴定法和返滴定法。

1. 直接滴定法测定 Ag^+ 在硝酸介质中，以铁铵矾为指示剂，用 NH_4SCN（或 KSCN）标准溶液滴定 Ag^+。当 AgSCN 定量沉淀后，稍过量的 SCN^- 与 Fe^{3+} 生成红色 $Fe(SCN)^{2+}$，指示终点到达。反应如下：

终点前 $\quad Ag^+ + SCN^- \Longrightarrow AgSCN\downarrow$（白）$\qquad K_{sp} = 1.0\times10^{-12}$

终点时　$Fe^{3+}+SCN^- \rightleftharpoons Fe(SCN)^{2+}$(红)　　　$k_1=138$

2. 返滴定法　在含有卤素离子的 HNO_3 溶液中，加入定量过量的 $AgNO_3$ 标准溶液，生成 AgX 沉淀，然后，以铁铵矾为指示剂，用 NH_4SCN 标准溶液滴定剩余的 Ag^+，当出现 $Fe(SCN)^{2+}$ 的红色时，即为终点。

终点前　$\begin{cases} Ag^+(过量)+X^- \rightleftharpoons AgX\downarrow \\ Ag^+(剩余)+SCN^- \rightleftharpoons AgSCN\downarrow \end{cases}$

终点时　$Fe^{3+}\ SCN^- \rightleftharpoons Fe(SCN)^{2+}$(红)

用佛尔哈德法测定时，要注意以下问题。

（1）溶液的酸度。为了防止 Fe^{3+} 水解，滴定通常在 0.1～1 mol/L 的 HNO_3 介质中进行。

（2）在滴定过程中要剧烈摇动。用 NH_4SCN 滴定 Ag^+ 时，AgSCN 沉淀易吸附溶液中的 Ag^+，使终点提前，滴定结果偏低。因此，在滴定过程中必须剧烈摇动，使被吸附的 Ag^+ 解吸。

（3）用返滴定法测定 Cl^- 时，必须注意 AgCl 沉淀的转化。滴定时，AgCl 和 AgSCN 共存于溶液中，由于 AgCl 的溶解度比 AgSCN 的大，在接近化学计量点时，可能发生如下的沉淀转化反应：

$$AgCl \rightleftharpoons Ag^+ + Cl^-$$
$$+$$
$$Fe^+ \quad + \quad SCN^- \rightleftharpoons Fe(SCN)^{2+}$$
$$\Updownarrow$$
$$AgSCN$$

沉淀转化反应的发生，降低了溶液中 SCN^- 的浓度，使已生成的 $Fe(SCN)^{2+}$ 分解，红色消失。要想得到持久的红色，必须继续加入 SCN^-，直到平衡。这样将引起较大的误差。为了避免沉淀转化引起的误差，通常采用如下措施：①当 AgCl 沉淀之后，先将沉淀滤去，再用 NH_4SCN 标准溶液滴定剩余的 Ag^+。②在 AgCl 沉淀后，加入一些有机溶剂，如硝基苯或邻苯二甲酸二丁酯等，充分振摇，使 AgCl 沉淀表面覆盖一层有机溶剂，将沉淀与溶液隔开，阻止沉淀转化作用进行。在实际操作中，由于前种方法比较麻烦，主要采用后一种方法。

应用返滴定法测定 Br^-、I^- 时，由于 AgBr、AgI 的溶解度均比 AgSCN 小，所以不需要考虑沉淀转化的问题。但在测定 I^- 时，指示剂必须在加入过量 $AgNO_3$ 之后加入，否则 Fe^{3+} 将氧化 I^-：

$$2Fe^{3+}+2I^- \Longrightarrow 2Fe^{2+}+I_2$$

佛尔哈德法最大的优点是在酸性溶液中进行滴定，这时，一些在中性或弱碱性介质中能与 Ag^+ 产生沉淀的阴离子如 PO_4^{3-} 等均不干扰测定，高价金属离子 Fe^{3+}、Al^{3+} 等在此条件下也不水解。

（三）法扬斯法

法扬斯（Fajans）法，又称吸附指示剂法，是用吸附指示剂指示终点的银量法。吸附指示剂是一类有机染料，在溶液中可解离为具有一定颜色的离子，当它被带电的沉淀胶粒吸附时，结构发生变化，从而引起颜色改变，指示终点到达。

例如，用 $AgNO_3$ 标准溶液滴定 Cl^- 时，可用荧光黄作指示剂。荧光黄是一种有机弱酸（用 HFln 表示），在溶液中解离为呈黄绿色荧光的 Fln^-。在化学计量点前，溶液中 Cl^- 过量，AgCl 胶粒优先吸附 Cl^- 而带负电，Fln^- 不被吸附，溶液呈黄绿色。化学计量点后，溶液中 Ag^+ 过量，AgCl 胶粒吸附 Ag^+ 而带正电。带正电的胶粒吸附 Fln^-，使 AgCl 胶粒表面呈粉红色，指示终点到达。反应为

终点前　$AgCl \cdot Cl^- + Fln^-$（黄绿色有荧光）

终点时　$AgCl \cdot Ag^+ + Fln^- \rightleftharpoons AgCl \cdot Ag^+ \cdot Fln^-$(粉红色)

用法扬斯法测定时，需注意以下几点：①因为颜色变化是发生在胶粒表面，胶粒表面积越大，

吸附能力越强，终点时颜色变化更敏锐。通常加入糊精或淀粉等胶体保护剂，防止胶粒凝聚。②吸附指示剂大多是有机弱酸，起作用的是指示剂阴离子，为了使指示剂以阴离子型体存在，应该根据指示剂的 K_a 值确定滴定的合适 pH 范围。例如，荧光黄的 $pK_a \approx 7$，应在 pH=7～10 的范围进行滴定。③卤化银遇光易分解，应在避光下滴定。④胶粒对指示剂阴离子的吸附能力应略小于对被测离子的吸附能力，否则终点会早到。但也不能太小，否则终点会推后。卤化银胶粒对卤素离子和几种常用的吸附指示剂的吸附能力次序如下：

$$I^- > SCN^- > Br^- > 曙红 > Cl^- > 荧光黄$$

因此，测定 I^-、SCN^-、Br^- 时，可用曙红作指示剂，测定 Cl^- 时只能用荧光黄作指示剂，而不能用曙红作指示剂。

（四）应用示例

1. 天然水中 Cl^- 含量的测定 天然水中一般都含有 Cl^-，其含量范围变化很大，河流和湖泊水中含 Cl^- 量一般较低，而某些地下水中则含量较高。水中 Cl^- 的含量一般多用莫尔法测定。如果水中含有 SO_3^{2-}、PO_4^{3-} 和 S^{2-}，则采用佛尔哈德法。

2. 有机卤化物中卤素的测定 含有较活泼卤素原子的有机化合物与 NaOH（或 KOH）乙醇溶液一起加热回流，使有机卤素原子以 X^- 的形式转入溶液中。例如，有机农药六六六的测定，测定前将试样与 KOH 乙醇溶液一起加热回流，使有机氯以 Cl^- 的形式转入溶液中：

$$C_6H_6Cl_6 + 3OH^- \xrightarrow[回流]{KOH乙醇溶液} C_6H_3Cl_3 + 3Cl^- + 3H_2O$$

溶液冷却后，加 HNO_3 调至酸性，用佛尔哈德法测定产生的 Cl^-。

（陈红红）

第六章 分子吸收光谱法

第一节 光谱分析法基础

一、概 述

光学分析法（optical analysis）是利用物质与光（辐射能）相互作用而建立起来的分析方法。光学分析法可分为光谱分析法（spectral analysis）和非光谱分析法（non spectral analysis）两大类。光谱分析法是指物质与光相互作用时，物质内部发生能级跃迁，根据跃迁时辐射强度随波长的变化建立的分析方法，它以光的波长为特征信号；非光谱分析法是指物质与光相互作用时，物质内部不发生能级跃迁，根据辐射的反射、折射、干涉、衍射等基本性质的变化建立的分析方法，它不以光的波长为特征信号。这里仅介绍光谱分析法。

根据能量传递的方向，光谱分析法可以分为吸收光谱法（absorption spectroscopy）和发射光谱法（emission spectroscopy）。根据物质对光的吸收特征进行分析的方法称为吸收光谱法，根据物质发射光的特征而进行分析的方法称为发射光谱法。根据和光相互作用的粒子种类不同，光谱分析法可以分为分子光谱法（molecular spectroscopy）、原子光谱法（atomic spectroscopy）和核磁共振波谱法（nuclear magnetic resonance spectroscopy）。根据和物质相互作用的光的波长范围可以分为紫外-可见光谱法（ultraviolet-visible spectroscopy）、红外光谱法（infrared spectroscopy）、核磁共振波谱法等。根据光谱形状特点可以分为线状光谱和带状光谱。

光谱分析法的创始人是德国化学家本生（Bunsen）和物理学家基尔霍夫（Kirchhoff），他们于 1859 年研制出第一台光谱分析仪。原子发射光谱法是最早的光谱分析方法，先后发现了 18 种新元素，在新元素的发现方面起到了重要作用。20 世纪 30 年代之前，光谱分析法基本是一种定性分析技术。物理学、电子学、数学以及计算机等相关学科的发展对光谱分析法的进步起到了巨大的推动作用。20 世纪 40 年代中期，光电倍增管的出现促进了分子吸收光谱、X 射线荧光光谱等光谱分析法的发展。20 世纪 50 年代，原子吸收光谱法开始应用于分析化学。20 世纪 60 年代，电感耦合等离子体、傅里叶变换和激光技术的发展，兴起了电感耦合等离子体原子发射光谱、傅里叶变换红外光谱以及激光拉曼光谱等光谱分析技术。20 世纪 70 年代以后，随着激光、微电子学、微波、半导体、自动化、化学计量学等科学技术和各种新材料的发展和应用，使光谱分析法成为一种高效和快速的分析方法。

二、电磁辐射与电磁波谱

1. 电磁辐射　光是一种电磁波（又称电磁辐射，electromagnetic radiation）。光具有波动性和粒子性，即波粒二象性。

光的波动性主要体现在折射、衍射等光学性质，通常用波长和频率来描述，其共同特点是以正弦波在空间传播。光的波长λ、频率ν和光速c的关系为

$$\nu = \frac{c}{\lambda}$$

光的粒子性表现为其能量不是均匀连续分布在它的传播空间，而是集中在一些微粒（称为光子或光量子）上，即光是一种以极大速率在空间传播的光子（或光量子）流。光的粒子性用能量来描述。

光子的能量E与光的频率之间的关系为

$$E = h\nu = \frac{hc}{\lambda} \tag{6-1}$$

式中，E 为光子的能量，J 或 eV；h 为普朗克（Plank）常量，6.626×10^{-34}J·s；ν 为光的频率，Hz；c 为光速，在真空中其值为 2.998×10^{8}m/s；λ 为光的波长，nm。

式（6-1）表明，光子的能量与频率成正比，与波长成反比。

2. 电磁波谱　将电磁辐射按波长顺序排列所得图表称为电磁波谱（electromagnetic spectrum）。电磁波谱包括的波长范围相当宽广，一般将电磁波谱分为表 6-1 所示的若干区域，不同区域的电磁波谱对应物质不同类型的能级跃迁，以及不同的光谱分析方法。

表 6-1　电磁波谱

波谱区名称	波长范围	能级跃迁类型	在光分析中的应用
γ 射线	0.005～0.014nm	核能级跃迁	穆斯堡尔谱法
X 射线	0.014～10nm	内层电子能级跃迁	X 射线光谱法
远紫外光	10～200nm		
近紫外光	200～400nm	原子及分子外层电子能级跃迁	紫外分光光度法
可见光	400～760nm		可见分光光度法
近红外光	0.76～2.5μm		
中红外光	2.5～50μm	分子振动能级跃迁	红外光谱法
远红外光	50～1000μm	分子转动能级跃迁	
微波	0.1～100cm	分子转动能级及电子自旋磁能级跃迁	微波波谱法
无线电波	1～1000m	核自旋能级跃迁	核磁共振波谱法

第二节   紫外-可见吸收光谱法

紫外-可见吸收光谱法是最常见、最基本的光谱分析法之一，它具有灵敏、准确、仪器操作简便等特点，在预防医学、临床医学、药物分析、环境监测等多个领域应用广泛。

一、基 本 原 理

紫外-可见吸收光谱法（又称紫外-可见分光光度法）是根据溶液中物质的分子或离子对紫外光（200～400nm）和可见光（400～760nm）区辐射能的吸收特征和强度对物质进行定性、定量和结构分析的方法。

1. 紫外-可见光谱的产生   物质分子内部有三种运动方式：电子绕原子核做相对运动，分子内的原子在其平衡位置上振动和分子作为整体的转动。三种运动方式对应于三种能级，即电子能级、振动能级和转动能级，每个电子能级中有若干个振动能级，每个振动能级中有若干个转动能级，它们的能级分布是不连续的，量子化的。实现电子能级跃迁的能量最大，能级差为 1～20eV，相当于波长为 200～800nm 的电磁波，即紫外光区～可见光区电磁波所具有的能量；实现分子振动能级跃迁所需要的能量较小，能级差为 0.5～1eV，相当于 1～50μm 的近红外和中红外光区电磁波所具有的能量；实现分子转动能级跃迁所需要的能量最小，能级差约在 0.05eV，相当于波长为 10～10000μm 中红外光区～微波区电磁波所具有的能量。其能级图如图 6-1 所示。

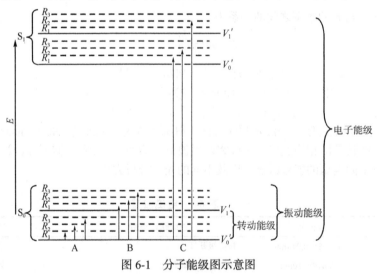

图 6-1   分子能级图示意图

当光照射到物质分子时，光的能量以量子化的形式传递给物质，若其能量恰好符合 $\Delta E = E_2 - E_1 = h\nu = hc/\lambda$ 时，分子将从原来能量最低的能级（基态能级 S_0）跃迁到能量较高的能级（激发态能级 S_1），即产生分子吸收光谱。由于光的能量取决于频率，且是量子化的，每一种物质的结构不同，故实现其能级跃迁时所需的量子化能量 ΔE 不同，所以物质对光的吸收具有选择性。实际上分子的电子能级差为 1～20eV，主要位于紫外-可见光区，分子发生电子能级跃迁时伴随着振动能级和转动能级的跃迁，因此，紫外-可见光谱是带状光谱。

2. 紫外-可见光谱图及特征   让紫外-可见光区不同波长的单色光，依次通过一定浓度和液层厚度的溶液，测定每一波长处对应的吸光度值（absorption, A）。以 A 为纵坐标、波长 λ 为横坐标作图，即可得一条吸光度随波长变化的曲线，称为吸收曲线（absorption curve），又称吸收光谱

（absorption spectrum），如图 6-2 所示。

曲线中凸起的地方（A）称为吸收峰（absorption peak），最大吸收峰所对应的波长称为最大吸收波长（maximum absorption wavelength，λ_{max}）；吸收峰与吸收峰之间凹下去的地方（B）称为谷（valley），最低谷所对应的波长称为最小吸收波长（minimum absorption wavelength，λ_{min}）；吸收峰旁出现的不成峰形的小曲折，形状类似肩膀，所以称为肩峰（C）（shoulder peak，λ_{sh}）；在短波长端出现的强吸收而不成峰形的部分称为末端吸收（D）（end absorption）。

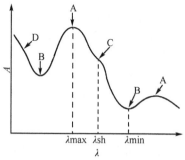

图 6-2　紫外-可见光谱示意图

A. 吸收峰；B. 谷；C. 肩峰；D. 末端吸收

吸收光谱反映了物质分子对光的选择性吸收情况，具有如下特征：①同一种物质对不同波长光的吸光度不同。②不同浓度的同一种物质，其吸收曲线形状相似，λ_{max} 不变，但吸收强度不同。③不同物质，它们的吸收曲线形状和 λ_{max} 不同。④吸收光谱的形状取决于分子的内部结构，不同分子的内部结构不同。因此，吸收光谱是物质定性的依据，λ_{max} 是重要的定性参数。⑤吸收曲线是定量分析中选择测定波长的重要依据。不同浓度的同一种物质，在某一定波长下吸光度 A 有差异，在 λ_{max} 处吸光度 A 的差异最大，即在 λ_{max} 处吸光度随浓度变化的幅度最大。在定量分析中一般选择 λ_{max} 作为测定的波长，以获得最佳的灵敏度，如在 λ_{max} 处有干扰，则可根据吸收光谱选择另一吸收峰对应的波长作为测定波长。

案例 6-2

小徐是某高校预防医学专业的学生，他家附近有一家生产甲醇的化工厂。小徐知道甲醇对人体健康有危害，因此，他很想知道自己家附近的水源是否被甲醇污染。尽管厂方和有关部门每年都按规定对水质进行监控，但小徐还是想亲自检测一下水质情况。小徐拟采用紫外-可见分光光度法对甲醇进行检测，但老师却说，不能用该方法对甲醇进行检测。

问题：

（1）紫外-可见分光光度法对被测物有什么要求？

（2）假如小徐要测的不是甲醇而是乙酸或丙酮，是否可用紫外-可见分光光度法测定？

---

3. 紫外-可见光谱与分子结构的关系　不同物质分子的结构不同，基态和激发态间的能级差不同，跃迁时吸收紫外-可见光的波长和强度不同，因而产生不同的紫外-可见光谱。

（1）有机化合物的紫外-可见光谱：有机化合物的吸收光谱是由分子外层的价电子跃迁产生的。有机化合物分子中有σ成键轨道、σ^*反键轨道、π成键轨道、π^*反键轨道和 n 未成键轨道（或称非键轨道）。各种分子轨道能量高低的顺序为

$$\sigma^* > \pi^* > n > \pi > \sigma$$

分子处于基态时，成键电子占据成键轨道，未成键的孤对电子占据未成键轨道。分子吸收紫外-可见光后，电子就从基态的成键轨道或非键轨道跃迁至激发态的反键轨道。有机化合物分子中主要跃迁类型有 $\sigma \rightarrow \sigma^*$、$n \rightarrow \sigma^*$、$\pi \rightarrow \pi^*$ 和 $n \rightarrow \pi^*$ 四种类型，如图 6-3 所示。跃迁所需能量的大小顺序为 $\sigma \rightarrow \sigma^* > n \rightarrow \sigma^* > \pi \rightarrow \pi^* > n \rightarrow \pi^*$。

1）$\sigma \rightarrow \sigma^*$ 跃迁：指电子从σ成键轨道到 σ^* 反键轨道的跃迁。σ键比较稳定，由图 6-3 可知，电子从σ成键轨

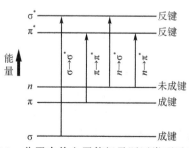

图 6-3　分子中价电子能级及跃迁类型示意图

道跃迁到σ^*反键轨道，所需的能量很大，此能量相当于真空紫外区（10~200nm）的辐射能。饱和烃只能发生$\sigma \rightarrow \sigma^*$跃迁，如甲烷的最大吸收波长在 125nm，乙烷的最大吸收波长在 135 nm。由于

饱和烃在 200～800nm 均无吸收，所以在紫外-可见分光光度法中常用作溶剂，如己烷、环己烷等。

空气中的 O_2、N_2、CO_2 和 H_2O 等都能够吸收远紫外线，因此实验必须在真空进行，这给实验操作带来很大的困难，故一般的紫外-可见光谱不包括这个区段。

2）$n \rightarrow \sigma^*$ 跃迁：指电子从 n 轨道到 σ^* 反键轨道的跃迁。一些含有 O、S、N、X 等杂原子的饱和有机化合物分子含有 n 电子，可以发生 $n \rightarrow \sigma^*$ 跃迁。$n \rightarrow \sigma^*$ 跃迁所需的能量较大，其吸收光谱一般出现在远紫外光区和近紫外光区，如 CH_3OH 最大吸收峰在 183nm；CH_3NH_2 最大吸收峰在 213nm，均属于 $n \rightarrow \sigma^*$ 跃迁。

3）$\pi \rightarrow \pi^*$ 跃迁：指电子从 π 成键轨道到 π^* 反键轨道的跃迁。含有 C═C、C≡C、C═O 或 C≡N 等不饱和基团的有机化合物分子，可以发生 $\pi \rightarrow \pi^*$ 跃迁。$\pi \rightarrow \pi^*$ 跃迁所需的能量较 $\sigma \rightarrow \sigma^*$ 跃迁所需能量小，吸收波长较长。孤立不饱和键的 $\pi \rightarrow \pi^*$ 跃迁吸收峰在 200nm 以下，如乙烯的吸收峰在 165nm。共轭体系的 $\pi \rightarrow \pi^*$ 跃迁所需要的能量更小，吸收峰向长波方向移动；共轭体系越大，$\pi \rightarrow \pi^*$ 跃迁所需要的能量越小，吸收波长越长。如 1,3-丁二烯的吸收峰在 217nm，1,3,5-己三烯的吸收峰在 258nm。$\pi \rightarrow \pi^*$ 跃迁的吸收峰属于强吸收，吸收峰较大。

4）$n \rightarrow \pi^*$ 跃迁：指电子从 n 轨道跃迁到 π^* 反键轨道的跃迁。若形成不饱和键的原子含有杂原子（N、S、P、O 等），则可发生 $n \rightarrow \pi^*$ 跃迁。例如，含有 ＞C═O、＞C═S、—N═O、—NO₂、—N≡N—、—C≡N 等不饱和基团的化合物都可发生 $n \rightarrow \pi^*$ 跃迁。$n \rightarrow \pi^*$ 跃迁所需要的能量较 $\pi \rightarrow \pi^*$ 跃迁更小，吸收波长一般在近紫外区，如丙酮的 $n \rightarrow \pi^*$ 跃迁的最大吸收波长在 280nm 左右。$n \rightarrow \pi^*$ 跃迁的吸收属于弱吸收，吸收峰较小。

有机化合物的紫外-可见光谱主要以 $n \rightarrow \pi^*$ 和 $\pi \rightarrow \pi^*$ 跃迁为基础，这两类跃迁都要求化合物中含有不饱和官能团以提供 π 键，由于这两类跃迁比 $\sigma \rightarrow \sigma^*$ 和 $n \rightarrow \sigma^*$ 跃迁的吸收波长更接近可见光区，尤其是有共轭结构时，化合物的吸收峰可能出现在可见光区。因此，把含有 π 键的不饱和基团称为生色团。

一些基团，如—OH、—NH₂ 等，本身在紫外-可见光区无吸收，但当这些基团和生色团相连时，会使生色团的吸收峰向长波方向移动（称为红移），吸收强度增大，这类基团称为助色团。

需要注意的是，溶剂的极性对最大吸收波长有一定影响，在描述某化合物的吸收情况时应注明溶剂。一般来说，随着溶剂极性的增大，$\pi \rightarrow \pi^*$ 吸收峰发生红移，$n \rightarrow \pi^*$ 跃迁吸收峰发生蓝移（或紫移）。

（2）无机化合物的紫外-可见光谱。主要来源于以下两种类型跃迁：

1）电荷迁移跃迁：某些分子同时含有电子给予体和电子接受体，它们在外来辐射激发下会强烈吸收紫外-可见光，使电子从给予体轨道向接受体轨道跃迁，这种跃迁称为电荷迁移跃迁，由此而产生的吸收光谱称为电荷迁移光谱（charge-transfer spectrum）。许多无机配合物具有电荷迁移跃迁产生的电荷迁移吸收光谱。一般来说，中心离子是电子接受体，配体是电子给予体，如 $[FeSCN]^{2+}$。

电荷迁移跃迁吸收光谱的波长取决于电子给予体的给电子能力和电子接受体的接受能力。给予体的给电子能力越强、电子接受体的接受能力越强，激发所需的能量越低，吸收波长越长。例如，SCN^- 的电子给予能力比 Cl^- 的强，所以 Fe（Ⅲ）-SCN 配合物的最大吸收波长在可见光区，Fe（Ⅲ）-Cl 配合物的最大吸收在紫外光区。

电荷迁移吸收带的特点是谱带较宽，吸收强度大。利用这一特点可以建立高灵敏度的金属离子测定方法。

2）配位场跃迁：过渡金属元素有 5 个 d 轨道，镧系和锕系元素有 7 个 f 轨道，当这些元素的离子处于自由状态时，这些轨道的能量是相等的（简并的）。当这些离子与配体形成配合物时，由于配体配位场的影响，原来能量相等的 d 轨道或 f 轨道会发生能级分裂，形成几组能量不同的 d 轨道或 f 轨道。分裂之后，d 或 f 轨道之间的能量差称为分裂能。由于 d 或 f 轨道存在能量差，如果 d 或 f 轨道是未充满的，配合物就可以吸收一定波长的光，发生 d-d 跃迁或 f-f 跃迁。由于这两类跃迁必须在配位体的配位场作用下才能发生，故又称为配位场跃迁。

d-d 跃迁或 f-f 跃迁的吸收峰波长取决于分裂能的大小。而分裂能的大小与配体的配位场有关，配位场越强，分裂能越大，吸收波长越短。例如，H_2O 的配位场强度小于 NH_3 的配位场强度，当它们和 Cu^{2+} 形成配合物时，它们的吸收峰分别在 794nm 和 663nm。

配位场跃迁概率较小，多为弱吸收，吸收谱带一般位于可见光区，主要用于结构分析。

此外，当金属离子和含有生色团的有机化合物形成配合物时，由于金属离子的影响，配体的结构会发生变化，导致其吸收光谱发生红移或蓝移，吸收强度也会发生较大变化。

4. 光吸收定律

（1）透光度和吸光度：当一束平行单色光通过均匀、透明的溶液时，一部分光被吸收一部分光透过，还有一部分光被器皿表面反射。设入射光强度为 I_0，吸收光强度为 I_a，透射光强度为 I_t，反射光强度为 I_r，则

$$I_0=I_a + I_t + I_r \tag{6-2}$$

在分光光度分析中，通常将被测溶液和参比溶液分别置于同样材料和厚度的吸收池中，让强度为 I_0 的单色光分别通过两个材质相同的吸收池，再测量透射光强度。这样，反射光的强度基本相同，其影响可以互相抵消，则式（6-2）可写成

$$I_0=I_a + I_t \tag{6-3}$$

当一束单色光通过溶液后，由于吸收了一部分光能，光的强度就会减弱。当光通过浓度为 c，液层厚度为 b 的溶液时，由于一部分光被吸收，因此

$$I_t <I_0$$

随着溶液浓度和液层厚度增加，光被吸收的程度增加，透射光的强度减小。透过光强度 I_t 与入射光强度 I_0 之比称为透光度（transmittance），用 T 表示：

$$T = \frac{I_t}{I_0} \tag{6-4}$$

溶液的透光度 T 越大，表示它对光的吸收程度越小；相反，透光度越小，对光的吸收程度越大。

通常用吸光度（absorbance）表示物质对光的吸收程度，用 A 表示，其定义为

$$A = -\lg T = \lg \frac{1}{T} = \lg \frac{I_0}{I_t} \tag{6-5}$$

A 值越大，表明物质对光的吸收越强。

A 值和 T 值都表示物质对光的吸收程度。透光度常以百分数表示，称为百分透光度。当入射光全部透过溶液时，透光度为 $T=100\%$，吸光度为 $A=0$；当入射光全部被吸收时，透光度为 $T=0$，吸光度为 $A=\infty$。

（2）朗伯-比尔（Lambert-Beer）定律：实践证明，溶液对光的吸收程度与溶液浓度、液层厚度、温度及入射光波长等因素有关。如果保持入射光不变，则溶液对光的吸收程度只与溶液浓度和液层厚度有关。朗伯（Lambert）和比尔（Beer）分别于 1760 年和 1852 年研究得出了吸光度与液层厚度和溶液浓度之间的定量关系。

朗伯研究发现，在入射光的波长 λ 和溶液的浓度 c 一定时，溶液的吸光度 A 与其液层厚度 b 成正比，称为朗伯定律，其数学表达式为

$$A = k_1 b \tag{6-6}$$

式中，k_1 为比例常数。朗伯定律适用于一切均匀的吸收介质。

比尔研究发现，在入射光的波长 λ 和液层厚度 b 一定时，溶液的吸光度 A 与其浓度 c 成正比，称为比尔定律，其数学表达式为

$$A = k_2 c \tag{6-7}$$

式中，k_2 为另一比例常数。比尔定律只适用于稀溶液，这是因为溶液浓度较高时，吸光物质间的相互作用加大，且可能发生如解离、缔合等反应，使比尔定律产生较大的偏差。

当入射光强度和波长一定，且溶液的液层厚度和浓度均为变量时，可将式（6-6）和式（6-7）

合并，得

$$A = Kbc \tag{6-8}$$

式（6-8）为朗伯-比尔定律的数学表达式，其物理意义为：在一定条件下，当一束平行的单色光通过溶液时，物质的吸光度与溶液的浓度和液层厚度的乘积成正比。朗伯-比尔定律又称为光吸收定律，是吸收光谱定量分析的基础。

式（6-8）中，一般 b 的单位为 cm，比例常数 K 因浓度 c 的单位不同，有两种表示方式。

当 c 的单位为 mol/L 时，K 称为摩尔吸光系数，用 ε 表示，单位为 L/（mol·cm）。式（6-8）写为

$$A = \varepsilon bc \tag{6-9}$$

摩尔吸光系数 ε 的物理意义是：当吸光物质的浓度为 1mol/L，液层厚度为 1cm 时，吸光物质对某波长单色光的吸光度。ε 大小与溶液的浓度和液层厚度无关，与吸光物质的性质、入射光波长、溶剂、温度等因素有关，书写时要标明测定条件。当入射光波长、溶剂和温度一定时，ε 的大小取决于物质的性质，是物质的重要特征值。ε 是一定条件下吸光物质对某波长单色光的吸光能力的量度，不同的物质具有不同的 ε 值，其中最大吸收波长 λ_{max} 处的摩尔吸光系数 ε_{max} 常作为物质的定性参数之一。对于同一物质，当其他条件一定时，ε 的大小取决于入射光的波长，波长不同，ε 值不同，其中最大吸收波长 λ_{max} 处的摩尔吸光系数 ε_{max} 是一个重要的特征参数，它表明在此波长处，该吸光物质的吸收能力最强。因此，常用 ε_{max} 来评价紫外-可见分光光度法的灵敏度，ε_{max} 越大，方法的灵敏度越高。一般认为 $\varepsilon < 10^4$ L/（mol·cm），测定的灵敏度较低，ε 在 $1 \times 10^4 \sim 5 \times 10^4$ L/（mol·cm）属中等灵敏度，ε 在 $6 \times 10^4 \sim 1 \times 10^5$ L/（mol·cm）为高灵敏度，$\varepsilon > 10^5$ 是超高灵敏度。

当 c 的单位为 g/L 时，K 称为质量吸光系数，用 a 表示，单位为 L/（g·cm），式（6-8）式写为

$$A = abc \tag{6-10}$$

ε 和 a 之间的关系为

$$\varepsilon = aM \tag{6-11}$$

式中，M 表示被测物质的摩尔质量。

应用朗伯-比尔定律时，应注意以下几点：①朗伯-比尔定律仅适用于单色光，吸光介质是均匀的稀溶液。②吸光度具有加和性。朗伯-比尔定律是在单组分的条件下推导出的，在多组分体系中，如果各种物质对光的吸收不相互影响，当一束平行的单色光通过该溶液时，各组分总的吸光度等于各组分在同一波长下的吸光度之和，即 $A_{总} = A_1 + A_2 + \cdots + A_n = \sum\limits_{i=1}^{n} A_i$。吸光度的加和性是多组分同时测定的理论依据。

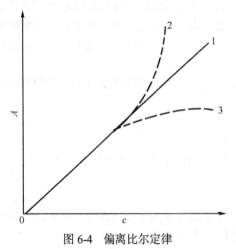

图 6-4　偏离比尔定律

1. 遵守朗伯-比尔定律；2. 正偏离；3. 负偏离

（3）偏离朗伯-比尔定律的因素：根据朗伯-比尔定律，吸光度 A 与浓度 c 之间的关系应是一条通过原点的直线。但是，在实验中发现只有满足一定的测定条件时，A 与 c 才呈线性关系，当测定条件不满足要求时会出现偏离比尔定律的现象，如图 6-4 所示。偏离朗伯-比尔定律的主要原因有以下几点。

1）光学因素的影响：①单色光不纯。朗伯-比尔定律只有在入射光为单色光的条件下才能成立。在实际测定中，单色光是通过光源发出的光经单色器分光而获得。由于单色器分辨率的限制及仪器的狭缝必须保持一定的宽度才能得到足够的光强度，因此分离出的光并不是理论上要求的单色光，而是包含一定波长范围的有限宽度的谱带。而吸光物质对不同波长的光具有不同的吸收能力，导致吸光系

数不为常数，结果偏离朗伯-比尔定律。实际工作中，一般选择 λ_{max} 作为测定波长，溶液对其他波长光的吸光度都小于对 λ_{max} 的吸光度，此时非单色光造成负偏离。②杂散光的影响。杂散光是指与所需波长相隔较远且不在谱带宽度范围内的光。杂散光一般由仪器元件的瑕疵或受尘埃污染及霉蚀引起。特别是在透射光很弱的情况下，会产生明显的作用，多数情况下为负偏离。

2）溶液物理化学性质的影响：一般情况下，待测组分在较低浓度范围内 A 与 c 呈线性关系，当待测组分浓度较高时，会使吸光物质质点间的平均距离减小，相邻质点的电荷分布相互影响，从而改变物质对特定波长光的吸收能力，导致偏离朗伯-比尔定律。当被测溶液为胶体溶液、乳浊液或悬浮液时，由于对入射光产生少部分的折射、散射或反射而改变光的方向，透射光强度减弱，从而使吸光度增加，产生正偏离。

朗伯-比尔定律的推导是假设待测溶液中各组分之间相互不产生任何化学作用，实际上，在一定条件下，待测溶液中各组分可能会发生一些如解离、缔合、配位等化学反应，使吸光物质的性质发生变化，引起偏离。

二、紫外-可见分光光度计

紫外-可见分光光度计种类较多，性能差异较大，但基本结构一致，都是由光源（light source）、单色器（monochromator）、吸收池（absorption cell）、检测器（detector）和显示系统（display system）五部分组成，如图 6-5 所示。

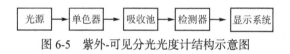

图 6-5 紫外-可见分光光度计结构示意图

由光源发出光，经单色器获得一定波长的单色光，然后通过吸收池，被待测物质吸收后，经过检测器将光强度变化的信号转变为电信号的变化，最后经信号指示系统调制放大后显示，完成测定。

（一）紫外-可见分光光度计的主要部件

1. 光源 提供符合测定要求的入射光。其基本要求是在使用波长范围内提供连续光谱，且发射强度足够大、稳定、使用寿命长。紫外-可见分光光度计有两类光源，在可见光区（400～800nm）使用钨灯或卤钨灯，在紫外光区（200～400nm）使用氢灯或氙灯。

（1）钨灯或卤钨灯：钨灯或卤钨灯能发出 150～2500nm 波长范围的连续光谱，最适宜的使用范围是 360～1000nm。卤钨灯的发光强度和使用寿命较钨灯优越，不少仪器已用卤钨灯代替钨灯。

（2）氢灯或氙灯：氢灯或氙灯能发射出 150～400nm 的连续光谱，由于玻璃吸收紫外线，故灯的透光窗口用石英制成。氙灯的发光强度比氢灯强 4～5 倍，性能比氢灯优越，高档仪器多使用氙灯，但价格较贵。

2. 单色器 单色器是将光源辐射的连续光谱分解成单色光，并可随意调节波长的一种装置，是分光光度计的核心部件。单色器主要由狭缝、色散元件和准直镜组成，其关键是色散元件，常用的色散元件是棱镜或光栅。

（1）棱镜：棱镜由玻璃或石英材料制成，它是利用不同波长的光在棱镜内的折射率的不同，将复合光色散开。玻璃对紫外光有吸收，故玻璃棱镜适用于可见光区；石英棱镜适用于紫外-可见光区。棱镜的缺点是色散为非线性色谱，波长分布不均匀。

（2）光栅：以光的衍射和干涉现象为色散原理制成。它是在高度抛光表面的玻璃或金属板上准确刻出大量平行等宽、等间距的反射线槽。当复合光照射到光栅上面时，每条线槽都产生衍射作用，而每条线槽所衍射的光又会相互产生干涉条纹，不同波长的光产生干涉条纹的衍射角不同，波长长的衍射角大，波长短的衍射角小，从而使复合光色散成按波长顺序排列的单色光。光栅的特点是色散率高、色散均匀呈线性、光谱均匀排列、适用的波长范围广。

3. 吸收池 吸收池又称比色皿，用于盛放待测试液。有玻璃和石英两种材质的吸收池，玻璃只能用于可见光区，石英既可用于可见光区，也可用于紫外光区。吸收池的透光面易磨损，使用时应注意保护。

4. 检测器 检测器是检测光通过待测试液前后光强度的变化，并把光信号转变为电信号的一种装置。检测器主要有光电管、光电倍增管和阵列型光电检测器。

（1）光电管：结构如图 6-6 所示。光电管是将一个棒状阳极和一个对光敏感材料制成的半圆筒状阴极密封于高真空的玻璃或石英中组成。当光照射到光敏阴极时，阴极发射出电子，在外加电压的作用下这些电子以高速流向阳极而产生光电流。入射光越强，所产生的光电流越强。产生的光电流通过负载电阻 R 转变成电压信号，由放大器放大后显示出来。根据对光敏感的范围不同，光电管分为紫敏光电管和红敏光电管，紫敏光电管的光敏材料主要是铯，适用于 200～625nm 波长范围，红敏光电管的光敏材料是银-氧化铯，适用于 600～1200nm 波长范围。

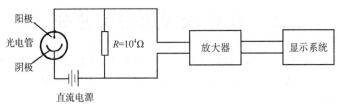

图 6-6 光电管结构示意图

（2）光电倍增管：结构如图 6-7 所示。由玻璃或石英做成的真空管中，装一个涂有光敏金属的阴极和一个具有高正电位的阳极，还装有几个倍增光敏阴极（一般是 9 个），即二次发射极，当光照射到阴极上，阴极即发射出光电子，这些电子在电场加速下轰击到第一倍增极上，每一个电子可使该倍增极发射出多个额外的次级光电子，这些次级光电子又被加速轰击到第二倍增极上，使第二倍增极又发出更多的光电子，以此类推，在最后一个倍增极上释放出的光电子数比最初阴极发出的光电子数要大 $10^6～10^8$ 倍。由光电子产生的电流经负载电阻 R 转变为电压信号，进入放大器放大由指示器指示出来。

（3）阵列型光电检测器：在高档紫外-可见分光光度计中，装备了这种检测器，如光电二极管阵列检测器。这种检测器是在晶体硅上排列一系列光二极管，每一个二极管相当于一个单色仪的出口狭缝，两个二极管中心距离波长单位称为采样间隔，二极管的数目越多，分辨率就越高。在190～820nm 的波长范围内，二极管阵列检测器的响应时间极短，可在极短的时间内获得全光光谱。

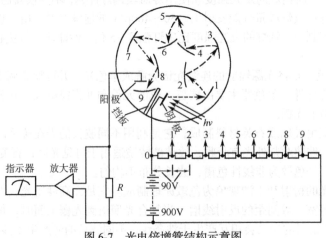

图 6-7 光电倍增管结构示意图

5. 显示系统　显示系统是将光电转换器产生的各种电信号，经放大处理后，用一定的方式显示出来。可以是电表显示、数字显示、荧光屏显示、结果打印以及曲线扫描等。由于计算机的应用，显示变得越来越简单、方便。显示方式一般有吸光度（A）、透光度（T），有的可直接转换成浓度（c）或吸光系数（ε、a）等。

（二）紫外-可见分光光度计的类型

紫外-可见分光光度计的类型很多，一般有单波长单光束分光光度计、单波长双光束分光光度计和双波长双光束分光光度计等。

1. 单波长单光束分光光度计　其结构和光路示意图如图 6-8 和图 6-9 所示。仪器用钨灯或氢灯作光源，以棱镜作色散元件，光电管为检测器，显示为吸光度 A 或透光度 T。

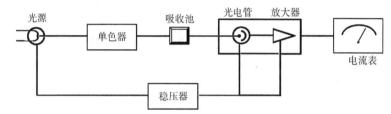

图 6-8　单波长单光束分光光度计结构示意图

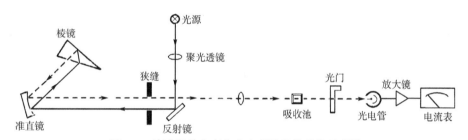

图 6-9　单波长单光束分光光度计光学系统示意图

如图 6-9 所示，光源发出连续光经过聚光镜后，汇集到平面反射镜上，经转角 90°反射至入射狭缝通过单色器，照射到准直镜上的入射光经准直镜反射后变成一束平行光射入背面镀铝的棱镜上被色散，色散后出来的光再经准直镜反射，汇聚于出口狭缝，再经吸收池，透过光照射到光电管上产生电流，经放大转换后由显示系统显示。这种分光光度计结构简单，操作方便，适用于常规分析。缺点是当光源不稳定时，会带来测量误差。

2. 单波长双光束分光光度计　其光路示意图如图 6-10。光源发出的光经反射镜、滤光片、入

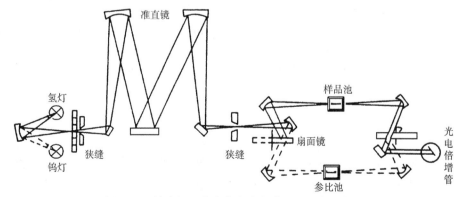

图 6-10　单波长双光束分光光度计光学系统示意图

射狭缝、准直镜和光栅得到单色光，单色光经出射狭缝后通过切光器（斩光器）分解成两束强度相同的光束，分别通过样品池和参比池，从参比池和样品池出来的光通过同步扇面镜交替照射到光电倍增管，经比较放大后，由显示系统进行显示。

单波长双光束分光光度计的最大优点是克服了单光束仪器由于光源不稳定带来的测量误差。

3. 双光束双波长分光光度计　基本结构如图 6-11 所示。由同一光源发出的光被分成两束，分别经过两个单色器，得到两束不同波长（λ_1、λ_2）的单色光，利用切光器使两束光以一定的频率交替照射同一吸收池，然后经过检测，得到被测溶液在 λ_1、λ_2 处吸光度的差值 ΔA，根据朗伯-比尔定律得

$$\Delta A = A_{\lambda_2} - A_{\lambda_1} = (\varepsilon_2 - \varepsilon_1)bc \tag{6-12}$$

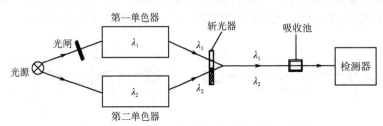

图 6-11　双光束双波长分光光度计结构示意图

从式（6-12）可知，ΔA 也与溶液的浓度成正比。双波长双光束分光光度计的测定不需要参比池，可以消除因吸收池不匹配、参比溶液和样品溶液基质差异等因素带来的误差。可用于多组分混合物、浑浊样品等的测定，仪器有较高的灵敏度和选择性。

三、紫外-可见光谱分析方法

> **案例 6-3**
>
> 李林是某大学预防医学专业四年级的学生，在疾病控制中心理化实验室实习，这期间该市正对食品安全进行大检查，李林很高兴能参加这次任务。这天带教老师将一份制备好的面粉样品交给了李林，要求他做该样品铅含量的测定，并告诉他是用二硫腙比色法。李林按国家标准方法进行了认真的准备，并将准备好的方案交给带教老师，老师看后笑了笑，说你做做看吧，做完了我们再讨论。方案是这样的：
>
> （1）配制 1.0mg/ml 的铅标准溶液，然后用水稀释成 10.0μg/ml 的使用液。
>
> （2）配制 0.5g/L 二硫腙-三氯甲烷溶液。
>
> （3）标准曲线的绘制：吸取 0.00ml、0.10ml、0.20ml、0.30ml、0.40ml、0.50ml 的使用液分别置于 125ml 分液漏斗中，加硝酸（1+99）至溶液为 20ml。再加入 200g/L 柠檬酸铵 2.00ml、200g/L 盐酸羟胺 1.00ml 和 100g/L 的氰化钾 2.00ml，加入 2 滴酚酞指示剂，用氨水调至红色，混匀；加 5.00ml 二硫腙-三氯甲烷溶液，剧烈振荡 1min，静置分层，以零管调节零点，于 510nm 处用 1cm 的比色皿测定吸光度，绘制标准曲线。
>
> （4）吸取消化液 10.00ml 于 125ml 分液漏斗中，加水至 20ml；其余操作同标准曲线的绘制。
>
> （5）计算：
>
> $$x = \frac{(m_1 - m_2)V_1}{mV_2}$$
>
> 式中，x 为样品中铅的含量，mg/kg；m_1 为测定样品消化液中铅的含量，μg；m_2 为试剂空白液中铅的含量，μg；V_1 为样品消化液总体积，ml；V_2 为测定用样品消化液体积，ml；m 为样品质量，g。

　　李林按方案完成了分析工作，但与老师的结果比较，不仅准确度差，精密度也差。李林想不明白，于是找老师进行讨论。

问题：
　　（1）李林是按国家标准进行的实验，为什么测定结果不正确？你能帮助他分析吗？
　　（2）在分析过程中应注意哪些分析条件的选择？分析条件的选择对分析结果有哪些影响？
　　（3）李林用的参比是属于什么参比溶液？

（一）分析条件的选择

　　在紫外-可见分光光度法实验中，选择最佳的分析条件对保证测定结果的准确性、灵敏性和可靠性十分重要。这些分析条件主要有：测定波长的选择，溶剂的选择，显色反应及条件的选择，参比溶液的选择，吸光度读数范围的选择等。

　　1. 测定波长的选择　在紫外-可见分光光度法中，一般选择待测组分的最大吸收波长 λ_{max} 作为测定波长。因为在 λ_{max} 处，待测组分的吸光系数最大，所产生的吸光值最大，测量的灵敏度最高。如果在 λ_{max} 处或附近有干扰，在保证一定灵敏度的情况下，可选吸收曲线上的其他波长进行测定，以消除干扰。例如，测定高锰酸钾和重铬酸钾混合液中高锰酸钾的浓度，高锰酸钾在水溶液中的 λ_{max} 为525nm，但重铬酸钾在525nm 处有干扰，如图6-12所示。高锰酸钾在545nm 处还有一吸收峰，此时，重铬酸钾不干扰，故可选545nm 作为测定波长。

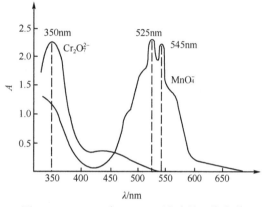

图6-12　$KMnO_4$ 与 $K_2Cr_2O_7$ 溶液的吸收光谱

　　2. 溶剂的选择　紫外-可见分光光度法测定时，需用溶剂将试样制备成溶液，而许多溶剂在紫外或可见光范围内有吸收，因此在选择溶剂时应注意，要求所用溶剂的截止波长应小于待测组分的测定波长。表6-2列出了常用溶剂的截止波长。

表6-2　常用溶剂的截止波长

溶剂	截止波长/nm	溶剂	截止波长/nm	溶剂	截止波长/nm
水	200	正己烷	220	四氯化碳	260
环己烷	200	1，4-二氧六环	220	苯	260
正丁醇	210	乙醇	220	甲苯	285
异丙醇	210	甘油	230	吡啶	305
乙醚	210	二氯甲烷	235	丙酮	330
甲醇	215	三氯甲烷	245	二硫化碳	385

　　3. 显色反应及条件的选择　在可见光区进行测定时，由于多数物质的吸光系数很小，难以直接测定，因此必须先用适当的试剂与待测组分进行化学反应，将待测组分转变为吸光系数较大的有色物，这个过程称为显色反应，所用的试剂称为显色剂。

　　显色反应需满足以下要求：①待测组分能定量地转变成有色物，二者之间的反应有明确的化学计量关系；②生成的有色物稳定性高，且摩尔吸光系数较大，一般应大于 10^4，以提高测量的灵敏度；③显色反应要有好的选择性，干扰小或者干扰易消除；④显色剂本身的颜色与生成有色物的颜色差别要大。

　　显色反应主要有配位反应、偶联反应和氧化还原反应。

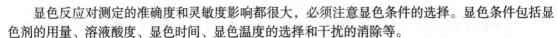

显色反应对测定的准确度和灵敏度影响都很大，必须注意显色条件的选择。显色条件包括显色剂的用量、溶液酸度、显色时间、显色温度的选择和干扰的消除等。

（1）显色剂用量的选择：显色剂与待测组分的反应多数是配位反应，可写为

$$M + nR \rightleftharpoons MRn$$

式中，M 为待测组分；R 为显色剂；MR_n 为显色反应生成的有色化合物。由于反应是可逆反应，根据化学平衡理论，当待测组分 M 的浓度一定时，增加显色剂的浓度将使反应平衡向右移动，反应趋于完全。因此，在显色反应中应加入过量的显色剂。但如果用量过多，有可能改变配合物的组成，同时改变颜色，不利于测定的进行。例如，用硫氰酸铵测定钼元素时，显色剂的用量不同，可形成配位数不同的配位产物。反应如下：

$$Mo^{5+} + 5SCN^- \rightleftharpoons Mo(SCN)_5 \quad （红色）$$

$$Mo(SCN)_5 + SCN^- \rightleftharpoons Mo(SCN)_6^- \quad （浅红色）$$

其中以 Mo（SCN）$_5$ 的摩尔吸光系数 ε 最大，故以测定 Mo（SCN）$_5$ 的吸光度测定钼含量。但当显色剂 NH_4SCN 的用量过大，则生成浅红色的 $Mo(SCN)_6^-$，显色产物颜色变浅，使吸光度降低，给测定带来误差。此外，有些显色剂本身有色，若加入过多，会使空白值增大。

适宜的显色剂用量可通过实验确定。方法是：在含一定浓度的待测试液中，分别加入不同量的显色剂，在相同的实验条件下，测定这些溶液的吸光度 A，然后以吸光度 A 为纵坐标，显色剂用量 V 为横坐标，绘制吸光度 A 与显色剂用量 V 的关系图，如图 6-13 所示，从图可看出显色剂用量在 a 与 b 之间比较适宜。

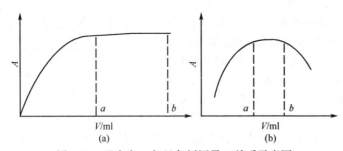

图 6-13　吸光度 A 与显色剂用量 V 关系示意图

（2）溶液酸度的选择：溶液酸度对显色反应的影响主要有以下三个方面：

1）酸度对显色剂颜色的影响：许多显色剂在不同的酸度下其颜色不同，必须选择合适的 pH，使显色剂的颜色不干扰测定。例如，二甲酚橙与 II～IV 族金属离子发生显色反应时生成红色配合物，但二甲酚橙在 pH＞6.3 时呈红紫色，在 pH＜6.3 时呈柠檬黄色，根据显色剂自身颜色与显色反应产物颜色有较大差异的原则，二甲酚橙作显色剂时，溶液酸度应控制在 pH＜6.3。

2）酸度对显色反应的影响：许多有机显色剂本身是有机弱酸或弱碱，如磺基水杨酸、偶氮胂（III）、铝试剂等，它们在溶液中存在解离平衡：

$$HR \rightleftharpoons R^- + H^+$$

$$M^+ + R^- \rightleftharpoons MR$$

从上述平衡关系可知，当 H^+ 浓度增大时，平衡将向左移动，R^- 浓度减小，促使 MR 解离，从而影响显色反应；当 H^+ 浓度减小时，HR 向解离方向进行，R^- 浓度增大，平衡向生成 MR 的方向移动。但是，如果 H^+ 浓度太低，将会使某些金属离子水解，使显色反应不能进行完全。

3）酸度对金属离子存在状态的影响：大多数高价金属离子，如 Fe^{3+}、Al^{3+}、Sn^{4+}、Th^{4+}、Ti^{4+}、Bi^{3+} 等都易发生水解，在酸度较低时会形成碱式盐或氢氧化物沉淀，在测定时，应保持适宜的 pH，避免水解现象的发生。

总之，在进行显色反应时，pH 的控制十分重要，不能任意增大或减小。显色反应的最佳 pH 范围可由实验确定。其方法是固定待测组分的浓度和显色剂的用量，在不同的 pH 条件下进行显色，测定其吸光度，绘制 A-pH 图，从中找出吸光度 A 较大时所对应的 pH 范围。

（3）显色时间的选择：不同的显色反应，情况差异很大。有的显色反应速率很快，产物长时间放置，其吸光度不会发生变化；有的显色反应很快，但产物很不稳定，放置一段时间后，吸光度开始减小；有的显色反应速率很慢。因此，必须确定合适的显色反应时间和产物的稳定时间。合适的显色时间和产物稳定时间可以通过实验确定。其方法是配制一份显色溶液，从加入显色剂开始，每隔一定的时间测定其吸光度 A，然后以吸光度 A 为纵坐标、反应时间 t 为横坐标绘制 A-t 图，找出吸光度 A 保持较大的时间范围。

（4）显色温度的选择：不同的显色反应其温度要求不同，多数显色反应在室温下进行，但有的显色反应在室温下进行得很慢，需加热进行。例如，钼蓝法测定硅时，在室温下该反应要 15～30min 才能完成，在沸水中，只要 30s 即可完成。不同显色反应适宜的温度范围同样可由实验确定，通过绘制 A-T（℃）图，找出显色反应的最适宜温度。

（5）显色反应中的干扰及消除：显色反应的干扰因素主要有以下几种：①试液中共存离子本身有颜色，对测定波长有吸收而产生干扰；②试液中共存离子与显色剂反应生成对测定波长有吸收的有色物而产生干扰；③试液中共存离子与显色剂或待测组分反应，使显色剂或待测组分的浓度降低，妨碍显色反应的完成而产生干扰。可采用以下方法对干扰进行消除：①加入掩蔽剂。加入掩蔽剂消除干扰离子是常用的、有效的方法，通过加入掩蔽剂使之与干扰组分生成无色、稳定的配合物而消除干扰。其要求是掩蔽剂不能与待测组分发生反应。如用丁二肟测定镍含量时，可加入柠檬酸以消除铁的干扰。②改变干扰离子的价态。通过在试液中加入某种氧化剂或还原剂使之与干扰离子反应，改变干扰离子的价态而消除干扰。例如，用铬天青 S 法测定 Al^{3+} 时，加入抗坏血酸或盐酸羟胺可使 Fe^{3+} 还原为 Fe^{2+} 而消除 Fe^{3+} 的干扰。③控制显色反应条件。控制适宜的显色条件（如控制酸度），可使待测离子与显色剂反应，而干扰离子不与显色剂发生反应消除干扰。例如，以磺基水杨酸测定 Fe^{3+} 时，若 Cu^{2+} 共存，则 Cu^{2+} 也与磺基水杨酸反应而产生干扰。若调节溶液的 pH 在 2.5 左右，这时只有 Fe^{3+} 与磺基水杨酸反应，而 Cu^{2+} 不能与磺基水杨酸反应，这样就可消除 Cu^{2+} 的干扰。④分离干扰离子。如果上述方法均不能消除干扰离子的干扰，就只能用适当的方法将干扰离子分离，分离方法可用溶剂萃取、离子交换、生成沉淀等。

4. 吸光度读数范围的选择 任何分光光度计都有一定的测量误差，这个误差称为透光度读数误差 ΔT，一般在 $\pm 0.002 \sim \pm 0.01$。它反映了仪器的性能，性能越高，误差越小。由朗伯-比尔定律可知，透光度 T 与浓度 c 是负对数的关系，因此不同的透光度读数误差 ΔT 引起的浓度相对误差（$\Delta c/c$）不同，它们之间的关系为

$$\left(\frac{\Delta c}{c}\right) = 0.434 \frac{\Delta T}{T \lg T} \tag{6-13}$$

上式表明：在分光光度法测量中，浓度的相对误差（$\Delta c/c$）不仅与仪器有关，还与测定的透光度值有关。在给定的仪器中，透光度读数误差 ΔT 一定，浓度的相对误差主要取决于透光度 T 的数值大小即吸光度 A。若令 $\Delta T = 0.01$，根据式（6-13）可计算不同 A 值时的 $\Delta c/c$，见表 6-3。

表 6-3 不同 T 时的 $\Delta c/c$（$\Delta T = 0.01$，并忽略其正负号）

T/%	A	$\Delta c/c$/%	T/%	A	$\Delta c/c$/%
95	0.022	20.5	65	0.187	3.6
90	0.046	10.5	60	0.222	3.3
80	0.100	5.6	50	0.301	2.9
70	0.155	4.0	36.8	0.434	2.7

续表

T/%	A	Δc/c/%	T/%	A	Δc/c/%
30	0.523	2.8	10	1.000	4.3
20	0.699	3.1	5	1.301	6.6
15	0.824	3.5	2	1.699	12.8

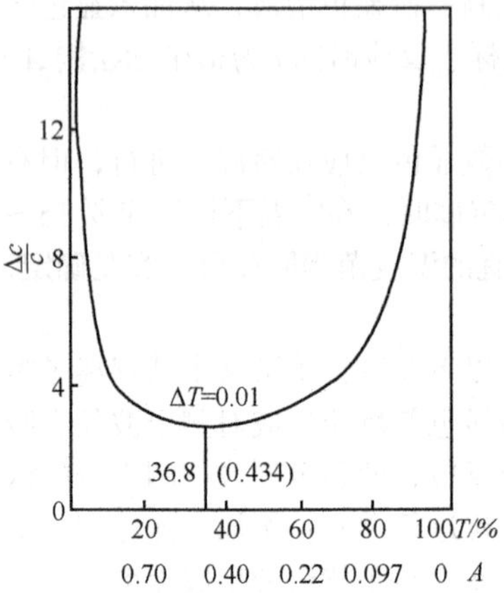

图 6-14 $\Delta c/c$ 与 T 的关系图

以 $\Delta c/c$ 为纵坐标、T 为横坐标作图（图 6-14）。从表 6-3 和图 6-14 可知，T 为 15%～65%，即 A 为 0.8～0.2 时，测定的相对误差 $\Delta c/c$ 较小。当 T 为 36.8%，即吸光度 A 为 0.434 时，$\Delta c/c$ 最小，为 2.7%。因此，为了得到较高的测量准确度，吸光度 A 的读数范围应控制为 0.2～0.8。对于更精密的仪器，其 ΔT 更小，此时吸光度 A 的读数范围可比 0.2～0.8 宽。

5. 参比溶液的选择 参比溶液（reference solution），又称为空白溶液（blank solution）。参比溶液的作用：调节吸光度 A 等于零或透光度 T 等于 100%，抵消溶剂、试剂、显色剂、基体液和干扰成分的干扰，以减小测量误差。常用的参比溶液有以下四种。

（1）溶剂参比：以纯溶剂（如水、各种有机溶剂）作为参比溶液即为溶剂空白。溶剂空白适用于被测溶液中只有待测组分在测定的波长下有吸收，而其他成分（如显色剂和试剂）在测定波长下无吸收的情况。例如，测定水中微量的 Mn^{2+} 时，用（NH_4）$_2S_2O_8$ 将 Mn^{2+} 氧化成 MnO_4^-，由于样品和试剂均无色，故可用纯水作参比溶液。

（2）试剂参比：与试样溶液进行平行操作，即所加的试剂与试样一致，只是不加待测组分。试剂空白可消除试剂干扰，包括显色剂本身的颜色和其他辅助试剂的影响。例如，用邻二氮菲法测定水中的微量铁，由于试剂可能含有微量的铁，结果偏高，因此用试剂空白加以消除。

（3）试样参比：是以不加显色剂的试样溶液为空白。试样参比适用于试样基体本身对测定有干扰，而显色剂和其他各种试剂无吸收。试样空白可消除样品基体颜色的干扰。例如，用硫氰酸盐法测定钢中钼和钨时，以不加显色剂硫氰酸盐的试样溶液作为参比，以消除试样中 Cr^{3+}、Ni^{2+} 和 Cu^{2+} 等有色离子的干扰。

（4）平行操作参比：为了抵消测定过程中引入干扰物的干扰，可用不含待测组分的试样或溶剂或纯水按照与含待测组分的试样完全相同的处理步骤进行平行操作，以此所得的溶液作为参比溶液。

（二）定性分析

许多有机化合物在紫外-可见光区有吸收，因此可依据物质的吸收光谱特征对未知样品进行定性分析。吸收光谱的特征有吸收曲线的形状，吸收峰的位置、数目、最大吸收波长 λ_{max} 和最大摩尔吸光系数 ε_{max}，其中 λ_{max} 和 ε_{max} 是定性分析的主要参数。定性分析一般有两种方法。

1. 与标准物或标准图谱进行对比 在相同的测定条件下测定未知物与已知标准物的吸收光谱，若两者是同一化合物，则两者的吸收光谱应完全一致。为了使定性结果更可靠，可再换一种溶剂进行光谱测定，若在不同溶剂中两者的光谱完全一致，则更有可能是同一化合物。如果没有标准物，可借助各种有机化合物的紫外-可见标准图谱进行比对，如《萨特勒标准图谱》（Sadler Standard Spectra（Ultraviolet），共收集了 46000 种化合物的图谱，用这种方法的要求是仪器的精密度、准确度要高，测定的条件应与标准图谱规定的完全一致，否则分析结果不可靠。

2. 比较物质的最大吸收波长 λ_{max} 和最大摩尔吸光系数 ε_{max} 不同的化合物可能有相同的 λ_{max}，

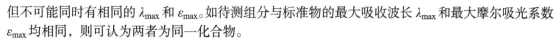

但不可能同时有相同的 λ_{max} 和 ε_{max}。如待测组分与标准物的最大吸收波长 λ_{max} 和最大摩尔吸光系数 ε_{max} 均相同，则可认为两者为同一化合物。

需要注意的是：有机化合物的紫外-可见光谱一般只有少数几个简单、宽阔的吸收带，缺乏精细结构，特征性不强，即使吸收光谱完全相同，也有可能不是同一种化合物，故其定性分析应用有一定的局限，需要与其他方法配合使用，以进行准确定性。

（三）定量分析

紫外-可见分光光度法主要用于定量分析，其定量的依据是朗伯-比尔定律。根据样品的特点，可分为单组分样品的测定和多组分样品的测定。

1. 单组分样品的测定　若被测试样中只含有一种吸光物质，可以用标准曲线法和标准比较法进行定量。

（1）标准曲线法：配制一系列（一般 5～7 个）浓度不同的标准溶液，以不含被测组分的空白溶液作参比，在相同条件下测量标准溶液系列的吸光度 A，以 A 为纵坐标，以浓度 c 为横坐标，绘制 A-c 标准曲线，如图 6-15 所示。在同样条件下测定待测溶液的 A_x，并从标准曲线上查出 A_x 所对应的浓度 c_x。

更科学准确的方法是用直线回归法求得 A 与 c 的直线回归方程，由此求得待测组分的浓度。

（2）标准比较法：当待测组分（x）的浓度与标准品（s）的浓度很接近，可用标准比较法。其方法是在相同测定条件下，配制与待测组分浓度接近的标准溶液，根据朗伯-比尔定律有

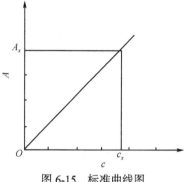

图 6-15　标准曲线图

$$A_s = \varepsilon_s b c_s \qquad A_x = \varepsilon_x b c_x$$

由于是同一物质，故 $\varepsilon_s b = \varepsilon_x b$，因此

$$c_x = \frac{A_x}{A_s} \cdot c_s \qquad\qquad (6\text{-}14)$$

标准比较法简单方便，但标准溶液与被测试样的浓度必须相近，否则误差较大。

2. 多组分样品的测定　根据吸光度具有加和性的特点，利用分光光度法可同时测定样品中两种或多种组分的含量。例如，溶液中同时存在两种组分 a 和 b，它们的吸收光谱相互重叠的情况如图 6-16 所示。

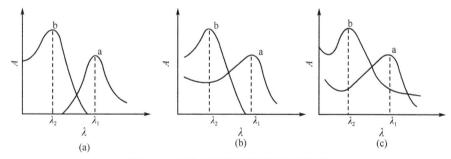

(a) 　　　　　　　　(b) 　　　　　　　　(c)

图 6-16　混合组分吸收光谱重叠示意图

（1）最大吸收峰处互不重叠：如图 6-16（a）所示。可按单一组分测定的方法分别在各自的最大吸收波长（λ_1 和 λ_2）处测定吸光度，分别测定组分 a 和 b 的浓度。

（2）最大吸收峰处部分重叠：如图 6-16（b）所示。在 λ_1 处，组分 b 无吸收，在 λ_2 处，组分 a 和 b 均有吸收，则可先在 λ_1 处测定样品溶液的吸光度 $A_{\lambda_1}^a$，直接求出组分 a 的浓度 c_a。再在 λ_2 处测定样品溶液的吸光度 $A_{\lambda_2}^{a+b}$，然后计算组分 b 的浓度。式中，$\varepsilon_{\lambda_2}^a$ 和 $\varepsilon_{\lambda_2}^b$ 可用 a 和 b 的纯物质在 λ_2 波

长下分别测得。

$$c_b = \frac{A_{\lambda_2}^{a+b} - \varepsilon_{\lambda_2}^a \cdot c_a}{\varepsilon_{\lambda_2}^b} \qquad (6\text{-}15)$$

（3）最大吸收峰处完全重叠：如图 6-16（c）所示。可采用下列方法处理。

1）解线性方程组法：各组分在所选波长处的吸收系数差别较大，而且均有良好的重现性，可以选用该方法。首先测定两组分在λ_1和λ_2处的吸光系数$\varepsilon_{\lambda_1}^a$和$\varepsilon_{\lambda_2}^b$的值，然后在两波长处测定样品溶液的吸光度$A_{\lambda_1}^{a+b}$和$A_{\lambda_2}^{a+b}$，最后用解线性方程组的方法求出两组分的浓度。

$$A_{\lambda_1}^{a+b} = A_{\lambda_1}^a + A_{\lambda_1}^b = \varepsilon_{\lambda_1}^a \cdot c_a + \varepsilon_{\lambda_1}^b \cdot c_b$$

$$A_{\lambda_2}^{a+b} = A_{\lambda_2}^a + A_{\lambda_2}^b = \varepsilon_{\lambda_2}^a \cdot c_a + \varepsilon_{\lambda_2}^b \cdot c_b$$

$$c_a = \frac{A_{\lambda_1}^{a+b} \cdot \varepsilon_{\lambda_2}^b - A_{\lambda_2}^{a+b} \cdot \varepsilon_{\lambda_1}^b}{\varepsilon_{\lambda_1}^a \cdot \varepsilon_{\lambda_2}^b - \varepsilon_{\lambda_2}^a \cdot \varepsilon_{\lambda_1}^b} \qquad (6\text{-}16)$$

$$c_b = \frac{A_{\lambda_2}^{a+b} \cdot \varepsilon_{\lambda_1}^b - A_{\lambda_1}^{a+b} \cdot \varepsilon_{\lambda_2}^b}{\varepsilon_{\lambda_1}^a \cdot \varepsilon_{\lambda_2}^b - \varepsilon_{\lambda_2}^a \cdot \varepsilon_{\lambda_1}^b} \qquad (6\text{-}17)$$

该法是混合物测定的经典方法，理论上可用于三组分或更多组分混合物的测定，其繁杂的运算过程可由计算机来完成。由于多组分共存时吸收峰相互重叠的情况很复杂，难以选择合适的测量波长，故很少有实际应用。

2）等吸收双波长测量法：对于图 6-16（c）所示的情况，还可利用等吸收双波长测量法，对其中一种组分或两种组分同时进行测定。其方法是：先把一种组分的吸收设法消去，测定另一组分的浓度，如图 6-17 所示。

在图 6-17（a）中，测定 b 组分时，选择 b 组分的最大吸收波长作测定波长λ_1，由 b 的峰顶λ_1向横坐标作垂线与 a 吸收曲线的一侧相交，从相交点作横坐标的平行线与 a 吸收曲线的另一侧相交，交点所对应的波长为参比波长λ_2。在λ_1和λ_2处分别测量吸光度$A_{\lambda_1}^{a+b}$与$A_{\lambda_2}^{a+b}$，然后相减求ΔA^{a+b}。其数学表达式为

$$\Delta A^{a+b} = \Delta A^a + \Delta A^b = \Delta A^b = (\varepsilon_{\lambda_1}^b - \varepsilon_{\lambda_2}^b) \cdot b \cdot c_b = K c_b \qquad (6\text{-}18)$$

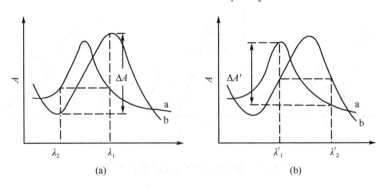

图 6-17　等吸收双波长测量法示意图
（a）消去 a，测定 b；（b）消去 b，测定 a

在两波长处 a 组分的吸光度相等ΔA^a=0，b 组分的吸光度差值ΔA^b与 b 组分的浓度成正比。测组分 a 时，可用相同的方法选择 b 组分具有等吸收的两个波长，消去 b 的干扰，测定 a 组分的浓度，如图 6-17（b）所示。等吸收双波长测量法还可以适用于浑浊溶液的测定。

四、应　用

紫外-可见分光光度法是最基本的仪器分析方法，在食品、水质、空气、化妆品、生物材料的理化检验中有非常广泛的应用。例如，食品中的重金属分析、食品添加剂的分析，职业环境卫生场所有毒、有害物质的检验、中毒检验等。

1. 食品中胆固醇的测定　胆固醇是一种具有重要功能的类固醇物质，在体内可转变成胆汁、类固醇和维生素 D_3，胆固醇摄入过多是引起高胆固醇血症的主要原因，是诱发心脑血管疾病的重要因素。我国膳食标准规定，成人每日胆固醇的摄入量不超过 300mg。

胆固醇的测定原理是类固醇物质与酸作用，可脱水并发生聚合反应生成有色物质。将待测食品进行提取和皂化，用硫酸铁铵为显色剂，可测定其胆固醇的含量。具体方法是：用胆固醇的标准品制成一系列胆固醇的乙酸标准溶液，在乙酸介质中加入硫酸铁铵进行显色，然后在 560～575nm 波长下进行比色，并绘制标准曲线。用索氏提取器提取食品中的脂肪，取一定量溶于乙醇中，用氢氧化钾在碱性条件下进行皂化，然后将胆固醇分离，按与标准胆固醇的比色方法进行显色、比色，并在标准曲线上查出对应的胆固醇含量。

2. 水中氨氮的测定　水体中的氨氮测定是掌握水体受有机物污染的状况，了解水体自净能力并对水质进行卫生学评价的重要依据。当含氮有机物进入水体后，会受到水中微生物的作用发生氧化分解，使水中的亚硝酸盐和硝酸盐的含量增加，是水质恶化的原因之一。在对饮用水的卫生学评价中必须对水体中的氨氮含量进行测定。

水体中氨氮含量的测定方法主要是通过分光光度法，如纳氏试剂分光光度法。基本原理是：在碱性条件下，氨与碘化汞钾生成黄棕色碘化氧汞，颜色深浅与氨氮含量成正比。方法是：配制一系列氨氮标准溶液，加入酒石酸钾钠和纳氏试剂，待显色反应 10min 后，在 420nm 处以纯水为参比进行测定，绘制标准曲线。将待测水经过蒸馏、沉淀处理后按与标准系列同样的方法进行测定，根据水样吸光度值在标准曲线上查出相应氨氮的浓度。

3. 空气中氮氧化物的测定　氮氧化物（NO_x）主要为一氧化氮（NO）和二氧化氮（NO_2），是重要的空气污染监测指标。

氮氧化物测定的标准方法是盐酸萘乙二胺比色法，其原理是：空气样品通过三氧化铬管，使一氧化氮氧化成二氧化氮，二氧化氮与水反应生成亚硝酸盐，再与氨基苯磺酸反应生成重氮盐，重氮盐再与盐酸萘乙二胺生成玫瑰红色的染料。具体方法是：配制一系列亚硝酸盐的标准溶液，将标准溶液加入到由乙酸、对氨基苯磺酸、盐酸萘乙二胺组成的吸收液中进行显色反应，并在540nm 处进行测定，绘制标准曲线。使空气样品通过三氧化铬管，一氧化氮氧化成二氧化氮，被吸收液吸收，按与亚硝酸盐标准溶液同样的方法进行显色和测定，然后在标准曲线上查出相应的浓度。

第三节　红外光谱法

案例 6-4

据报道，某地发生化学污染事件：3 名男子涉嫌将一种不明化学物质倒入河中，致使河流附近的 60 多居民患病入院，3000 多居民被迫撤离。当地居民说当天早上一起床就闻到了一股浓烈的刺鼻气味。随后，有 60 多名吸入这种气体的居民出现眩晕、恶心和胸口疼痛的症状，被立即送往医院治疗。一名躺在病床上的居民说，自己的颈、背、胸口都疼得厉害，"整个人感觉快崩溃了"。一些家长也带着自己的孩子冲入附近的医院。据家长们介绍，孩子们在吸入了刺激性气体后，出现了呕吐、甚至呼吸困难的症状。随后，当地政府组织消防队、警察和卫生人员赶到现场，并将这个被污染的村子隔离起来。警方逮捕了 3 名嫌犯。有居民说，他看到一辆卡车向村子附近的河里倾倒一种液体后，便匆忙开走。据当地有关人员描述，这种化学物质闻起来像混合了多种化学物质的汽油。

问题：

（1）鉴别有机化合物种类的方法有哪些？

（2）红外光谱分析的基本原理是什么？

（3）如何用红外光谱法对物质进行定性、定量分析？

红外光谱法（infrared spectrometry, IR），或称红外吸收光谱法（infrared absorption spectrometry），又称红外分光光度法（infrared spectrophotometry），是利用物质对红外光区电磁辐射的选择性吸收来进行定性、定量和结构分析的分析方法。

红外光的波长范围为 0.75～1000μm。根据实验技术和应用的不同，可将其划分为三个区，0.75～2.5μm 称为近红外区，2.5～25μm 称为中红外区，25～1000μm 称为远红外区。通常所说的红外光谱是指中红外区的吸收光谱。本节主要介绍中红外光谱。

红外光谱常以百分透光度（T, %）为纵坐标，以波数（σ, cm^{-1}）或波长（λ, μm）为横坐标表示。图 6-18 为阿司匹林的红外光谱图。

红外光谱和紫外-可见光谱都属于分子吸收光谱，相比之下红外光谱有如下优点：红外光谱具有很强的特征性，常被称为"分子指纹光谱"。紫外-可见光谱主要研究具有共轭体系的不饱和有机化合物，而红外光谱不受任何限制，除光学异构体外，几乎可以研究所有的有机化合物。只要结构不同，其红外光谱一定不同。红外光谱对样品具有广泛适应性，固态、液态和气态样品均可直接进行分析。样品用量少、分析速度快、不破坏试样、操作方便等。目前红外光谱分析已成为现代分析化学不可缺少的工具。

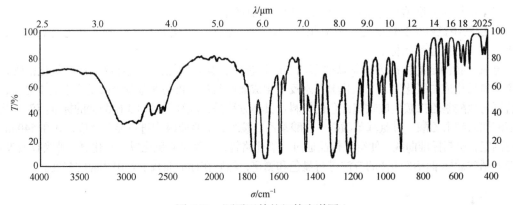

图 6-18　阿司匹林的红外光谱图

一、基 本 原 理

1. 红外光谱的产生　前已述及，分子内部有电子绕核的运动、原子在其平衡位置的振动以及分子绕其重心的转动三种运动，分别对应三种能级，即电子能级、振动能级和转动能级，这些能级是不连续的。分子吸收光能后，从能量较低的能级跃迁到较高的能级，分子吸收能量具有量子化特征。转动能级间能量差为 0.005～0.05 eV（250～25μm），主要位于远红外区。振动能级间的能量差为 0.05～1 eV，主要位于中红外区（25～1.25 μm）。电子能级间的能量差为 1～20 eV（1.25～0.06μm），主要位于紫外-可见区。

当用红外光照射物质分子时，且满足$\Delta E = h\nu$时，即产生红外吸收。让不同波长的红外光依次照射样品，并测量在每一波长处的透光度，以波长（λ，μm）或波数（σ，cm^{-1}）为横坐标，透光度（T，%）为纵坐标作图，即可得红外光谱。由于在振动能级跃迁的同时，不可避免地伴随有转动能级的跃迁，所以红外光谱也称振转光谱。

2. 分子的振动形式　双原子分子只有一种振动形式，多原子分子的振动形式较多，但基本上可概括为两大类，即伸缩振动（stretching vibration）和弯曲振动（bending vibration）。

（1）伸缩振动：指原子沿键轴方向伸缩的振动，特点是键长发生周期性变化，键角无变化。伸缩振动又可以分为对称伸缩振动（symmetrical stretching vibration，ν_s）和不对称伸缩振动（asymmetrical stretching vibration，ν_{as}）。对称伸缩振动时，各键同时伸长或缩短；不对称伸缩振动时，某些键伸长，而另外的键缩短。

（2）弯曲振动：又称变形振动（deformation vibration），指基团键角发生变化的振动，特点是键长不变，键角发生周期性变化。弯曲振动又分为面内弯曲振动（in-plane bending vibration，用β表示）和面外弯曲振动（out-of-plane bending vibration，用γ表示）。面内弯曲振动的振动方向位于分子平面内，面外弯曲振动则是在分子平面的垂直方向上振动。

面内弯曲振动又分为剪式振动（δ）和平面摇摆振动（ρ）。剪式振动是指两个原子在同一平面内彼此相向弯曲的振动；平面摇摆振动是指两个原子作为整体在平面内左右摇摆的振动。面外弯曲振动又分为面外摇摆振动（ω）和扭曲振动（τ）。面外摇摆振动是指基团作为整体垂直于分子平面前后摇摆的振动；扭曲振动是指两个原子在垂直于分子平面的方向上前后相反地来回扭动。图6-19是以亚甲基为例的各种基本振动形式。

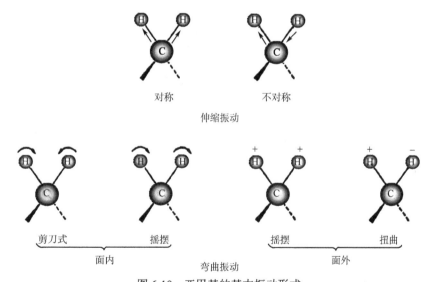

图 6-19　亚甲基的基本振动形式

3. 振动自由度与吸收峰数目　红外光谱吸收峰数目与振动形式的数目有关。振动形式的数目可以用振动自由度描述。振动自由度即独立振动数。双原子分子只有一种振动形式（伸缩振动），组成分子的原子越多，其独立振动的数目就越多。在三维空间，每个原子都能沿x、y、z三个坐标方向独立运动，对于由n个原子组成的分子则有$3n$个独立运动，即$3n$个运动自由度。但是，这些原子通过化学键形成一个整体，分子作为整体的运动状态可分为三类：平动、振动和转动。$3n$个自由度中有3个属于平动自由度（整个分子沿x、y、z方向的平移运动），3个属于转动自由度（整个分子绕x、y、z轴的转动，对于线性分子，若键轴在x轴方向，整个分子只能绕y、z轴转动，因此只有2个转动自由度），其余均为振动自由度，即有$3n-6$个振动自由度（对线性分子

有 $3n-5$)。例如，H_2O 为非线形分子，其振动自由度＝$3n-6=3\times3-6=3$，即有 3 种基本振动形式；CO_2 为线形分子，其振动自由度＝$3n-5=3\times3-5=4$，即有 4 种基本振动形式。

分子的每一个基本振动都对应于一定的振动频率，似乎也应有相应的红外吸收峰，也就是说分子有多少个振动自由度就应该有多少红外吸收峰。实际上，并非分子的每一种基本振动都在红外光谱上有对应的吸收峰，绝大多数化合物的红外光谱图上出现的吸收峰数目远小于理论计算的振动数目。其原因主要是：①偶极矩变化 $\Delta\mu=0$ 的振动，不产生红外吸收。分子吸收红外辐射的条件除上述的量子化条件外，还必须有偶极矩变化的振动，即只有偶极矩发生变化（$\Delta\mu\neq0$）的振动形式才能产生红外吸收。振动时偶极矩变化，能够吸收红外辐射，称振动形式是红外活性的；反之，振动时偶极矩不变化，不能吸收红外辐射，称振动形式是红外非活性的。② 有些振动的频率相等，因而发生简并，即吸收峰发生重叠。例如，CO_2 分子有 4 个基本振动自由度，理论上，它应有四个吸收峰，实际上只观测到 $667cm^{-1}$ 和 $2349cm^{-1}$ 两个。这是因为 CO_2 对称伸缩振动的偶极矩变化为零，不产生红外吸收；而且面内弯曲振动和面外弯曲振动的频率相等，发生简并。③仪器的分辨率不高或者灵敏度不够，对一些频率很接近的吸收峰分不开或者一些弱峰检测不到。

此外，由于振动之间的相互作用还会产生组频峰和倍频峰（统称泛频峰），红外光谱会产生一些附加的吸收峰，不过这些附加峰一般都比较弱。

4. 吸收峰的位置及其影响因素 对于分子的振动应该用量子力学来说明，为了便于理解也可以用经典力学来说明。若将双原子分子（或基团）的两个不同质量的原子近似地看作两个小球 A 和 B，把连接两者的化学键看成质量可以忽略不计的弹簧，则两个原子间的伸缩振动可近似地看成沿键轴方向的简谐振动，双原子分子可近似地看作谐振子，如图 6-20 所示。

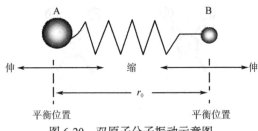

图 6-20 双原子分子振动示意图

振子的频率与小球的质量、弹簧的弹力以及小球在空间的排列方式有关。吸收峰在红外光谱中的位置也与键连原子的质量、键的强度、分子的构型等有关，尤其是原子质量和键强度。根据胡克（Hooke）定律，其振动频率为

$$\nu=\frac{1}{2\pi}\sqrt{\frac{k}{\mu}} \tag{6-19}$$

因为 $\sigma=\dfrac{1}{\lambda}=\dfrac{\nu}{c}$，所以

$$\sigma=\frac{1}{2\pi c}\sqrt{\frac{k}{\mu}} \tag{6-20}$$

式中，σ 代表波数；μ 为化学键所连折合原子质量（单位 g），若用两个原子的相对原子质量 m_1 和 m_2，则折合原子质量 μ 为

$$\mu=\frac{m_1\times m_2}{m_1+m_2}$$

k 为化学键的力常数，N/cm，定义为将两个原子由平衡位置伸长单位长度时的恢复力。化学键的力常数是衡量化学键强度的物理量，力常数越大，化学键越强。

由式（6-20）可见，影响基本振动频率的直接原因是相对原子的折合质量和化学键的力常数。对于同类原子组成的化学键，折合原子质量相同，振动频率取决于化学键的强度。单键、双键和叁键的力常数分别为 $4 \sim 6N/cm$、$8 \sim 10N/cm$、$12 \sim 18N/cm$，其振动频率 σ_{C-C}、$\sigma_{C=C}$ 和 $\sigma_{C\equiv C}$ 分别为 $1190cm^{-1}$、$1683cm^{-1}$ 和 $2062cm^{-1}$。对于力常数相近的化学键，振动频率取决于折合原子质量。例如，C—H 键（$k \approx 5N/cm$）的振动频率 σ_{C-H} 为 $2920\ cm^{-1}$，由于氢原子的质量小，C—H 键的振动频率比 C—C 键的振动频率高。

综上所述，同一基团基本上在某一特定波长范围产生吸收。例如，X—H 键的伸缩振动吸收在 $2500 \sim 3650\ cm^{-1}$，O—H、C—H、N—H 等可分辨，甚至各种不同的 C—H 也能分辨。因此，从红外光谱可以得到分子内部结构的信息。

需要指出的是，上述用经典方法来处理分子的振动是近似处理方法，真实分子的振动能量变化是量子化的。此外，一个基团的吸收位置，除与键连原子的折合质量以及键强度有关外，还受分子内周围化学环境以及分子所处的状态影响。具体如下。

（1）内部因素

1）诱导效应：由于诱导效应引起基团中电荷分布的变化，从而引起键力常数的变化，使基团的特征频率发生位移。例如，醛羰基 C=O 双键的吸收在 $1715\ cm^{-1}$，酰氯的 C=O 在 $1800\ cm^{-1}$，这是因为酰氯分子中羰基和 Cl 相连，由于 Cl 的吸电子诱导作用，使电子云从氧原子向碳原子转移，增加了 C=O 的力常数，其伸缩振动频率增加，吸收峰向高波数方向移动。

2）共轭效应：共轭效应使电子的离域程度增大，化学键的力常数减小，吸收峰向低波数方向移动。例如，苯乙酮与丙酮相比，苯乙酮由于羰基与苯环形成共轭体系，羰基的双键特性减小，吸收峰波数移动到 $1680\ cm^{-1}$。

3）氢键：氢键的形成明显削弱相关化学键的力常数，导致吸收峰向低波数方向移动，峰形变宽。例如，羧酸在气态或在非极性溶剂中以游离分子存在，其羰基的伸缩振动吸收峰出现在 $1760\ cm^{-1}$；而在液体或固体试样中一般以二聚体形式存在，吸收峰移到 $1700\ cm^{-1}$ 左右。形成二聚体以后，O—H 键的吸收峰也向低波数方向移动，在 $3200 \sim 2500\ cm^{-1}$ 出现一个宽而散的特征吸收峰。

形成分子内氢键也会使基团的吸收峰向低波数方向移动。但分子间氢键的影响随溶液浓度的减小而减小，甚至消失，分子内氢键的影响不受溶液浓度变化影响。

4）空间效应：包括空间位阻效应和环张力效应。取代基的空间位阻效应使分子的共平面性下降，基团共轭性减弱，吸收峰向高波数方向移动。例如，苯乙酮的羰基吸收峰在 $1663cm^{-1}$，而邻甲基苯乙酮的羰基吸收峰在 $1686\ cm^{-1}$。对于环状化合物，环内双键随环张力的增加而减弱，其伸缩振动吸收峰向低波数方向移动，而 C—H 键的伸缩振动吸收峰却向高波数方向移动；环外双键的强度随环张力的增加而增加，其波数也相应增加，峰强度随之增加。

5）费米（Fermi）共振：当弱的泛频峰和强的基频峰接近，发生相互作用时，其吸收峰强度增加或发生吸收峰分裂的现象，称为费米共振。

（2）外部环境因素：影响吸收峰位置的外部因素主要指试样的状态和溶剂效应。试样状态不同，其吸收峰的位置、强度和形状不同。气态时，基团的伸缩振动频率高，且由于分子间作用力小，可以观察到伴随振动光谱的转动精细结构，峰形较窄；液态或固态时，振动频率降低，峰形变宽。如果分子间发生缔合或形成氢键，则其吸收峰的位置、数目和强度都可能发生较大变化。丙酮的 C=O 吸收峰，气态时为 $1742\ cm^{-1}$，液态时移至 $1718 \sim 1728\ cm^{-1}$。

同一物质在不同的溶剂中，由于溶质和溶剂的相互作用不同，其红外光谱也不同。极性基团（如 C=O、—N=O 等）的伸缩振动频率常随溶剂极性的增加而降低，峰强度增加。另外，溶质的浓度也可引起光谱变化。因此，在测定溶液的红外光谱时，应尽可能在非极性稀溶液中测定。

5. 吸收峰的强度　吸收峰的强度（intensity of absorption band）主要由两个因素决定：①振动过程中偶极矩的变化；②振动能级的跃迁概率。振动过程偶极矩变化越大，吸收峰越强；振动能级的跃迁概率越大，吸收峰越强。当然，峰强还与振动形式有关，因为振动形式不同对分子的电荷分布影响不同，偶极矩变化不同，所以吸收峰的强度也不相同。通常峰强与振动形式之间有下列规律：$v_{as} > v_s$，$v > \beta$，$\beta > \gamma$。另外，峰强还与分子的对称性有关，对称性越高，偶极矩变化越小，如果完全对称，则振动的偶极矩为零，没有吸收峰。红外光谱法中用摩尔吸光系数 ε（单位 L/mol·cm）表示吸收峰的强弱。当 $\varepsilon > 100$ 时，称为极强峰，用 vs 表示；ε 为 20~100，为强峰（s）；ε 为 10~20，为中等强度峰（m）；ε 为 1~10，为弱峰（w）；$\varepsilon < 1$，为极弱峰（vw）。

二、红外光谱仪

红外光谱仪（infrared spectrophotometor）一般由红外辐射源、吸收池、单色器、检测器及记录仪等部件组成。红外光谱仪（也称红外分光光度计）从 1947 年问世以来，其发展大体经历了三个阶段，主要差别在于色散元件。第一代红外光谱仪采用人工晶体棱镜作色散元件，仪器的分辨率低，测定波长范围窄，现已基本被淘汰。第二代红外光谱仪采用光栅作色散元件，分辨率提高，测定波长范围也扩大到了近红外区和远红外区，使得红外光谱的应用范围大幅度增加。它的缺点是灵敏度不够高，扫描速度较慢。第三代是 20 世纪 70 年代以后出现的傅里叶变换红外光谱仪，它采用迈克尔逊（Michelson）干涉仪作分光器，不但分辨率很高而且扫描速度极快，是红外光谱仪的发展方向。目前，应用较多的是色散型红外光谱仪（图 6-21）和傅里叶红外变换光谱仪。

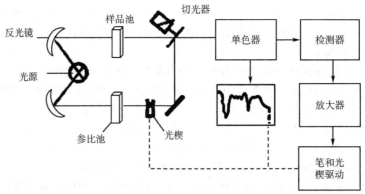

图 6-21　色散型双光束红外光谱仪示意图

（一）色散型红外光谱仪的主要组成部件

1. 红外辐射源　红外光谱仪中所用的光源通常是硅碳棒和 Nernst 灯。硅碳棒是由碳化硅烧结而成两端粗中间细的实心棒，工作温度 1200~1500℃，具有发光面积大、寿命长的优点。Nernst 灯是由稀有金属氧化物 ZrO_2、Y_2O_3 及 ThO_2 的混合物烧结而成的空心或实心棒，工作温度 1750℃。其优点是发光强度高、稳定性较好。

2. 吸收池　红外光谱分析的吸收池和紫外-可见光谱的吸收池不同，它不能用玻璃和石英材料制作，必须选用可透过红外光的 NaCl、KBr、CsI 等材料制成的岩盐窗片，这种窗片在使用中应注意防潮。固体试样常与 KBr 混匀压片，然后直接进行测定。

3. 单色器　单色器包括狭缝、准直镜和色散元件。其中，色散元件是单色器的主要元件。由于光学材料在红外波段透光的局限性，红外光谱仪中所用光栅多为反射式平面光栅。红外光谱仪常用几块常数不同的光栅自动更换，以使测定波数范围更大和得到更高的分辨率。

4. 检测器　检测器的作用是将接收到的红外光信号转变为电信号。由于红外辐射能量小，常见的光电管或光电倍增管不适合作红外光谱仪的检测器。目前，红外光谱仪常用的检测器主要是高真空热电偶、热释电检测器和碲镉汞检测器。

真空热电偶的原理是当红外光照射热电偶的一端时,一端温度发生改变,使其两端的温度产生差别,将温差转变为电位差进行检测。为了减少周围空气对流对热传导的干扰,保证热电偶的高灵敏度,热电偶被封装在高真空的腔体内。此外常用的检测器还有高莱池等。

(二)傅里叶变换红外光谱仪

傅里叶变换红外光谱仪(Fourier transform infrared spectrophotometor, FT-IR)由光源、干涉仪、样品池、检测器、计算机和记录系统组成,如图 6-22 所示。FT-IR 与色散型红外光谱仪的主要区别在于用迈克尔逊干涉仪取代了单色器。由光源发射出的红外光经过干涉仪、检测器获得干涉图。如果在光路中放入试样,由于试样对某些频率红外光的选择性吸收,干涉图就会发生变化。经计算机对干涉图进行傅里叶变换处理,即可得到常规的红外光谱图。

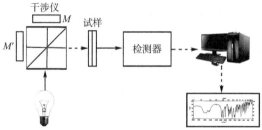

图 6-22　傅里叶变换红外光谱仪结构示意图

傅里叶变换红外光谱仪具有灵敏度高、扫描速度快、分辨率高、测量范围宽、精度高、重现性好、杂散光干扰小,且试样不受因红外聚焦产生的热效应影响等优点,目前已经逐渐取代色散型红外光谱仪,尤其适合与色谱联用或研究化学反应机理及测定不稳定物质等。缺点是结构复杂、价格较贵。

三、红外光谱法的应用

(一)定性分析

红外光谱的定性大致可分为官能团定性和结构分析两个方面。官能团定性是根据化合物的红外光谱的特征基团频率,判断化合物含有哪些基团,从而确定化合物的种类。结构分析则是通过对化合物的红外光谱进行解析,进而推断其结构。

1. 已知物的鉴定　将试样的红外光谱图与标准图谱或文献上的图谱进行对比,当图上所有的特征吸收峰的位置、强度和形状完全相同时,可以判定为相同物质。使用文献上的谱图时,应当注意试样的物态、结晶状态、溶剂、测定条件以及所用仪器的类型等均应与标准谱图相同。

2. 未知物结构确定　具体步骤如下。

(1)试样纯化:主要包括分离和干燥。试样不纯不仅会给结构分析带来困难,甚至会引起"误诊"。

(2)收集试样的相关资料和数据:包括试样的来源、元素分析的结果、相对摩尔质量、熔点、沸点、溶解度等。了解试样的来源,推测化合物可能的类别,缩小结构的推测范围;测定试样的物理常数,如熔点、沸点、溶解度、旋光度等,作为定性分析的旁证;根据元素分析的结果和相对摩尔质量求出化学式,计算化合物的不饱和度,估计分子结构中是否含有双键、叁键和苯环等信息,这些信息可用于验证光谱

计算不饱和度(Ω)的经验公式为

$$\Omega = 1 + n_4 + \frac{n_3 - n_1}{2}$$

式中，n_1、n_3、n_4 分别为一价、三价和四价元素原子的数目。$\Omega=0$，表示分子是饱和的，应为链状或不含双键的衍生物；$\Omega=1$，表示分子中可能有一个双键或一个脂环；$\Omega=2$，表示分子中可能有一个叁键或两个双键或两个脂环；$\Omega=4$，表示分子中可能有一个苯环。需要指出的是，二价原子，如氧、硫等不参加计算。

（3）制样，测定红外光谱图。

（4）图谱解析：红外光谱图上波数在 $4000\sim1300cm^{-1}$ 范围内的吸收峰主要是一些基团的伸缩振动产生的，与整个分子关系不大，因而可用于确定某种特殊的键和官能团是否存在，一般把这一区域称为特征区。表明某键或官能团存在的吸收峰称为该键或官能团的特征吸收峰或特征峰。波数在 $1300\sim400cm^{-1}$ 区域主要是 C—C、C—N、C—O 单键的伸缩振动和各种弯曲振动。这些单键强度差别不大，相对原子质量又相近，能级相差较小，所以峰特别密集，犹如人的指纹一样，所以称为指纹区。分子结构的微小变化都会引起指纹区内光谱的明显改变，因此，在确认有机化合物时用途很大。

一种基团可以有多种振动形式，每种振动形式都产生相应的红外吸收峰，通常把这些相互依存而又可相互佐证的吸收峰称为相关峰，如 CH_3 的吸收峰有 $2960cm^{-1}$、$2870\ cm^{-1}$、$1470\ cm^{-1}$ 和 $1380cm^{-1}$。在确定有机化合物中是否存在某种基团时，首先要注意其特征峰，但相关峰的存在对判断或确认某基团存在也是非常重要的。图谱解析并无一定规则，一般来说可根据峰位、峰强和峰形，按以下步骤进行：①先特征，后指纹。特征区中吸收峰干扰少，易辨认。先判断有何官能团存在，根据特征区某基团存在的线索，在指纹区进一步验证。②先粗查，后细找。先确定特征峰的归属，再通过相关峰进行确认。必须遵循用一组相关峰鉴别一个官能团存在的原则，防止片面利用某特征峰来确认官能团而出现的"误诊"。③先否定，后肯定。若特征区内未发现特征吸收峰，则可大胆否定相应官能团存在。

需特别说明的是，完全依靠红外光谱进行化合物的最后确认相当困难，往往需要结合其他谱图信息，如核磁共振波谱、质谱、紫外-可见光谱等加以确定。

（二）定量分析

由于物质对一定波长红外辐射的吸收程度与该物质的浓度符合朗伯-比尔定律，依此可以对该物质进行定量分析。红外光谱法中，测定波长的选择余地较大，测定不受样品状态的限制，即气态、液态和固态样品均可测定。但是，该方法的灵敏度较低，不适合对微量组分的测定。

1. 测定波长的选择　尽量选择具有较强吸收且无干扰的红外光波长。所选测定波长处的吸收强度与待测物浓度呈线性关系。

2. 定量方法　红外光谱法与紫外-可见光谱法相同，它们的定量依据都是朗伯-比尔定律。所以定量方法也相同，有标准曲线法、联立方程法等。

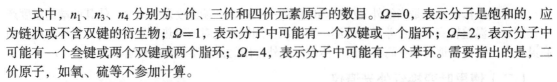

四、应　用

（一）动物尿结石成分分析

尿路结石是多种相关、复杂的生理和病理因素相互作用的结果，是动物的一种常见泌尿道疾病。尿结石成分可反映结石形成过程中尿液的理化改变及体内代谢紊乱状况，对深入探讨尿结石的成因及指导尿结石的防治具有重要意义。取研碎的动物尿结石样品适量与 KBr（光谱纯）100mg 混合，在玛瑙乳钵中研匀，过筛，制成一定直径的盐片，用傅里叶变换红外光谱仪测试，吸收带所产生的光谱因物质化学成分的不同而异。将测得的红外光谱图用计算机进行检索，与标准红外光谱图比对，进行尿结石成分的定性、定量分析。

（二）废水中油类的测定

废水中石油类（各种烃类混合物）成分非常复杂，且因水质不同，其组成也不同。石油类主要是由烷烃、环烷烃和芳烃等组成。在红外线照射下，其中的亚甲基、甲基及芳烃中的碳氢键振动在波数 2930cm^{-1}、2960cm^{-1} 及 3030cm^{-1} 处有较强吸收，且其吸收强度遵循朗伯-比尔定律。测定时，取适量水样，移入 500ml 分液漏斗中，加入氢氧化钠调节 pH 至 12.5 左右。用少量四氯化碳萃取，再用无水硫酸钠进行脱水。将脱水后的萃取液用定性滤纸过滤，收集于比色管中，用四氯化碳稀释至刻度。用红外光谱仪对其进行定性、定量分析。

（三）食用油的真伪鉴定

食用油是人们日常生活离不开的必需品之一。近年来国内外市场上出现了许多假冒伪劣产品，或将非食用或国家禁用的物质掺入其中。将标准食用油的红外光谱图与市售食用油的红外光谱图进行比对，以此鉴别市售食用油的真伪。

（孙　静）

第七章 分子发光分析法

案例 7-1

美籍华裔科学家钱永健、美国生物学家马丁·沙尔菲和日本有机化学家兼海洋生物学家下村修共同获得 2008 年诺贝尔化学奖。获奖的项目是他们研究的绿色荧光蛋白。绿色荧光蛋白分子的形状呈圆柱形，就像一个桶，发光的基团位于桶中央，因此，绿色荧光蛋白可形象地比喻成一个装有色素的"油漆桶"。这种蛋白为生物与医学实验带来革命，它发出的荧光像一盏明灯，帮助研究人员照亮生命体在分子层面和细胞层面的诸多反应。

什么是绿色荧光蛋白？

装在"桶"中的发光基团对蓝色光照特别敏感。当它受到蓝光照射时，会吸收蓝光的部分能量，然后发射出绿色的荧光。利用这一性质，生物学家们可以用绿色荧光蛋白来标记几乎任何生物分子或细胞，然后在蓝光照射下进行显微镜观察。原本黑暗或透明的视场马上变得星光点点——那是被标记了的活动目标。对生物活体样本的实时观察，在绿色荧光蛋白被发现和应用以前，是根本不可想象的。这种彻底改变了生物学研究的蛋白质，最初是从一种广泛生活于太平洋海域的发光水母体内分离得到的。

20 世纪 60 年代，一位日本科学家从美国西海岸打捞了大量发光水母，带回位于华盛顿州的实验室进行研究。这些水母在受到外界的惊扰时会发出绿色的荧光，这位科学家希望找到这种水母的荧光素酶。然而，经过长期的重复努力，居然毫无收获。他大胆地假设，这种学名叫 Aequorea victoria 的水母能发光也许并不是常规的荧光素/荧光素酶原理，很可能存在另一种能产生荧光的蛋白。此后，他进行了更多的实验，终于搞清楚了这种水母的特殊发光原理。原来，在这种水母的体内有一种叫水母素的物质，在与钙离子结合时会发出蓝光，而这道蓝光未经人所见就被一种蛋白质吸收，改发绿色的荧光。这种捕获蓝光并发出绿光的蛋白质，就是绿色荧光蛋白。

然而，绿色荧光蛋白被发现 20 多年后，才有人将其应用在生物样品标记上。1993 年，马丁·沙尔菲成功地通过基因重组的方法，使得除水母以外的其他生物（如大肠杆菌等）也能产生绿色荧光蛋白，这不仅证实了绿色荧光蛋白与活体生物的相容性，还建立了利用绿色荧光蛋白研究基因表达的基本方法，而许多现代重大疾病都与基因表达的异常有关。至此，生物医学研究的一场"绿色革命"揭开了序幕。

后来，美籍华人钱永健系统地研究了绿色荧光蛋白的工作原理，并对它进行了大刀阔斧的化学改造，不但大大增强了它的发光效率，还发展出了红色、蓝色、黄色荧光蛋白，使得荧光蛋白真正成为了一个琳琅满目的工具箱，供生物学家们选用。目前生物实验室普遍使用的荧光蛋白，大部分是钱永健改造的变种。

有了这些荧光蛋白，科学家们就好像在细胞内装上了"摄像头"，得以实时监测各种病毒"为非作歹"的过程。通过沙尔菲的基因克隆思路，科学家们还培育出了荧光老鼠和荧光猪，由于沙尔菲与钱永健的突出贡献，他们与绿色荧光蛋白的发现者下村修共享了 2008 年的诺贝尔化学奖。

问题：

（1）绿色荧光蛋白的发光原理是什么？

（2）绿色荧光蛋白的科学用途有哪些？

第一节　概　　述

物质分子吸收外界能量后，其电子能级从基态跃迁到激发态，激发态不稳定，很快以辐射和无辐射的形式释放能量返回基态。经由辐射形式释放能量的过程伴随的发光现象称为分子发光（molecular luminescence），由此而产生的带状光谱称为分子发射光谱（molecular emission spectrum）。根据分子发射光谱特征和强度对物质进行定性和定量分析的方法称为分子发射光谱分析（molecular emission spectroscopy），简称分子发光分析法（molecular luminescence analysis）。

根据提供能量的方式不同，分子发光可分为光致发光、电致发光、化学发光和生物发光等。通过光照激发产生的发光称为光致发光（photoluminescence）；通过化学能激发产生的发光称为化学发光（chemiluminescence，CL）；通过电能激发产生的发光称为电致发光（electroluminescence，EL）；通过生物代谢产生的发光称为生物发光（bioluminescence）。

光致发光按产生的激发态的类型又可分为荧光（fluorescence）和磷光（phosphorescence）；根据产生荧光的粒子不同，可分为分子荧光（molecular fluorescence）和原子荧光（atomic fluorescence）；根据激发光的波长不同，可分为 X 射线荧光、紫外-可见荧光和红外荧光等。本章主要讨论分子荧光和化学发光。

分子发光分析法具有灵敏度高、选择性好、试样用量小、操作简便等特点，并且能提供比分子吸收光谱更多的信息量，在卫生检验、食品与环境分析、生化及临床检验等方面均有广泛的应用。

第二节　分子荧光分析法

基于荧光物质分子在紫外-可见光区发射荧光的谱线特征及其强度，对物质进行定性和定量分析的方法称为分子荧光分析法（molecular fluorescence analysis）。分子荧光分析法的主要优点是测定灵敏度高和选择性好，其分析灵敏度要比分光光度法高 2~4 个数量级，检出限可达到 10^{-10} ~ 10^{-12}g/ml，所以荧光分析法更适合于低浓度痕量物质的分析。此外，分子荧光光谱包括激发光谱和发射光谱两个特征光谱，在物质定性分析时，比紫外-可见分光光度法更可靠。

一、基　本　原　理

（一）分子荧光的产生

描述多个价电子的运动状态可用多重度 M（$M = 2s$ +1）表示。对于大多数基态有机分子，价电子一般都是成对地填充在各分子轨道中。根据泡利不相容原理，在给定的轨道中的两个电子必然自旋相反，即自旋量子数 s 分别为 1/2 和-1/2，其总自旋量子数 $s=0$。此时分子处于单重态或单线态（single state），如图 7-1A 所示，即大多数有机化合物分子的基态是单重态，用符号 S_0 表示。当物质分子受到光照时，基态分子吸收光能发生跃迁，如果电子在跃迁过程中不发生自旋方向的改变，两个电子的自旋方向仍然是相反的，总自旋量子数 s 仍等于 0，多重度为

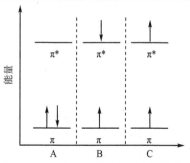

图 7-1　单重态和三重态的电子分布

A.基态；B.激发单重态；C.激发三重态

$2s+1=1$，这时的状态称为激发单重态 S_i（$i=1$，2，…，分别称为第一激发单重态，第二激发单重态……），如图 7-1B 所示；如果电子在跃迁的过程中还伴随着自旋方向的改变，则分子具有两个自旋方向相同的电子，两个电子的自旋量子数都为 1/2 或–1/2，总自旋量子数 $s=1/2+1/2=1$，多重度 $M=2s+1=3$，这时的状态称为激发三重态或激发三线态（triplet state），用符号 T 表示，如图 7-1C 所示。根据洪德规则，处于分立轨道上的非成对电子，平行自旋要比成对自旋更稳定，所以激发三重态能级比相应的激发单重态能级要低。

物质分子中存在着电子能级、振动能级和转动能级，如图 7-2 所示。图中 S_0、S_1 和 S_2 分别代表基态、第一电子激发态和第二电子激发态；T_1 和 T_2 分别代表第一激发三重态和第二激发三重态；V_0、V_1、V_2 等表示基态和激发态的各振动能级。

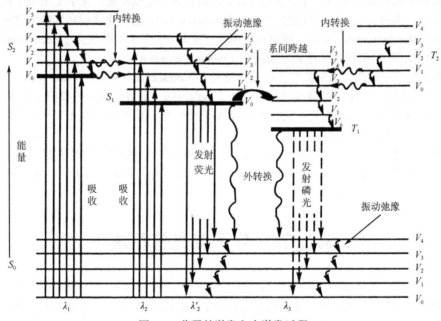

图 7-2　分子的激发和去激发过程

当物质分子受光照射时，分子从基态的最低振动能级跃迁到第一激发态，甚至更高激发单重态的各个振动能级，成为激发单重态分子。激发单重态分子不稳定，很快释放能量返回基态，这一过程称为去激发过程（图 7-2）。去激发可通过辐射跃迁（radiative transition）和无辐射跃迁（non-radiative transition）两种方式进行。辐射跃迁的去激发过程伴随光子的发射，即产生荧光和磷光；无辐射跃迁的去激发过程使激发能转化为热能传递给介质，包括振动弛豫（vibration relaxation）、内转换（internal conversion）、外转换（external conversion）和系间跨越（intersystem crossing）。具体如下。

1. 振动弛豫　当分子吸收光辐射后，有可能从基态的最低振动能级跃迁到激发态 S_n 的较高振动能级，然而在液相或者压力足够高的气相中，分子的碰撞概率很大，激发态分子可能将过剩的振动能量以热的形式传递给周围的分子，而自身从 S_n 的高振动能级失活并转移到该电子能级的最低振动能级上，这一过程称为振动弛豫。振动弛豫属于无辐射跃迁，并且只能在同一电子能级内进行，发生振动弛豫的时间约为 10^{-12}s 数量级。

2. 内转换　当两个电子能级非常接近以致其振动能级有重叠时，则可能发生电子由高能级以无辐射跃迁的方式跃迁到低能级。如图 7-2 所示，S_1 的较高振动能级和 S_2 的较低振动能级有部分重叠，重叠部分的两激发态处于过渡性热平衡状态，低能级的电子激发态通过振动耦合作用得到累积，能量很容易从 S_2 转移到 S_1，同样 T_1 和 T_2 激发态之间也会发生这种内转换，而内转换过程

在 $10^{-13}\sim10^{-11}$s 时间内发生。

通常振动弛豫和内转换的速度要比高激发态直接发射光子的速度快得多，所以无论分子最初被激发到哪一激发单重态，都能通过振动弛豫及内转换先返回到第一激发单重态的最低振动能级。

3. 荧光发射　当激发态分子经过振动弛豫和内转换回到第一电子激发态 S_1 的最低振动能级时，再以辐射形式发射光子返回至基态 S_0 的各个振动能级上，这时分子发射的光子即为荧光。发射荧光的过程为 $10^{-9}\sim10^{-7}$s。由于溶液中振动弛豫效率很高，分子发射荧光前通常已经损失了一部分能量，使得发射荧光的能量小于其所吸收的光能量，故而荧光的波长比原先激发光波长更长。又由于电子返回到基态时可以停留在任一振动能级上，因此得到的荧光谱线有时呈现几个非常靠近的峰。电子可通过进一步的振动弛豫，很快回到基态最低振动能级。

4. 外转换　如果分子在溶液中激发，激发分子与溶剂分子之间或与其他溶质分子之间相互发生碰撞而失去能量（以热能形式放出），这个过程称为外转换。这也是一种热平衡过程，所需时间为 $10^{-9}\sim10^{-7}$s。这种无辐射跃迁发生在第一电子激发单重态或第一电子激发三重态的最低振动能级向基态转换的过程中，可以使荧光或磷光的强度减弱甚至消失，这一现象称为"荧光熄灭"或"荧光猝灭"。因而常使用黏度较高的溶剂及温度较低的条件以利于产生荧光。

5. 系间跨越　系间跨越指受激发分子的电子在激发态发生自旋反转而使分子的多重态发生改变的过程。例如，S_1-T_1，使原来两个自旋配对的电子不再配对。此过程属于无辐射跃迁，且跃迁是禁阻的。但是，如果两个电子能级的振动能级有较大的重叠，发生系间跨越就有了较大的可能性，再加上如果体系中含有重原子如碘、溴时，系间跨越更为常见。此外，溶液中存在氧分子也能增加系间跨越发生的可能性。而一旦发生系间跨越，荧光将减弱甚至熄灭。

6. 磷光发射　第一电子激发单重态的电子经过系间跨越到达第一电子激发三重态后，经过迅速完成的振动弛豫而跃迁至第一电子激发三重态的最低振动能级，然后以辐射形式跃迁回到基态的各个振动能级，这个过程称为磷光发射。由于第一电子激发三重态最低振动能级的能量比第一电子激发单重态的最低振动能级能量低，所以磷光的波长比荧光的波长更长。发射磷光的过程为 $10^{-4}\sim10$s，再加上受各种猝灭效应的影响，在室温条件下能够产生磷光的物质很少，故磷光分析法不如荧光分析法应用普遍。

（二）激发光谱与荧光光谱

荧光物质分子具有两个特征光谱，即激发光谱（excitation spectrum）和荧光光谱（fluorescence spectrum）。图 7-3 是蒽的乙醇溶液的激发光谱和荧光光谱。

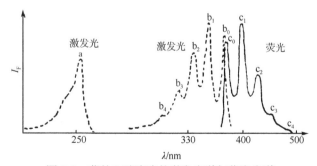

图 7-3　蒽的乙醇溶液的激发光谱与荧光光谱

1. 激发光谱　固定荧光波长（在荧光最强的波长处），依次改变激发波长，测定不同波长的激发光激发下得到的荧光强度（即激发波长扫描）。然后以激发光波长为横坐标，以荧光强度 I_F 为纵坐标作图，就可得到该荧光物质的激发光谱，如图 7-3 的虚线部分。激发光谱上荧光强度最大值所对应的波长就是最大激发波长，是激发荧光最灵敏的波长。物质的激发光谱与它的吸光光谱相似，所不同的是纵坐标，吸收光谱的纵坐标是吸光度 A，激发光谱的纵坐标是荧光强度 I_F。

2. 荧光光谱　荧光光谱又称发射光谱（emission spectrum）。固定激发波长处（在最大吸收波长处）和强度，依次改变荧光波长，测定样品在不同波长处发射的荧光强度 I_F。以荧光波长为横坐标，以荧光强度 I_F 为纵坐标作图，得到荧光光谱，如图 7-3 实线部分。荧光光谱上荧光强度最大值所对应的波长称为最大荧光波长。

3. 荧光光谱的特征　激发光谱和荧光光谱是荧光物质的特征光谱，可以用于鉴别荧光物质，也是进行定量分析时选择测定波长的依据。荧光光谱具有以下特征：

（1）荧光波长比激发光波长长。由于分子吸收激发光被激发至较高激发态后，先经无辐射跃迁（振动弛豫、内转换）损失掉一部分能量后，到达第一电子激发态的最低振动能级，再由此发出荧光。因此，荧光的能量比激发光的能量低，即荧光的波长比激发光长。1852 年斯托克斯首次发现这种波长移动的现象，故称作斯托克斯位移（Stokes shift）。

（2）荧光光谱的形状与激发光波长无关。由于荧光是激发态分子由第一激发单重态的最低振动能级跃迁回到基态的各个振动能级所产生的辐射，所以不管激发光的能量多大，其激发态的电子都将经过迅速的振动弛豫和内转换跃迁至第一电子激发单重态的最低振动能级，然后发射荧光。因此，荧光光谱的形状只取决于基态中振动能级的分布情况，与激发光波长无关。

（3）荧光光谱与激发光谱呈镜像对称关系。如果把某种荧光物质的荧光光谱和激发光谱相比较，便会发现这两种光谱之间存在着"镜像对称"关系。激发光谱是物质分子由基态的最低振动能级激发至第一电子激发态的各个振动能级所致，所以其形状取决于第一电子激发态中振动能级的分布情况。荧光光谱是受激发的分子从第一电子激发单重态的最低振动能级返回到基态各个振动能级所致，所以荧光光谱的形状取决于基态中振动能级的分布情况。对于同一物质来说，基态振动能级的分布和第一电子激发单重态振动能级的分布情况类似，因此，从理论上荧光光谱和激发光谱的形状相似。

由图 7-3 可见，蒽的激发光谱有两个带，a 带由分子基态 S_0 跃迁至第二电子激发单重态 S_2 所致。b 带可观察到一些明显的 b_0、b_1、b_2、b_3、b_4 小峰，它们分别由分子基态 S_0 的最大振动能级跃迁至第一电子激发单重态 S_1 的各个不同振动能级所致。当电子从基态的最低振动能级跃迁到第一电子激发单重态的最高振动能级时吸收的能量最大，吸收波长最短，反之，当电子从基态的最低振动能级跃迁到第一电子激发单重态的最低振动能级时吸收的能量最小，相应的吸收波长就长。而各小峰的高度与跃迁概率有关（b_1 跃迁概率最大，b_0 次之，b_2、b_3、b_4 依次递减）。蒽的荧光光谱同样包含若干相类似的 c_0、c_1、c_2、c_3、c_4 小峰，它们由分子从第一电子激发单重态的最低振动能级返回至基态的各个不同振动能级所致。当电子从第一电子激发单重态的最低振动能级下降到基态的最高振动能级时发射的能量最小，相应的荧光发射波长最长；当电子从第一电子激发单重态的最低振动能级下降到基态的最低振动能级时发射的能量最大，相应的荧光发射波长最短。同样荧光光谱中的各峰高度也与跃迁概率有关（c_1 跃迁概率最大，c_0 次之，c_2、c_3、c_4 依次递减）。由于基态振动能级分布和第一电子激发单重态振动能级的分布情况类似，故激发光谱中的各小峰与荧光光谱中的各小峰（b_1 峰与 c_1 峰、b_2 峰与 c_2 峰等）均呈对称关系，因此造成了激发光谱和荧光光谱的"镜像对称"现象。

案例 7-2

苯并[a]芘是一类具有致癌作用的有机化合物，它是由一个苯环和一个芘分子结合而成的五环芳烃类化合物。目前已经检查出的 400 多种主要致癌物中，一半以上是属于多环芳烃类化合物。其中，苯并[a]芘是一种强致癌物。

对于苯并[a]芘，日本人曾将其在兔子身上做过实验。实验表明，将苯并[a]芘涂在兔子的耳朵上，涂到第 40 天，兔子耳朵上便长出了肿瘤。

研究结果表明，生活环境中的苯并[a]芘含量每增加 1% 时，肺癌导致的死亡率即上升 5%。美国某研究中心的报告称，吃一只烤鸡腿就等同于吸 60 支烟的毒性。据了解，由于鸡肉直接在高温下进行烧烤，被分解的脂肪滴在炭火上，再与肉中的蛋白质结合，就会产生致癌物苯并[a]芘。专家解释说，人们如果经常食用被苯并[a]芘污染的烧烤食品，有诱发胃癌、肠癌的危险。

除了烧烤食品，经过多次使用的高温植物油、油炸过火的食品都会产生苯并[a]芘。营养专家发出警告，生活中常见的油炸食品、如油饼、油条、麻花，以及烟熏食品、烤肉串等，同样也含有致癌物质苯并[a]芘，对身体健康的危害不容忽视，应该少吃或不吃。

问题：

（1）苯并[a]芘的结构特征是否适用于分子荧光分析？

（2）与芘相比，苯并[a]芘的荧光效率是增大还是减小了？为什么？

（3）如何进行样品中苯并[a]芘的定性鉴别？

（三）分子结构与荧光的关系

1. 物质产生荧光的必要条件 一种物质能否发射荧光以及荧光强度的高低，与它的分子结构及所处的环境密切相关。物质产生荧光必须具备两个条件：①物质分子必须具有强的紫外-可见光吸收；②必须具有较高的荧光效率。

荧光效率（fluorescence efficient），又称荧光量子产率（fluorescence quantum yield），是指激发态分子发射荧光的光子数与基态分子吸收激发光的光子数的比值，常用 Φ_F 表示。其数学表达式为

$$\Phi_F = \frac{发射荧光的光子数}{吸收激发光的光子数}$$

如果受激发分子在去激发回到基态的过程中没有无辐射跃迁过程，那么这一体系的荧光效率就为 1。而实际上，无辐射跃迁是客观存在的，所以一般物质的荧光效率为 0~1。荧光效率越高，辐射跃迁概率就越大，物质发射的荧光就越强。若以各种去激发过程的速率常数来表示，则

$$\Phi_F = \frac{k_F}{k_F + k_{VR} + k_{IC} + k_{ISC} + k_{EC} + k_P}$$

式中，k_F 为荧光发射过程的速率常数；k_{VR} 为振动弛豫过程的速率常数；k_{IC} 为内交换过程的速率常数；k_{ISC} 为系间跨越过程的速率常数；k_{EC} 为外转换过程的速率常数；k_P 为磷光发射过程的速率常数。

可见，凡是使 k_F 增加，使其他去激发速率常数降低的因素均可增加荧光效率。一般来说，k_F 和 k_P 主要取决于物质的分子结构，其他则主要取决于物质分子所处的化学环境。

2. 荧光物质分子的结构特征 在已知的大量有机化合物和无机化合物中，仅有少部分可以产生荧光，这主要是由荧光物质结构的特殊性所致。大多数荧光物质均需具备以下结构特征：

（1）共轭 π 键体系：如上所述，物质必须在紫外-可见光区有强吸收和高荧光效率才能产生荧光。具有 $\pi \rightarrow \pi^*$ 跃迁的分子才有强吸收，且 $\pi \rightarrow \pi^*$ 跃迁的摩尔吸光系数 ε 大。大多数能产生荧光的物质都含有芳环或杂环，具有大的共轭体系。共轭体系越大，电子的离域性越大，电子越容易被激发，荧光越容易发生，荧光强度也就越强，且最大激发和发射波长都向长波长方向移动，如表 7-1 列出的苯、萘、蒽和维生素 A 的荧光激发波长和荧光发射波长。

表 7-1　共轭程度对荧光效率及荧光波长的影响

	苯	萘	蒽	维生素 A
λ_{ex} /nm	205	286	356	327
λ_{em} /nm	278	321	404	510
Φ_F	0.11	0.29	0.36	

注：λ_{ex} 为荧光激发波长，λ_{em} 为荧光发射波长。

（2）刚性平面结构：实验结果表明，荧光效率高的荧光物质，其分子多具有平面刚性构型。当荧光分子的共轭程度相同时，分子的刚性和共平面性越大，荧光效率越高。例如，荧光素和酚酞，两者的结构非常相似，但前者是强荧光物质，在 0.1mol/L 的氢氧化钠溶液中 Φ_F=0.92，而酚酞不发荧光，原因在于荧光素分子中多了一个氧桥，使分子具有了刚性平面结构，从而导致两者在荧光性质上的显著差别。

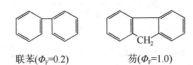

荧光物质 (荧光素)　　　　　非荧光物质 (酚酞)

又如，联苯和芴在相同的条件下，荧光效率分别为 0.2 和 1.0。两者之间的差别主要就在于芴的分子中多了一个亚甲基桥，使两个苯环不能自由旋转，刚性增加，故而荧光效率很高。

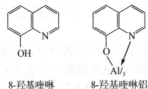

联苯(Φ_F=0.2)　　　芴(Φ_F=1.0)

此外，分子的这种刚性平面结构效应对许多金属配合物的荧光发射也有影响。有些物质本身不发荧光或荧光较弱，但和金属离子形成配合物后，如果刚性和共平面性增强，就可以发射荧光或增强荧光。例如，8-羟基喹啉是弱荧光物质，与 Mg、Al 等金属离子形成配合物后荧光有所增强，利用这一性质可以间接测定某些痕量金属离子。

8-羟基喹啉　　　8-羟基喹啉铝

（3）取代基效应：取代基的性质对荧光物质的荧光特性和强度均有较强影响。芳烃及杂环化合物的激发光谱、荧光光谱以及荧光效率常随取代基不同而不同。一般来说，取代基的影响主要有以下几个方面：①给电子取代基使荧光增强，属于这类的取代基团有—NH_2、—OH、—OCH_3、—OR、—CN、—NHR、—NR_2 等。由于这些基团上的 n 电子云与共轭 π 电子形成了 p-π 共轭，扩大了共轭体系，因此最低激发单重态与基态之间的跃迁概率增大，荧光效率提高，产生的荧光增强。②吸电子基团使荧光减弱，属于这类的取代基团有 C═O、—COOH、—NO_2、—NO、—N≡N、—F、—Cl 等。这类基团可以减弱分子 π 电子共轭性，使荧光减弱甚至熄灭。③还有一类取代基对荧光的影响不明显，如—R、—SO_3H、—NH_3 等。

（四）影响荧光强度的外部因素

影响荧光强度的因素除了荧光物质本身结构及其浓度外，外部环境也是很重要的因素，主要有温度、溶剂、溶液的酸度等。

1. 温度 温度对被测溶液的荧光强度有明显的影响，因此，进行荧光分析时要控制好温度。在一般情况下，当温度升高时，溶液介质黏度减小，分子运动加快，分子间的碰撞概率增大，从而使得分子无辐射跃迁概率增加，荧光效率和荧光强度将降低，故降低溶液温度有利于提高荧光效率和荧光强度。例如，荧光素钠的乙醇溶液，在 0℃ 以下时，温度每降低 10℃，荧光效率增加 3%，冷却至 -80℃ 时，荧光效率接近 1。

2. 溶剂 由于溶质分子与溶剂分子的相互作用，同一种荧光物质在不同的溶剂中，其荧光光谱的特征和荧光强度可能会有一定的差别。溶剂的影响可分为一般溶剂效应和特殊溶剂效应。一般溶剂效应是指溶剂极性的影响，通常情况下，对于荧光发射的主要电子跃迁类型来说，电子激发态比基态具有更大的极性，所以随着溶剂极性的增大，对激发态比对基态产生更大的稳定作用，因此降低了跃迁的能量，荧光光谱发生红移，荧光强度增强。而特殊溶剂效应是指溶剂和荧光物质之间形成化合物，或溶剂使荧光物质的电离状态发生改变，使荧光峰的波长和荧光强度都发生较大变化。

3. 溶液的酸度 溶液的酸度（pH）对荧光物质的影响可以分为两个方面：

（1）影响荧光物质的存在形式：若荧光物质本身是弱酸或弱碱，溶液 pH 的改变对物质的荧光强度影响较大。这是因为在不同的酸度下，物质分子和离子间的平衡也随之发生改变，而不同型体具有其各自特定的荧光光谱和荧光效率。例如，苯胺在不同的酸度下，存在如下平衡：

（2）影响荧光配合物的组成：金属离子与有机试剂生成的荧光配合物，其组成和稳定性都会受到溶液 pH 的影响，从而影响它们的荧光性质。例如，Mg 与 8-羟基喹啉-5-磺酸在 pH8 以上能形成有荧光的配合物，而在 pH5.7 以下时，配合物解离，荧光也因此而消失。

4. 荧光猝灭 荧光物质分子与溶剂分子或与其他溶质分子相互作用，引起荧光强度显著下降的现象称为荧光猝灭（quenching）或熄灭。能引起荧光强度降低的物质称为荧光猝灭剂（熄灭剂）。荧光猝灭的形式有很多，机制也很复杂，下面讨论几种导致荧光猝灭的主要类型。

（1）碰撞猝灭：这是荧光猝灭的主要形式之一，激发态荧光分子和荧光猝灭剂分子碰撞，将能量转移给荧光猝灭剂，而使荧光猝灭。

（2）静态猝灭：由于荧光分子与猝灭剂分子作用形成了本身不发光的配合物。

（3）转入三重态的荧光猝灭：荧光物质分子中引入溴、碘等重原子后，易发生系间跨越而转变为三重态，转入三重态的分子在常温下不发光。溶液中溶解的氧分子能够引起几乎所有的荧光物质产生不同程度的荧光猝灭。其原因可能是氧的顺磁性增加了激发态荧光分子到三重态的系间跨越的可能性。所以实验中应设法除去溶液中的溶解氧，以便得到准确的实验结果。

（4）荧光物质的自猝灭：当荧光物质浓度较大时，激发态分子在发出荧光前和未受激发的基态分子发生碰撞，产生荧光自猝灭现象。溶液浓度越高，自猝灭现象越严重。

荧光物质中引入荧光猝灭剂会影响荧光测定，降低灵敏度。而测定系统中不可控制的荧光猝灭剂的存在，将会导致测定误差，是荧光分析中的不利因素。但是，如果一个荧光物质在加入某种猝灭剂之后，荧光强度的减小和猝灭剂的浓度呈线性关系，则可以利用这一性质测定猝灭剂的含量，这种方法称为荧光猝灭法（fluorescence quenching method）。荧光猝灭法比直接荧光法更灵敏、更有选择性。例如，铝-桑色素配合物的荧光因微量氟离子的存在而引起荧光猝灭，利用这种性质可以测定样品中微量氟离子的含量，这时溶液的荧光强度和氟离子浓度成反比。

5. 散射光 当一束光照射在样品溶液上时，大部分光透过溶液，一部分光被吸收后发出荧光，还有一小部分光则由于光子和物质分子的相互碰撞，光子的运动方向发生改变而向不同角度散射，这种光称为散射光（scattering light）。散射光对荧光测定有干扰，应采取措施加以消除。荧光分析中的散射光主要有瑞利（Rayleigh）散射光和拉曼（Raman）散射光两种。

（1）瑞利散射光：光子和物质分子发生弹性碰撞，不发生能量交换，只是光子的运动方向发生改变，其波长和激发光波长相同，这种散射光称为瑞利散射光。因瑞利散射光的波长和激发光波长相同，所以只要选择适当的荧光测定波长就可以消除瑞利散射光对测定的影响。

（2）拉曼散射光：光子和物质分子发生非弹性碰撞时，在光子的运动方向发生改变的同时，光子与物质分子还发生能量的交换，使光子能量减小或者增加，光的波长会增长或者变短。这两种散射光都称为拉曼散射光，其中波长较长的拉曼散射光因其波长与物质的荧光波长相接近，故对测定的干扰较大。因拉曼散射光没有固定的波长，其波长会随激发光波长改变而改变，而物质的荧光波长与激发光波长无关，所以通过选择适当的激发光波长，可以将两者区分开。

图 7-4a 为硫酸奎宁溶液的激发光谱与荧光光谱。从图 7-4 中可见，无论选择 320nm 还是 350nm 的激发光，硫酸奎宁的最大荧光波长均为 448nm。再将空白溶剂分别在 320nm 和 350nm 激发光照射下测定荧光光谱，此时没有荧光发射，得到的是散射光，如图 7-4（b）所示。由图可见当激发光波长为 320nm 时，拉曼（散射）光波长为 360nm，拉曼（散射）光对荧光光谱没有影响；当激

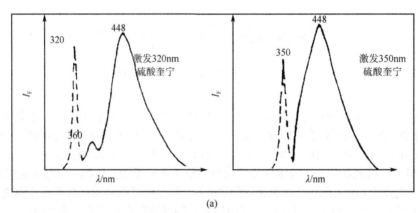

(a)

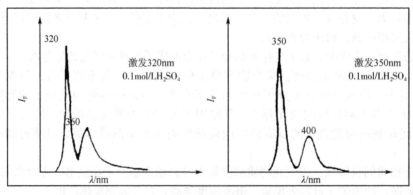

(b)

图 7-4   硫酸奎宁及其空白溶液在不同激发光波长下的荧光光谱与散射光谱

发光波长为 350nm 时，拉曼（散射）光波长为 400nm，此时，拉曼（散射）峰与硫酸奎宁的荧光光谱有部分重叠，影响测定结果。因此，测定时应选择 320nm 的激发光，以避免拉曼（散射）光的干扰。

（五）荧光强度与溶液浓度的关系

前已述及，能够发射荧光的物质必须同时具备两个条件，即强的紫外-可见吸收和高的荧光效率。因此，溶液发射荧光的强度 I_F 与该溶液对光的吸收程度以及荧光效率有关。设入射光强度为 I_0，透射光强度为 I_t，荧光物质溶液浓度为 c，液层厚度为 b，物质的吸光系数为 a，则溶液吸收的光强度为 I_a（$I_a=I_0-I_t$），荧光强度 I_F 正比于吸收的光强度 I_a 和荧光效率 Φ_F，即

$$I_F = K\Phi_F I_a \tag{7-1}$$

式中，K 为常数。根据光的吸收定律（朗伯-比尔定律）：

$$I_t = I_0 10^{-abc}$$

将上式代入式（7-1），得

$$I_F = K\Phi_F I_a = K\Phi_F I_0(1-10^{-abc}) = K\Phi_F I_0(1-e^{-2.3abc})$$

而 $e^{-2.3abc}$ 的展开式为

$$e^{-2.3abc} = 1+(-2.3abc)+\frac{(-2.3abc)^2}{2!}+\cdots$$

如果浓度 c 很小，则 abc 的值也很小，当 $abc \leq 0.05$ 时，展开式中的高次项可以忽略不计，即 $e^{-2.3abc}=1-2.3abc$

所以

$$I_F = 2.3K\Phi_F I_0 abc \tag{7-2}$$

式（7-2）表明，在低浓度时，溶液的荧光强度与荧光物质的荧光效率、入射光的强度、物质的吸光系数以及溶液浓度成正比。对于一定的荧光物质，当 I_0 和 b 固定时，式（7-2）可以改成：

$$I_F = K'c \tag{7-3}$$

在一定条件下，物质发出的荧光强度与该溶液的浓度成正比，这是荧光定量分析的依据。但是这种线性关系只有在极稀的溶液中，即当 $abc \leq 0.05$ 时才成立，在浓溶液中，荧光强度不仅不能随溶液浓度增大而增强，反而会发生荧光猝灭现象，使荧光强度和溶液浓度不呈正比关系。

与分光光度法相比，荧光分析法更适合低浓度物质的测定。分光光度法测定的是吸光度，即 $A=\lg(I_0/I_t)$。当增大入射光强度时，相应地也增加了透射光强度，对吸光度 A 的数值不发生影响。如果增大检测器的放大倍数，也同时作用于 I_0 和 I_t，同样不能提高测定的灵敏度，特别是对低浓度的溶液，检测器还必须能区别 I_0 和 I_t 这两个较大信号的微小差别，因而限制了测定的灵敏度。而荧光分析法中荧光强度随激发光强度 I_0 的增大而增大，从而可以通过增大激发光的强度，改善检测器的性能来提高分析的灵敏度，这就是荧光分析法的灵敏度比分光光度法高的原因所在，通常其灵敏度要高出 2~4 个数量级。

二、荧光分析仪器

（一）仪器的基本结构

测定分子荧光强度的仪器可分为荧光计（fluorometer）和荧光分光光度计（fluorescence spectrophotometer）两种。前者结构简单，价格便宜；后者结构精细，不仅可以用于定量测定，还可以用于荧光物质的定性鉴定，应用范围更广。无论何种类型的荧光仪器，均包括激发光源、样品池、单色器、检测器和显示器（或记录仪）五个部分，如图 7-5 所示。

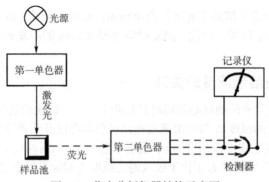

图 7-5　荧光分析仪器结构示意图

由激发光源发出的光，经过第一个单色器（激发光单色器）分光后，让特征波长的光通过，并照射到样品溶液上，使溶液中的待测物质产生荧光，让与光源方向垂直的荧光通过第二个单色器（荧光发射单色器）后进入检测器，产生光电流，经放大后由显示器显示或用记录仪记录。

1. 激发光源　由于荧光物质的荧光强度与激发光的强度成正比，因此，作为一种理想的激发光源应具备：①足够的强度；②在所需光谱范围内有连续的光谱；③光强度与波长无关；④光强要稳定。光源完全符合这些要求很难，这给荧光物质的激发光谱、荧光光谱的测定带来较大困难。

在紫外-可见光区内，可供荧光激发用的光源很多，由于发射荧光的强度取决于激发光源的强度，所以，荧光仪器的激发光源要比分光光度计所用的光源强度高。常用的光源有高压汞灯、卤钨灯和氙灯。

汞灯是初期荧光计的主要激发光源，它是利用汞蒸气放电发光，分为低压汞灯和高压汞灯两种。低压汞灯发射的光谱是一些分立的线状光谱，主要能量集中在紫外光区，人们常用它来校正单色器的波长。高压汞灯的光谱分布与低压汞灯有显著差异，由于汞蒸气压力增加，汞蒸气放电的光谱由线状转为略呈带状，并出现较宽的连续光谱。

卤钨灯发射 300～700nm 的连续光谱。高压氙灯是一种短弧气体放电灯，外套为石英，内充氙气，能产生较强的连续光谱，波长分布在 250～800nm，而且在 300～400nm 波段内，发光强度几乎相等，是较理想的光源。

2. 单色器　荧光仪器有两个单色器。第一单色器（激发单色器）位于光源与样品池之间，其作用是让所选择的激发光通过，照射在被测试样上，而把不需要的光滤去。第二单色器（发射单色器）在样品池和检测器之间，与激发光成 90°角的位置，它是让选定波长的荧光通过，照射到检测器上，同时滤去激发光所产生的反射光、溶剂的散射光和溶液中杂质产生的荧光等。

常见荧光仪器的单色器有滤光片和光栅，分别用于不同类型的仪器。滤光片的分光性能较差，只能让一定波长范围的光通过，但是具有价格便宜、结构简单等优点。而光栅的分光能力强，对所有波长均能色散，且色散均匀，有相同的分辨率。

3. 样品池　测定荧光用的样品池须用低荧光的材料制成，样品池形状以散射光较小的方形为宜，与吸光度测定中用的吸收池（比色皿）不同，测定荧光用的样品池是四面透光的，普通玻璃会吸收 323nm 以下的紫外光，不适用于紫外光区激发的荧光分析，所以，样品池通常用石英材质的。

4. 检测器　与分光光度计相同，检测器主要有光电管和光电倍增管两种。

（二）仪器的类型

荧光仪器通常分为两大类：荧光计和荧光分光光度计。

1. 荧光计　荧光计采用溴钨灯或汞灯作光源，滤光片作单色器，检测器一般用光电管，电信号经放大后用仪表指针或记录仪记录其强度。这种荧光计结构简单，价格便宜，但无法自动获得激发光谱和荧光光谱，只适用于荧光物质的定量分析。

目前还有使用较多的一种荧光计，第一单色器为干涉滤光片，可获得范围较窄的单色光，第二单色器采用光栅，这种仪器虽然不能得到激发光谱，但是可以得到荧光光谱，可以更准确地选择荧光测定波长，是一种使用较多、实用的较高级荧光仪器。

2. 荧光分光光度计　荧光分光光度计通常采用氙灯作光源，以光栅替代滤光片作色散元件，光电倍增管为检测器，输出信号经放大器放大后可数字显示或用记录仪记录。与荧光计相比，此类仪器价格较贵，但可以自动扫描出物质的激发光谱和荧光光谱，以作定性鉴定。同时，由于选取了荧光物质的最大激发波长和所发射的最强荧光波长，分析的灵敏度大大提高。

三、荧光分析方法

（一）定性分析

在紫外-可见分光光度法中，被测物质只有一个特征吸收光谱，而荧光物质有激发光谱和荧光光谱两个特征光谱，因此，采用荧光分光光度法对某一物质的定性鉴别更加可靠。

同一种物质应具有相同的激发光谱和荧光光谱，将未知物的激发光谱和荧光光谱图的形状、位置与标准物质的光谱图进行比较，即可对其进行定性分析。

需要说明的是，不同厂家生产的仪器，由于光源、单色器及检测器等性能的差异，得到的激发光谱和荧光光谱可能会有差别。

（二）定量分析

1. 标准曲线法　荧光定量分析时一般采用标准曲线法，通常依据激发光谱和荧光光谱，选择最大激发波长 λ_{ex} 和最大荧光波长 λ_{em} 为测定波长。将已知量的标准物质配成一系列标准溶液，再将经过处理后的试样配成与标准系列相同条件的样品溶液，分别测定荧光强度。以标准系列荧光强度 I_F，扣除空白值 $I_F(0)$ 后，对荧光物质的含量 c 绘制标准曲线。在完全相同的条件下，测定样品溶液的荧光强度，扣除空白值 $I_F(0)$ 后，由标准曲线求出样品中荧光物质的含量。

2. 直接比较法　如果已知某测定物质标准曲线的浓度线性范围，且标准曲线通过原点，就可在其线性范围内用直接比较法进行测定。即在此浓度范围内配制一标准溶液 c_s，并使其浓度尽可能与样品浓度接近，测定其荧光强度 $I_F(s)$。在相同条件下测定样品溶液的荧光强度 $I_F(x)$，分别扣除空白溶液的荧光强度 $I_F(0)$，即可计算出样品中荧光物质的含量 c_x：

$$I_F(s) - I_F(0) = Kc_s$$
$$I_F(x) - I_F(0) = Kc_x$$

对同一物质，其常数 K 相同，则

$$\frac{I_F(s) - I_F(0)}{I_F(x) - I_F(0)} = \frac{c_s}{c_x}$$

$$c_x = \frac{I_F(x) - I_F(0)}{I_F(s) - I_F(0)} \cdot c_s \qquad (7-4)$$

案例 7-3

复方炔诺酮片中含炔诺酮和炔雌醇两种主要成分。炔诺酮是一种孕激素，并具轻度雄激素和雌激素活性，能抑制下丘脑促黄体素释放素（LHRH）的分泌，并作用于垂体前叶，降低其对 LHRH 的敏感性，从而阻断促性腺激素的释放，产生排卵抑制作用。炔雌醇能抑制促卵泡激素的分泌，使卵泡发育受到抑制。两组分合用为一可靠的短效避孕药。

炔雌醇为甾体激素类药物，为芳香族不饱和类物质，在紫外光的照射下能产生荧光，故可以用荧光法测定。用荧光法测定复方炔诺酮片中炔雌醇的含量时（产品合格检查），取供试样品 20 片（每片含炔诺酮应为 0.54~0.66mg，含炔雌醇应为 31.5~38.5μg），研细，用无水乙醇溶解，转移至 250ml 容量瓶中，然后置热水浴中加热 30min，并不时振摇，取出，放冷至室温，用无水乙醇稀释至刻度，过滤，弃去初滤液，取续滤液 5.00ml，稀释至 10.00ml，作为供试样品溶液。另取炔雌醇对照品适量，配成 1.4μg/ml 乙醇溶液，在 λ_{ex}285nm 和 λ_{em}307nm 处分别测定样品与对照品的荧光强度。利用公式计算样品中炔雌醇含量，从而可以鉴定产品是否合格。

问题：

（1）为什么将炔雌醇标准品乙醇溶液的浓度配成 1.4μg/ml 这样低的浓度才测定其荧光强度？

（2）测定时是否应控制温度保持一致？为什么？

四、应　　用

（一）荧光分析法的应用实例

1. 有机化合物的荧光分析　有机化合物中，脂肪族化合物的分子结构较简单，能产生荧光的为数不多。芳香族及具有芳香结构的物质，因存在共轭π电子体系，在紫外光照射下能产生荧光。因此，荧光分析法可直接用于这类有机化合物的测定。荧光分析法在有机化合物的测定方面应用很广，包括多环胺类、萘酚类、嘌呤类、吲哚类、多环芳烃类，以及具有芳环或芳杂环结构的氨基酸类和蛋白质等。食品中维生素含量的测定是食品分析的常规项目，几乎所有种类的维生素都可以用荧光法进行分析。

食品中维生素 B_2 的测定：维生素 B_2（又叫核黄素）是橘黄色无臭的针状结晶，易溶于水而不溶于乙醚等有机溶剂，在中性或酸性溶液中稳定，光照易分解，对热稳定。维生素 B_2 溶液在 430~440nm 蓝光的照射下，发出黄绿色荧光，其峰值波长为 525nm，在稀溶液中其荧光强度与维生素 B_2 的浓度成正比。维生素 B_2 的荧光在 pH=6~7 时最强，在 pH=11 时消失。维生素 B_2 在碱性溶液中经光线照射会发生分解而转化为光黄素，光黄素的荧光比维生素 B_2 的荧光强得多，故测维生素 B_2 的荧光时溶液要控制在酸性范围内，且在避光条件下进行。

复合维生素片、多种维生素糖丸和 21 金维他中含有维生素 B_1、B_2、C、D_2 及葡萄糖，其中维生素 C 和葡萄糖在水溶液中不发荧光，维生素 B_1 本身无荧光，在碱性溶液中用铁氰化钾氧化后才产生荧光，维生素 D_2 用二氯乙酸处理后才有荧光，它们都不干扰维生素 B_2 的测定。为消除试液中共存荧光杂质的干扰，也可在测定过荧光强度的溶液中加入连二亚硫酸钠（$Na_2S_2O_4$），将维生素 B_2 还原为无荧光的物质，然后再测试液中残余的荧光杂质的荧光强度，两者之差即为食品中维生素 B_2 的荧光强度。该方法被作为食品分析的国家标准分析方法。

2. 无机化合物的荧光分析　无机化合物能直接产生荧光并用于测定的为数不多，通常是将待测元素与有机试剂反应，生成具有荧光特性的配合物，进行间接测定。目前利用该法可进行荧光分析的无机元素已近 70 种，常见的有铍、铝、镓、硒、锗、镉等及部分稀土元素。例如，在 pH 为 3.3 时，铝-桑色素配合物在 430nm 下激发，500nm 处测定荧光，从而测定铝的含量。

硒的测定：将样品用 HNO_3 和 $HClO_4$ 湿法消化，需要注意的是，样品以 HNO_3-$HClO_4$ 消解不完全时杂质荧光强度高，若消解时间过长硒损失很大，所以消解快到终点时，需要注意观察浓厚白烟的变化，不要过多摇动，当瓶内浓白烟分层滚动时，应立即取下。消化后样品中的硒被氧化成 H_2SeO_4，再加 HCl 加热，将硒还原为 Se（Ⅳ）。2，3-二氨基萘在 pH1.5～2.0 溶液中，选择性地与四价硒离子反应生成 4，5-苯并苯硒脑绿色荧光物质，经环己烷萃取后，所产生的荧光强度与四价硒含量成正比。此方法灵敏度高，选择性好，是测定硒的国家标准分析方法。

（二）分子荧光分析法的新技术

分子荧光分析法是直接测定次级光发射，较吸收光谱分析有较高的灵敏度；又因为荧光光谱包括激发光谱和发射光谱，既能根据特征发射，又能根据特征吸收来鉴定物质。假如某几种物质的发射光谱相似，可以从激发光谱的差异将它们区分开，如果它们的激发光谱相同，则可从发射光谱来区别。所以，在鉴定物质时具有更强的选择性。

目前，分子荧光分析法在科学研究工作的各个方面以及生产中的例行分析中得到广泛的采用。但普通的荧光法对于复杂得多组分混合物分析尚显不足，需要利用更多的参数和更好地利用参数来把光谱重叠的组分分辨开来，以提高荧光分析法的选择性。

仪器设备的改进对荧光分析方法的发展至关重要。近年来光二极管阵列及光导摄像管等光电子检测设备的发展，为荧光分析提供了同时多波长的检测，提高了测定的灵敏度；电子计算机的应用实现了仪器操作的自动化。仪器设备的进步又促使三维荧光（3-dimensional spectrum，3-D spectrum）、同步荧光（synchromous）、时间分辨荧光（time-resolved fluorometry）、胶束增敏荧光（micelle sensitizing fluorometric analysis）、导数荧光以及低温荧光等新的分析技术得到发展和应用。

1. 三维荧光光谱法　通常的荧光光谱是荧光强度对激发波长、发射光（荧光）波长扫描所得的二维平面图。三维荧光光谱则是由激发波长（X轴）-发射波长（Y轴）-荧光强度（Z轴）三维坐标所表征的矩阵光谱，也称为总发光光谱（total emission 3-D spectrum）。很显然，此种技术能够获得激发波长与发射波长同时变化时相对应的荧光强度变化的信息，因而提供了比常规荧光光谱更完整的光谱信息，可用于一种很有价值的光谱指纹技术。在临床上已经用于癌细胞的辅助诊断和不同细菌的表征与鉴别，在环境监测中用于类似可疑物的鉴别，可用于多组分混合物的定性、定量分析。

2. 同步荧光分析　荧光技术灵敏度高，但常规的荧光分析在实际应用中往往受到限制，对于一些复杂混合物分析常遇到光谱重叠、不易分辨，预分离操作烦琐等问题。同步荧光扫描技术最初由 Lloyd 提出，它与常用荧光分析方法最大的区别是：同时扫描激发和发射两个单色器波长。由测得的荧光强度信号与相对应的激发波长（或发射波长）构成的光谱图，称为同步荧光光谱。根据激发和发射单色器在扫描过程中彼此间保持的关系，同步荧光技术可分为固定波长差、固定能量差、可变角（可变波长）同步荧光法和恒基体同步荧光法四类。

固定波长差荧光法即是习惯上所说的同步荧光法，是最早提出的一种同步扫描技术。将激发和发射单色器波长保持一定的差值$\Delta\lambda$（通常选用 λ_{ex}^{max} 和 λ_{em}^{max} 之差），得到同步荧光光谱，$\Delta\lambda$的选择直接影响所得到同步荧光光谱的形状、带宽和信号强度，从而提供了一种提高选择性的途径。被测荧光物质的浓度与同步荧光光谱的峰高呈线性关系，故可用于定量分析。和常规谱图相比，同步荧光光谱具有谱带窄化、光谱重叠现象减小、分辨率高、散射光的影响减小等优点。

3. 时间分辨荧光分析　荧光寿命（fluorescence life time）指除去激发光源后，分子的荧光强度降低到最大荧光强度的 1/e 所需的时间，常用 τ_F 表示。荧光寿命是荧光物质的特性参数，利用荧光寿命可对荧光物质进行定性分析。此外，还可以利用混合物中各荧光物质寿命的差别，对荧光混合物进行不经分离的同时测定。由于不同分子的荧光寿命不同，可在激发和检测之间延缓足够长的时间，使具有不同荧光寿命的物质达到分别检测的目的，这就是时间分辨荧光分析。时间分辨荧光分析需用带有时间延迟设备的脉冲激光作光源，采用带有门控时间电路的检测器件，可在固定延迟时间后和门控宽度内得到时间分辨荧光光谱，从而实现对于有光谱重叠但寿命有差异的组分进行分辨和分别测定。激光照射样品后所发射的荧光是混合光，它包括待测组分的荧光、其他组分或杂质的荧光和仪器噪声。如果选择合适的延缓时间，可测定被测组分的荧光而不受其他组分、杂质荧光及仪器噪声等的干扰。例如，测定稀土金属铕（Eu），它和 β-二酮体形成具有强烈荧光的配合物，在 340nm 有强吸收，在 613nm 处发射强荧光，荧光的寿命长，为 $10\sim1000\mu s$；而杂质与仪器噪声的寿命很短，为 $1\sim10\mu s$。因此，在 340nm 将混合物激发，在 $400\mu s$ 开始测定在 613nm 处发射的荧光，到了 $1000\mu s$ 开始第二个脉冲后再重复测定。

时间分辨荧光分析在测定混合物中某一组分的选择性时比用化学法处理样品效果更好，而且可以省去前处理的麻烦，目前已将时间分辨荧光法和免疫分析法相结合，发展出时间分辨荧光免疫分析法（time-resolved fluorimmunoassay）。

4. 胶束增敏荧光分析　胶束增敏荧光分析是一种通过提高荧光效率来提高荧光分析灵敏度的化学方法。20 世纪 40 年代人们就发现胶束溶液对荧光有增溶、增敏和增稳的作用，70 年代后人们将这种效应应用到荧光分析中，形成胶束增敏荧光分析。

胶束是在超过一定浓度的表面活性剂溶液中形成的。表面活性剂是一种两性分子，具有一个极性的亲水基团和一个非极性的疏水基团[如十二烷基磺酸钠，$CH_3(CH_2)_{11}SO_3^-Na^+$]。在极性溶剂中，当表面活性剂的浓度超过临界胶束浓度（CMC）时，几十个表面活性剂分子便会动态地缔合形成球状聚集体，疏水基团尾部聚集在内部，亲水基团向外，形成胶束。

在胶束溶液中，极性较小而难溶于水的荧光物质，由于与胶束的非极性尾部有很好的亲和力，增加了其在胶束溶液中的溶解度。例如，室温时，芘在水中的溶解度为 $5.2\times10^{-7}\sim8.5\times10^{-7}\,mol/L$，而在十二烷基磺酸钠的胶束水溶液中，溶解度为 $0.043mol/L$。同时，荧光分子在胶束中还获得一种保护作用，减弱了荧光质点之间的碰撞，减少了分子的无辐射跃迁，提高了荧光效率，从而增大了荧光强度，这是胶束溶液对荧光的增敏作用。胶束还可屏蔽某些猝灭剂对荧光的猝灭作用，减少因荧光物质浓度过大而产生的自猝灭现象，从而使荧光寿命延长，这是胶束溶液对荧光的增稳作用。由于胶束溶液对荧光物质有上述增溶、增敏、增稳的多重作用，大大提高了荧光分析灵敏度和稳定性。

第三节　化学发光分析法

案例 7-4

鲁米诺（luminol），又名发光氨，一种在犯罪现场检测用肉眼无法观察到的血液的试剂，可以显现出极微量的血迹形态（潜血反应）。化学名称为 3-氨基邻苯二甲酰肼，常温下是一种黄色晶体或者米黄色粉末，是一种比较稳定的人工合成的有机化合物。由于血液中血红蛋白含有铁，而铁能催化 H_2O_2 的分解，使 H_2O_2 变成水和单质氧，单质氧再氧化鲁米诺使其发光。在检验血痕时，鲁米诺与血红素发生反应，显出蓝绿色的荧光。这种检测方法极为灵敏，能检测只有百万分之一含量的血，即使滴一小滴血到一大缸水中也能被检测出来。所以鲁米诺广泛应用于刑事侦查、生物工程、化学示踪等领域。

此外，在碱性条件下，化学发光试剂鲁米诺与 H_2O_2 接触时也会产生化学发光反应。该反应还可在部分金属离子催化下或在荧光剂荧光素钠敏化下使发光强度极大地提高。有研究发现，鲁米诺-H_2O_2-荧光素钠化学发光反应体系的发光强度在一定浓度范围内随体系中 K_2CO_3 的浓度增加而增强。在这个反应体系中，任何一个因素都可以在其他因素确定以后，与化学发光的强度（或光量子数）相关联，而成为被测定的对象，所以通过上述信息可以建立测定水中 CO_3^{2-} 的化学发光反应体系。

问题：

（1）什么是化学发光试剂？什么是化学发光反应体系？

（2）如何建立化学发光反应体系？
（3）影响化学发光强度的因素有哪些？
（4）如何将化学发光反应体系应用于实际的测量分析工作中？

一、基　本　原　理

化学发光一般是指在室温下某些化学反应中发出可见光的现象。某些物质在进行化学反应时，由于吸收了反应时产生的化学能，而使反应产物分子激发至激发态，激发态分子再从激发态回到基态时，就会发出一定波长的光。这种吸收化学反应能量使分子产生发光的过程就称为化学发光。利用化学发光反应建立起来的分析方法称为化学发光分析法（chemiluminescence analysis）。

（一）化学发光分析的机理

1. 化学发光反应　顾名思义，伴随着光辐射发生的化学反应称为化学发光反应。在这些化学反应过程中，某些组分的分子受激回迁到基态时，将能量以光辐射的形式释放出来，产生发光现象。

2. 化学发光剂　在不同的化学反应中，可以和多种不同的组分反应，并发生能量交换，生成激发态产物并产生发光现象的试剂，常被称作化学发光剂，它们可以是还原剂，也可以是氧化剂，还可以是某些能生成自由基的物质。

3. 化学发光的机理　在有化学发光剂参加的化学反应中，某些物质（反应物、中间体或生成物）的分子，吸收了化学反应中释放的能量而由基态跃迁至激发态。这些激发态的分子返回基态时，或者直接将能量以光辐射的形式释放出来，或者将能量转移给反应体系中其他荧光物质的分子，并使这些荧光物质受激产生荧光。即

$$A + B \xrightarrow{\Phi_R} P_0 \xrightarrow{\Phi_{ex}} P^* \quad （激发态分子 P^* 的形成）$$

$$P^* \xrightarrow{\Phi_{em}} P_0 + h\nu \quad （激发态分子 P^* 的光辐射）$$

或者

$$P^* + F_0 \xrightarrow{\Phi_{et}} P_0 + F^* \quad （激发态分子 P^* 的能量转移）$$

$$F^* \xrightarrow{\Phi_F} F_0 + h\nu \quad （激发态荧光分子 F^* 的荧光发射）$$

式中，Φ_R 为化学反应中基态分子 P_0 的生成效率；Φ_{ex} 为化学能对 P_0 的激发效率；Φ_{em} 为激发态分子 P^* 的发光效率；Φ_{et} 为激发态分子 P^* 的能量转移效率；Φ_F 为激发态荧光分子 F^* 的荧光效率。

可以看出，化学发光反应的发光强度（或光量子数）取决于化学反应全过程的各个因素。而正是这些因素的集合，构成了一个化学发光体系。在这个体系中，任何一个因素都可以在其他因素确定以后，与化学发光的强度（或光量子数）相关联，并成为被测定分析的对象。它既可以是化学发光反应的反应物或其标记物，也可以是化学发光反应的催化剂，还可以是发光的增敏剂（荧光剂）或荧光的猝灭剂。

（二）几种常用的化学发光剂及其化学发光反应体系

1. 鲁米诺　鲁米诺，化学名：3-氨基邻苯二甲酰肼，是最常见的化学发光剂之一。自 1928 年 Albrecht 首次报道以后，人们一直对它进行着研究和应用。

鲁米诺在碱性溶液中形成叠氮醌（a），叠氮醌在碱性条件下与氧化剂 H_2O_2 作用生成不

稳定的桥式六元环过氧化物中间体(b),然后再转化成激发态的氨基邻苯二甲酸根离子(c),激发态离子跃迁回基态时,产生最大发射波长为 425nm 的光辐射,整个反应历程如图 7-6 所示。

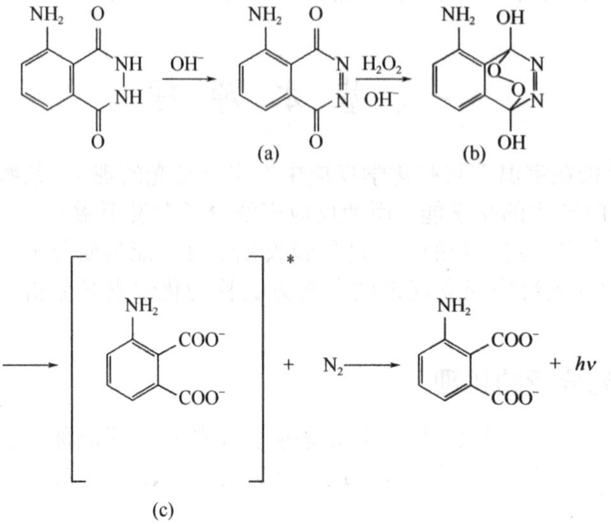

图 7-6　鲁米诺发光机理示意图

在不同的介质中,鲁米诺及其衍生物的化学发光行为有很大的差异。在二甲基硫氧化物等介质中,鲁米诺在有氧和强碱性(pH=10～13)条件下就可以产生化学发光;在水溶液、低浓度乙醇等溶剂中,各种形式的氧(分子态氧、过氧化物、超氧化物阴离子等)可以在过渡金属离子或酶的催化下,氧化鲁米诺或其衍生物并产生较明显的发光现象。在碱性水溶液中,鲁米诺可被一些强氧化剂氧化,并可以观察到明显的化学发光现象。当有适当的氧化剂、催化剂或敏化剂存在时,可以极大地提高反应的发光强度。

基于对鲁米诺及其衍生物在各种条件下被氧化并产生化学发光的认识,人们设计了一系列的反应体系用于检测和分析不同的组分。

(1)鲁米诺-H_2O_2体系:在 pH=11 的水溶液中,鲁米诺-H_2O_2间反应的化学发光效率最大。Cu^{2+}、Cr^{3+}、Ni^{2+}、Co^{2+}、Fe^{2+}等过渡金属离子,维生素 B_6、维生素 B_{12}、维生素 C、吗啡、可待因、肾上腺素、多巴胺、细胞色素等组分对这一反应体系的发光效率有直接的增敏或抑制作用,由此可以建立这些组分的测定方法。另外,还可以利用某些物质对该体系的间接影响作用,建立相应的分析方法。例如,Fe^{2+}对鲁米诺-H_2O_2体系有催化增敏作用,而蛋白质却抑制这种作用,据此建立了检测血清中蛋白质含量的方法;也可利用 Cu^{2+}-蛋白质配合物对该体系的催化作用来检测蛋白质。利用 $K_3Fe(CN)_6$对该体系的催化作用可测定溶液中微量的 H_2O_2含量。在体系中加入辣根过氧化物酶、葡萄糖氧化酶、乳酸氧化物酶,利用酶对底物的酶解并生成 H_2O_2的反应,该体系既可以测量酶的含量,也可以测量底物的含量,还可以测量 H_2O_2含量。

(2)鲁米诺-KIO_4体系:在 pH=12～13 的水溶液中,鲁米诺与 KIO_4反应的发光效率最大。Co^{2+}、Mn^{2+}、维生素 C 对该体系有催化作用,利用该体系可测定样品中的这些组分;同样,也可以利用 Mn^{2+}对该体系的催化作用测定水中的 IO_4^-。将鲁米诺衍生物标记于羧酸和胺类化合物分子上,或者标记于氨基酸和蛋白质分子上,可以建立一系列的化学发光免疫分析体系,并用于对目标物的测定。

2. 过氧化草酸酯　过氧化草酸酯的发光反应是于 20 世纪 60 年代发现的一类可生成过氧草酰中间体的化学发光反应。当该中间体与蒽类衍生物等荧光剂接触时,会发出强烈的所加荧光剂特有的荧光。过氧化草酸酯发光机理如图 7-7 所示。

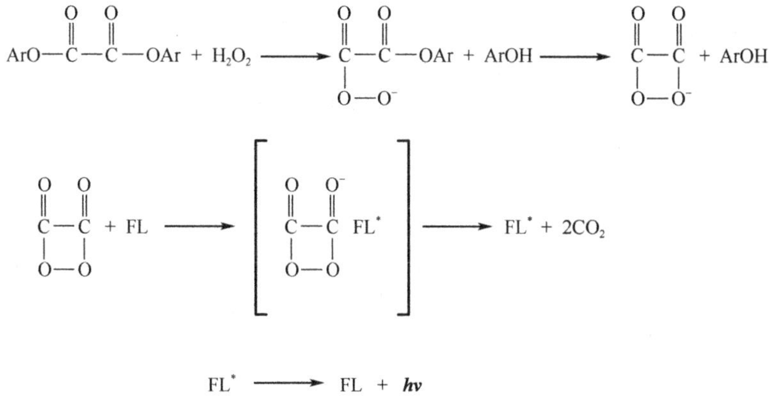

$$FL^* \longrightarrow FL + h\nu$$

图 7-7　过氧化草酸酯发光机理示意图

（1）草酸酯（或草酸酐、草酸胺）—H_2O_2-蒽类衍生物体系：是迄今为止发现的效率最高的非生物化学发光反应体系。由于蒽类衍生物的脂溶性较强，所以反应体系的溶液中通常会加入一定量的有机溶剂或表面活性剂。

（2）草酸酯-H_2O_2 体系：可以测定酶反应产物为 H_2O_2 的酶底物，如葡萄糖、氨基酸等。某些易被氧化的非荧光物质可以对该体系的荧光产生猝灭作用，由此可建立二氧化硫、苯胺、有机硫化物等物质的测定方法。

（3）草酸酯（或草酸酐、草酸胺）—H_2O_2-荧光待测物体系：可以对某些具有荧光或其衍生物具有荧光的组分进行分析测定，如环孢菌素 A（免疫抑制剂），哈马灵、哈梅醇（致幻剂）、儿茶酚胺、地塞米松、类固醇等。

3. 酸性高锰酸钾　酸性高猛酸钾具有很强的氧化能力，可以与许多无机化合物和有机化合物进行氧化还原反应，但由于其反应的发光强度较弱，所以直到 20 世纪 70 年代以后，伴随着微弱光检测技术的发展才得到广泛的研究和应用。

在酸性介质中，$KMnO_4$ 与许多还原性物质直接反应，可产生微弱的化学发光。而许多研究表明，酸性 $KMnO_4$ 的化学发光机理复杂，具有多个发射体，其在 $600 \sim 700nm$ 间的化学发光与待测物无直接关系，而与 $KMnO_4$ 被还原过程中产生的一系列激发态的中间产物有关。因此，理论上认为具有还原性，容易被 $KMnO_4$ 氧化的药物都有可能产生化学发光，进而可以利用化学发光方法对其进行测定。但是酸性 $KMnO_4$ 直接氧化还原性药物一般只能产生微弱的化学发光，无法直接用于分析测定，必须找到合适的增敏剂（如甲醛）增加其发光效率，才能实现对这些药物的化学发光测定。

（1）$KMnO_4$-待测物体系：酸性介质中，该体系可直接测定 SO_2、叔丁啡、对氨基苯甲酸酯类麻醉剂、肾上腺素、维生素 C、5-羟色胺、可待因等组分。

（2）$KMnO_4$-甲醛-待测物体系：可以对甲氨嘌呤、双氯灭痛、氨基比林、L-色氨酸、碘、酪氨酸等组分进行检测。

（3）$KMnO_4$-连二亚硫酸钠-待测物体系：可测定维生素 B_6、利血平、胡延索乙素、核黄酸等组分。

由于 $KMnO_4$ 价廉易得，可氧化的物质较多，发光强度比较稳定，在大气环境监测、毒物分析、药品检验等诸多方面得到了越来越广泛的应用。

4. 四价铈　Ce^{4+} 作为一种优良的氧化剂，具有氧化能力强、稳定、吸光能力弱等优点，近年来越来越受到化学发光研究者的注意。它可直接与多种还原性无机化合物或者有机化合物发生氧化还原反应，是强氧化性化学发光剂之一。而且其发光体系简单，更适合水样中有机污染物的检测。

　　铈-待测物体系：可用于检测扑热息痛、色氨酸；铈-联苯三酚-氧体系：可检测环境水样中的溶解氧；Ce^{4+}-SO_3^{2-} 体系：利用某些荧光性有机化合物对其的增敏作用，可以测定奎宁、奎宁丁、辛可丁、胆汁酸和多种皮质类固醇、甾族化合物；Ce^{4+}-RhB（罗丹明 B）-还原性待测物体系：可用于测定叶酸、巯嘌呤、抗坏血酸（盐）和噻唑类席夫碱；Ce^{4+}-$Ru(phen)_3^{2+}$（二价钌-邻菲罗啉配合物）体系：可用于草酸、丙酮酸、维生素 C、柠檬酸、酒石酸、戊二醛和部分氟代喹诺酮衍生物的测定。

　　5. 吖啶酯化合物　该类化合物是应用最广泛的化学发光剂之一，代表性物质为光泽精。光泽精以硝酸盐的形式存在，在碱性介质中，过氧化氢将其氧化成四元环过氧化物中间体，而后裂解生成激发态的吡啶酮而发光，发光机理如图 7-8 所示。利用光泽精与还原剂的作用，可用于测定临床医学上一些重要的还原性物质，如维生素 C、肌酸酐、谷胱甘肽、葡萄糖醛酸、乳糖、葡萄糖。

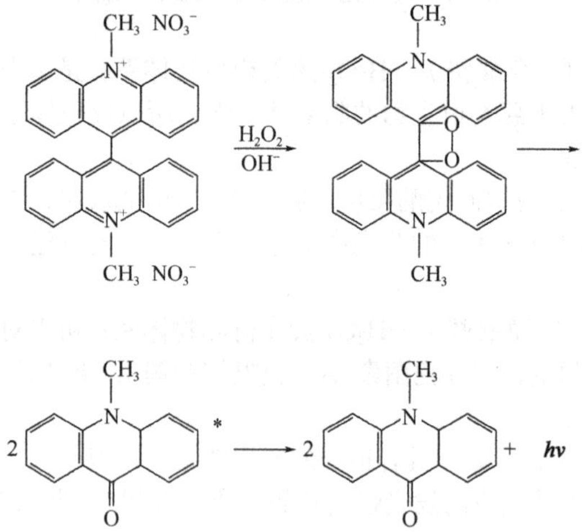

图 7-8　光泽精发光机理示意图

　　有一种吖啶酯试剂，4-（2-琥珀酰亚氨基羰基）苯基-10-甲基吖啶-9-羧酸酯氟磺酸盐可在中性或碱性条件下标记多肽、抗体或抗原，而成为化学发光免疫分析和 DNA 发光探针试剂的重要标记物。该试剂可与 H_2O_2 组成化学发光体系，并对其标记物进行测定，如淋病奈瑟球菌、脑膜炎奈瑟球菌的鉴别，HBV（乙型肝炎病毒）和 HIV（人类免疫缺陷病毒）Ⅰ型、Ⅱ型 DNA 的测定，DNA 点突变和染色体变异的检测等。

（三）影响化学发光的因素

　　化学发光的强度（光量子数）取决于化学发光反应的各个过程，所以组成化学发光反应体系的各个因素都将影响待测物的测定。

　　1. 化学发光体系　化学发光体系主要包括化学发光剂、与化学发光剂反应的试剂、催化剂、增敏剂、缓冲剂、溶剂等。

　　依据待测组分的性质，选择相适应的化学发光体系。化学发光反应多为氧化还原反应，如果待测组分能直接与强氧化剂反应，可选择强氧化性化学发光剂-待测物体系，如 $KMnO_4$-待测物、KIO_4-待测物、Ce^{4+}-待测物等。如果待测物能够直接与 H_2O_2 反应或其参与的酶促反应改变了 H_2O_2 的含量，可选择鲁米诺-H_2O_2 体系、草酸酯-H_2O_2-蒽类衍生物体系，或者光泽精-H_2O_2 体系。如果待测物具有荧光性或其衍生物具有荧光性，可选择草酸酯-H_2O_2-荧光待测物体系。如果待测物为金属离子，可考虑鲁米诺- H_2O_2 体系、光泽精-H_2O_2 体系。

如果是建立新的发光体系，则以简单、高效为原则。首先考虑化学发光剂-待测物体系，确定测量波长。然后对体系的溶剂、缓冲剂进行筛选，最后再筛选催化剂和增敏剂。

2. pH　不同的反应体系需要不同的 pH 条件，其最佳值可通过发光强度-pH 的关系曲线确定。通过实验可以最终确定缓冲体系的组成，使体系的化学发光强度相对较大。

3. 反应体系中各试剂的浓度　除待测物以外，反应体系中的所有试剂都需要通过发光强度-浓度的关系曲线寻找出最佳使用浓度范围，并最终确定各试剂的浓度。其中应包括化学发光剂及其反应物的浓度、溶剂各成分的浓度、缓冲剂各组分的浓度、催化剂的浓度和增敏剂的浓度等。

4. 样品溶液中的共存组分　通过干扰实验来检查和测定样品溶液中可能存在的、对化学发光有影响的干扰组分，寻找其消除方法。干扰组分对发光的影响可以是增敏的效果，也可以是猝灭的作用。对化学发光有影响的组分，既可以来自样品的基质，也可以来自样品的溶剂。

干扰实验的结果将对化学发光反应体系的设计及样品的预处理过程有着重要的指导作用。依据干扰实验的数据，可以筛选样品的溶剂，确定反应体系中掩蔽剂种类和用量。如果样品中的干扰组分种类较多，浓度相对较大，且没有合适的掩蔽剂，应考虑待测组分的分离或其他技术的联用。

二、化学发光分析仪器

（一）化学发光静态注射分析仪

化学发光静态注射分析仪的结构（图7-9）比较简单，主要由反应池、检测系统、信号处理显示系统组成。

1. 反应池　反应池是样品参加反应、发光物质生成的场所。反应池被放置在恒温的暗室中，以减少温度对反应的影响和外部光源对测量的干扰。在反应池中，配有精度较高的微量注射器作为加样器。

2. 检测系统　检测系统由光电倍增管（PMT）和稳压器（NMV）等组成。光电倍增管自身具有的放大功能，可将微弱的光子能量转变为较强的电信号。稳压器提供 500～1500V 稳定的负高压。

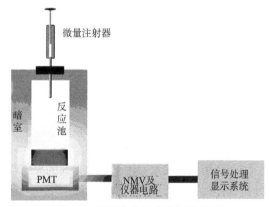

图 7-9　化学发光静态注射分析仪
PMT. 光电倍增管；NMV. 稳压器

3. 信号处理显示系统　信号处理显示系统将电信号进行放大以后，经计算机处理后显示。

这种静态注射分析仪虽然结构和分析方式都很简单，但每次测定都要重新换试剂，不能同时测几个样品。

（二）流动注射-化学发光分析仪

流动注射化学发光仪是自动化程度较高的仪器，基本结构由流动注射系统和检测系统两部分构成（图 7-10）。流动注射系统主要由蠕动泵（pump）、进样阀（injection valve）、管道（tubes）和流通池（flow cell）组成；检测系统由光电倍增管和计算机处理系统组成。通过各管路试液流速以及管路长短的调控，可以自动控制管路中各试剂的反应时间以及反应生成物到达检测器的时间。与光电倍增管相邻的流通池由透明度较高的玻璃制成。对于连续流动注射体系，反应试剂和分析物是定时在样品池中混合反应，且在载流推动下向前移动，被检测的光信号只是整个发光动力学曲线的一部分，是以峰高来进行定量分析。

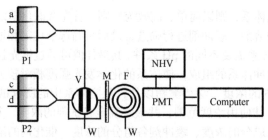

图 7-10　流动注射-化学发光分析仪

P1、P2. 蠕动泵；V. 进样阀；M. 反射镜；F. 流通池；W. 废液；

PMT. 光电倍增管；NHV-负高压；Computer-计算机处理系统 a、b、c、d. 不同的通道

三、化学发光分析方法

化学发光分析法是一种简便、快速、灵敏的痕量分析方法。在一定条件下，化学发光体系的发光强度（或光量子数）与待测组分的浓度成正比。其公式为

$$I_{CL,\ max(or\ total)}=Kc \qquad\qquad (7\text{-}5)$$

式中，c 为待测物的浓度，mmol/L；K 在一定实验条件下是一个常数；$I_{CL,\ max}$ 为最大发光强度。

对于成分简单的样品，如西药，通过标准曲线法、直接比较法、标准加入法等可直接对待测组分进行定量分析。但是在进行复杂样品分析时，由于发光体系的选择性较差，不能对待测组分定性，使其在实际应用中受到了很大限制。

为了提高化学发光体系的选择性，完成复杂样品中待测组分的分析，目前的研究方向主要有以下几个方面：

（1）利用偶合反应：选择性测量待测组分的反应产物，间接分析待测组分的含量。酶反应由于其高度的特异性而成为一种常用的偶合反应。电化学反应可在电极上选择性地生成某种电化学产物，也是可利用的偶合反应。除此之外，还有光化学反应以及其他的化学反应。理论上只要是生成物可以直接或间接影响发光体系的反应都可以与发光反应偶合，所以偶合反应在化学发光分析研究中具有广阔的发展空间。

（2）利用标记技术：将化学发光剂的分子与某些分子结合，直接或间接地测定待测组分。通过分析被标记物来完成对待测组分的测定。一些大分子化合物可直接进行标记测定，相对分子质量较小的组分则常通过与被标记的抗原抗体的特异性结合得到分析。

（3）利用分离技术：将待测组分与干扰组分有效分离后进行测定，如高效液相色谱-柱后衍生-化学发光技术的联用、毛细管电泳-化学发光技术的联用、分子印迹识别-化学发光技术的联用等。非均相体系除了可以增加溶液的溶解性、反应的敏感性、反应物的活性以外，还可通过改变反应的微环境，有限地增加化学发光反应体系的选择性。另外，使待测组分转化为某种气体的方式有时也会收到很好的分离效果。

四、应　　用

（一）无机化合物化学发光分析

金属离子分析　痕量金属离子对化学发光反应具有很好的催化作用或抑制作用，因而化学发光测定金属离子得到广泛的应用（表 7-2）。但是，由于不同金属离子催化氧化发光试剂时，发光光谱相同，致使金属离子催化化学发光反应的选择性较差。为提高分析的选择性，可采用以下方法：①利用待测金属离子与干扰离子配合物稳定性的不同进行选择性分析，如加入掩蔽剂乙二胺

四乙酸（EDTA）或水杨酸掩蔽干扰离子；②优化实验条件以减少其他离子的干扰；③稀释样品溶液；④加入敏化剂。但是，当样品中待测物相对于干扰物浓度很小时，上述方法也无济于事，只能进行分离处理，常用的方法有色谱、溶剂萃取等。

表 7-2 痕量金属离子的化学发光分析

待测离子	反应体系	检出限
Co（Ⅱ）	鲁米诺-H_2O_2	10pmol/L
Cu（Ⅱ）	鲁米诺-H_2O_2	100pmol/L
Cr（Ⅲ）	鲁米诺-H_2O_2	0.13μg/L
Cr（Ⅳ）	鲁米诺-H_2O_2	20ng/L
As（Ⅲ）、As（Ⅴ）	鲁米诺-MnO_4^-	0.4nmol/L
Rh（Ⅲ）	鲁米诺-BrO_4^-	5ng/L
Ni（Ⅱ）	蒽绿-H_2O_2	0.11mg/L
Cd（Ⅱ）、Zn（Ⅱ）	鲁米诺-H_2O_2	700nmol/L
Fe（Ⅱ）	鲁米诺-NH_4^+	0.05nmol/L
Mo（Ⅲ）	光泽精	10ng/L
V（Ⅱ）	光泽精	0.3mg/L
U（Ⅲ）	鲁米诺	0.3μg/L
Sn（Ⅳ）	邻菲罗啉-H_2O_2	0.16μg/L

高选择性的色谱分离与高灵敏度的化学发光检测相结合，是一种很有前途的联用分析技术。色谱分离条件选择适当不仅可以提高选择性，还可以进行多个离子的同时测定。溶剂萃取也是提高化学发光测定金属离子选择性的一种有效方法。但是需要将无机化合物从有机溶剂中反萃出来，或是蒸发除去有机溶剂。所以这种方法比较费时，较好的方法是自动在线溶剂萃取选择性检测待测物。

（二）有机化合物化学发光分析

1. 有机酸 有机化合物的同系物结构和性质相似，使单一组分的测定比较困难，因此有机化合物同系物的分析常需要与高效液相色谱（HPLC）相结合。有机酸的化学发光分析（表 7-3），一般是先将其衍生成荧光物质，经色谱分离后进行化学发光检测。在临床医学上，草酸是一个重要的检测项目，可以直接用氧化化学发光反应测定尿液和草酸二乙酯中的草酸盐及游离的草酸。也可以将 Fe（Ⅲ）-草酸配合物光解得到 Fe（Ⅱ），催化鲁米诺-H_2O_2 化学发光反应，此法线性范围为 0.1～100μmol/L。另外还可以测定苯丙酮尿症患者尿液中的苯丙酮酸含量，方法是先在碱性条件下将苯丙酮酸氧化成 1,2-二氧杂环丁烷类化合物，然后裂解产生化学发光。此外，酶联偶合反应也可以用于某些有机酸的化学发光分析。

表 7-3 有机酸的化学发光分析

待测物	化学发光体系	检出限
草酸	草酸酶	34μmol/L
胆汁酸	Ce（Ⅳ）	1mg/L
胆汁酸	酶	5pmol
草酸	细菌荧光素酶	0.8 μmol/L
维生素 C	鲁米诺-Cu^{2+}	0.1μmol/L
维生素 C	罗丹明 6G-Ce（Ⅳ）	0.1μmol/L
维生素 C	鲁米诺-Fe^{3+}	21μmol/L

2. 有机碱 胺类化合物的化学发光分析（表 7-4），较多的是经柱前衍生生成荧光衍生物，分离后用过氧草酸盐化学发光体系检测，也可将其生成席夫碱或其他产物氧化而发光。还有些碱，如肾上腺素等，可直接氧化而发光。通常有一个经验规则，假如物质具有荧光或其反应产物有荧光，该物质一般可发生化学发光反应。有机碱中的嘌呤碱是核酸的基础物质，对嘌呤碱的分析测定将会推动 DNA 分析方法的发展。在酸性醇溶液中腺嘌呤与苯甲醛反应，然后用 H_2O_2 氧化反应产生化学发光，此法具有很好的选择性，线性范围为 $1.5\times10^{-7}\sim5.0\times10^{-7}$mol/L，用此法测定鸟嘌呤的灵敏度比常规荧光法高 20 倍。

表 7-4 有机碱的化学发光分析

待测物	化学发光体系	检出限
亚胺	MnO_4^-	2nmol/L
胺类	TCPO-H_2O_2	180pmol
鸟嘌呤	DMF-OH^-	4pmol
儿茶酚胺	鲁米诺-BrO_3^-	0.822pmol/L
伯胺	[Ru（bipy）$_3$]$^{3+}$	1.0pmol/L
叔胺类	罗丹明 B-Cl^-	10nmol/L
儿茶酚胺	MnO_4^--H^+	pmol 级
肾上腺素	Mn（Ⅱ）-表面活性剂	10nmol
乙酰胆碱	TCPO-H_2O_2	1.0pmol

注：TCPO. 双（2，4，6-三氯苯基）草酸酯；DMF. 二甲基甲酰胺。

3. 其他有机化合物 一些有机化合物如氨基酸、糖类、药物等都有相关化学发光的应用实例。例如，L-氨基酸经反相色谱柱分离后流经 L-氨基酸氧化酶反应器产生过氧化氢，然后用过氧草酸盐体系检测。氨基酸与 [Ru（bipy）$_3$]$^{3+}$ 反应，用流动注射化学发光法检测，相对于脯氨酸和天冬酰胺检测限可分别达到 20pmol 和 50pmol。糖类测定的另一个重要方法是测定酶反应产生的 H_2O_2，由此对酶底物-葡萄糖、乳糖等进行测定。而酶的固定化技术为此法的发展注入了新的活力。采用物理包埋法将葡萄糖氧化酶固定在聚丙烯酰胺凝胶中并制成酶柱，再将酶柱接入流动注射系统中，用流动注射化学发光法测定由酶促反应产生的 H_2O_2，从而测定人体血液中的葡萄糖，检出限可达 0.1 mg/L。

近年来，随着纳米技术、传感器技术、生物芯片技术在化学发光分析法中的应用，化学发光的选择性和灵敏度都有了很大提高。作为一种痕量分析方法，化学发光将在更多的领域发挥越来越重要的作用。

（陈利琴）

第八章 原子吸收光谱法

案例 8-1

2006 年 9 月，国家质检总局从宝洁公司 SK-Ⅱ品牌系列化妆品中检出违禁物质铬和钕，随后，SK-Ⅱ品牌宣布暂时退出中国市场。尽管后来，国家质检总局与卫生部发布联合声明称正常使用 SK-Ⅱ化妆品对消费者的健康危害较低，但曾一度引起社会的强烈反响。宝洁公司也因此蒙受了巨大的经济损失，这就是沸沸扬扬的 SK-Ⅱ"铬钕门"事件。

2012 年，加拿大环保组织发布了一份关于"潜藏在化妆品中重金属的危害"的报告。报告称，研究人员测试了 49 个知名品牌的化妆品，确定是否含有砷、铅、镉、汞、铍、镍、硒和铊 8 种重金属。结果发现：多数测试的化妆品中都含有除汞以外的其余 7 种重金属；倩碧（Clinique）品牌的幻真控油粉底液（stay-true makeup）和另一知名化妆品牌欧莱雅的一款名为"Bare Naturale"的睫毛膏均被检出含有砷、铍、镉、镍、铅和铊 6 种重金属；宝洁公司旗下的封面女郎（Cover Girl）品牌的超完美眼线笔被检出含有铍、镉、镍和铅 4 种重金属。

化妆品中的这些重金属可经由皮肤吸收，对人体健康危害较大，轻则会引起头痛、呕吐、腹泻、皮炎、脱发、荷尔蒙失调、记忆力减退等；重则可能会导致肺损伤、肾衰竭和神经问题，甚至会引发癌症。

问题：

（1）对金属元素的测定有哪些方法？原子吸收光谱法可以对它们进行定量分析吗？

（2）原子吸收光谱法对元素进行定量分析的原理是什么？如何实现？

（3）对于 As、Hg、Se、Pb 和 Cd 等元素的测定，最佳的原子化类型是什么？为什么？

（4）原子吸收光谱法有哪些优缺点？

第一节　概　　述

原子吸收光谱法（atomic absorption spectroscopy，AAS）又称为原子吸收分光光度法（atomic absorption spectrophotometry），它是基于待测元素的基态原子蒸气对其特征谱线的吸收程度而建立起来的定量分析方法。

原子吸收光谱法与紫外-可见吸收光谱法均属于吸收光谱分析法，在定量分析原理上都遵循朗伯-比尔定律，但两者的吸光物质状态不同，吸收光谱也不同。紫外-可见吸收光谱法是基于溶液中分子或离子对光的吸收，属于分子吸收光谱，是带状光谱，既可以对物质进行定量分析，也可进行定性分析；而原子吸收光谱法是基于基态原子蒸气对其特征谱线的吸收，为原子吸收光谱，是线状光谱，一般只做定量分析。

原子吸收光谱法是在 1955 年澳大利亚物理学家 Walsh 提出锐线光源并用峰值吸收代替积分吸收解决原子吸收值测量后，首先应用于分析化学中，之后得到迅速发展，至今仍然是金属元素分析中最为重要的方法之一。

原子吸收光谱法具有许多优点：①灵敏度高，检出限低。火焰原子吸收光谱法的检出限可达 μg/L 级，无火焰原子吸收光谱法检出限可达 ng/L 级。②选择性好，谱线和基体干扰少。大多数样品经消解后可不经分离直接测定。③准确度高。火焰原子吸收光谱法的相对标准偏差小于 1%，而无火焰原子吸收光谱法为 3%～5%。④应用范围广。可测定的元素达 70 多种，直接法可测定几乎所有金属元素和一些类金属元素（如 As、Se、Sb 等），间接法可测定某些非金属元素（如 S、P、N 等）和有机化合物；既能用于痕量元素测定，也能用于常量元素测定。在预防医学、卫生检验、医学检验、环境监测和生物机体中金属元素和类金属元素分析中应用十分广泛。⑤操作简便、分析速度快、易于实现自动化。

原子吸收光谱分析法也有不足之处，如工作曲线线性范围窄；多数该类型仪器一次只能分析一个元素；对于一些难熔元素和易形成稳定化合物的元素（如 W、Zr、Ta、Ni 等），原子化效率低，化学干扰较大，测定的灵敏度和精密度不高。近些年，一些新技术如连续光源、二极管阵列多元素检测器以及与现代分离技术联机等，均扩展了原子吸收光谱法的应用空间。

第二节　基　本　原　理

一、原子吸收光谱的产生

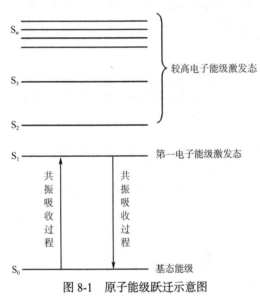

图 8-1　原子能级跃迁示意图

原子由原子核和核外电子构成，核外电子按照能量最低原理、泡利不相容原理和洪特规则分层排布在不同的轨道上。近代原子结构理论表明，一个原子有多种能级状态，如图 8-1 所示。一般情况下，外层电子处于能级最低状态，整个原子也处于能级最低状态即基态（S_0），基态是最稳定的状态。当原子吸收一定的光能、热能或电能后，其外层电子从基态跃迁到能级较高的激发态，激发态原子不稳定，一般在 $10^{-8}～10^{-7}$s 后返回基态，并释放能量。能级最低的激发态称为第一电子激发态（S_1）。外层电子从基态跃迁到第一电子激发态吸收一定频率的辐射，由此产生的吸收谱线称为共振吸收线；由第一电子激发态返回基态产生的发射谱线称为共振发射线，两者统称为共振线（resonance line）。由于不同元素的原子结构和外层电子排布不同，因此不同的元素具有不同的共振线，所以共振线又称为元素的特征谱线（characteristic spectrum line）。由于基态与第一电子激发态之间的能级差最低，跃迁最易发生，大多数元素对这条谱线的吸收最强，因此共振线又称为元素的最灵敏谱线，常作为分析线。

二、谱线轮廓与谱线展宽

分子吸收能量后不仅发生电子能级跃迁，而且伴随着振动能级和转动能级跃迁，因此，吸收曲线是宽带吸收，而原子吸收能量后只发生电子能级跃迁，是窄带吸收。理论上原子光谱是线状光谱，实际上无论是原子吸收线还是原子发射线都不是严格的几何直线，而具有一定的宽度和形状，称为谱线轮廓（line profile）。以发射线强度（I_e）对频率（ν）作图所得曲线称为发射线轮廓，如图 8-2（a）所示；以透过光强度（I_e）对频率（ν）作图所得曲线称为吸收线轮廓，如图 8-2（b）所示；吸收线轮廓也常以吸收系数（K_ν）随频率（ν）或波长（λ）变化的关系表示，如图 8-2（c）所示。谱线轮廓一般以中心频率（ν_0）或中心波长（λ_0）和谱线半宽度（$\Delta\nu$ 或 $\Delta\lambda$）来描述。中心频率（ν_0）或中心波长（λ_0）是指最大发射线强度（I_0）或最大吸收系数（K_0）处所对应的频率或波长，其中最大吸收系数（K_0）又称为峰值吸收系数；谱线半宽度（$\Delta\nu$ 或 $\Delta\lambda$）指最大发射线强度一半（$I_0/2$）或最大吸收系数一半（$K_0/2$）处对应的谱线轮廓上两点之间的频率或波长范围。吸收系数（K_ν）主要取决于吸收介质的性质和入射光频率，与光强度和原子蒸气厚度无关。吸收线半宽度（$\Delta\lambda$）为 0.001～0.05nm，发射线半宽度（$\Delta\lambda$）比吸收线半宽度（$\Delta\lambda$）小很多，一般为 0.0005～0.002nm。

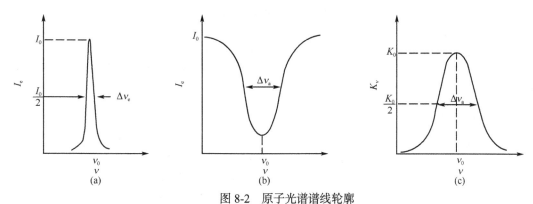

图 8-2　原子光谱谱线轮廓

（a）发射线轮廓；（b）吸收线轮廓；（c）以吸收系数表示的吸收线轮廓

引起谱线展宽的主要因素有以下几方面。

1. 自然线宽　自然线宽（natural width）是在无外界条件影响下，谱线固有的宽度，以 $\Delta\nu_N$ 表示。$\Delta\nu_N$ 与激发态的寿命有关，寿命越长，$\Delta\nu_N$ 越小，一般情况下，$\Delta\nu_N$ 约为 10^{-5}nm 数量级。

2. 多普勒展宽　多普勒展宽（Doppler broadening）是由原子无规则热运动引起，又称热展宽，以 $\Delta\nu_D$ 表示。$\Delta\nu_D$ 与被测元素谱线的中心频率（ν_0）和热力学温度平方根的乘积成正比，与待测元素相对原子质量的平方根成反比。在通常原子吸收光谱法分析条件下，$\Delta\nu_D$ 约为 10^{-3}nm 数量级。

3. 碰撞展宽　碰撞展宽（collisional broadening）是由粒子间的相互碰撞引起能级的微小变化而产生。根据碰撞粒子的不同，分为以下两种展宽。

（1）洛伦兹展宽：洛伦兹展宽（Lorentz broadening）是由被测元素的原子与其他元素粒子（分子、原子、离子或电子）相互碰撞而引起，又称压力展宽，以 $\Delta\nu_L$ 表示。$\Delta\nu_L$ 随原子蒸气压力的增加而增加。通常情况下，$\Delta\nu_L$ 与 $\Delta\nu_D$ 大小一致，约为 10^{-3}nm 数量级，在碰撞展宽中起主要作用。

（2）霍尔兹马克展宽：霍尔兹马克展宽（Holtzmark broadening）是由被测元素的激发态原子与其基态原子间发生相互碰撞而引起，又称共振展宽，以 $\Delta\nu_H$ 表示。在通常原子吸收光谱法分析条件下，$\Delta\nu_H$ 可以忽略不计，只有当蒸气压力达到 13.3Pa 时，$\Delta\nu_H$ 才比较明显。

除上述展宽因素外，还有由电场因素引起谱线分裂产生的斯塔克展宽（Stark broadening）和由磁场因素引起谱线分裂产生的塞曼展宽（Zeeman broadening）以及自吸展宽等。在通常的原子吸收分析条件下，影响谱线展宽的主要因素是多普勒展宽和洛伦兹展宽，导致原子吸收线展宽为 10^{-3}～10^{-2}nm 数量级。谱线展宽将导致原子吸收分析的灵敏度下降。

三、原子吸收的测量

（一）积分吸收

在原子吸收分析中，原子蒸气所吸收的全部能量称为积分吸收（integrated absorption），对应于图 8-2（c）中吸收线轮廓下面所包括的整个面积。根据经典色散理论推导，积分吸收与原子蒸气中吸收辐射的基态原子数存在以下关系：

$$\int K_\nu d\nu = \frac{\pi e^2}{mc} f \cdot N_0 \qquad (8\text{-}1)$$

式中，e、m 为电子的电荷和质量；c 为光速；f 为振子强度，表征吸收线的强度，代表每个原子中能吸收或发射特定频率光的平均电子数；N_0 为单位体积原子蒸气中吸收辐射的基态原子数。

在一定的条件下，e、m、c 和 f 为定值，谱线的积分吸收与原子蒸气中吸收辐射的基态原子数成正比。这是原子吸收分析法重要的理论基础。但由于大多数元素的吸收线半宽度（$\Delta\nu$）为 10^{-3}nm 左右，测定如此窄的积分吸收要求配置单色器的分辨率达 50 万以上的色散仪，长期以来未能实现。现代仪器技术虽已解决了上述问题，但考虑到成本，目前仍然采用低分辨率的色散仪，以峰值吸收代替积分吸收进行定量分析。

（二）峰值吸收

峰值吸收（peak absorption）是通过测量吸收线轮廓的中心频率（ν_0）或中心波长（λ_0）处所对应的峰值吸收系数（K_0）来确定原子蒸气中的原子浓度。峰值吸收法产生于 1955 年，于澳大利亚物理学家 Walsh 提出锐线光源，并证明峰值吸收系数与基态原子浓度成正比之后得到广泛应用，它成功地解决了积分吸收所面临的难题。锐线光源是指发射线半宽度比吸收线半宽度窄得多的光源，一般发射线的半宽度为吸收线半宽度的 $1/10 \sim 1/5$，在实际应用中还要求发射线与吸收线的中心频率相一致，如图 8-3 所示。

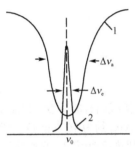

图 8-3　峰值吸收测量示意图
1. 吸收线；2. 发射线

根据经典理论，峰值吸收系数（K_0）为

$$K_0 = \frac{2}{\Delta\nu_D} \sqrt{\frac{\ln 2}{\pi}} \int K_\nu d\nu \qquad (8\text{-}2)$$

将式（8-1）代入式（8-2）得

$$K_0 = \frac{2}{\Delta\nu_D} \sqrt{\frac{\ln 2}{\pi}} \frac{\pi e^2}{mc} f \cdot N_0 \qquad (8\text{-}3)$$

式（8-3）表明原子峰值吸收系数（K_0）正比于吸收辐射的基态原子数（N_0）。

（三）基态原子数与激发态原子数

在原子吸收分析时，试液在高温下挥发并分解成基态原子蒸气，其中一部分基态原子进一步吸收能量被激发为激发态原子，激发态原子总数（N_j）与基态原子总数（N_0）之比取决于原子化温度，在一定温度下，当处于热力学平衡时，N_j 与 N_0 的比值服从波尔兹曼分布定律（Boltzmann distribution Law）：

$$\frac{N_j}{N_0} = \frac{G_j}{G_0} \times e^{-E_j/(kT)} \qquad (8\text{-}4)$$

式中，G_j 和 G_0 分别为激发态和基态能级的统计权重（能级的简并度，即相同能级的数目）；E_j 为激发态的能量；k 为波尔兹曼常量，1.38×10^{-23}J/K；T 为热力学温度，K。几种元素不同温度下共振线的 N_j/N_0 值见表 8-1。

表 8-1　几种元素不同温度下共振线的 N_j/N_0 值

元素	共振线波长 /nm	G_j/G_0	E_j/eV	N_j/N_0		
				T=2000K	T=2500K	T=3000K
Cs	852.1	2	1.460	4.44×10^{-4}	2.37×10^{-3}	7.24×10^{-3}
Na	589.0	2	2.104	9.86×10^{-6}	1.14×10^{-4}	5.83×10^{-4}
Ba	553.6	3	2.239	6.83×10^{-6}	3.19×10^{-5}	5.19×10^{-4}
Sr	460.7	3	2.690	4.99×10^{-7}	1.13×10^{-5}	9.01×10^{-5}
Ca	422.7	3	2.932	1.21×10^{-7}	3.67×10^{-6}	3.55×10^{-5}
Ag	328.1	2	3.778	6.03×10^{-10}	4.84×10^{-8}	8.99×10^{-7}
Cu	324.7	2	3.817	4.82×10^{-10}	4.04×10^{-8}	6.65×10^{-7}
Mg	285.2	3	4.346	3.35×10^{-11}	5.20×10^{-9}	1.50×10^{-7}
Pb	283.3	3	4.375	3.83×10^{-11}	4.55×10^{-9}	1.34×10^{-7}
Zn	213.9	3	5.795	7.45×10^{-15}	6.22×10^{-12}	5.50×10^{-10}

从表 8-1 可以看出，N_j/N_0 值随温度变化而变化，温度越高，比值越大；相同温度下，共振线的波长越长，说明其激发态能量 E_j 越小，N_j/N_0 值越大。对于原子化温度低于 3000K，共振线波长小于 600nm 的大多数元素来说，N_j/N_0 值均小于 1%，N_j 可以忽略不计。因此，原子蒸气中的基态原子总数可以代替吸收辐射的原子总数。

（四）原子吸收值与待测元素浓度的关系

当一定频率的光通过原子蒸气时，基态原子蒸气对其特征谱线的吸收程度符合朗伯-比尔定律，即

$$I_\nu = I_0 e^{-K_\nu l} \tag{8-5}$$

式中，I_0、I_ν 分别为入射光和透射光强度；K_ν 为原子蒸气的吸收系数；l 为原子蒸气厚度。

在峰值处，$K_\nu = K_0$，式（8-5）可转化为

$$A = \lg \frac{I_0}{I_\nu} = 0.4343 K_0 l \tag{8-6}$$

将式（8-3）代入式（8-6）得

$$A = 0.4343 \cdot \frac{2}{\Delta\nu_D}\sqrt{\frac{\ln 2}{\pi}}\frac{\pi e^2}{mc} f \cdot N_0 l = K N_0 l \tag{8-7}$$

在一定浓度范围内，N_0 与溶液中待测元素的浓度成正比。当原子蒸气厚度（取决于原子化器狭缝宽度）一定时，式（8-7）可以写成：

$$A = K'c \tag{8-8}$$

式（8-8）表明，在一定条件下，峰值处的吸光度与待测元素的浓度成正比，这是原子吸收光谱法定量分析的基础。

第三节　原子吸收分光光度计

一、原子吸收分光光度计的基本结构

原子吸收分光光度计发展很快，种类和型号很多。但其基本结构相同，主要由光源、原子化器、分光器、检测系统和显示系统五部分构成，如图 8-4 所示。

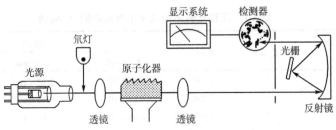

图 8-4　原子吸收分光光度计结构示意图

（一）光源

光源的作用是发射待测元素的特征谱线。原子吸收分光光度计对光源的基本要求是：①光源纯度好。只发射待测元素的共振线，不含杂质元素的辐射线。②发射的共振线必须是锐线，即发射线的半宽度远远小于吸收线的半宽度。③辐射强度大，稳定性好，背景低（低于特征谱线强度的 1%）。④起辉电压低。因为对高频来说，较难起辉。⑤结构牢固可靠，使用方便。⑥有较长的使用寿命，价格便宜。

1. 空心阴极灯　空心阴极灯（hollow cathode lamp，HCL）是最为常用的锐线光源之一，属于低压气体放电灯，如图 8-5 所示。管壳由带有石英窗的硬质玻璃制成，抽真空后充入低压（几百帕）惰性气体氖或氩。阳极为同心圆环状，是在钨棒上镶钛丝或钽片制成。阴极为空心圆筒形，是由待测元素的金属或其合金制成。当在阴阳极间施加 300～500V 的电压时，灯便开始辉光放电。阴极放出的电子在高速飞向阳极的途中与惰性气体分子碰撞使之电离。在电场的作用下，带正电荷的离子高速撞向阴极内壁，使待测元素的原子从晶格中溅射出来。溅射出来的待测元素的原子再与飞行中的电子、惰性气体分子及离子发生碰撞而被激发，在返回基态时发射出待测元素的特征谱线。

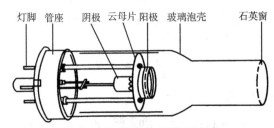

图 8-5　空心阴极灯结构示意图

一般空心阴极灯为单元素灯，目前已研制出多元素（2～7 种）空心阴极灯，其阴极是用多种金属粉末按一定的比例混合并经压制和烧结制成，如 Al–Ca–Cu–Fe–Mg–Si–Zn 空心阴极灯。多元素空心阴极灯可减少测定多种元素时换灯的麻烦，但其发射强度、灵敏度和使用寿命等都不如单元素灯，且组合元素越多，光谱特性越差，谱线干扰也大。

2. 无极放电灯　无极放电灯（electrodeless discharge lamp，EDL）是把被测元素的金属卤化物封装在充有 267～667Pa 的惰性气体（通常为氩气）的圆形石英管内，将其置于 2450MHz 的微波谐振腔中。由高频电场使石英管内的气体放电并激发，随着放电进行，石英管温度升高，金属卤化物蒸发并分解，被测元素的原子与激发的惰性气体发生碰撞而被激发，返回基态时发射出待测元素的特征谱线。无极放电灯发射的谱线强度比空心阴极灯高 100～300 倍，谱线宽度窄，测定灵敏度高，是一种理想的锐线光源。但由于大多数元素的蒸气压较低，难以制成，目前只有 As、Cd、Zn、Hg 等少数几种元素的无极放电灯。

3. 连续光源　目前，比较成熟的连续光源是高聚焦短弧氙灯（xenon short-arc lamp），属于气体放电光源。灯内充有高压氙气，在高频电压激发下形成高聚焦弧光放电，辐射出从紫外到近红外的强连续光谱（189～900nm）。功率为 300W，能量比一般氙灯大 10～100 倍，发光点温度为10000K，发光点直径只有 200μm。采用石英棱镜和高分辨率的大面积中阶梯光栅组成双单色器，配合高性能线阵电感耦合器件（charge coupled device，CCD）检测器，能同时顺序快速分析 10～20 种元素。

（二）原子化器

原子化器（atomizer）的作用是提供一定的能量，使试样中待测元素转变为基态原子蒸气，并使其进入光源的辐射光程，在一定程度上相当于紫外-可见分光光度计的吸收池。常见的原子化器主要有火焰原子化器（flame atomizer）和无火焰原子化器两大类。无火焰原子化器有石墨炉原子化器（graphite furnace atomizer）、石墨坩埚原子化器、氢化物发生原子化器、冷原子发生器等，应用最多的是火焰原子化器、石墨炉原子化器和氢化物发生原子化器。现分述如下。

1. 火焰原子化器　火焰原子化器是利用各种化学火焰的热能使试样中待测元素原子化的一种装置，有预混合型和全消耗型等原子化器。其中应用最广泛的是预混合型原子化器，它由雾化器（nebulizer）、雾化室（nebulization chamber）和燃烧器（burner）三部分构成，其结构如图 8-6 所示。

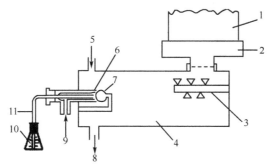

图 8-6　预混合物型火焰原子化器示意图

1. 火焰；2. 燃烧器；3. 扰流器；4. 雾化室；5. 燃气入口；6. 雾化器；7. 撞击球；8. 废液出口；9. 助燃气入口；10. 试液；11. 毛细管

（1）雾化器：雾化器的作用是利用气体动力学原理使试液成为微米级的气溶胶并导入雾化室。由于它的性能对测定精密度和干扰因素等有显著影响，因此要求雾化器喷雾稳定，产生的雾滴细而均匀，雾化效率高。目前应用最广泛的是同心型气体雾化器，由双层管道构成。内层毛细管位于中心轴上，其作用是吸入试样溶液。外管接高压助燃气（空气、氧化亚氮等），当高压助燃气由外管高速喷出时，在管口形成负压，从而使试样溶液经内层毛细管吸入并被高速气流分散成雾滴，喷出的雾滴撞向前面的撞击球进一步分散成细雾。雾化器通常由不锈钢、聚四氟乙烯或玻璃材料制成。中心毛细管多由铂-铱（或铑）合金制成，以增强抗腐蚀性。

（2）雾化室：雾化室又称混合室，其作用是使微细的试样雾滴与燃气、助燃气充分混合均匀，平稳地输送到燃烧器，使大雾滴从回流废液管排出。通常在雾化室内壁喷涂氯化聚醚类塑料，使之有较好的浸水性，防止挂水珠，降低记忆效应。

（3）燃烧器：燃烧器的作用是形成火焰，使待测元素在火焰中原子化。燃烧器一般用不锈钢或金属钛等耐腐蚀、耐高温材料制成。燃烧器喷口一般做成狭缝形，有单缝和三缝两种，这种形状既可获得较长的原子蒸气吸收光程，提高方法的灵敏度，又可防止回火，保证操作安全。常用的燃烧器是单缝燃烧头，缝宽为 0.5～0.6mm，缝长有 50mm 和 100mm 两种。空气-丙烷火焰由于燃烧速度慢，火焰温度低，常用 0.6mm×100mm 的燃烧器；空气-乙炔火焰燃烧速度快，常用

0.5mm×100mm 的燃烧器；氧化亚氮-乙炔火焰因其燃烧线速度较大，易回火爆炸，故常用 0.5mm×50mm 的燃烧器。

火焰原子化器的原子化能力与火焰的温度和氧化还原性等有关。根据燃气与助燃气的比例（燃助比）不同，可将火焰分为化学计量性火焰、富燃性火焰和贫燃性火焰三种。①化学计量性火焰：燃助比按化学反应计量关系所构成的火焰，这种火焰具有温度高、层次分明、稳定性好、噪声小和背景低等特点，除碱金属和易形成难解离的氧化物的元素外，适用于大多数常见元素的原子化，目前最为常用。②富燃性火焰：燃助比大于化学计量值的火焰，这种火焰燃烧不充分，火焰呈亮黄色，温度低于化学计量性火焰，还原性较强，适宜分析易形成难解离氧化物的元素（如 Al、Ti、Mo 等）。③贫燃性火焰：燃助比小于化学计量性火焰，氧化性较强，由于燃烧充分，火焰温度较高，但燃烧不稳定，适宜于分析不易氧化的元素（如 Cu、Ag、Co 等）。因此，实际测定时，要根据元素的特性选择合适的火焰种类和特性。表 8-2 列出了几种常用火焰的组成和特性。

表 8-2　几种常用火焰的组成和特性

火焰		气体流量/（L/min）		火焰温度/K
组成	类型	燃气	助燃气	
空气-乙炔	贫燃性	<1.2	8	—
	化学计量性	1.2～1.5	8	2450
	富燃性	1.7～2.2	8	2300
氧化亚氮-乙炔	贫燃性	3.5	10	—
	化学计量性	3.5～4.5	10	3200
	富燃性	4.5	10	2955
空气-丙烷	化学计量性	0.3～0.45	8	2200
空气-氢气	化学计量性	6	8	2300

火焰原子化法操作简便、快速、稳定性好、精密度高。其缺点是原子化效率低，试液利用率低（约10%），因此试液体积需要量较大（大于 1ml），同时原子在光路中滞留时间短，以及燃烧气体的膨胀对基态原子的稀释等，使火焰原子吸收的灵敏度相对较低。

2. 石墨炉原子化器　石墨炉原子化器的原理是将石墨管作为一个电阻，通电时，温度可达 2000～3000℃，使待测元素原子化，故又称电热原子化器。石墨炉原子化器结构简单，性能优良，使用方便，如图 8-7 所示。石墨管长 30～50mm，内径为 5mm，管上方有直径 1～2mm 的进样小孔。使用时，为防止石墨管高温氧化，石墨管内外都通入惰性气体，另外在石墨炉原子化器中还设有冷却水循环系统，能迅速降低炉温并使石墨管表面温度低于 60℃，以便于新一轮进样分析。

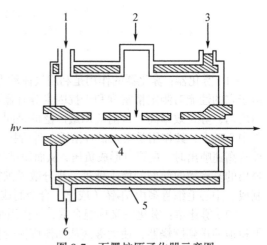

图 8-7　石墨炉原子化器示意图
1. 惰性气体入口；2. 进样窗；3. 冷凝水入口；4. 石墨管；
5. 金属套管；6. 冷凝水出口

石墨炉原子化需经过干燥、灰化、原子化和净化四步程序，由仪器控制系统进行温度和持续时间等条件设置。干燥的目的是在低温（100℃左右）下蒸发掉样品中的溶剂。灰化的目的是在较高温度（350～1200℃）下，除去样品中低沸点的无机化合物和有机化合物，减少基体干扰。原子化的目的是在待测元素的原子化温度（1000～3000℃）下，使待测元素原子化，同时记录待测元素对其特征谱线的吸光度值；净化的目的是在高于原子化温度100～200℃下除去残留物，消除记忆效应。

与火焰原子化法相比，石墨炉原子化法具有以下优点：①原子化效率高。由于基态原子在石墨管吸收区停留的时间较长（约为火焰原子化法的1000倍），原子化效率可达90%以上。②试样用量少，且可直接分析黏稠液体、悬浊液和一些固体样品。液体样品为1～100μl，固体样品为0.1～10mg。③灵敏度高。由于基态原子在测定区停留时间长，几乎所有样品均参与光吸收，灵敏度比火焰原子化法提高1～2个数量级，绝对灵敏度（产生1%光吸收或0.0044吸光度所对应的待测元素的量）可达10^{-9}～10^{-14}g。④化学干扰小。当然，石墨炉原子化法也有不足之处，主要表现在：①由于取样量小，样品组成的不均匀性影响很大，因此，分析的重现性差，在最佳分析条件下，其相对标准偏差为1.5%～5.0%，而火焰原子化法仅为0.5%～1.0%。②有较强的背景吸收和基体效应。③分析成本高，设备较复杂，操作也不够简便。

3. 氢化物发生原子化器 对于元素周期表中As、Sb、Bi、Ge、Sn、Pb、Se、Te、Cd等元素，用火焰原子化法测定，灵敏度很低，不能满足微量分析的要求。这些元素在酸性介质中能被强还原剂硼氢化钠（或硼氢化钾）还原为极易挥发的氢化物，反应式如下：

$$NaBH_4 + 3H_2O + HCl \longrightarrow H_3BO_3 + NaCl + 8H$$

$$M^{n+} + nH \longrightarrow MH_n$$

生成的氢化物由载气（氮气或氩气）将其导入电加热石英管中，在300～900℃温度范围内，立即完全分解成基态原子，通过测定其对特征谱线的吸收程度进行定量分析，这种原子化法称为氢化物发生原子化法。因此，氢化物原子化器（hydride generation atomizer）包括氢化物发生器和原子化器（一般为电加热石英管）两部分，如图8-8所示。

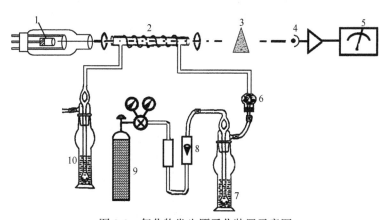

图8-8 氢化物发生原子化装置示意图

1. 空心阴极灯；2. 石英加热管；3. 单色器；4. 检测器；5. 显示系统；6. 干燥器；7. 反应器；8. 转子流量计；9. 载气钢瓶；10. 吸收瓶

（三）分光系统

分光系统是将待测元素的特征谱线与邻近谱线分开，其装置主要由狭缝、色散元件、凹面镜等组成，一般将其密封在一个防潮、防尘的金属暗盒内。

狭缝宽度影响光谱带宽和检测器接受的能量，狭缝宽度的选择应以去除分析线邻近的干扰谱线为前提。色散元件一般用光栅，由于原子吸收谱线本身比较简单，光源又是锐线光源，因而对分光系统分辨率的要求不是很高。为了防止原子化时产生的辐射不加选择地进入检测器，以及避免光电倍增管的疲劳，原子吸收光谱仪的分光系统通常放在原子化器后，这是与紫外-可见分光光度计的主要不同点之一。

（四）检测系统

检测系统由检测器（光电倍增管）、同步检波放大器和对数变换器构成。其作用是接收来自分光系统的光信号并将其转变为电信号，经同步检波放大器放大并同时滤去非被测信号后，进入对数变换器转换为线性信号。

（五）显示系统

显示系统是将检测系统检测、转换得到的吸光度和浓度等信号显示出来的装置。近年生产的仪器均由计算机控制，检出信号和数据处理能力更强，使用更方便。可进行波长扫描、吸收值积分、标尺扩展和背景校正等工作。

二、原子吸收分光光度计的类型

目前，常用的原子吸收分光光度计有单道单光束型和单道双光束型原子吸收分光光度计以及用于多元素同时测定的双道（多道）型原子吸收分光光度计三种。

1. 单道单光束原子吸收分光光度计　单道单光束原子吸收分光光度计只有一个单色器和一个检测器，外光路只有一束光，一次只能分析一个元素，如图 8-4 所示。此类仪器光路系统结构较为简单，特征谱线在外光路损失少，灵敏度较高，价格较低，应用最多。但此类仪器不能消除由光源波动引起的基线漂移，因此在实际工作中常采用预热光源、校正零点补偿基线等方式提高测量精密度和准确度。

2. 单道双光束原子吸收分光光度计　单道双光束原子吸收分光光度计只有一个单色器和一个检测器，外光路利用切光器将光源发射的分析线分为强度完全一致的两束光（一束为样品光束，另一束为参比光束），基本原理类似单波长双光束紫外-可见吸收分光光度计，如图 8-9 所示。因此，光源的微小波动可由参比光束得到补偿，使仪器的输出信号稳定，信噪比提高，基线漂移大大降低甚至消失，测定结果更为准确。

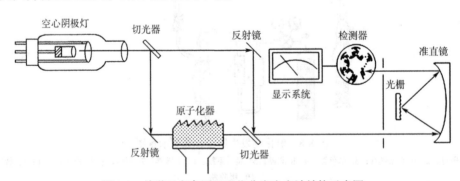

图 8-9　单道双光束原子吸收分光光度计结构示意图

3. 双道或多道原子吸收分光光度计　此类仪器有两个或两个以上光源、两个或两个以上单色器和检测器，可同时测定两种或多种元素，并可进行背景干扰的扣除。但仪器结构复杂、价格较贵。另外，多元素同时分析性能极佳的电感耦合等离子体-原子发射光谱（ICP-AES）和电感耦合等离子体-质谱（ICP-MS）的出现，在一定程度上也限制了它的推广使用。

第四节　原子吸收光谱法实验技术

一、定量分析方法

原子吸收定量分析方法有标准曲线法、直接比较法、标准加入法和内标法等，其中最常用的是标准曲线法和标准加入法。

1. 标准曲线法　用标准物质配制一系列不同浓度的待测元素标准溶液，在最佳分析条件下，从低浓度到高浓度依次测定各标准溶液的吸光度，绘制吸光度（A）-浓度（c）标准曲线或得到 A-c 直线回归方程。在相同条件下测定样品溶液的吸光度（A_x），即可从标准曲线或回归方程中得到样品溶液中待测元素的浓度（c_x）。

用标准曲线法进行定量时，应注意：①标准溶液的组成、酸度和黏度等性质尽可能与样品溶液相近，必要时采用工作曲线法减小测量误差。②样品溶液的吸光度值应在标准曲线的线性范围内。③测定过程中，为保证测量准确度，每隔数份样品应用标准溶液或质控液对标准曲线进行检查和校正。④在不同时间、不同实验室分析样品时，均应同时绘制标准曲线。

2. 标准加入法　标准加入法又称直线外推法或标准增量法。取相同体积的试样数份（至少四份），除其中一份外，其余各份均加入不同体积（如 V，$2V$，$4V$，…）的标准溶液，然后用溶剂稀释至相同体积，混匀。各份试样溶液中含标准物质的质量分别为 0，m_1，m_2，m_3，…。在相同条件下，依次测定它们的吸光度，以吸光度（A）对加入标准物质的质量（m）作图得标准曲线，将该直线反向延长与横坐标（质量轴）相交，交点与原点之间的距离对应于试样溶液中待测元素的质量（m_x），然后根据先前量取试样溶液的体积即可计算出待测元素的浓度（c_x）。如图 8-10 所示。

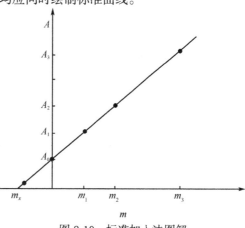

图 8-10　标准加入法图解

标准加入法可消除试样组成复杂的基体干扰，但不能消除化学干扰、电离干扰和背景吸收。应用标准加入法时，应注意：①加入标准溶液的体积要小，以不改变试液基体物理性质为前提。②加入标准溶液的量要适当，一般所加第一份标准溶液的量要与试样中待测元素的含量接近。③吸光度值应在测定的线性范围内。

3. 直接比较法　直接比较法又称标准对比法。配制一个标准溶液（c_s），在相同条件下，分别测定标准溶液和样品溶液（c_x）的吸光度 A_s 和 A_x，根据式（8-8）可知：

$$A_s = K'c_s \qquad\qquad A_x = K'c_x$$

所以
$$c_x = \frac{A_x}{A_s}c_s \tag{8-9}$$

直接比较法简单、方便，但测量结果误差较大，仅适用于样品溶液中待测元素浓度与标准溶液浓度相近时或初步估计样品溶液中待测元素浓度时使用。

二、干扰及消除

案例 8-2

小李作为预防医学专业的毕业实习生,他的课题题目是"原子吸收光谱法测定蔬菜中钾、钠、钙和镁的含量",小李拿到课题后,笑了。因为他认为很简单,用原子吸收光谱法测定元素含量,理论课上讲了很多,实验课上还做过"原子吸收光谱法测定发中锌、铜和锰的含量",仪器使用也很熟悉。他从老师那里取来一份已经清洗并吸干表面水珠后的蔬菜样品一份,用不锈钢剪刀切成小块,用组织捣碎机打成糊状,准确称取了 3~5g(精确到 0.0001g)于 50ml 锥形瓶中;加入 5ml 硝酸-高氯酸(4:1)混合酸,混匀,盖上表面皿静置过夜;然后于通风橱中在电热板上高温消化至溶液无色透明,产生高氯酸烟雾后蒸至近干,呈白色结晶;冷却至室温后,用 1%HNO₃ 溶液转移并定容至 10ml 的比色管中。同时小李分别将不同元素的标准溶液用 1%HNO₃ 溶液稀释成一系列不同浓度的标准系列溶液。按照仪器工作手册设定好工作条件后,采用空气-乙炔火焰分别测定了不同元素的含量。结果发现:钙和镁的标准曲线线性较好(相关系数 r 均为 0.999 以上),钠的标准曲线基本正常(r 为 0.992),钾的标准曲线在高浓度区向下弯曲,4 种元素的分析结果与老师给定的结果差距较大,而且均偏低。小李仔细回忆了自己的实验过程,从样品消化、标准溶液配制到仪器条件设置等每一个环节,似乎一切都没有问题。小李百思不得其解,于是找老师寻求答案,老师询问了实验过程后笑了,小李蒙了……。

问题:

(1)小李的实验问题出现在哪里?

(2)小李的实验中涉及几类干扰?除了这几类干扰,原子吸收光谱法还有哪些干扰类型?如何消除这些干扰?

原子吸收光谱法具有干扰小、选择性好等特点,但在某些情况下,干扰仍不可忽视,因此,了解干扰类型、产生原因及消除方法对保证分析结果的准确性至关重要。

(一)光谱干扰

光谱干扰(spectral interference)是指对非共振线吸收引起的干扰效应。目前,产生光谱干扰的类型主要有以下两种。

1. 吸收线重叠 如果试样中干扰元素与待测元素的吸收线发生部分重叠,色散原件又难以将它们分开时,干扰元素对待测元素的特征谱线就会产生吸收,导致吸光度增加,测量结果偏高。常见的由吸收线重叠造成光谱干扰的元素见表 8-3。此类干扰可通过选择待测元素的其他分析线或预先分离干扰元素加以消除。

表 8-3　常见吸收线重叠的元素对

元素	特征谱线/nm	元素	特征谱线/nm	元素	特征谱线/nm	元素	特征谱线/nm
Cu	324.754	Eu	324.753	Mn	403.307	Ga	403.298
Fe	271.903	Pt	271.904	Hg	253.652	Co	253.654
Si	250.690	V	250.691	Sb	217.023	Pb	216.996
Al	308.216	V	308.211	Ge	422.657	Ga	422.673

2. 未被单色器分离的非吸收线 部分元素的空心阴极灯除发射待测元素的特征谱线外,还发射邻近的非吸收谱线。当色散原件不能将它们分开时,它们一并进入检测器,检测器接收到的光

信号增强，吸光度就会降低，导致测量结果偏小。一些产生复杂光谱的元素（如 Cr、Fe、Co 和 Ni 等）或空心阴极灯充入的惰性气体均会产生此类光谱干扰。此类干扰可通过另外选取分析线，避开干扰谱线或减小狭缝宽度，以滤去邻近的非吸收谱线加以消除。

（二）电离干扰

电离干扰（ionization interference）是指待测元素在高温原子化过程中发生电离，使基态原子数减少，导致吸光度下降、测量结果偏低的现象。原子化温度越高，电离电位越低，电离干扰越严重。一般电离电位低于 6eV 的元素易发生电离干扰。碱金属和碱土金属的电离电位低，易发生电离干扰。电离干扰常通过在标准溶液和样品溶液中加入消电离剂（如 Na、K、Cs 等易电离元素的盐类）加以抑制或消除，因为易电离元素在高温原子化过程中产生大量电子，从而抑制了待测元素的电离。例如，测定钾时，常加入高浓度的铯盐作消电离剂；测定钙时加入钾盐作为消电离剂。常用的消电离剂有 NaCl、CsCl 和 KCl 等。另外，降低火焰原子化温度也可抑制电离干扰。

（三）化学干扰

化学干扰（chemical interference）是指待测元素在溶液或气态中与其他组分发生化学反应，生成了高熔点、难挥发、难解离的更稳定化合物，降低了待测元素的原子化效率，使测定结果偏低的现象。化学干扰是原子吸收光谱法干扰的主要来源，属于选择性干扰。

抑制或消除化学干扰的主要方法有：①加入释放剂。释放剂与干扰组分形成更为稳定的化合物，使待测元素从其与干扰组分形成的化合物中释放出来。例如，磷酸盐干扰钙的测定，加入镧盐或锶盐后，镧或锶与磷酸根形成更稳定的磷酸镧或磷酸锶后将钙释放出来。②加入保护剂。保护剂与待测元素形成更稳定而又易使待测元素解离和原子化的化合物，从而阻止了待测元素与干扰物质之间的结合。例如，磷酸根干扰钙或镁的测定，当加入 EDTA 后，EDTA 与钙或镁结合形成更为稳定而易使钙或镁原子化的 EDTA-Ca 或 EDTA-Mg 配合物，从而消除了磷酸根对测定的干扰；另外，保护剂也可与干扰元素形成更稳定的化合物，从而消除干扰。例如，铝干扰钙或镁的测定，加入 8-羟基喹啉，其与铝形成稳定的化合物，从而消除了铝对测定的干扰。③加入缓冲剂。将过量的干扰元素（缓冲剂）加入试样溶液和标准溶液中，使干扰恒定下来，从而消除干扰。例如，用氧化亚氮-乙炔火焰测定钛时，可在试样溶液和标准溶液中加入 200mg/L 以上的铝，则干扰达到稳定，但该法在一定程度上降低了待测元素分析的灵敏度。④提高火焰温度。例如，高温氧化亚氮-乙炔火焰可使难挥发、难解离的金属盐类、氧化物或氢氧化物中的待测元素的原子化效率提高，从而降低或消除干扰。⑤采用化学分离。若上述方法难以达到理想效果，可采用溶剂萃取等方法将待测元素与干扰物质分离，同时又可富集待测元素，提高分析灵敏度，但分离过程中尽量避免样品污染和待测元素的损失。

（四）物理干扰

物理干扰（physical interference）又称基体干扰（matrix interference），是指由于试样溶液物理性质（黏度、相对密度、蒸气压、表面张力和温度等）的不同，使试样溶液在蒸发和原子化过程中，引起进样速度、进样量、雾化效率和原子化效率等的变化而产生的干扰。物理干扰是非选择性干扰，即对试样中各元素（待测元素和干扰元素）的影响基本相似。

消除物理干扰的常用方法有：①配制与试样溶液组成相似（物理性质相似）的标准溶液。②在试样基体性质不清楚或比较复杂时，通过标准加入法进行定量分析。③若试样中待测元素含量不太低时，可适当稀释试样，减小物理干扰。

（五）背景吸收

来自原子化器的连续光谱干扰称为背景吸收（background absorption），包括分子吸收、光的散射和折射等。

分子吸收是指原子化过程中生成的气体、氧化物、盐类和氢氧化物等分子对分析线的吸收以及火焰气体的吸收，是一种宽频带吸收。例如，NaCl、KCl、NaNO$_3$ 等在 300nm 以下的紫外区有很强的分子吸收带；钙在空气-乙炔火焰中生成的 Ca(OH)$_2$ 在 548~560nm 有吸收；H$_2$SO$_4$、H$_3$PO$_4$ 在 250nm 以下有很强吸收。火焰气体中许多未完全燃烧的分子或分子片段（如 N$_2$、CO$_2$、CN 和 CH 等）对光源辐射吸收等。此类背景吸收往往使吸光度增大，导致测量结果偏高。

光的散射和折射是由于原子化过程中产生的不挥发固体颗粒，对光产生散射或折射，检测器检测到的透过光强度下降，造成假吸收，同样使测量结果偏高。波长越短，基体物质浓度越高，此类干扰影响越大。

抑制或消除背景吸收干扰的主要方法有：①原子化过程中形成的难熔化合物可通过高温火焰，减小吸收。②样品处理时尽量不用 H$_2$SO$_4$ 和 H$_3$PO$_4$，改用 HCl 和 HNO$_3$。③火焰气体的分子吸收可通过改变火焰类型和燃助比来减小。④利用空白溶液进行校正。配制与试样溶液基体组成一致的空白溶液，在相同条件下测定，因空白溶液产生的吸光度与试样溶液的背景吸收值相等，两者之差为扣除背景后试样溶液的吸光度值。⑤使用背景校正技术。

除使用以上几种消除背景吸收的方法外，现代原子吸收分光光度计均配有扣除背景吸收的专门装置，进一步减小背景干扰。主要有氘灯背景校正法、塞曼效应背景校正法和自吸效应背景校正法等。

1. 氘灯背景校正法　氘灯背景校正法是通过氘灯发射的连续光谱（190~360nm）和锐线光源发射的特征谱线交替通过原子化器得以实现。氘灯产生的吸收是宽带吸收，由于氘灯发射的连续光谱带宽远远大于待测元素的吸收线，所以待测元素产生的吸收（A_{dD}）相对于整个波段范围的宽带吸收（背景吸光度 A_{bD}）可以忽略不计，所以此时的吸收为背景吸收（A_{bD}）。特征谱线产生的吸收包括背景吸收（A_{bH}）和待测元素的吸收（A_{dH}）两部分。两者之差即为待测元素对特征谱线的吸收值，从而扣除了背景吸收。用公式表示为

$$\Delta A = (A_{dH} + A_{bH}) - (A_{dD} + A_{bD}) \approx K c \qquad (8\text{-}10)$$

氘灯背景校正法简单、快速，应用较广。但需注意：①为保证可靠的校正效果，需要预先调节好氘灯和锐线光源的位置和强度，使其发射光路和光能量一致。②氘灯测量的宽带吸收是平均背景吸收，这与背景对待测元素特征谱线的吸收有所差异。③氘灯只适合进行 360nm 以下波段的校正，对于特征谱线大于 360nm 的元素无能为力。

2. 塞曼效应背景校正法　光谱线在磁场中分裂的现象称为塞曼效应（Zeeman effect）。将一强磁场作用在光源或原子化器上，共振发射线或共振吸收线就分裂成偏振方向不同而波长相近的三个成分：π、δ$^+$和δ$^-$（π 和 δ 波长差仅 0.006nm），π 成分的偏振方向平行于磁场，中心线波长与分析线波长相同，既可被待测元素吸收，也可被背景吸收；δ$^+$和δ$^-$成分的偏振方向垂直于磁场，波长偏离分析线波长，只有背景吸收而待测元素不吸收。通过调节偏振器可让 π 和 δ$^+$、δ$^-$交替通过原子化器或光源，两者测定的吸光度差值即为待测元素对特征谱线的吸收值。将磁场加在光源上称为正向塞曼，加在原子化器上称为反向塞曼，目前多用反向塞曼。

塞曼效应背景校正法的优点是：①使用一个光源，不需要调整光束和平衡能量。②在190~900nm 波段内可有效扣除吸光度高达 1.7 的背景吸收。该类仪器的不足是装置较复杂，价格昂贵。

3. 自吸效应背景校正法　自吸效应（self-absorption effect）指空心阴极灯在大电流下工作时，会溅射出大量的金属原子，它们在出口处会吸收待测元素的特征谱线，从而使共振线发射强度降低，谱线轮廓变宽。校正时，首先使空心阴极灯在弱电流下工作，测得的吸收值为待测元素和背景两部分吸收，然后再以短暂的强电流通过空心阴极灯，因其产生自吸效应，测得的吸收值仅为背景吸收，两者之差即为待测元素的吸收值。

自吸效应背景校正法的优点是：①仪器结构简单，仅需要配置专门的自吸空心阴极灯。②能

校正光谱干扰和结构背景，可有效校正吸光度高达 3 的背景吸收。不足是：即使在高电流下工作，自吸效应也不可能达到 100%，因此背景吸收值中包括了一部分待测元素的共振吸收，使测定灵敏度降低。

三、分析条件的选择

案例 8-3

小张利用课余时间参加当地疾控中心的课外实践活动，恰好疾控中心正在进行"当地自来水、地下水和天然水的营养和卫生质量调查研究"项目。鉴于小张是预防医学专业学生，老师给他安排的任务是"检测当地自来水、地下水和天然水中铁的含量"，得知这一情况后，小张欣然答应，因为他在学校刚刚做完"紫外-可见分光光度法测定水中微量铁的实验条件选择"实验，当时还做了数份自来水样，实验条件选择方法记忆犹新，部分条件已经确定，过程很熟悉，心想应该能圆满完成任务。

于是小张找疾控中心的老师交换意见，老师却告诉他，这个项目是用原子吸收光谱法来测定的，小张一下紧张了起来，因为学校老师刚讲了原子吸收光谱法的基本原理和仪器的基本结构，其他内容他知之甚少，他该如何做呢？

问题：

（1）对于部分元素的测定，原子吸收光谱法与紫外-可见分光光度法均可进行，它们之间的区别是什么？

（2）就该实验任务来说，小张同学是否需要进行分析条件的选择？原子吸收光谱法包括哪些分析条件的选择？如何确定最佳分析条件？

原子吸收光谱法测量的灵敏度和准确度在很大程度上依赖于分析条件的优化选择，主要包括分析线、狭缝宽度、灯电流以及原子化条件等。

（一）分析线

为确保分析灵敏度，通常选择待测元素的共振线作为分析线。但下列情况不宜选择共振线为分析线：①被测元素的共振线受到其他谱线干扰，如发生光谱干扰中的吸收线重叠等。②某些元素（如 As、Hg 和 Se 等）的共振线位于远紫外区，火焰气体对其有明显吸收。③分析高浓度试样时，为得到适当的吸光度值，同时避免稀释试样带来误差，应选择灵敏度较低的谱线作为分析线。

（二）狭缝宽度

狭缝宽度影响光谱通带宽度和透过光的强度。增大狭缝宽度，有助于增大光强，提高信噪比，提高稳定性，降低检出限；减小狭缝宽度能提高灵敏度，但谱线强度变弱，信噪比降低，稳定性下降。实际工作中，狭缝宽度的选择应在能有效消除分析线邻近干扰谱线的前提下，适当选择较大的狭缝宽度。例如，铁和一些稀土元素属于多谱线元素，应选择较窄的狭缝，以消除由未被单色器分离的非吸收线产生的干扰；谱线较少的碱金属和碱土金属，可选择稍宽的狭缝宽度，以提高稳定性，降低检出限。狭缝宽度大多设置为 0.2～1.0nm，具体选择方法可通过将试样喷入火焰中，改变狭缝宽度，测量吸光度值，绘制吸光度-狭缝宽度曲线确定，吸光度稳定且较大时对应的狭缝宽度为最佳狭缝宽度。

（三）空心阴极灯的工作电流

空心阴极灯的工作电流决定谱线的发射强度、放电稳定性和谱线轮廓等。增大灯电流可以增强谱线强度，提高信噪比，但灯电流太大，放电不稳定，自吸收严重，谱线轮廓变宽，灵敏度下降，灯寿命缩短；灯电流太小，光强不足，信噪比下降，稳定性降低。空心阴极灯均标有最大工作电流和电流值使用范围，一般选空心阴极灯上标注的最大工作电流的 1/2～2/3 作为工作电流。实际使用时，为了延长灯的使用寿命，在保证有足够光强和良好稳定性的前提下，尽量选择低的工作电流，具体可通过绘制吸光度-灯电流曲线来选择最佳值。另外，灯使用前应预热 10～30min，使发射光强度达到稳定。

（四）原子化条件

待测元素的原子化是原子吸收光谱法的关键所在，原子化效率的高低直接关系到分析的灵敏度和准确度。

1. 火焰原子化法　火焰原子化条件包括火焰类型和状态、燃烧器高度和雾化器的调节等。

（1）火焰类型和状态的选择：火焰的类型和状态是影响原子化效率的关键。一般情况下，选择空气-乙炔火焰即可；易形成难解离或难挥发化合物的元素，应选择高温火焰，如氧化亚氮-乙炔火焰；易解离和易挥发的碱金属和碱土金属，可选择低温火焰，如空气-丙烷火焰；另外，乙炔火焰对 200nm 以下范围的光有明显吸收，因此对于分析线在 200nm 以下的元素（如 Se、As 等）应使用氢火焰。火焰的燃助比决定了火焰的温度和氧化还原性，具体可根据不同元素的性质进行选择。对于大多数元素，选择化学计量性火焰即可获得好的分析效果；易形成氧化物的元素应选择富燃性火焰；易形成稳定化合物且不易氧化的元素应选择贫燃性火焰。

（2）燃烧器高度：火焰自下而上分为干燥区、蒸发区、原子化区和电离化合区。应选择合适的燃烧器高度以保证分析线光束正好通过原子化区，提高分析灵敏度。具体可通过绘制吸光度-燃烧器高度曲线进行优化。一般情况下，吸光度最大时对应的燃烧器高度为最佳高度。

（3）雾化器调节：调节雾化器使雾化效率达到最佳状态，在一定程度上可以提高原子化效率，改善灵敏度。另外，雾化器应在实验前、实验后和实验过程中用去离子水冲洗以防止毛细管堵塞、消除记忆效应，保证分析准确度。

此外，助燃气（如空气）流量在一定程度上决定了提液量，提液量多，雾化效率高，可使火焰中产生吸收的原子数增多，测定灵敏度提高；但喷入火焰中的试液量太大时，会导致雾滴密度增大，引起雾滴重新聚合或来不及原子化使吸光度值下降；最佳进样量应进行实验条件优化，一般约 4ml/min。

2. 石墨炉原子化法　石墨炉原子化过程包括干燥、灰化、原子化和净化四步，分析条件主要是程序升温的梯度、温度和保持时间以及进样量大小。各阶段的温度和时间需通过实验来确定，具体需注意以下几点：①干燥是一个低温去除溶剂的过程，应在稍低于溶剂沸点的温度下进行，以防止试样飞溅，造成损耗。②灰化温度坚持"就高不就低"原则，即在确保被测元素没有明显损失的前提下，适当提高灰化温度，以彻底破坏和去除试样基体，必要时可以多梯度进行。③原子化温度坚持"就低不就高"原则，即选择吸收信号最大时的最低温度。另外原子化阶段应停止载气吹扫，降低待测元素的基态原子逸出的速度，增加其在石墨管中停留的时间和密度，有利于提高分析灵敏度，改善检出限。④进样量一般为 10μl，个别情况需要提高进样量时，可适当增加干燥和灰化时间。

四、灵敏度和检出限

灵敏度和检出限是评价原子吸收光谱法与仪器性能最为重要的两个指标。

（一）灵敏度

1975 年 IUPAC 规定：某种分析方法在一定条件下的灵敏度（sensitivity，S）是指被测物质的浓度或含量改变一个单位时所引起测量信号的变化。在原子吸收光谱法中就是校正曲线 $A=f(c)$ 或 $A=f(m)$ 的斜率，即 $S=\mathrm{d}A/\mathrm{d}c$ 或 $S=\mathrm{d}A/\mathrm{d}m$，它表示被测元素浓度或含量改变一个单位时吸光度的变化量。

习惯上用特征浓度（characteristic concentration，S_c）特征质量（characteristic mass，S_m）来表示灵敏度。

1. 特征浓度 特征浓度（S_c）指产生 1% 光吸收或 0.0044 吸光度时所对应的被测元素的浓度，适用于火焰原子吸收光谱法，此值越小，方法灵敏度越高。计算式为

$$S_c = c_x \cdot \frac{0.0044}{A} \qquad (8\text{-}11)$$

式中，c_x 为被测元素 x 的浓度，mg/ml 或 μg/ml；A 为多次测量吸光度的平均值。

2. 特征质量 特征质量（S_m）指产生 1% 光吸收或 0.0044 吸光度时所对应的被测元素的质量，适用于石墨炉原子吸收光谱法，同样此值越小，方法灵敏度越高。计算式为

$$S_m = m_x \cdot \frac{0.0044}{A} = c_x V \cdot \frac{0.0044}{A} \qquad (8\text{-}12)$$

式中，m_x 为被测元素 x 的质量，mg 或 μg；c_x 为被测元素 x 的浓度，mg/ml 或 μg/ml；V 为进样体积，μl；A 为多次测量吸光度的平均值。

影响灵敏度的因素很多，不仅取决于待测元素的性质和仪器的性能（单色器分辨率、光源特性、检测器灵敏度和仪器的噪声等），也与实验条件的选择有关，因此，在实际工作中注意优化实验条件，提高分析灵敏度。

（二）检出限

检出限（limit of detection，D）是指在给定的分析条件和一定的置信度下可检出待测元素的最小浓度（相对检出限）或最小质量（绝对检出限）。通常以给出信号为空白溶液信号标准偏差的 3 倍（3σ）时所对应的待测元素的浓度（μg/ml 等）或质量（g 或 μg 等）来表示。计算式为

$$D_c = c_x \cdot \frac{3\sigma}{A} \qquad (8\text{-}13)$$

或

$$D_m = m_x \cdot \frac{3\sigma}{A} = c_x V \cdot \frac{3\sigma}{A} \qquad (8\text{-}14)$$

式中，c_x、m_x、V 与灵敏度中相应符号的含义相同；A 为待测元素多次测量吸光度的平均值；σ 为样品空白溶液在与样品相同的条件下至少 10 次连续测量所得吸光度的标准偏差。

检出限是原子吸收光谱仪中一个很重要的综合性技术指标，它既反映仪器的质量和稳定性，也反映仪器对某一种元素在一定条件下的检出能力。

第五节　原子吸收光谱法的应用

原子吸收光谱法应用广泛，在预防医学领域主要用于环境样品、食品样品、生物样品以及化妆品中金属和类金属元素的测定。

一、环境样品的测定

1. 空气中锰及其化合物的测定   锰矿开采、锰钢冶炼、各种合金的制造、二氧化锰粉尘和焊条的生产和使用都会产生含锰粉尘、烟雾和蒸气，造成一定的空气污染，进入人体的锰可在中枢神经系统蓄积，产生慢性损伤作用，因此环境空气中锰及其化合物的测定是空气质量评价中的一项重要指标。

在采样点用微孔滤膜采集样品，同时作空白对照。将采过样的滤膜和空白滤膜用硝酸-高氯酸混合酸消解，用火焰原子吸收光谱法（空气-乙炔贫燃性火焰）测定，用标准曲线法定量。

2. 水中总硒的测定   硒是人体必需的微量元素，其主要生化功能是作为各种硒蛋白的组成成分，进而影响其酶素活性或功能。人体中硒含量为 14～21mg，主要通过食物链摄取，其中饮水是一个重要环节。天然水中硒含量极微，如果水中硒增多，主要来源于工业废水污染。过量摄入硒也可导致中毒。长期大量摄入硒，会导致慢性中毒，主要表现为毛发异样、指甲脱落和脚趾甲异样等现象，严重者会出现肝硬化、肺水肿。

采集水样，用硝酸-高氯酸混合酸消化至近干（切勿蒸干），取下放冷，加 4ml 盐酸溶液，在沸水浴中加热 10min，取出冷却。转入铁氰化钾溶液中，定容。用氢化物发生原子吸收光谱法测定，以标准曲线法定量。

3. 土壤中镉的测定   镉是土壤环境中的剧毒重金属之一，1974 年联合国环境规划署和国际劳动卫生重金属委员会将其定为重点污染物。土壤中的镉含量范围为 0.01～2.0mg/kg。土壤中的镉不能被微生物分解，一旦污染，很难彻底消除；土壤中的镉也可随生态循环进入水体。一些作物（如向日葵等）和水生生物（如鱼类等）对镉富集能力很强，通过食物链可进入人体，进而危害人体健康。因此，土壤中镉的测定具有重要意义。

采集一定量土壤样品，经风干、缩分、研磨、过筛、混匀。称取一定量试样于聚四氟乙烯坩埚中，先用浓盐酸低温加热，使样品初步分解，再用浓硝酸、氢氟酸和高氯酸混合酸消解完全，用稀硝酸温热溶解残渣。最后用石墨炉原子吸收光谱法测定，同时作空白对照。

二、食品样品的测定

食品中含有多种金属和类金属元素。在食品营养成分分析中，常用原子吸收光谱法测定其中的营养元素。例如，用火焰原子吸收法测定奶制品中钙、铁和锌的含量，用氢化物发生原子吸收光谱法测定食品中硒的含量等。另外，由于环境污染、食品加工、储存和运输过程中容器的污染，一些对人体危害较大的重金属（如砷、铅、汞和镉等）会迁移到食品中，在食品的卫生监督工作中，这些元素的测定非常重要，其中最常用的方法也是原子吸收光谱法。例如，用石墨炉原子吸收光谱法测定食品中铅、镉和铬的含量，用氯化亚锡还原-冷原子吸收光谱法测定食品中汞的含量等。

三、生物样品的测定

生物样品包括血液、尿液、毛发、组织等样品。根据元素在体内的作用可将它们分成必需元素、治疗用元素和有毒元素三类。目前公认的人体必需微量元素有 14 种，它们是铁、铜、锌、锰、铬、钴、镍、硒、钼、钒、锡、氟、碘、锶。治疗用元素主要有铝、金、铋、镓、锂、铂、锗等。有毒元素主要有铅、镉、砷、汞、银、铍、锑、碲、铟和铊等。其中机体中必需微量金属元素、类金属和有毒重金属元素的含量常作为健康水平、疗效观察、职业中毒以及地方病防治和诊断的重要依据，原子吸收光谱法是其中常用的测定方法之一。例如，火焰原子吸收光谱法测定毛发中铜、铁、锌的含量，流动注射氢化物发生原子吸收光谱法测定血清中硒的含量，石墨炉原子吸收光谱法测定全血中铅的含量等。

四、化妆品的测定

随着人们生活水平的提高、消费观念的改变，化妆品成为现代生活中极具魅力的消费产品。但近些年来，化妆品中检出重金属及其他有毒元素的事件时有发生。例如，2005 年 SK Ⅱ "铬钕"事件，2007 年和 2011 年美国食品和药物管理局（FDA）分别公布多款名牌化妆品中含铅的报告，2012 年加拿大环保组织关于"潜藏在化妆品中重金属的危害"报告，等等。目前，化妆品质量问题已经引起消费者和相关卫生监管部门的广泛关注。

化妆品中的金属元素来源于人为添加、原料带入或生产环节产生等。例如，为达到快速美白而非法加入过量汞、铅等。我国《化妆品卫生规范》（2007 年版）（以下简称《规范》）将镉、汞、砷、铅、钴、金、钕、钡、铍、铊、铬、锑、碲等列为化妆品中的禁用物质，对铅、砷和汞作了限值规定，同时提供了砷、汞、铅、镉及锶 5 种金属元素以及硒等类金属元素的检测方法，其中"氢化物发生原子吸收光谱法测定化妆品中砷"作为《规范》中的第三法；"冷原子吸收光谱法测定化妆品中汞"和"火焰原子吸收光谱法测定化妆品中镉、铅和锶"均作为《规范》中的第一法。

（孟佩俊）

第九章 电感耦合等离子体原子发射光谱法

案例 9-1

　　重金属是玩具产品中的主要污染物质，可能的有害重金属有铅、镉、汞、铬、钡、锑、砷等。由于儿童对重金属的耐受力较弱，这些重金属元素在体内蓄积到一定程度后，会产生毒性，且对身体的危害往往是不可逆的，就像一个无形的杀手，影响儿童发育，危害儿童健康，因此控制有害重金属在玩具中的含量非常重要。玩具中重金属的检测是玩具化学检测中最重要的检测项目，由于有害重金属含量较低，所以一般都采用仪器分析方法进行检测。

问题：

　　（1）测定重金属的仪器分析方法有哪些？各有什么特点？

　　（2）能同时快速地测定多种重金属的仪器分析方法是什么？

案例分析：

　　测定重金属的仪器分析方法主要有原子吸收分光光度法、原子荧光法、电感耦合等离子体原子发射光谱法、质谱法等。电感耦合等离子体原子发射光谱法是目前最常用的多金属同时测定的仪器分析方法，可以测定周期表中 60 多种元素，可同时测定多种元素，速度快，检出限低，准确度和精密度高，线性范围宽。

第一节　概　　述

　　原子发射光谱法（atomic emission spectroscopy，AES）是利用试样中不同元素的原子或离子在一定能量激发下发射的特征谱线及谱线强度进行定性和定量分析的方法，是光谱学各个分支中最为古老的一种。

　　原子发射光谱技术的发展在很大程度上取决于激发光源技术的改进，早期的激发光源主要有火焰、电弧和电火花等，主要缺点是重复性差，测量误差大，采用固体试样时，样品处理和标样制备困难等。这些缺点使得原子发射光谱的应用受到很大制约，直到电感耦合等离子体（inductively coupled plasma，ICP）用作原子发射光谱的激发光源，才使得原子发射光谱分析焕发了新的生机。

　　以电感耦合等离子体炬作为激发光源的原子发射光谱法，称为电感耦合等离子体原子发射光谱法（inductively coupled plasma atomic emission spectroscopy，ICP-AES），它是将试样用电感耦合等离子体炬激发，然后测量被激发试样所发射的光辐射，根据谱线的波长对被测元素进行定性分析，根据谱线的强度进行定量分析。

　　早在 1884 年，德国科学家 Hittorf 就观察到，当高频电流通过感应线圈时，装在该线圈所环绕的真空管中的残留气体会发生辉光，这就是电感耦合等离子体光源等离子放电的最初发现。1961年，美国的材料物理学家 Reed 设计了一种从三重同心石英炬管的切向通入冷却气的较为合理的高频放电装置，Reed 把这种在大气压下所得到的外观类似火焰的稳定的高频无极放电称为电感耦合等离子体炬（ICP）。Reed 的工作给光谱化学家们带来了巨大启发，引起了英国的Greenfield 和美国的 Fassel 的极大兴趣，他们把 Reed 的 ICP 装置用于 AES，开创了 ICP 在原子光谱分析上的应用。

1975 年，第一台商品化 ICP-AES 仪器由美国的 ARL（Applied Research Laboratories）公司生产，为多通道的原子发射光谱仪，此类仪器由于改换分析线和分析元素比较困难，使 ICP 光源的多元素检测能力受到限制。1978 年，出现了顺序扫描（单道扫描）ICP 光谱仪，该仪器具有很好的灵活性和较低的价格，但分析速度和精密度受到影响。20 世纪 90 年代，推出 ICP-AES 全谱直读型仪器，该仪器采用电荷注入器件或电荷耦合器件代替传统的光电倍增管检测器，分光系统也由结构紧凑和高色散率的中阶梯光栅分光系统代替传统的光栅分光器，ICP-AES 仪器的分析性能大大提高，成为元素分析的常规手段。

ICP-AES 法的特点：①应用范围广。可以测定周期表中 70 多种元素，不但可测金属元素，而且对样品中非金属元素，如硫、磷等也可测定。②分析速度快，可多种元素同时测定。ICP-AES 最显著的特点是可多元素同时测定，可在不改变分析条件的情况下，同时进行或有顺序地进行各种不同高低浓度水平的多元素的测定。③检出限低，有些元素的检出限可达 0.1～1.0ng/ml。④准确度和精密度高。被分析元素浓度为其检出限的 100 倍时，相对误差仅为 1%；在检出限的 5～10 倍时，相对标准偏差为 4%～8%。⑤线性范围宽，动态线性范围可达 10^6。⑥可进行定性及半定量分析。对于未知样品，ICP-AES 可利用丰富的标准谱线库进行元素的谱线比对，形成样品中所有谱线的"指纹照片"，通过计算机自动检索，快速得到定性分析结果，进一步可得到半定量的分析结果。⑦ICP-AES 的不足之处是工作气体氩气的消耗量较大，对某些元素的灵敏度还不太高。

ICP-AES 由于其优越的分析性能，目前已广泛应用于医药卫生、食品、环境、生物、冶金、地质、石油等领域元素的分析测定，很多分析方法作为分析标准已经纳入国家标准及行业标准。

第二节 基 本 原 理

一、原子发射光谱的产生

物质是由各种元素的原子组成的，原子由原子核和绕核运动的电子组成，电子处在一定的能级上，具有一定的能量。从整个原子来看，在一定的运动状态下，它也是处在一定的能级上，具有一定的能量。一般情况下，原子处在稳定的最低能级状态，即基态。当原子在外界能量（如光能、热能、电能等）的作用下，获得足够的能量时，原子核外层电子就会从基态跃迁到较高能级状态，即激发态，这个过程称为激发。处在激发态的原子是很不稳定的，在极短的时间内（ 10^{-8} s），外层电子便跃迁回基态或其他较低的能态，并释放出多余的能量。释放能量的方式可以是通过与其他粒子的碰撞进行能量的传递，这是无辐射跃迁，也可以是辐射跃迁，即发射出特征谱线，产生原子发射光谱，且其释放的能量及特征谱线的波长（频率）符合玻尔的能量定律：

$$\Delta E = E_2 - E_1 = E_p = h\nu = h\frac{c}{\lambda} \tag{9-1}$$

式中，E_2 为高能态的能量；E_1 为低能态的能量；ΔE 为高能级与低能级之间的能量差；E_p 为辐射光的能量；ν 为辐射光的频率；λ 为辐射光的波长；c 为光速；h 为普朗克常量。

不同元素的原子能级结构不同，ΔE 不一样，因此能级之间的跃迁所产生的谱线具有不同的特征波长，根据特征谱线的波长特征可以确定元素的种类，进行定性分析。各特征谱线的强度与样品中该元素的含量有确定的关系，据此可对元素进行定量分析。

二、原子谱线强度与被测物浓度的关系

在一定实验条件下，原子发射谱线强度与元素浓度的关系可表示为

$$I = ac^b \qquad (9\text{-}2)$$

式中，I 为谱线强度；a 为比例系数，与光源类型、工作条件、激发过程等因素有关；c 为元素浓度；b 为自吸系数（$b \leqslant 1$），随浓度 c 增加而减小，当浓度很小而无自吸时，$b=1$。

这个公式是由赛伯（Schiebe）和罗马金（Lomakin）先后独立提出的，又称罗马金-赛伯公式，此式为光谱定量分析的基本关系式。

在电感耦合等离子体原子发射光谱分析中，在很宽的浓度范围内，$b=1$，原子谱线强度与被测元素含量成正比，即 $I = ac$，据此对元素进行定量分析。

第三节　电感耦合等离子体原子发射光谱仪

一、电感耦合等离子体原子发射光谱仪的基本结构

ICP-AES 仪器装置主要由激发光源、进样系统、分光系统、检测系统和数据采集与处理系统组成，如图 9-1 所示。

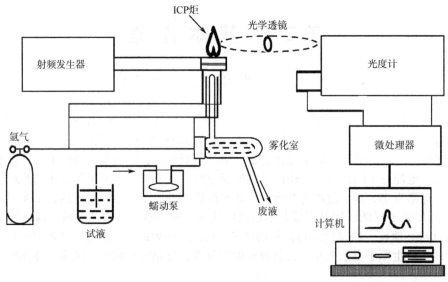

图 9-1　ICP-AES 仪器装置示意图

炬管上部绕有用冷却液冷却的感应线圈，与高频发生器相连。当高频发生器产生的高频电流通过感应线圈时，就形成一个轴向高频磁场。向炬管的外管内切线方向通入冷却气，中间管内轴向（或切线）通入辅助气体，并用高频点火装置产生火花，使氩气发生部分电离产生载流子（离子和电子）。电离产生的离子和电子在高频磁场和高频电场的共同作用下做加速闭合环状运动，并在运动中与氩气原子相互碰撞，使它们进一步电离，形成"雪崩"式放电，电子和正离子的密度急剧增大，产生强大的电流并由此产生高热，温度高达 6000～10000 K，在管口形成一个火炬状的稳定的等离子体炬。感应线圈将能量耦合给等离子体，并维持等离子体炬，等离子体炬形成后，从内管通入载气，在等离子体炬的轴向形成一通道。由雾化器供给的试样气溶胶经过该通道由载气

带入等离子体炬中，在高温和惰性的等离子体焰炬气氛中充分进行蒸发、原子化和激发，发射出所含元素的特征谱线，然后由光栅分光系统将各种元素原子或离子发射的各种波长的谱线色散分离后，由检测器检测。根据元素特征谱线是否存在，可鉴别样品中是否含有相应元素，进行元素的定性分析，根据元素特征谱线强度，确定样品中相应元素的含量，进行定量分析。

（一）ICP 激发光源

光源的作用是提供试样蒸发、原子化、激发所需的能量。

等离子体在总体上是一种呈中性的气体，由离子、电子、中性原子和分子组成，其正、负电荷密度几乎相等。电感耦合等离子体光源是将高频电能通过电感，耦合到等离子体，使等离子体放电的一种装置，是 20 世纪 60 年代提出，70 年代获得迅速发展的一种新型的激发光源。ICP具有稳定性好、温度高、试样解离效率高、线性范围宽、检测限低、应用范围广等特点。

ICP 由高频发生器和感应线圈、气路系统和等离子体炬管组成。其结构如图 9-2 所示。

1. 高频发生器和感应线圈　高频发生器的作用是产生高频磁场，供给等离子体能量。它的频率一般为 27～50MHz，最大输出功率为 2～4kW。

感应线圈是以圆铜管或方铜管绕成的 2～5 匝线圈，内部通冷却液。感应线圈与高频发生器相连接。当高频发生器产生的高频电流通过感应线圈时，就形成轴向高频磁场。

2. 气路系统　气路系统由氩气钢瓶和压力、流量控制装置组成。工作气体一般使用氩气，其为单原子惰性气体，性质稳定、不与试样形成难解离的化合物，而且其本身的光谱简单。气流分三路：载气、辅助气和冷却气。

3. 等离子体炬管　等离子体炬管是由一个三层同心

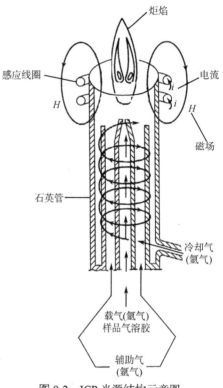

图 9-2　ICP 光源结构示意图

石英玻璃管组成。三个管内分别通入工作气体，内管通入的气体作为载气，携带样品进入等离子体炬；中间管通入的气体作为辅助气体，以点燃和维持等离子体炬，管出口成喇叭形状；外管的气体称为冷却气，沿切线方向通入，形成涡流，把等离子体稳定在管口中央，并冷却管壁，避免等离子体炬烧坏石英管。

ICP 焰炬可分为焰心区、内焰区和尾焰区三个区域。焰心区在火焰的底部，呈白色不透明，温度高达 10000K，但该区中心通道温度较低，试液气溶胶通过时挥发溶剂和蒸发溶质被预热，又称预热区。气溶胶在该区停留时间较长，约 2ms。内焰区在焰心区上方，在感应线圈以上 10～20mm，呈淡蓝色半透明，温度为 6000～8000K，试液中原子主要在该区被原子化、激发、电离，并产生辐射，故又称测定区。试样在内焰区停留约 1ms。尾焰区在内焰区的上方，呈无色透明，温度较低，在 6000K 以下，仅激发低能态的试样。

ICP 的分析特性：①趋肤效应。趋肤效应是指高频电流密度在导体截面呈不均匀分布，电流不是集中在导体内部而是集中在导体表层的现象。在 ICP 中，因高频电流的趋肤效应，电流形成环状结构，涡流主要集中在等离子体的表面层内，造成一个环形加热区，其中心是温度较低的中心通道，气溶胶顺利进入等离子体内，不影响其稳定性，且自吸收效应小，扩大了测定的线性范围。②工作温度高，基体成分多被分解，因此试样成分的变化对 ICP 影响很小。③ICP 通过感应线圈以耦合的方式从高频发生器获得能量，不需电极，无电极污染。④电子密度大，电离干扰的影响很小。

（二）进样系统

进样方式可根据样品情况及检测要求加以确定。进样的方式有固体直接进样、溶液进样和气化进样等。目前，应用最广泛的是溶液进样，由蠕动泵、雾化系统等组成，被测定的溶液首先经蠕动泵进入雾化室，再经雾化器转化成气溶胶，一部分细微雾滴被氩气载入等离子体炬，另一部分较大的则被排出。随载气进入等离子体炬的气溶胶，在高温作用下进行蒸发、原子化和激发。

常用的雾化器有同心雾化器和交叉雾化器两种。同心雾化器是溶液和雾化同轴心方向，雾化效率较好，精密度较好，但容易发生堵塞。交叉雾化器是溶液和雾化呈垂直方向，雾化效率和精密度稍低，但可耐高盐，不易发生堵塞，不易损坏。

（三）分光系统

分光系统的作用是将含有不同波长的复合光分解成按波长排列的单色光。ICP-AES 的分光系统与检测系统相适应，主要有固定通道（多道）型、顺序（扫描）型和全谱直读型三种，其中全谱直读型功能最好，采用中阶梯光栅分光系统。中阶梯光栅分光系统采用棱镜或其他色散原件作为辅助色散元件，安装在中阶梯光栅的前或后来形成交叉色散，获得二维色散图像，且具有色散率大、分辨率高、集光本领强、结构紧凑等特点。

（四）检测系统

检测系统的作用是将各种元素的特征谱线通过光电转换元件转化为相应的电信号。光电转换原件有光电倍增管和电荷转移器件（charge transfer device，CTD）两种。

光电倍增管作为 ICP 光谱仪的检测器每次只能测定一条谱线强度，若测量多条谱线强度及背景强度，必须进行分时测量，费时费力，且增加了误差。而 CTD 克服了光电倍增管的缺点，能够同时检测多条谱线强度且可快速处理光谱信息，极大提高了分析速度。CTD 有电感耦合器件（charge coupled device，CCD）和电荷注入器件（charge injection device，CID）两种，CCD 较 CID 结构简单，尺寸可变度大，易于商品化，目前应用较为广泛。

（五）数据采集与处理系统

目前，ICP-AES 全谱直读光谱仪都带有工作软件，通过计算机操作系统，设置仪器测量条件、样品参数、数据处理等。能储存并打印分析结果、分析报告、分析条件、标准曲线和原始数据。有些工作软件还具有自动诊断功能，可检测仪器稳定性、检出限、精密度以及具有独特的多谱图校正功能等。

二、电感耦合等离子体原子发射光谱仪的类型

ICP 光谱仪是利用光电检测系统将谱线的光信号转换为电信号，为光电只读型。根据测量方式不同，光电直读光谱仪又可分为多道固定狭缝式光谱仪、单道扫描式光谱仪和全谱直读式光谱仪三种，前两种仪器以光电倍增管为检测器，后一种以电荷转移器件为检测器。

1. 多道固定狭缝式光谱仪　多道固定狭缝式光谱仪的一般结构如图 9-3 所示。多道固定狭缝式光谱仪是在罗兰圆上按被测元素光谱线出现的位置，安装多道固定出射狭缝和相应的检测接收系统，每一个出射狭缝与一个光电倍增管构成一个光的通道，每一条光道可接收一条特征谱线，光道数目可多达 60 道，可同时检测多种元素谱线。

此类仪器的特点是可同时对多元素进行快速准确的定量分析，对于常规测定项目中大量样

品的分析具有明显的优势，但仪器较复杂，出射狭缝及相应各通道检测的元素谱线固定，缺乏灵活性。

2. 单道扫描式光谱仪　单道扫描式光谱仪一般结构如图9-4所示。单道扫描式光谱仪只有一个出射狭缝和一个光电倍增管，构成一个测量通道。来自等离子体的光通过入射狭缝后，反射到一个转动光栅上，经光栅分光后，经反射使某一特定波长的光通过出射狭缝投射到光电倍增管进行检测。光栅转动至某一固定角度时只允许一条特定波长的光通过出射狭缝，随光栅角度的变化，谱线从狭缝中依次通过并进入检测器，完成一次全谱扫描。

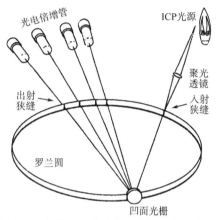

图9-3　多道固定狭缝式光谱仪结构示意图

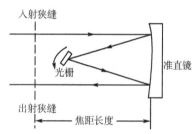

图9-4　单道扫描式光谱仪结构示意图

此类仪器的特点是可以根据需要任意选择元素和特征谱线进行测定，波长选择灵活方便，样品的适用范围更广，且仪器结构简单、价格较低，但检测速度较慢，需消耗较多的试样。

3. 全谱直读式光谱仪　全谱直读式光谱仪的一般结构如图9-5所示。全谱直读式光谱仪采用中阶梯光栅进行二维色散并与先进的电荷转移器件相结合，可同时检测165~800nm波长范围内出现的全部谱线，对多元素同时分析，且比单道扫描型的分析速度快得多。

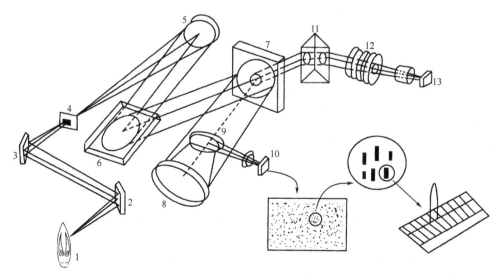

图9-5　全谱直读式光谱仪结构示意图

1. ICP光源；2，3. 反光镜；4. 入射狭缝 ；5. 准直镜；6. 中阶梯光栅；7. Schmidt光栅；8，9. 反射镜；10. 紫外区CCD检测器；
11. 棱镜；12. 透镜；13. 可见区CCD检测器

此类仪器在结构上更加紧凑、灵活，兼有多元素同时进行测定和任意选择分析谱线的特点，还具有同时进行背景校正的功能，波长稳定，克服了多道固定狭缝式光谱仪谱线少和单道扫描式光谱仪速度慢的缺点。

第四节　电感耦合等离子体原子发射光谱分析方法实验技术

一、分析条件的选择

ICP 光谱分析中，为使实验结果达到高的灵敏度、准确度和精密度，应对仪器的工作参数进行选择，影响仪器分析性能的主要工作参数有高频功率、工作气体和观测方式。

（一）高频功率

高频功率由射频发生器提供，在一定范围内，高频功率增加，等离子体的温度升高，谱线强度增强，同时光谱背景也会增强，当功率增大到一定数值后，背景增长速度将超过谱线增强速度。因此，随着功率的增加，谱线背景强度会有一个极大值出现，在实际工作中应通过试验选择一个合适的高频功率，使分析线的强度大、背景低、干扰少。

（二）工作气体

ICP 光谱分析中，工作气体一般选择氩气，氩气的性质稳定，不与试样形成难解离的化合物，且本身谱线简单。工作气体按其作用不同，可分为冷却气、辅助气和载气。

1. 冷却气　冷却气也称为等离子气，其流量大小对点火过程、谱线强度均有一定的影响。为了便于点火，要求冷却气的流量与引入管的孔径相匹配，对于孔径大的引入管，需要冷却气的流量大。如果冷却气的流量增大，将损耗较多的能量，等离子体的温度将下降，引起多数元素的谱线及背景的强度降低。减小冷却气的流量，谱线及背景的强度将有所增加，但过低会导致外管过热而损坏。一般冷却气的流量为 10~20L/min。

2. 辅助气　辅助气的变化对谱线强度的影响不大。对于无机化合物的水溶性样品，辅助气可不用。对于有机化合物分析，为了防止碳沉积物在炬管内生成，辅助气必不可少，辅助气的流量一般为 1L/min。

3. 载气　载气的流量对谱线强度有明显影响，是 ICP-AES 分析中一个非常重要的参数。在一定范围内，随着载气流量的增加，进入等离子体炬的样品量增大，谱线强度随之增强。但载气流量增大时，炬管内温度会降低，被测元素在等离子体炬内停留时间缩短，从而使谱线强度减弱。因此，对谱线强度来说，载气的流量有一个最佳值，不同元素和不同谱线要求的最佳载气流量是不一样的，因此应通过实验进行选择。当同时分析多种元素时，要选择适当的载气流量以兼顾各元素分析谱线的要求。通常载气流量为 0.3~3L/min。

（三）观测方式

观测方式包括观测高度和方向。观测高度是指从感应线圈上端到测定轴为止的距离。在 ICP 光源中，随着观测高度的增加，火焰的温度逐渐降低，即火焰尖端处的温度最低，火焰根部的温度最高。不同元素测定时要考虑加热时间与一个恰当的区域（或称最佳测定高度）。对于难挥发、难原子化的元素可选择较高观测高度，因为观测高度增高，加热路程变长，有利于试样的充分原子化。易电离、易激发的元素可选择更高的观测高度，因为尾焰的温度较低，原子不易电离。易挥发、难激发的元素可选择较低的观测高度，因为这类元素容易原子化，激发需较高的温度。当同时进行多元素分析时，只能取适中的观测高度，由操作者根据分析情况进行调节。

观测方向包括垂直观测、水平观测和双向观测。垂直观测也称径向观测，是光学系统从等离子体的侧面观测，具有仪器设计简单、散热性能好及易于排出废气的优点。水平观测也称轴向观测，是从等离子体的尾端观测的仪器系统，可观测到样品元素在整个中央通道发射出的谱线，使仪器的信噪比更高、检出限更低。双向观测具有同时进行垂直与水平观测分析的能力，可同时分析样品中痕量、微量及常量元素，极大地扩展了测定的动态范围。

观测方向的选择取决于样品的浓度和基体。对于微量、痕量元素的分析及简单的基体样品宜采用水平观测方式；对于一些基体较复杂的有机样品、高盐样品等宜采用垂直观测方式。

二、干扰及消除

干扰效应是衡量 ICP 激发光源性能的重要指标之一。 ICP 光源较传统的电弧、电火花光源的干扰效应小得多，有时可以忽略，但在某些情况下干扰效应很严重，必须加以重视。ICP-AES 的干扰效应可分为非光谱干扰和光谱干扰两大类。

（一）非光谱干扰

非光谱干扰主要包括化学干扰、电离干扰和物理干扰等。

1. 化学干扰　这种干扰与形成稳定化合物有关。ICP 温度较高和气溶胶微粒滞留时间较长时，足以使其挥发和原子化，在一般情况下，化学干扰很小或者可以忽略，但在一些特殊体系和特定的分析条件中不可忽略，如 PO_4^{3-} 和铝盐对 Ca^{2+} 的干扰。

2. 电离干扰　ICP 放电中的电子密度很高，在 6000K 时，电子密度可达 10^{16} 个/cm^3，形成了一个抑制电离干扰的极好环境，所以，ICP 光源中电离干扰效应很小。但对于某些元素还是存在的，如易电离元素 Na 对 Ca 等其他金属元素的谱线强度的影响。另外，随着观测高度的增加，ICP 火焰温度逐渐降低，电离干扰也会显著增强。选择合适的分析谱线是降低电离干扰最简便的方法，也可通过选择适当的观测高度、较高的高频功率和较低的载气流速来抑制电离干扰。

3. 物理干扰　物理干扰是非光谱干扰中的主要干扰，是由试液的不同物理特性（如溶液黏度、表面张力、密度及挥发性等）所导致的，对于以气溶胶进样方式的分析，此干扰尤为明显，与雾化器性能及雾化条件等有关。大量研究表明，对于无机酸来说，随着浓度的增加，溶液黏度也随之增大，导致喷雾速率降低，因此谱线强度逐渐减弱。有机酸对谱线强度也有影响，主要是因为加入有机酸后，溶液的表面张力变小，雾滴可以更细，使谱线强度增强，但引入有机酸容易使炬焰熄灭以及在炬管口出现碳的沉积。另外，基体溶液浓度对谱线强度也有影响，当基体溶液浓度增大时，会引起被测元素进入 ICP 炬管的效率提升，导致谱线增强。对于物理干扰，可以通过改变分析溶液的基体匹配来减小。

（二）光谱干扰

在 ICP-AES 分析中，最重要的干扰是光谱干扰。光谱干扰包括背景干扰和谱线重叠干扰。

1. 背景干扰　背景干扰一般是指来自光源的连续光谱、水分子引起的 OH 带光谱、引入的氮和有机化合物形成的 NO、NH、CN、C、CO 带光谱等造成的光谱背景所形成的干扰。

常用的消除方法有空白背景校正法（在峰法）和动态背景校正法（离峰法）。

空白背景校正法是把所有的干扰都作为空白值予以扣除。理论上，只要在测定样品和空白时，背景（含干扰线）的形状和大小均保持不变，那么无论何种形式的干扰皆可被作为空白而加以消除。但实际上仅对极稀溶液及组成恒定的高纯溶液才是如此。为保证样品和空白的背景大小相等，通常需对二者的基本组成进行匹配。

动态背景校正法是根据分析线附近的背景分布来推算分析线中心波长处的背景值，无需事先弄清样品的组成。如果背景分布平坦或随波长呈线性变化，该方法可得准确结果。但当光谱背景较复杂时，此方法算得的背景强度会与实际背景值不一致，误差较大。

在光电直读光谱仪上进行背景扣除十分方便。对于单道扫描式仪器，可采用扫描方式在分析线峰值波长的一侧确定适当的位置扣除背景，也可以在其两侧确定位置，以平均背景值扣除；对于多道固定狭缝式光谱仪，一般采用偏转光栅的方式，确定多元素一侧或两侧背景的波长位置，进行背景扣除；对于全谱直读式光谱仪，背景的扣除方式和波长位置则更具有灵活性。一旦背景扣除的方式和波长位置确定，计算机将自动进行背景扣除工作。

2. 谱线重叠干扰 过渡元素具有复杂的光谱，如果存在的量较大时，就可能产生光谱线重叠干扰，是 ICP-AES 中最主要的光谱干扰。例如，铁是一种普遍存在的基体元素，并具有较丰富的谱线。此外，特殊样品中的大量基体也可能造成谱线重叠干扰，如铂作为基体大量存在时，对 267.16nm 处铬线的干扰。

谱线重叠干扰可以采用化学分离的手段加以解决，也可通过选择合适的分析线，采用高分辨率的光学系统来实现。现在的仪器大多自带谱线干扰校正功能，如内标校正法、元素间干扰系数校正法等。

三、定量方法

ICP-AES 常用的定量方法有校正曲线法、标准加入法、内标法。

1. 校正曲线法 校正曲线法进行定量分析的依据是罗马金-赛伯公式，对式（9-2）两边取对数，得

$$\lg I = b \lg c + \lg a \tag{9-3}$$

在选定的分析条件下，配制至少 3 个以上的含有不同浓度被测元素的标准样品，分别测定其分析线强度 I，以 $\lg I$ 对 $\lg c$ 建立校正曲线。在同样的分析条件下，测量未知样品的分析线强度，由校正曲线求得未知样品中被测元素含量。

校正曲线法是 ICP-AES 定量分析的基本方法，应用广泛，特别适用于成批样品的测定。

2. 标准加入法 在标准样品与未知样品基体匹配有困难时，采用标准加入法进行定量分析，可以得到比校正曲线法更好的分析结果。分取几份相同量的被测试液，其中一份不加入被测元素标准溶液，其余加入不同量被测元素的标准溶液，最后稀释至相同的体积，使加入的标准溶液浓度分别为 $0、c_s、2c_s、3c_s\cdots$，然后分别测定它们的分析线强度。在被测元素浓度低时，自吸收系数 b 为 1，谱线强度直接正比于浓度。以分析线强度对加入的标准溶液浓度绘制标准曲线，再将该曲线外推至与浓度轴相交，交点至坐标原点的距离 c_x 即是被测元素经稀释后的浓度。

标准加入法可用来检查基体纯度、估计系统误差、提高测定灵敏度等。

3. 内标法 ICP-AES 分析时，实验条件的波动对谱线强度测量影响很大，为补偿因波动而引起的误差，通常采用内标法进行定量分析。

内标法是利用分析线和比较线强度比与元素含量的关系来进行定量分析的方法。所选用的比较线称为内标线，提供内标线的元素称为内标元素。

在被测元素的光谱中选择一条作为分析线（强度 I），再选择内标元素的一条谱线（强度 I_0），组成分析线对，则

$$I = a \cdot c^b \tag{9-4}$$

$$I_0 = a_0 \cdot c_0^{b_0} \tag{9-5}$$

用 R 表示分析线和内标线强度的比值：

$$R = \frac{I}{I_0} = \frac{a \cdot c^b}{a_0 \cdot c_0^{b_0}} = A \cdot c^b \tag{9-6}$$

式中，$A = \dfrac{a}{a_0 \cdot c_0^{b_0}}$，在内标元素含量 c_0 和实验条件一定时，A 为常数，可得

$$\lg R = b\lg c + \lg A \tag{9-7}$$

此式即为内标法定量分析的基本关系式。

内标元素与内标线的选择原则：①内标元素含量必须适量和固定；②内标元素与被测元素化合物在光源作用下应具有相似的蒸发性质；③分析线与内标线没有自吸或自吸效应很小，且不受其他谱线的干扰；④用原子线组成分析线对时，要求两线的激发电位相近。

第五节　电感耦合等离子体原子发射光谱法的应用

从理论上说，所有的金属元素都能用 ICP-AES 测定。但大多数仪器主要的测定波长范围在紫外区，而碱金属如 K、Li、Rb、Cs 元素的主要谱线位于近红外区，所以 ICP-AES 不太适合碱金属的测定。另外，B、P、N、S 和 C 等元素的发射线波长一般小于 180nm，因此，测定需要在真空条件下进行。ICP-AES 的主要测定元素约 60 多种。

ICP-AES 由于具有检出限低、准确度高、线性范围宽且可多元素同时分析等优越的分析性能，广泛应用于水质、食品、生物样品、环境等试样中元素含量的测定，很多分析方法作为分析标准纳入国家标准及行业标准。

1. 水质分析　ICP-AES 可对各种水样中的金属元素含量进行测定。一般情况下，水样在加入无机酸作为稳定剂后，可直接进行测定。水样中若某些元素的含量很低，这时需要采用预富集的方法，如溶剂萃取、固相萃取等。

2. 食品分析　ICP-AES 在食品分析中应用非常广泛。例如，配方奶粉经常添加一些婴幼儿成长所必需的有益元素，对其质量监测和控制非常重要。先用微波消解法对奶粉进行预处理，然后用 ICP-AES 法同时测定铁、锌、铜、锰、钙、钠、钾、镁、磷等多种元素的含量。

3. 生物材料分析　由于生物材料样品量一般较少，或被测元素含量低，可采用离子交换、溶剂萃取或固相萃取等方法分离富集，提高样品溶液中被测元素的浓度。另外，也可考虑增加样品导入量的技术来满足分析要求。关于 ICP-AES 用于生物材料中各种金属分析研究的报道很多，如尿样中铬、镍、铜的测定，肝脏中硒的测定，血清中锌的测定，脑组织中铜的测定等。

（刘桂英）

第十章 原子荧光光谱法

案例 10-1

    我国北方某地区几个邻近的村庄，有一个令当地居民不安的困惑，除大多数人有不同程度的神经衰弱症状外，还表现为多样性皮肤损害，如皮肤干燥、可见丘疹、疱疹、剥脱性皮炎等，多发在胸背部皮肤皱褶和湿润处。并且随着年龄增长、居住时间延长，症状越严重，甚至有的发展成慢性肝炎、肝硬化、皮肤癌、肺癌等。

    经预防医学及卫生检验专家研究发现，当地的饮用水、土壤、空气及食物中均含有过量的砷，是由当地大量燃煤污染所导致，这些患者被诊断为地方性慢性砷中毒。

问题：

    （1）测定饮用水、土壤、空气及食物样品中砷的方法有哪些？

    （2）用氢化物发生-原子荧光光谱法测定砷的特点是什么？

第一节 概 述

    原子荧光光谱法（atomic fluorescence spectrometry，AFS），也称原子荧光分析法，是利用测定基态原子蒸气被特征波长的光激发所发出的荧光强度对元素进行定量分析的方法，是原子光谱法的一个重要分支。

    原子荧光光谱法是在原子吸收光谱法（AAS）和原子发射光谱法（AES）法的基础上发展起来的，与 AAS 和 AES 一样，早在 20 世纪初已有研究，60 年代对原子荧光的产生及荧光效率等进行了广泛深入的研究。1964 年，Winefordner 等对荧光强度与被测元素浓度的关系进行了理论推导和论证，创建了原子荧光分析法，并用于样品中元素的定量分析。

    与 AAS 及 AES 进行对比，原子荧光光谱法有其独特的优势，如可以通过增强光源的强度提高测定的灵敏度。但由于当时受光源强度、原子化方法等方面的局限，以及原子吸收和原子发射光谱仪器商品化的快速发展，该方法没能引起足够的重视，发展一度相对滞后。

    我国科技工作者在 20 世纪 70 年代末开始对此方法进行研究，特别是在氢化物发生-原子荧光光谱分析方面的研究取得了重大成果，促使原子荧光光谱法进入了快速发展的阶段，各种类型的商品化仪器相继研制成功，并广泛用于实际样品分析。目前，食品、水质、化妆品等样品中的 As、Hg、Pb、Se 等多种元素的原子荧光光谱测定方法已被认定为国家标准分析方法。

    原子荧光光谱法灵敏度高、背景辐射低，可获得很低的检出限；谱线简单、干扰少、选择性好；线性范围宽，并可进行多元素同时测定；对单色器的要求不高，仪器结构简单、价格低廉。它已成为一种痕量元素分析的重要方法，广泛地应用于医药卫生、生命科学、环境科学等领域。

第二节 基 本 原 理

一、原子荧光光谱的产生

被测元素的基态原子蒸气吸收激发光源发出的特征辐射后，原子的外层电子由基态跃迁至能量较高的各激发态，激发态不稳定，在极短的时间内（约 10^{-8} s）自发地释放能量，由激发态跃迁返回基态或较低能态，若以光辐射的形式释放能量，则所发射的与激发光波长相同或不同的特征光谱称为原子荧光光谱。原子荧光是一种光致发光。

需要指出的是对于有多个价电子的原子，核外电子能级分布要复杂得多。它的每一个价电子都可能跃迁而产生光谱，这些核外电子之间存在着相互作用，其中包括电子轨道之间、电子自旋运动之间，以及轨道运动与自旋运动之间的相互作用等，使原来为同一电子层的能级发生分裂，形成多个能级相差较小的多重态，元素的荧光光谱也就表现为具有不同波长的数条谱线。

二、原子荧光光谱的类型

根据激发能源的性质和荧光产生的机理及波长，原子荧光光谱主要分为共振荧光、非共振荧光及敏化荧光等类型。

（一）共振荧光

共振荧光（resonance fluorescence） 是指发射波长与激发波长相同的荧光，如图 10-1a、b 所示。由于原子最低激发态和基态之间的共振跃迁概率一般比其他跃迁的概率大得多，所以由此共振跃迁产生的谱线强度最强，是最灵敏的分析谱线，应用最多。

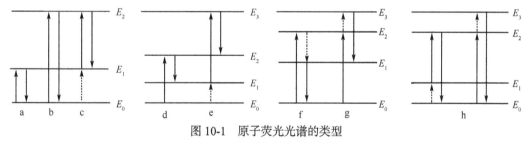

图 10-1 原子荧光光谱的类型

a, b. 共振荧光；c. 热助共振荧光；d. 直跃线荧光；e. 热助直跃线荧光；f. 阶跃线荧光；g. 热助阶跃线荧光；h. 反斯托克斯荧光

当原子由于吸收热能或其他能量后，处于稍高于基态的亚稳态能级时，通过吸收光源发出的适宜的非共振谱线，被进一步激发到更高能级，然后再返回亚稳态，发射出与吸收波长相同的荧光，这种荧光称为激发态共振荧光，也有的称为热助共振荧光（thermally assisted fluorescence），如图 10-1c 所示。

（二）非共振荧光

非共振荧光（non resonance fluorescence）是指荧光波长与激发波长不相同的荧光，包括斯托克斯荧光（stokes fluorescence）和反斯托克斯荧光（anti-Stokes fluorescence）。当荧光的波长比激发光的波长长时，称为斯托克斯荧光。根据产生荧光的机理不同，又分为直跃线荧光（direct-line fluorescence）和阶跃线荧光（stepwise-line fluorescence）。

1. 直跃线荧光　当原子吸收光能从基态跃迁到较高激发态，然后直接辐射跃迁回到高于基态的一个亚稳态时，所发出的荧光称为直跃线荧光。其特点是吸收和发射过程中的高能级相同，如图 10-1d 所示。例如，基态铅原子吸收 283.3nm 的辐射，发射 405.8nm 的直跃线荧光。

同样，当原子处于能量较低的亚稳能级时，通过吸收非共振辐射而激发产生的直跃线荧光，称为激发态直跃线荧光或热助直跃线荧光，如图 10-1e 所示。

2. 阶跃线荧光　当原子被光激发到高能级后，首先以碰撞形式损失一部分能量，无辐射跃迁回到某一较低激发态，再从该能级跃迁回到更低能级或基态时所发射的荧光，称为正常阶跃线荧光。例如，钠原子吸收了 330.3nm 的辐射，先无辐射跃迁，然后再发射出 589.0nm 的荧光，如图 10-1f 所示。

当被光照激发的原子进一步被热激发到较高的激发态，然后再辐射跃迁到较低能级所产生的荧光，称为热助阶跃线荧光，如图 10-1g 所示。

通常热助过程只有当两个或两个以上的能级间的能量相差较小，热能足以使原子由低能态跃迁到较高能态时才能发生。

实际分析应用中，非共振荧光具有很重要的作用，尤其是直跃线荧光。某些元素在适当条件下，直跃线荧光强度可能比共振荧光还强，而且没有激发光散射干扰及自吸收的干扰等问题。

3. 反斯托克斯荧光　当发射出的荧光波长比激发光的波长短时称为反斯托克斯荧光。当原子吸收热能跃迁到比基态稍高的能级上，再吸收光辐射被激发到更高的能级，或者当处于基态的原子被光激发到较高能级，再吸收热能跃迁至更高能级，然后跃迁返回基态时即产生反斯托克斯荧光。这是非共振荧光的特殊情况，可以是直跃线荧光或是阶跃线荧光，如图 10-1h 所示。例如，铟吸收热能后处于一较低的亚稳能级，再吸收 451.13nm 的光后，发射 410.18nm 的荧光。

（三）敏化荧光

敏化荧光（sensitized fluorescence）是指受光激发的原子或分子 A（给予体）通过碰撞把激发能转移给被测原子 M（接受体），使其激发，处于激发态的被测原子 M^* 经过辐射跃迁发射出的荧光即为敏化荧光。其过程可示意如下：

$$A + h\nu \rightarrow A^*$$
$$A^* + M \longrightarrow A + M^* + \Delta$$
$$M^* \longrightarrow M + h\nu'$$

式中，A^* 为给予体；M 为接受体（被测原子）。产生敏化荧光的条件是给予体的浓度要很高，通常在火焰原子化器中很难观察到敏化原子荧光。

三、荧光强度与元素浓度的关系

由原子荧光产生的机理可知，荧光发射强度与吸收光被激发的原子数量相关，因此，当用一定波长、强度为 I_0 的平行激发光照射原子蒸气时，若忽略自吸收，则产生的荧光强度 I_F 为

$$I_F = \Phi I_a \tag{10-1}$$

式中，I_a 为原子蒸气吸收光强度；φ 为原子荧光效率，即单位时间内发射的荧光光子能量与吸收的光子能量之比。根据吸光定律，当基态原子数 n 很低时，可推导得出：

$$I_a = I_0(1 - e^{k_0 nL}) \qquad (10\text{-}2)$$

$$I_F = \Phi I_0 k_0 nL \qquad (10\text{-}3)$$

当实验条件一定时，试液中分析元素的浓度 c 与原子蒸气中的基态原子数 n 成正比。对某一确定的分析元素，I_0、Φ、k_0、L 均可视为常数，可表示为 $K = I_0 \Phi k_0 L$，则式（10-3）可简化为

$$I_F = Kc \qquad (10\text{-}4)$$

由上式可知，原子荧光强度 I_F 与试液中被测元素的浓度 c 成正比，这是原子荧光定量分析的基础。当然公式只适用于元素浓度是微量或痕量时的分析，随着元素浓度的增加，受谱线变宽、自吸收、散射等因素影响，工作曲线可能偏离线性。

系数 K 中包含了 I_0 和 Φ，由此可以得出：增强光源强度 I_0，可以提高荧光强度 I_F，提高原子荧光分析的灵敏度；荧光效率 Φ 受溶液组成和原子化条件的影响。例如，试样原子在原子化器中与其他粒子（如分子、原子、离子、电子或固体微粒）发生碰撞，以热能或其他形式释放能量，以无辐射跃迁返回低能级，即发生荧光猝灭。所以应注意选择并控制适宜的实验条件，尽可能减小荧光猝灭，以提高原子荧光效率和荧光强度。

第三节　原子荧光光谱仪

一、原子荧光光谱仪的基本结构

原子荧光光谱仪与原子吸收分光光度计的组成部件基本相同，主要由激发光源、原子化器、分光系统、检测系统和数据处理系统五个部分组成。由于原子荧光检测的是荧光发射强度，具有各向同性特性，为了避开光源激发光的影响，通常将仪器的检测器设置在与激发光源垂直的方向或成一定角度。将原子荧光与原子吸收及原子发射三种原子光谱仪器结构示意图进行比较，如图 10-2 所示，可以很清楚地看出它们的异同之处。

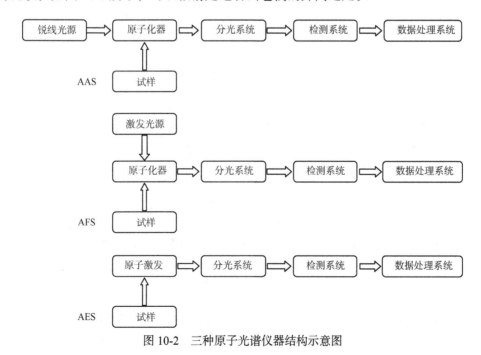

图 10-2　三种原子光谱仪器结构示意图

（一）激发光源

激发光源是原子荧光光谱仪的重要部件，它的性能直接影响仪器的检出限、精密度及稳定性等。因此，理想的光源应当具有以下特点：①辐射强度大，无自吸现象；②噪声小、稳定性好；③光谱纯度好；④价格便宜、操作简便、安全、使用寿命长。光源主要有以下几种。

1. 高强度空心阴极灯　高强度空心阴极灯也称特种空心阴极灯，是在 AAS 空心阴极灯的基础上增加了一个辅助阴极，使输出的光强度提高了几倍到几十倍，并且具有很好的稳定性，是目前广泛应用的激发光源。由于荧光的强度正比于激发光源的强度，因此提高激发光源的强度有利于检测限的改进。高强度空心阴极灯主要适于制作 Cd、As、Sb、Bi 等十几种元素灯。

2. 无极放电灯　无极放电灯曾经作为原子荧光仪器的光源使用，虽然有辐射强度高、自吸收小、寿命长等优点，但由于这种灯的稳定性及微波辐射等方面的原因，现在应用较少。

3. 连续光源　连续光源是一种能够提供在测定波长范围辐射的光源，弥补单元素空心阴极灯的不足，如高压氙灯或高压汞氙灯，利用这种光源可实现多种元素同时测定。但与用锐线光源相比，其检出限较差，对分光系统要求高，且散射光干扰和光谱干扰较严重。

4. 激光光源　激光光源是原子荧光分析的理想光源。目前使用最多的是可调谐染料激光器，它除具有发光强度高、单色性好、波长范围宽且波长可调等优点外，还有一个很重要的优点，就是由于激光的输出光能比其他光源高出几个数量级，可以使原子蒸气中的被测元素全部激发至预定的激发态，实现饱和激发，因而获得的荧光强度高且稳定，不像使用其他光源时荧光强度受光源强度的影响。

此外，激发光源特定的供电方式还可避免杂散光的影响，提高信噪比。激发光源的灵敏度比空心阴极灯作激发光源时可高出几个数量级，检出限降至极低，且线性范围能达 5～7 个数量级，甚至可具有探测单原子的能力。但由于激光光源结构复杂、价格昂贵，到目前为止仪器还没有商品化。

5. 电感耦合等离子体光源　电感耦合等离子体不仅是一种高效原子化器，也是一种原子荧光分析的激发光源。它是通过将高浓度的被测元素引入等离子体矩中，产生激发光。其激发光能量高、稳定性好、谱线宽度窄，其光源辐射中可供选择的谱线丰富，适用于多元素同时分析。

（二）原子化器

原子化器的作用是提供能量，将被测元素转变为基态原子蒸气。它的性能直接影响原子荧光分析的灵敏度和检出限。要求原子化器应具有以下特点：原子化效率高；荧光效率高、猝灭少，背景辐射低、稳定性好；原子在激发光路中停留时间长等。实际上，无论哪种原子化器都不可能同时满足这些要求。

1. 火焰原子化器　最早的原子荧光仪器都是由 AAS 改造而来，因此火焰原子化器是 AFS 分析中最早应用的一种。与 AAS 中的火焰的不同点在于原子荧光中采用火焰截面为圆形或方形的火焰，以提高荧光辐射的强度和稳定性。火焰原子化器操作简便、价廉、稳定性好，常用的火焰有空气-乙炔、氢-氧、氩-氢火焰等。不同火焰的温度和氧化还原性质各具特点，适合不同元素的分析。但燃烧时产生的大量气体分子（如 CO、CO_2、N_2 等），会引起原子荧光猝灭，导致原子荧光强度降低。火焰成分的猝灭特性顺序为 $Ar < H_2 < H_2O < N_2 < CO < O_2 < CO_2$。

此外，由于试液被火焰高度稀释，降低了被测原子的浓度及其在光路中的停留时间，火焰背景及火焰中未挥发的气溶胶固体微粒会产生光散射干扰，以及需要连续进样，所以不适于痕量组分元素、微量试液分析，应用受到一定的限制。

2. 石英管原子化器　石英管原子化器也可称为氢化物发生原子化器。由电加热石英管和氩-氢火焰组成，主要用于氢化物的原子化。它是利用强还原剂与被测元素反应，生成氢化物的同时生成过量的氢气，由载气（氩气）导入石英管原子化器中。点燃后形成氩-氢火焰，氢化物在加热的石英管和氩-氢火焰中转变成为自由基态原子。

氩-氢火焰的温度为 650～700℃，完全满足氢化物的原子化要求。而且氩-氢火焰荧光猝灭最少、荧光效率高、背景发射低、紫外区透明度高、重现性好，是 AFS 较理想的火焰。

这种原子化器直接利用了氢化物反应过程中产生的氢气，不需要外加可燃气体，具有结构简单、安全、方便的特点，是目前广泛应用的氢化物发生-原子荧光仪器的原子化器。

3. 电热原子化器　电热原子化器包括石墨炉、石墨杯（或棒）等。其特点是背景辐射低、猝灭效应小、原子化效率高、化学干扰少、样品消耗量少（μl 级），具有很低的检出限，还可用于固态样品的测定。它是原子荧光分析很有前途、较理想的原子化器。

4. 等离子体原子化器　等离子体原子化器包括电感耦合等离子体（ICP）、微波诱导等离子体（MIP）和微波等离子体矩（MPT）等。

ICP 是强激发光源，也是一种高效的原子化器，具有原子化效率高、稳定性好、化学干扰及背景干扰少、荧光猝灭效应低等优点。与原子发射光谱中使用的 ICP 相比，原子荧光中原子化器的 ICP，使用较低的供电功率和稍长的炬管，以适当降低温度、抑制元素的电离。与火焰原子化器相比，ICP 的原子化温度高，更适合难熔元素的原子化，可用于复杂试样的多元素分析。

（三）分光系统

由于原子荧光光谱只有在吸收了激发光的谱线后才能产生，因此，原子荧光的谱线仅限于强度较大的谱线，其谱线数目比原子吸收线更少，因而对单色器分辨率的要求不高。单色器的主要作用是提高聚光效果，减少原子荧光辐射的损失，以获得较大的信噪比。

根据有无色散系统，将分光系统分为色散型和非色散型两类。

色散型分光系统用光栅分光、光电倍增管检测。这类仪器，可进行荧光检测波长的选择，可供选择的波长范围宽，光谱重叠和杂散光干扰少、信噪比高，还适于多元素测定。其缺点是仪器的成本高，操作也较复杂。

非色散型分光系统没有分光元件，由滤光片与日盲光电倍增管(工作波段为 160～320nm)配合使用。这种分光系统结构简单、价格低廉、光谱通带宽、不存在波长漂移，荧光信号损失少、信噪比高，能获得很低的检出限，因而获得广泛的应用。其不足之处是光谱干扰和散射光的影响较大，对光源的纯度要求高。

（四）检测系统和数据处理系统

检测系统主要是光电倍增管，非色散型仪器必须采用日盲光电倍增管。目前原子荧光光谱仪均采用计算机选择和控制仪器工作条件，处理荧光强度等相关数据，使得检测更加方便快捷。

二、原子荧光光谱仪的类型

原子荧光光谱仪根据有无色散系统，可分为色散型和非色散型两类，如图 10-3 所示。根据可同时检测元素的数量，又可分为单道和多道原子荧光光谱仪。多道仪器由于受到光电倍增管空间排列数目的限制，可同时测定的元素数量有限。

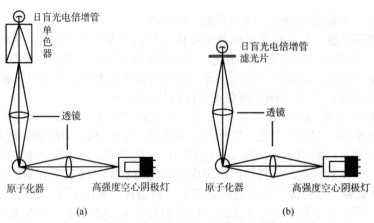

图 10-3　色散型和非色散型原子荧光光谱仪示意图

（a）色散型；（b）无色散型

目前广泛应用的原子荧光光谱仪是氢化物发生-原子荧光光谱仪，其仪器类型除按照同时测定元素的数量分为单道、双道和多道外，又可根据样品的引入方式分为间断进样、连续进样、断续流动进样等类型。

第四节　氢化物发生-原子荧光光谱法

氢化物发生-原子荧光光谱法（hydride generation atomic fluorescence spectrometry，HG-AFS）是将氢化物发生进样技术与无色散原子荧光技术相结合，是目前最具有实际应用价值的原子荧光分析法。我国科研工作者成功研制了各种类型的仪器，是具有中国自主知识产权、国际同行认可的、发展最快、应用最广的原子荧光分析仪器。

对于 As、Sb、Bi、Ge、Sn、Pb、Se、Te 这八种元素，用常规原子荧光法分析时，背景干扰大，信噪比低，检出限不能满足要求。但这些元素的氢化物挥发性好、热稳定性差。利用这一特性，将这些元素用强还原剂转化成气态氢化物，在加热的石英管及氩-氢火焰的低温条件下即能将其原子化。用原子荧光法测定这些元素是较理想的方法。该方法还可用于能直接被还原成气态原子蒸气的 Zn、Cd、Hg 三种元素的测定，也可将这种方法称为冷蒸气发生法（cold vapor generation，CVG）。

氢化物发生-原子荧光光谱法具有以下特点：①谱线简单，光谱干扰小，仅需滤光片或普通分光的仪器，采用日盲光电倍增管，仪器结构简单、价格低、操作简便。②采用蒸气进样方式，进样效率高（接近 100%），且无色散检测，光路简单，光程短，光损失少，灵敏度高。③蒸气进样方式使被测元素与可能引起干扰的基体分离，干扰大大减小。④精密度高、检出限低，不同元素分别达到（μg/L）：Cd、Hg＜0.001；As、Sb、Bi、Sn、Pb、Se、Te＜0.01；Ge＜0.05；Zn＜1.0，是分析这十一种元素较理想的方法。⑤线性范围宽，一般可达 3~5 个数量级。⑥分析速度快，还可进行多元素同时分析。⑦与 HPLC 等分析技术联用，可用于 Hg、As、Se、Sb 等元素的形态及价态分析。

一、氢化物发生法的原理

氢化物发生法是利用化学反应使被测元素生成易挥发的氢化物，由氩气将其带出，导入石英管原子化器中，使其与基体共存元素分离。氢化物在石英管原子化器及氩-氢火焰中被原子

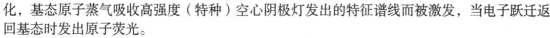

化，基态原子蒸气吸收高强度（特种）空心阴极灯发出的特征谱线而被激发，当电子跃迁返回基态时发出原子荧光。

1969 年 Holak 首先利用 Zn-酸反应体系与砷反应生成砷化氢，并与原子吸收光谱相结合测定砷，开创了氢化物发生-原子光谱分析的联用技术。

1. 氢化物的产生 氢化物是由强还原剂在酸性条件下与能生成氢化物的元素反应产生。目前最常用的还原剂是硼氢化钠或硼氢化钾，在酸性条件下，其反应如下：

$$NaBH_4 + 3H_2O + HCl \longrightarrow H_3BO_3 + NaCl + 8H\cdot$$

$$E^{m+} + 8H\cdot \longrightarrow EH_n \uparrow + H_2 \uparrow$$

式中，E^{m+} 是被测元素；H· 是氢自由基；EH_n 是生成的氢化物；m 可以等于或不等于 n。反应产生的氢气与载气 Ar 在空气中形成火焰，无需外加燃气。

硼氢化钠还原能力强、反应迅速、氢化物生成效率高、适应范围广。最早使用的金属-酸还原反应体系，由于能发生氢化物反应的元素较少、反应速率慢、干扰较严重，所以现已很少应用。

2. 氢化物的原子化 对于能生成氢化物的元素，它们的氢化物在常温、常压下均为气态，可以很容易被载气带出，与溶液基体分离。各种氢化物的沸点见表 10-1。

表 10-1 各种氢化物的沸点

	元素							
	As	Sb	Bi	Ge	Sn	Pb	Se	Te
氢化物	AsH_3	SbH_3	BiH_3	GeH_4	SnH_4	PbH_4	H_2Se	H_2Te
沸点/℃	−62.5	−47	−22	−88.5	−52.5	−13	−42	−4

这些氢化物的生成热值均较高，化学稳定性较差，很适宜在较低温度的氩-氢火焰中分解并原子化。其原子化的机理主要有热解原子化和利用反应过程中生成的自由基促进原子化两种观点，也有人认为是两种机理同时不同程度地起作用，还可能有石英管的表面作用或更复杂的中间作用。

3. 氢化物的产生条件

（1）酸度：氢化物发生反应时，溶液必须保持一定的酸度，不同元素的反应酸度不同，通常是在 1~6mol/L HCl 介质中。有些元素对酸度要求很严。酸度不仅影响分析灵敏度，还可以通过控制酸度实现对元素不同价态的分析。

（2）价态：被测元素的价态直接影响反应的发生及其速率。例如，As^{5+}、Sb^{5+} 可发生反应，但速率慢；Se^{6+}、Te^{6+} 则完全不反应，均需要预先还原。常用的还原剂有硫脲、维生素 C、碘化钾以及它们的组合等。溶液中的铅常以 Pb^{2+} 存在，需要将其氧化为四价，然后生成 PbH_4。常用氧化剂铁氰化钾在 pH = 1 时将其氧化。

发生氢化物反应时，各被测元素应以如下价态存在：As^{3+}、Sb^{3+}、Bi^{3+}、Ge^{4+}、Sn^{4+}、Pb^{4+}、Te^{4+}、Se^{4+}。

二、氢化物发生系统

氢化物发生系统是氢化物原子荧光分析仪器的重要组成部分。由氢化物反应部分（包括样品、还原剂、载流或清洗液的引入装置）、气液分离装置、载气流量调节装置等部分组成。如果是全自动仪器，还包括自动进样装置。理想的氢化物反应系统应该具有氢化反应效率高、样品传输效率高、记忆效应小、重现性好、自动化程度高等特点。

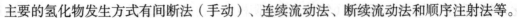

主要的氢化物发生方式有间断法（手动）、连续流动法、断续流动法和顺序注射法等。

1. 间断法　早期使用的氢化物反应系统的结构如图 10-4 所示，由试剂加入装置和氢化物发生器两部分组成。两个分别装有还原剂（10）和清洗液（11）的储液瓶，吊挂在硬质玻璃制成的氢化物发生器上方约 60cm 高处（H），试剂靠重力滴入，用电磁阀（9）控制加入量。样品从进样口（2）加入，还原剂（硼氢化钾）从 3 口滴入，边滴加边发生氢化反应，产生的氢化物和氢气由载气（氩气）（6 口进）带出到（5 口出）原子化器中进行原子化，然后进行荧光检测。测量完毕后，废液由 7 口排出，由 4 口加清洗液，从环形分布的小孔中喷洒，清洗整个氢化物发生器内壁。

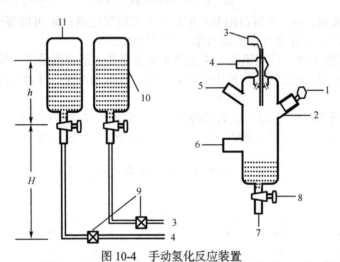

图 10-4　手动氢化反应装置

这种进样装置的缺点是：手动操作，化学反应集中，由于局部不均匀、储液瓶还原剂量及滴加速度的改变，影响发生效率及测定重现性，已不再使用。

2. 连续流动氢化反应系统　连续流动氢化反应系统的结构如图 10-5 所示。由蠕动泵以确定的流速将样品溶液和还原剂溶液泵入混合反应块进行氢化反应，混合溶液、氩气及生成的被测元素氢化物和氢气一起进入气液分离器后，气体与溶液分离，气态氢化物连同氢气由氩气导入原子化器进行原子化，废液从气液分离器下部排出。

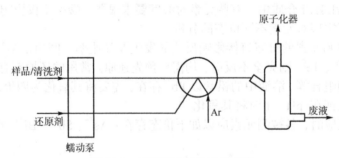

图 10-5　连续流动氢化反应系统

分析过程分四步：①转泵：样品和还原剂进入管路，至混合反应块中进行连续氢化反应，延迟一定时间，等荧光信号上升至平台峰后开始积分采集数据；②停泵：将进样管放入载流（清洗液）（一般为 2%～5% 的盐酸）中；③转泵：载流和还原剂进入，清洗进样毛细管和整个氢化反应流路；④停泵：将进样毛细管放入下一个样品，重复上述过程进行下一个样品测量。

这种方式的优点是样品连续进样，减少了由于蠕动泵泵管的疲劳而引起的进样量漂移的影响，且化学反应均匀而充分，荧光信号形成一个平台峰，采集平台峰面积积分数据，仪器的信噪比高，改善了检出限，提高了自动化程度。缺点是消耗样品量较大，记忆效应较严重，氢化反应过程与清洗分时实现，因此需要较多的还原试剂和较长的时间，降低了分析速度。

3. 连续流动间歇进样氢化反应系统　连续流动间歇进样氢化反应系统的结构如图 10-6 所示。也称为断续流动进样氢化反应系统。与连续流动装置基本相同，只是将样品/载流管路（入口至混合块）长度固定，当作定量环使用。分析过程：①转泵：进样品时，固定泵转时间和转速，管路中的样品量确定；②停泵：将进样管放入载流中；③转泵：载流和还原剂进入，载流推动样品进入混合反应块中与还原剂进行氢化反应，这样得到的荧光信号成一个峰形，记录积分面积或峰高；④停泵：将进样毛细管放入下一个样品，进行又一轮分析。

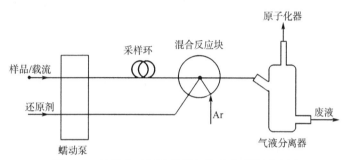

图 10-6　连续流动间歇进样氢化反应系统示意图

这种进样装置的特点是：进样量固定，用样量减少；在载流推动样品进入混合反应块的过程中，样品管路同时清洗，可直接进行下一样品的分析，避免了样品间的交叉污染，提高了分析速度。

4. 流动注射氢化反应系统　将样品利用流动注射阀进样，优点是自动化程度高，能提高分析效率和精度，节省试剂，耗样量少，并能有效地减少液相干扰。

三、干扰及消除

原子荧光光谱法中的干扰类型与 AAS 和 AES 基本相同，也分为光谱干扰和非光谱干扰两大类。但由于原子荧光谱线数目远远少于 AAS 和 AES，因此谱线重叠引起的光谱干扰也很少。散射光是由于原子化器中未挥发的气溶胶颗粒或固体颗粒对光源辐射的散射而产生的光谱干扰，它与单位体积内未蒸发颗粒的大小和数量有关。对于氢化物发生原子荧光法，由于是氢化物蒸气进样，相对而言，散射光干扰也较其他进样方式的原子光谱法少。原子荧光分析中由于使用的火焰温度相对较低，因此电离干扰很少。物理干扰和化学干扰与原子吸收法相似，归并在以下液相和气相干扰中介绍。由于目前广泛使用的是氢化物发生原子荧光光谱法，因此主要介绍与其有关的干扰。

通常把 HG-AFS 的干扰分为液相干扰和气相干扰两大类。

（一）液相干扰

1. 液相干扰的产生　液相干扰指在氢化物发生过程中液相共存物产生的干扰（化学干扰），包括氢化物发生的效率干扰和速率干扰。由于生成氢化物的反应速率对大多数元素来说通常较快，所以发生效率是液相干扰的主要影响因素。但对于 As（Ⅴ）、Sb（Ⅴ），反应速率较慢，也会发生速率干扰。

对于效率干扰，研究认为主要是由于干扰离子可能优先与 $NaBH_4$ 反应，生成金属或硼化物的小颗粒，这些小颗粒引起被测元素共沉淀，或吸附生成的氢化物，引起其分解或发生其他反应，致使氢化物的发生减慢或完全停止。例如，如常见的 Cu、Co、Ni、Fe 等元素是主要的液相干扰。

2. 液相干扰的消除　液相干扰减小或消除的方法主要有：①加入络合剂、还原剂，如 EDTA、硫脲-维生素 C（抗坏血酸）等，改变共存离子的氧化还原电位，可消除 Cu、Ni、Fe 等的干扰。②适当提高酸度，一方面可增大金属微粒的溶解度；另一方面，$NaBH_4$ 还原反应与酸度密切相关，酸度高时，可被还原的元素较少，引起的干扰也减少。③通过加入氧化还原试剂，如将 Se（Ⅳ）氧化为 Se（Ⅵ）或还原为 Se（0），抑制其与 $NaBH_4$ 的还原反应，可消除其对其他离子测定的干扰。

此外，还可通过选择控制 $NaBH_4$ 的用量减小干扰。必要时采用分离富集的方法来消除液相干扰。

（二）气相干扰

1. 气相干扰的产生　气相干扰指由可形成挥发性氢化物或原子蒸气的元素之间，在氢化物的传输过程或在原子化过程中产生的相互干扰。传输过程中的干扰相对较轻，主要的干扰是在原子化过程中。例如，在原子化过程中，干扰物质与被测元素的自由原子生成了氧化物或其他多原子分子（如 AsSb 等），加速了原子态的消耗，或干扰元素的原子化消耗了 H·自由基，致使被测元素不能充分原子化等。

2. 气相干扰的消除　首先应注意防止干扰元素氢化物的生成，还可通过选择适当的火焰观察高度来减小气相干扰，同时注意散射光的干扰和荧光猝灭的影响。

阅读材料 10-1

食品中总砷含量的测定

称取固体试样 1～2g 或液体试样 5～10ml，加入硝酸：高氯酸（5∶1）及少量硫酸消化处理（或干灰化）为被测试液，再加入硫脲与维生素 C 混合液（均为 100g/L），将五价砷还原为三价。

测定时与 20g/L KBH_4（5g/L KOH 介质）反应，产生 AsH_3 及氢气，由氢气载入石英原子化器的 Ar-H 火焰中，分解为基态原子砷蒸气，在高强度空心阴极灯发出的特征谱线照射下产生原子荧光，其荧光强度在一定条件下与砷浓度成正比。该方法标准系列浓度范围为 4～120ng/ml（1mol/L 硫酸介质），方法的检出限为 0.010mg/kg，定量限为 0.040mg/kg。

仪器工作条件：负高压：260V；砷空心阴极灯电流：50～80mA；辅助阴极电流：10mA；原子化器温度：400℃；原子化器高度：8mm；载气流速：800ml/min；延时时间：2s；读数时间：12～14s；信号类型：峰面积；载流：10% HCl；KBH_4 浓度：1.0%～2.0%。

四、氢化物发生原子荧光分析实验技术

（一）实验条件选择

1. 仪器工作条件选择　由案例 10-2 可以看出，需要确定的实验条件很多，有些条件选择的原则与原子吸收法相同，有的略有差别，下面简要说明几点不同之处：

（1）灯电流：由于使用高强度空心阴极灯，针对不同的元素，各仪器厂商推荐了最佳灯电流，其中增加了一个辅助阴极灯电流的选择，以提高灯的发光强度，提高测定灵敏度。

（2）载气流速：载气的作用是将生成的氢化物带入原子化器，流速太小时，氢化物在传输过程中可能会发生吸附、分解等现象，导致灵敏度下降；过大时，又会将分析元素迅速带

出原子化区，冲稀原子化区的原子浓度，也使灵敏度降低。有些类型的仪器还有屏蔽气的流量选择，将原子化区的空气隔离，以减少荧光猝灭。

（3）原子化器温度：氢化物发生原子荧光仪器的原子化由加热的石英管和氩-氢火焰配合共同作用。不同厂商设计的石英管原子化器的温度不同，有的设计为几档可调，有的则是固定温度。提高石英管的温度，可降低记忆效应和减小气相干扰，对于不同元素氢化物的原子化，可能稍有差异。

（4）原子化器高度：指激发光聚集点至石英管顶端的距离，石英管位置过高时，会对光源的激发光产生反射，火焰的底部也会对光产生散射等作用，使信噪比下降；石英管位置偏下时，激发光不能正好通过原子化区域，荧光效率及灵敏度会降低。

此外，不同厂商的仪器还需要对荧光信号记录的延时时间、读数时间、信号类型等参数进行选择。

2. 溶液条件选择

（1）KBH_4 浓度选择：KBH_4 或 $NaBH_4$ 的浓度对于还原反应的进行及产生的氢自由基和氢气的量有影响，浓度低时，还原反应不完全，灵敏度降低；浓度过高时，产生氢气量过大，火焰会稀释原子化区的原子浓度。过高的 KBH_4 浓度，还可引起共存离子干扰增大及背景信号增强。

另外，KBH_4 溶液必须配制在氢氧化钾或氢氧化钠的碱性溶液中，并且应避光，最好现用现配。

（2）载流酸度选择：载流推动样品前行与 KBH_4 反应，并对反应介质有一定影响，同时载流还起样品管路的清洗作用，对空白值有影响，因此需要选择和控制。

（3）元素价态的选择：不同元素适宜生成氢化物的价态不同，因此，需要预先加入氧化剂或还原剂将其转化。

（4）溶液酸度和酸的种类选择：发生氧化还原反应时要求有适宜的酸度，同时酸度还会对共存离子的干扰程度产生影响，还会影响空白值，因此需要优化和控制。在酸度满足要求的前提下，尽可能采用低酸度，以减少对仪器的腐蚀、降低空白及实验成本。

另外，还应注意不同元素所适宜的酸的种类也不相同。通常盐酸应用较多。

（5）样品预处理：样品经过消解处理后，测定的即是元素的总量，即将不同形态的被测元素均转变为无机态。处理时所用酸的种类应注意选择，以避免被测元素的损失；酸的纯度要高，用量尽可能少，以减小空白值。

（二）定量分析方法

与其他分析方法相同，根据式（10-4）样品溶液的荧光强度与被测元素的浓度成正比，采用标准曲线法进行定量分析，即作 I_F-c 标准曲线，荧光强度通常采用峰面积信号。

（三）仪器及其发展

氢化物发生原子荧光光谱仪的研制我国处于领先水平，有多家生产厂商。虽然仪器原理及组成基本相同，但结构部件和类型略有差异，各具特色。例如，样品的引入系统不同，或采用连续进样或断续进样等；有的采用注射泵代替蠕动泵，使用样量减少，进样量更准确；还有的使用双注射泵，使还原剂用量也减少。

除单道用于单元素分析外，还有双道及多道型仪器。对氢化反应条件接近的、荧光谱线不干扰的两元素或四元素，通过对光源的调控进行同时测定。与高效液相色谱或离子色谱联用，可用于 Hg、As、Se、Sb 等元素的形态及价态分析。目前，氢化物发生原子荧光仪器在我国的使用率已很高，将会在这些元素的检测中发挥越来越重要的作用。

第五节　原子荧光光谱法的应用

氢化物发生-原子荧光光谱法具有仪器简单、价格低，操作容易、干扰少、检出限低，可同时进行多元素分析等特点，在食品、水质、药品、化妆品、生命材料等样品中已被广泛应用。虽然可分析的元素只有十一二种，但这些元素均为与人体健康密切相关的元素，如对人体健康有害的重金属 As、Hg、Pb、Cd，对人体有益的元素 Se、Ge 等。很多样品中这些元素的检测方法已被列为国家标准分析方法（GB）、农业（NY）、环境（HJ）、进出口（SN）等行业标准分析方法。例如，GB 5009.76—2014 食品安全国家标准-食品添加剂中砷的测定；GB/T 5750.6—2006 生活饮用水标准检验方法金属指标；GB/T 13079/13081—2006 饲料中总砷、汞的测定；GB/T 13883—2008 饲料中硒的测定；GB/T 21729—2008 茶叶中硒含量的检测方法、SN/T 3479—2013 进出口化妆品中汞、砷、铅的测定方法、NY/T 2822—2015 蜂产品中砷和汞的形态分析-原子荧光法；SN/T 3941—2014 食品接触材料食具容器中铅、镉、砷和锑迁移量的测定-氢化物发生原子荧光光谱法；SN/T 3034—2011 出口水产品中无机汞、甲基汞和乙基汞的测定液相色谱-原子荧光光谱联用（LC-AFS）法；SN/T 3534—2013 搪瓷及玻璃器皿中砷、锑溶出量的测定-原子荧光法；HJ 680—2013 土壤和沉积物汞、砷、硒、铋、锑的测定-微波消解/原子荧光法；SN/T 2888—2011 出口食品接触材料；高分子材料；高密度聚乙烯中锑的测定-原子荧光光谱法；GB/T 22105.3—2008 土壤质量 总汞、总砷、总铅的测定-原子荧光法（第 3 部分）：土壤中总铅的测定等。

（张加玲）

第十一章 电位分析法

案例 11-1

氟是人体不可缺少的微量元素，但其摄入过量时可在体内蓄积，引起以氟骨症和氟斑牙为主要特征的地方性氟中毒（地氟病）。截至 2012 年，我国仍有 1308 个地氟病病区县（其中饮水型 1135 个，煤烟污染型 173 个），受影响病区人口数超过 1.2 亿人。

1991～2005 年全国地氟病病区监测点结果显示：以饮水氟≤1.0mg/L 为地方性氟中毒病区划分标准及玉米氟≤1.5mg/kg、辣椒氟≤1.0mg/kg 的食品氟标准为尺度，已达控制标准的病区饮水氟含量正在回升；粮食、辣椒氟污染程度有所下降，但 76% 以上监测点粮食含氟量和 92% 以上监测点辣椒含氟量超过国家标准。这表明病区居民粮食和辣椒仍然普遍受到煤烟氟的污染，尤其辣椒受煤烟氟污染更严重。

因此，根据不同的病因采取有针对性的防治措施，加大在病区的健康教育力度，使病区群众自觉地饮用低氟水、改变不良生活习惯和生活方式，是消除或降低高氟暴露的根本性措施。近年来，通过改水降氟和改炉改灶工程降低饮水型和煤烟污染型病区人群氟暴露水平，监测结果反映病区病情都在下降，受益人口增加，说明我国对地氟病的防治效果显著，但全国地氟病形势依然严峻，防控工作任重而道远。

问题：

（1）地氟病病区氟暴露水平的监测（包括环境和人群暴露的监测）为病区的划定和地氟病防控策略制定有何重要意义？

（2）通过监测哪些环境样品和生物材料可以初步判断氟中毒的流行病学分布，尤其是易感人群的分布（如儿童和孕妇）？

（3）在氟中毒病区环境样品（饮水、食物和茶叶等）中氟含量的主要监测技术手段有哪些？

（4）氟离子选择电极法的优点有哪些？可以用于现场快速分析吗？

第一节　电化学分析法基础

电化学分析法（electrochemical analysis）是一类以电化学基本原理和实验技术为基础的分析方法的总称。

电化学（electrochemistry）是研究物质的能量以电能和化学能相互转化规律的科学。电化学分析与溶液的电化学性质有关，溶液的电化学性质是指构成电池的电学性质（如电极电位、电流、电导、电量）和化学性质（如溶液的化学组成、浓度等）。电化学分析法就是利用这些性质，通过电极（electrode）这个转换器，把被测物质的浓度转化成电学参数而进行测量的方法。

将被测试液组成化学电池的一部分，通过测量电池的电学参数，根据电学参数与被测组分浓度或质量之间的关系，确定试样中被测组分的浓度（或质量），如下所示。

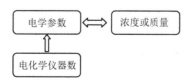

一、电化学分析的分类与特点

电化学分析法的种类较多，依据所测量电学参数的不同，可分为电位分析法（potentiometric analysis）、电导分析法（conductometry）、库仑分析法（coulometric analysis）、伏安分析法（voltammetry）和电位溶出法（potentiometric stripping analysis）。

1. 电位分析法　通过测量电池电动势或电极电位对物质进行定量的方法。按应用方式不同，电位分析法分为直接电位法（direct potentiometry）和电位滴定法（potentiometric titration）。

2. 电导分析法　以溶液电导作为被测量参数的方法。电导分析法分为直接电导法和电导滴定法。

3. 库仑分析法　测量电解过程中消耗的电量的方法。库仑分析法分为恒电位库仑法和库仑滴定法。

4. 伏安分析法　以测量电解过程中所得电流-电压曲线对物质进行定性定量的方法。伏安分析法包括一系列方法，其中使用滴汞电极的伏安法又称为极谱法（polarography）。

5. 电位溶出法　以测量溶出过程中电压-时间曲线为基础进行分析的方法。

电化学分析法具有灵敏度高、选择性好、准确和仪器设备简单、价格低廉、易于自动化等优点，在卫生检验等领域应用广泛，并且在自动监测、在线分析和在体分析中发挥着越来越重要的作用。

二、化 学 电 池

化学电池（electrochemical cell）是实现化学能与电能相互转化的装置。化学电池分为原电池（galvanic cell）和电解池（electrolytic cell）两种，能自发地将本身的化学能转变成电能的装置称为原电池；与此相反，将电能转变为化学能的装置称为电解池。本章主要介绍原电池。

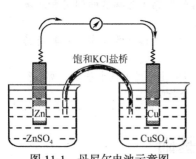

图 11-1　丹尼尔电池示意图

1. 原电池的结构　丹尼尔电池（Daniell cell）是典型的原电池，如图 11-1 所示。它是将一块 Zn 板插入到 $ZnSO_4$ 溶液中，将一块 Cu 板插入到 $CuSO_4$ 溶液中，两溶液间由饱和 KCl 盐桥相连通。在外电路接通的情况下产生电流，同时在两个电极上发生氧化还原反应。

Zn 板　　　　　　$Zn \longrightarrow Zn^{2+} + 2e$
　　　　　　　　　氧化反应　　　　　　　　　　（－）（阳极）

Cu 板　　　　　　$Cu + 2e \longrightarrow Cu^{2+}$
　　　　　　　　　还原反应　　　　　　　　　　（＋）（阴极）

电池总反应：

$$Zn + Cu^{2+} \longrightarrow Zn^{2+} + Cu$$

由于锌比铜活泼，所以锌原子失去 2 个电子，氧化成 Zn^{2+} 而进入溶液相，发生氧化反应；锌原子失去的电子通过外电路流到铜板，再被溶液中 Cu^{2+} 接受，发生还原反应，成为金属铜而留在铜板上。此装置将氧化还原反应 $Zn + Cu^{2+} \longrightarrow Zn^{2+} + Cu$ 所产生的化学能转变为电能。

一个原电池可以看作是由两个半电池组合而成，如 $Zn/Zn^{2+}(c_{Zn^{2+}})$ 称一个半电池。习惯上，把一个半电池称为一个电极，故 Zn 电极应指 Zn 板及相应的 Zn^{2+} 溶液，而不单指 Zn 板。Cu 电极亦然。

IUPAC 规定，无论是原电池还是电解池，凡是电极上发生氧化反应的电极称为阳极；电极上发生还原反应的电极称为阴极。就丹尼尔电池而言，铜电极是阴极，锌电极是阳极。而正、负极则由电极电位的高低而定，电子由锌电极流向铜电极，铜电极的电位比锌电极高，所以铜电极是正极，锌电极是负极。

2. 原电池的表示方法　为了使电池的描述简化，常用一种简单的符号来表示原电池，并作如下规定：

（1）将发生氧化反应的电极，即原电池的负极，写在左边；发生还原反应的电极，即原电池的正极写在右边。

（2）用化学式表示电池中各物质的组成，并在括号中注明其状态。气体注明压力（p），溶液给出活度或浓度（a/c），固相注明（s）。

（3）用单竖线"|"（有时也用逗号）表示能产生电位差的两相界面，用双竖线"‖"表示盐桥。

如上述的丹尼尔电池可表示为

$$(-)\mathrm{Zn(s)|\ ZnSO_4}\left(a_{\mathrm{Zn^{2+}}}\right)\|\ \mathrm{CuSO_4}\left(a_{\mathrm{Cu^{2+}}}\right)|\ \mathrm{Cu}(s)(+)$$

三、电池电动势和电极电位

1. 电池电动势　当原电池两极用导线连通时，便有电流通过。若通过的电流无限小时，电池两极的电压即为该电池的电动势（electromotive force，EMF）。一个电化学体系包含各种相之间的接触，如金属-溶液、溶液-溶液的接触等。在两相接触的界面（称为相界面）上，它们的性质与相内是不同的。无论是哪种接触，在它们的界面上，都存在着电位差，称为相间电位差。金属-溶液之间的相间电位差称为电极电位（原电池右半电池和左半电池的电极电位表示为正极电极电位 φ_+ 和负极电极电位 φ_-）；溶液-溶液界面上的相间电位差称为液体界接电位 φ_j。电池电动势 E_{cell} 实际上是电池内各个相界面上相间电位差的代数和，包括导线和不同金属之间的接触电位、金属和溶液之间的相间电位（即正极电极电位和负极电极电位）、两种不同溶液界面上的液体接界电位。即

$$E_{\mathrm{cell}}=\varphi_+-\varphi_-+\varphi_j+\varphi_c$$

其中，φ_c 很小，相对其他各项，可以忽略不计；φ_j 可以通过加盐桥将其减小至忽略不计；因此电池电动势的大小主要取决于两半电池的电极电位，即

$$E_{\mathrm{cell}}=\varphi_+-\varphi_-$$

2. 电极电位的产生　任何金属晶体中都含有金属离子和自由电子。以锌电极为例，当锌板与硫酸锌溶液接触时，一部分锌离子离开金属而进入溶液中，电子留在锌板上，因此金属带负电荷，而溶液带正电荷。溶液中的正离子就被吸引而集中在金属表面附近，负离子被金属排斥。结果金属附近的溶液所带的电荷与金属本身的电荷相反，这就形成了双电层。

双电层形成后，金属附近的溶液带正电荷，对金属离子有排斥作用，使金属的溶解速度减慢，而溶液中锌离子得到电子沉积到金属表面的速度加快。当溶解与沉积的速度相等时，达到一种动态平衡，这样在金属与溶液之间产生了电位差，即电极电位。相反，铜电极中铜离子在金属相中的稳定性大于溶液相，溶液中的离子进入金属中，使金属相带正电荷，而溶液中由于少了正离子而显示出负电，达到平衡时，形成稳定的电极电位。

3. 电极电位的测量　单个电极的电极电位绝对值无法测量。因为当电位差计的一端与待测电极相连，另一端插入溶液组成回路时，测得的已是这个电池的电动势了，即两电极的电极电位之差。

实际上，不需要知道电极电位的绝对值，而只要知道它的相对值即可。也就是找一个共同的标准，其他电极都与之进行比较。IUPAC 规定以标准氢电极（standard hydrogen electrode，SHE）作为标准，并且规定：在任何温度下标准氢电极的电极电位都为零。SHE 的结构如图 11-2 所示，

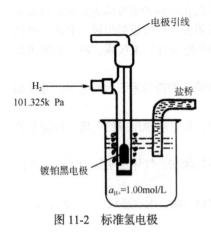

电极引线

H_2
101.325k Pa

盐桥

镀铂黑电极

$a_{H^+}=1.00mol/L$

图 11-2   标准氢电极

它是将镀铂黑的铂片插入含有氢离子的溶液中，并不断通氢气。H_2 的压力为 101.325kPa，H^+ 的活度为 1.00mol/L。

标准氢电极的表示式为：Pt（镀铂黑）| H_2（101.325kPa），H^+（a=1.00mol/L）

电极反应为

$$2H^+ + 2e \longrightarrow H_2$$

这里铂电极只起导体的作用，不参与电极反应。

对任一给定电极 a，将其与标准氢电极组成原电池，即

标准氢电极 ‖ 给定电极 a

测定电池的电动势。在已消除液接电位的前提下，测得的电动势即是该电极的电极电位。

$$E_{cell} = \varphi_a - \varphi_{SHE}$$
$$\varphi_a = E_{cell} + \varphi_{SHE}$$

这种标度电极电位的规定称为"氢标"。

例如，将铜电极与标准氢电极组成原电池：

（–）标准氢电极‖铜电极（＋）

测定该电池的电池电动势，测得值就等于该电极的电极电位。即

$$E_{cell} = \varphi_{Cu} - \varphi_{SHE} = \varphi_{Cu} - 0 = \varphi_{Cu}$$

仪器测量得到的电池电动势永远为"正"。对于给定电极的电极电位的正负，IUPAC 规定：电子经过外电路由标准氢电极流向给定电极，则给定电极的电极电位为"正"，如上述铜电极；反之则为"负"，如锌电极。

实际工作中，并不采用 SHE 作为标准电极去测定其他电极的电极电位。因为氢电极的装置和纯化比较复杂，而且它对外界条件十分敏感，所以使用很不方便。为此，往往采用一些结构比较简单、电位值稳定的电极来代替。

首先，将这种电极与标准氢电极组成电池，准确测定其电极电位；然后，再用它作为标准电极来测定其他电极的电极电位。此类电极称为参比电极，它属于二次标准电极。其特点是电极电位准确已知，电位值在测定过程中保持恒定，而且使用方便。

四、能斯特方程

电极电位的大小不仅与组成电极的物质本质有关，还与溶液的活度（浓度）以及温度等因素有关。表示电极电位与组成电极的物质及其活度、温度等关系的公式称为能斯特（Nernst）方程。

对于任意给定的一个电极，其电极反应可以写成如下通式：

$$Ox + ne \rightleftharpoons Red$$

式中，Ox 为物质的氧化态；Red 为物质的还原态；n 为转移电子数。

能斯特方程为

$$\varphi = \varphi^{\ominus} + \frac{RT}{nF} \ln \frac{a_{Ox}}{a_{Red}} \tag{11-1}$$

式中，φ 为电极电位；$\varphi^{\ominus}$ 为标准电极电位，指参与反应的所有物质的活度都等于 1 时的电极电位，只与电对的性质有关，可从有关手册中查到；R 为摩尔气体常量，其值为 8.314 J/（mol·K）；T 为热力学温度，K；n 为电极反应中转移的电子数；F 为法拉第常量，其值为 96485 C/mol；a_{Ox} 为氧化态物质的活度；a_{Red} 为还原态物质的活度。

在 25℃时，将常数项代入并换算成常用对数，则式（11-1）变为

$$\varphi = \varphi^{\ominus} + \frac{0.0592}{n} \lg \frac{a_{Ox}}{a_{Red}} \tag{11-2}$$

五、液接电位与盐桥

在电化学测量中，常有溶液-溶液的接触，在两种含有不同离子的溶液界面上，或者两种离子相同而浓度不同的溶液界面上，存在液接电位 φ_j。液接电位的产生是由于溶液中各种离子具有不同的迁移速率。以两种浓度不同的盐酸溶液的界面上产生的液接电位为例，如图 11-3 所示。

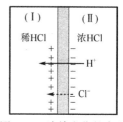

图 11-3　液接电位的产生

如果 I 相中盐酸浓度低于 II 相，由于溶液的界面处存在浓度差，所以 H⁺ 和 Cl⁻ 由 II 相向 I 相迁移，而 H⁺ 的迁移速率比 Cl⁻ 快得多，所以 I 相界面带正电荷，II 相界面带负电荷，两相间形成了电位差。电位差的产生使 H⁺ 的移动速率减慢，而 Cl⁻ 的移动速率加快，最后达到动态平衡，使两溶液界面上有一稳定的电位差，即液接电位。

若两溶液为浓度相同而组成不同的电解质，或组成及浓度都不同时，界面上的扩散更为复杂，但总的来说，都要形成一定的液接电位。液接电位的大小主要受两溶液的 pH 之差、离子的种类和浓度的影响。

由于实验条件的不同，液接电位的值不是恒定的，它会随着离子的浓度、电荷数、离子迁移

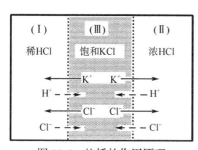

图 11-4　盐桥的作用原理

速率以及溶剂的性质等而改变。液接电位通常可达 30~40 mV，往往难以准确计算和测量，它的存在使测定时难以得出稳定的实验数据。所以，在实际工作中，必须设法消除。最常用的消除方法就是在两个溶液之间连接上一个称为"盐桥（salt bridge）"的中间溶液。

盐桥是在一"∩"形的细玻璃管中装上用琼脂固定的饱和 KCl 溶液，然后与两溶液相连。这样就产生了两个接界面，由原来的 I/II 界面变成了 I/III 和 II/III 界面（图 11-4）。

由于 KCl 的浓度很高，液接处的扩散主要是 KCl 向两边溶液的扩散，而 K⁺ 和 Cl⁻ 的扩散速率几乎相等，所以在 I/III 界面液接处形成的液接电位很小，如界面的液接电位只有 3.1 mV。在另一个界面 II/III 也同样形成一个大小相近、符号相反的液接电位。这两者又可以相互抵消一部分，以致液接电位可减小至约 ±1 mV。

在使用盐桥测量电池电动势时，液接电位可以忽略不计。

选择盐桥中电解质的原则是高浓度、正负离子迁移速率几乎相等，且不与电池中溶液发生化学反应。常采用 KCl、NH_4NO_3 和 KNO_3 的饱和溶液。

第二节　直接电位分析法

直接电位分析法是在通过电池的电流为零的条件下，测定电池的电动势或电极电位，利用电极电位与被测物质浓度的关系来确定物质浓度的一种电化学分析方法。

一、仪器装置

直接电位法的仪器装置如图 11-5 所示。将两支电极插入待测溶液，组成一个原电池，测定该电池的电动势，并由该电动势计算出待测离子的活度。其中一支电极的电极电位不随测量对象的不同和活度的变化而发生改变，即保持恒定，这种电极称为参比电极（reference electrode）；另一支电极的电极电位则随着被测溶液中待测离子的活度变化而改变，即能够指示溶液中待测离子的活度变化，这类电极称为指示电极（indicate electrode）。

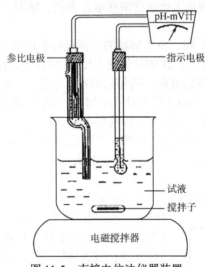

图 11-5   直接电位法仪器装置

（一）参比电极

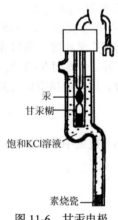

图 11-6   甘汞电极

参比电极是指在温度、压力一定的条件下，其电极电位值准确已知，并保持不变，用于观察、测量或控制测量电极电位的一类电极。它是提供标准电位的具有辅助性质的电极，在与待测电极组成电池时，其电位稳定与否对测定结果影响很大，因此要求参比电极的结构简单、使用方便，具有可逆性、重现性和稳定性好等特点。

标准氢电极是最理想的参比电极，但由于其使用麻烦且易损坏，所以在实际操作中采用二级标准电极作为参比电极。常用的参比电极为饱和甘汞电极和银-氯化银电极。

1. 甘汞电极   甘汞电极（calomel electrode）是目前应用最广泛的参比电极，其结构如图 11-6 所示，它由汞-氯化亚汞（甘汞）和氯化钾组成。在两支玻璃管中插入铂丝连接导线，内管加入汞和甘汞的糊状混合物，并以甘汞的氯化钾溶液作内充液，用脱脂棉塞紧下端，外管再充入氯化钾溶液，用多孔陶瓷封接，以防电极的内充液流出，而又能与被测溶液相互连通。

甘汞电极的表示式为

$$Hg,\ Hg_2Cl_2\ (s)\ |\ KCl\ (a)$$

电极反应为

$$Hg_2Cl_2 + 2e \rightleftharpoons 2Hg + 2Cl^-$$

25℃时电极电位为

$$\varphi = \varphi^{\ominus} + \frac{0.0592}{2} \lg \frac{a_{Hg_2Cl_2}}{a_{Hg}^2 \cdot a_{Cl^-}^2}$$

因为 Hg_2Cl_2（s）和纯 Hg 的活度等于 1，所以

$$\varphi = \varphi^{\ominus} - 0.0592 \lg a_{Cl^-}$$

因此，在一定温度下，甘汞电极的电极电位取决于电极内参比溶液中氯离子的活度，当氯离子活度保持固定时，则电极电位恒定。甘汞电极内的 KCl 溶液浓度不同时，甘汞电极的电极电位不同。如果使用饱和 KCl 溶液，此电极称为饱和甘汞电极（saturated calomel electrode，SCE），最为常用。另有使用 0.1mol/L 和 1mol/L 的 KCl 溶液的标准甘汞电极，在 25℃时，它们的电极电位值如表 11-1 所示。

表 11-1　甘汞电极的电极电位（25℃）

甘汞电极	KCl 溶液浓度	电极电位/V
0.1mol/L 甘汞电极	0.1mol/L	0.3365
1mol/L 甘汞电极	1mol/L	0.2828
饱和甘汞电极	饱和溶液	0.2438

甘汞电极具有结构简单、电极电位稳定等优点。但电极电位受温度的影响较大，当温度大于 80℃时，电极电位就不稳定了，因此，甘汞电极的使用温度不宜高于 75℃。

2. 银-氯化银电极　银-氯化银电极（silver/silver chloride electrode）在原理上与甘汞电极极为相似，但其最大的优点是受温度变化的影响非常小，可在温度高于 80℃的体系中使用，目前为重现性和稳定性最好的参比电极。

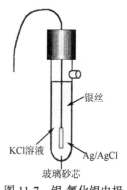

银-氯化银电极的结构如图 11-7 所示，它是由一根银丝经电解处理使其表面氯化，覆盖一层 AgCl 镀层，浸入 KCl 溶液中构成。

电极表示式为

$$Ag，AgCl（s）｜KCl（a）$$

电极反应为

$$AgCl + e \Longrightarrow Ag + Cl^-$$

电极电位（25℃）为

图 11-7　银-氯化银电极

$$\varphi = \varphi^{\ominus} - 0.0592 \lg a_{Cl^-}$$

与甘汞电极一样，银-氯化银电极的电极电位值也取决于 KCl 溶液的浓度。25℃时，当 KCl 溶液浓度分别为 0.1mol/L、1mol/L 及饱和溶液时，银-氯化银电极的电极电位值分别为 0.2880V、0.2223V 和 0.2000V。因为银-氯化银电极性能可靠、结构简单、体积小，所以常作为离子选择性电极的内参比电极。

（二）指示电极

电极电位随着被测溶液中待测离子的活度变化而改变，且符合能斯特方程的电极，称为指示电极。它能够对溶液中参与电极半反应的离子活度做出快速而灵敏的响应。依据能斯特方程，当溶液中相应离子活度发生变化时，指示电极的电位与离子活度的对数值呈线性关系。即

$$\varphi_{In} = \varphi_{In}^{\ominus} + s \lg a_i$$

式中，φ_{In} 为指示电极的电极电位；$\varphi_{In}^{\ominus}$ 为与指示电极本性有关的常数；s 为比例系数；a_i 为被测离

子的活度。

依据指示电极的结构与原理的不同，可分为金属基电极（metallic electrode）和膜电极（membrane electrode）两大类。

1. 金属基电极 这类电极是一种基于电子交换反应，即氧化还原反应的电极，可分为四类：零类电极（惰性导体-氧化还原电对电极）、第一类电极（金属-金属离子电极）、第二类电极（金属-金属难溶盐电极）及第三类电极（金属-两种具有共同阴离子的难溶盐或具有共同配位体的配离子电极）。

2. 膜电极 这类电极是目前应用广泛、发展迅速的一类电极。其特点是仅对溶液中特定离子有选择性响应，所以又称为离子选择性电极。这类电极主要用于电位分析，下面将重点介绍。

二、基 本 原 理

直接电位法是利用指示电极（如离子选择性电极）将被测物质的活度转换为电极电位值，然后根据能斯特方程，从测得的电位值计算出该物质的活度。

将指示电极和参比电极插入待测溶液组成下面原电池：

参比电极|待测溶液|指示电极

则电池电动势为

$$E_{cell} = \varphi_{In} - \varphi_R + \varphi_j$$

式中，φ_R 为参比电极的电极电位，其值准确、已知、固定；φ_{In} 为指示电极的电极电位；φ_j 为液接电位，加盐桥后可忽略不计，合并式中各常数项为 K，则上式可表示为

$$E_{cell} = \varphi_{In} - \varphi_R = \varphi_{In}^{\ominus} + s \lg a_i + \varphi_R = K + s \lg a_i \qquad (11-3)$$

电池电动势的变化反映了指示电极的电极电位变化，即反映了待测离子浓度的变化。电池电动势与待测离子活度的对数呈线性关系，这就是电位分析法定量的基础。

第三节 离子选择性电极

一、离子选择性电极的结构和分类

在电化学分析中，电极是将被测物活度变换成电信号（如电位或电流）的一种传感器。膜电极具有敏感膜并能产生膜电位，为电位分析法中最常使用的电极，离子选择性电极基本都是膜电极。

IUPAC 推荐的离子选择性电极（ion selective electrode，ISE）的定义为：离子选择性电极是一类电化学传感体，它的电位与溶液中给定的离子活度的对数值呈线性关系。

1. 离子选择性电极的结构 离子选择性电极由敏感膜、电极杆、内参比电极和内参比溶液等部分组成，如图 11-8 所示。

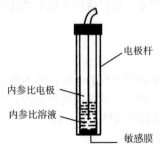

敏感膜是指一个能分开两种电解质溶液并能对某类物质有选择性响应的连续层。它是离子选择性电极最重要的组成部分，起到将溶液中给定离子的活度转变为电位信号的作用。电极杆一般由玻璃或高分子聚合物材料制成。内参比电极多为银-氯化银电极。内参比溶液由电极种类决定，一般至少含有两种成分，一种是电极膜敏感离子即待测离子，另一种是内参比电极需要的 Cl 离子。也有不使用内参比溶液的离子选择性电极。

2. 离子选择性电极的分类 通常离子选择性电极的分类以敏感膜材料的性质为基本依据，根据 1976 年 IUPAC 的推荐，离

图 11-8 离子选择性电极结构

子选择性电极分为原电极和敏化离子选择性电极两类。离子选择性电极的分类如表 11-2 所示。

表 11-2　离子选择性电极的分类

离子选择性电极	原电极	晶体膜电极	均相膜电极，如氟、氯、铜离子选择性电极	
			非均相膜电极，如碘、溴离子选择性电极	
		非晶体膜电极	刚性基质电极，如 pH、pNa 等玻璃电极	
			流动载体电极	带正电荷，如 NO_3^- 电极等
				带负电荷，如 Ca^{2+} 电极等
				中性，如 K^+ 电极等
	敏化离子选择性电极	气敏电极，如氨气敏电极等		
		酶电极，如氨基酸酶电极等		

二、离子选择性电极的电极电位

离子选择性电极的电极电位 φ_{ISE} 主要由两部分组成，即内参比电极电位 $\varphi_{R(In)}$ 和膜电位 φ_m。

$$\varphi_{ISE} = \varphi_{R(In)} + \varphi_m$$

当内参比溶液固定时，内参比电极的电极电位也确定，离子选择性电极电位的变化就取决于膜电位的变化。

膜电位是指膜的一侧或两侧与电解质溶液接触而产生的电位差。由于膜的种类和性质不同，膜电位的大小和产生的机理也不尽相同。

膜电位的产生机制是一个复杂的理论问题，目前仍在进行深入研究。但对一般离子选择性电极来说，膜电位产生的机理可以这样来理解：凡是能作为电极的各种薄膜，都可以被认为是一种离子交换材料。

当离子选择性电极插入待测溶液中时，敏感膜与溶液之间就产生两个界面，一个是敏感膜与待测溶液间的界面，另一个是敏感膜与内参比溶液间的界面。因为被测试液与内参比溶液都含有相同的离子，只要它们的浓度不同，就会在溶液与敏感膜之间产生离子扩散或交换；而在不同相中的离子，扩散速率是不同的，当达到动态平衡后，在两个界面上形成两个相间电位 φ_{ex} 和 φ_{in}，其差值即为膜电位 φ_m。

如果待测离子是阳离子：

$$\varphi_{ex} = K_{ex} + \frac{0.059}{n}\lg\frac{a_{i(ex)}}{a_{i(ex)}^m}$$

$$\varphi_{in} = K_{in} + \frac{0.059}{n}\lg\frac{a_{i(in)}}{a_{i(in)}^m}$$

式中，φ_{ex} 和 φ_{in} 分别为膜外表面和被测溶液两相界面的电位差及膜内表面及内参比溶液两相界面的电位差；$a_{i(ex)}$ 和 $a_{i(in)}$ 分别为膜外溶液和内参比溶液中被测离子的活度；$a_{i(ex)}^m$ 和 $a_{i(in)}^m$ 分别为膜外表面和膜内表面被测离子的活度；K_{ex} 和 K_{in} 分别为与外膜和内膜性质相关的常数。

对于同一支电极，膜内表面和膜外表面的性质可以看成是相同的，所以 K_{ex} 和 K_{in} 可以认为相等，又因为膜内和膜外活性层中可交换的被测离子数相同，即 $a_{i(ex)}^m = a_{i(in)}^m$，所以，膜内外之间的电位差为

$$\varphi_m = \varphi_{ex} - \varphi_{in} = \frac{0.059}{n}\lg\frac{a_{i(ex)}}{a_{i(in)}}$$

由于离子选择性电极的内参比溶液固定，所以

$$\varphi_\mathrm{m} = K + \frac{0.059}{n}\lg a_{i(\mathrm{ex})}$$

式中，K 与敏感膜、内参比溶液等有关，同类电极的每一支电极的 K 值都可能不相同。测定时实验条件控制一致时方可视为常数。

同理，如果待测离子为阴离子，则

$$\varphi_\mathrm{m} = \frac{0.059}{n}\lg \frac{a_{i(\mathrm{in})}}{a_{i(\mathrm{ex})}}$$

$$\varphi_\mathrm{m} = K - \frac{0.059}{n}\lg a_{i(\mathrm{ex})}$$

公式合并可得

$$\varphi_\mathrm{m} = K \pm \frac{0.059}{n}\lg a_{i(\mathrm{ex})} \tag{11-4}$$

式（11-4）中，如果待测离子为阳离子，则取"+"号；为阴离子，则取"−"号。式（11-4）是离子选择性电极法测量溶液中离子活度的基础。

三、离子选择性电极的性能

案例 11-2

以下是型号 200048 在线 pNa 测量电极的技术指标：

测量范围：0.01～20000ppb

稳定的流速范围：30～300ml/min

内阻（25℃）：50MΩ

斜率：48～61mV

使用温度：0～70℃

响应时间：15～120s

高抗氢离子干扰，其 $K_{\mathrm{Na}^+,\,\mathrm{H}^+}$ 可达 1/20～1/30。

问题：

（1）该技术指标中包含了离子选择性电极的哪些性能指标？

（2）这些性能指标对离子选择性电极的选择和应用有什么指导意义？

（3）钠离子选择性电极的检测范围如何确定？

（4）干扰离子的影响可以通过什么指标来表示？

为了正确使用离子选择性电极，使其测定结果准确可靠，必须了解离子选择性电极的性能。主要从以下几个方面评价其性能：线性范围和检测下限、选择性、电极斜率、响应时间、温度效应、电极内阻、稳定性和电极寿命等。

1. 线性范围和检测下限   离子选择性电极具有将溶液中某种特定离子活度转换成一定电位的功能。离子选择性电极的电位随待测离子 i 活度变化的特征称为响应，若此响应服从能斯特方程，则称为能斯特响应，25℃时，

$$\varphi_\mathrm{ISE} = K \pm \frac{0.059}{n}\lg a_i$$

这是离子选择性电极的基本性能之一。

在实际测定过程中，离子选择性电极的电位值随被测离子活度降低到一定程度后，便开始偏

离能斯特方程。以离子选择性电极的电位对响应离子活度的对数作图，所得的曲线称为校准曲线，见图 11-9。校准曲线直线部分 CD 所对应的离子活度范围称为线性范围，定量测定必须在线性范围内进行。一般离子选择性电极的线性范围在 $10^{-1} \sim 10^{-5}$mol/L，有的可低至 10^{-6} 或 10^{-7}mol/L。电极的线性范围越宽，可适用的样品浓度范围也越宽。

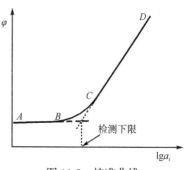

图 11-9　校准曲线

离子选择性电极的检测下限由校准曲线确定。当待测离子活度小到一定程度时，电极电位值的变化越来越小，曲线逐渐弯曲，直至电极电位无明显响应，见图 11-9 中的 AB 段。电极能够有效检测出的最小浓度称为离子选择性电极的检测下限。IUPAC 推荐离子选择性电极的检测下限测定方法是：校准曲线的直线部分 CD 段与水平部分 AB 段延长线的交点所对应的活度。在检测下限附近，电极电位不稳定，离子选择性电极测定结果的重现性及准确性降低。

影响离子选择性电极检测下限的因素很多，最主要的是敏感膜材料在溶液中的溶解度，溶解度小，检测限低。由于敏感膜本身具有一定的溶解度，当溶液浓度低于某一限度时，膜溶解产生的离子就有一个定值，产生一定的附加电位，从而对检测下限产生一定的影响。例如，氯离子选择性电极，其敏感膜由 $AgCl/Ag_2S$ 混晶制成。AgCl 在纯水中的溶度积 $K_{sp} = 1.6 \times 10^{-10}$（25℃）。则

$$a_{Cl^-} = \sqrt{K_{sp}} = \sqrt{1.6 \times 10^{-10}} \approx 1.0 \times 10^{-5} \text{mol/L}$$

所以用该离子选择性电极去测定待测溶液中低于 1×10^{-5}mol/L 的 Cl^- 将产生困难。另外检测下限还与电极膜的表面光洁度有关，表面光洁度越高，检测下限越低。此外，溶液的组成、温度、电极的制备方法、测定过程中的搅拌速度、电极的使用年限等都对检测下限有一定的影响。

离子选择性电极通常也有检测上限，一般为 1mol/L 或 0.1mol/L。虽然该浓度以上溶液电极也有响应，但浓溶液会腐蚀电极膜，缩短电极寿命，而且液接电位也不稳定，影响测定结果的准确度。

2. 离子选择性电极的选择性　任何一支离子选择性电极都不可能只对特定的离子产生响应，除待测离子外，对其他离子也会响应，只是程度不同而已。

离子选择性电极的选择性是指离子选择性电极对待测离子和共存干扰离子的响应程度的差异。用选择系数 $K_{i,j}$（selectivity coefficient）来表示该电极对干扰离子 j 的选择性响应程度：

$$K_{i,j} = \frac{a_i}{a_j^{n_i/n_j}}$$

式中，n_i、n_j 分别为 i、j 离子的电荷数；$K_{i,j}$ 表示能产生相同电位时待测离子 i 与干扰离子 j 的活度比。

离子选择性电极的选择性是由膜材料的性质所决定的。对于膜材料性质与电极选择性的内在关系的研究目前还在进行中。在同一电极膜上，可以有多种离子进行不同程度的交换，故膜的响应无专一性，只有相对的选择性。

选择系数 $K_{i,j}$ 是一个实验数据，可以用分别溶液法或混合溶液法等测定。它随着溶液中离子浓度和测量方法的不同而不同，并不是一个严格的常数，数值可以在手册中查到。但它只能用来估量电极对不同离子响应的相对程度，而不能用来校正其他离子所引起的干扰。$K_{i,j}$ 值越小，表明电极的选择性越好。一般 $K_{i,j}$ 值在 10^{-4} 以下不呈现干扰，$K_{i,j}$ 值至少接近 10^{-2}，否则不宜使用。商品电极都提供不同干扰离子的选择系数。

利用 $K_{i,j}$ 可以粗略地估计在某浓度下，干扰离子对主要离子电位响应所产生的误差。其误差 E 的计算式为

$$E = \frac{K_{i,j}a_j^{n_i/n_j}}{a_i} \times 100\%$$

此外，$K_{i,j}$ 还可以作为选择适当的离子强度调节剂的参考以及试样预处理时选用试剂的参考。

3. 电极斜率　电极斜率 S，也称级差，是指在恒定温度时，离子选择性电极在能斯特响应范围内（即线性范围内），待测离子活度变化 10 倍所引起的电位变化值。在一定温度下，对给定的选择电极，其斜率是常数。由能斯特方程可知电极斜率的理论值为 $2.303RT/nF\,(\mathrm{V})$。在 25℃时，对一价离子，理论斜率为 0.059V 或 59.16mV，二价离子为 29.58mV。离子电荷数越大，级差越小，测定灵敏度也越低，故电位分析法多用于低价离子的测定。

图 11-9 中直线的斜率为离子选择性电极的实际响应斜率。对一支离子选择性电极来说，实际斜率与理论斜率往往存在一定偏差。偏差的大小决定了电极质量的好坏。实际斜率与理论斜率偏差过大，如实际斜率小于理论斜率的 90% 时，电极应该被淘汰。

4. 响应时间　根据 IUPAC 推荐，离子选择性电极的响应时间是指从离子选择性电极和参比电极一起接触试液的瞬间算起，到电极电位值稳定（波动在 1mV 以内）所经过的时间。电位值未达到稳定数值之前读数，必然会给测定结果带来误差。电极的响应时间少则几秒钟，多则几分钟，甚至十几分钟。响应时间越短，对提高分析速度越有利。

影响响应时间的因素主要有以下几个方面：①敏感膜的组成及性质。电极的响应时间与膜表面离子交换的快慢、膜内电荷传递速度以及膜的溶解度有关。电极敏感膜越薄，响应时间越短。表面光洁的敏感膜比粗糙的响应时间短，光洁的表面容易清洗，而粗糙或有缺陷的表面难以洗净，故会延长电极到达平衡的时间，使响应时间变长。②被测离子的浓度。电极在浓溶液中的响应时间一般比在稀溶液中的响应时间短。电极在接近检测下限的稀溶液中，敏感膜物质的溶解逐渐增加，电极平衡时间延长。一般来说，在测定浓溶液后再测稀溶液，因有迟滞效应，所以平衡时间延长，这可能与膜表面的吸附现象有关。③被测离子到达电极表面的速度。搅拌溶液可以加速被测离子到达电极表面的速度，从而加快电极表面达到平衡的时间。④共存离子的影响。若溶液中的共存离子不产生干扰，那么它的存在往往能缩短响应时间。⑤试液的温度。通常试液的温度升高会缩短离子选择性电极的响应时间。原因是膜表面建立膜电位平衡加速，有关离子交换加快；同时加速电荷在膜相内的传递，加快平衡的到达。但温度的升高也会使敏感膜在溶液中的溶解度增大，延长平衡时间。

5. 温度效应　由能斯特方程可知，温度的影响是多方面的，所以在整个实验过程中，应保持温度恒定，以提高测量的准确度。

6. 离子选择性电极的内阻　离子选择性电极的内阻包括膜内阻、内参比电极的内阻和内参比溶液的内阻三部分。内阻主要由膜内阻决定，它与敏感膜的类型、厚度、组成以及膜内各组分的比例有关。电极膜的导电性一般不好，膜的内阻可达 $10^4 \sim 10^6 \Omega$，玻璃膜更高达 $10^8 \Omega$。

电极的内阻可以采用较为简便的方法测量，而且通过测定电极内阻，可以判断电极性能的好坏。

（1）判断仪器输入阻抗与电极内阻是否匹配：仪器输入阻抗应比电极内阻大 1000 倍以上。离子选择性电极所配用的电位差计要具有较高的输入阻抗，一般要求电位差计阻抗达到 $10^{11} \sim 10^{12} \Omega$ 及以上。一般的毫伏计达不到要求，不能作为电位差计使用。

（2）判断电极是否失效或破裂、脱胶：若电极内阻很小，表明电极可能有裂隙，电极不能使用。若电极内阻很大，表明电极已老化或断路，也不能再使用。

7. 电极的稳定性　电极电位值都不是绝对稳定，会随时间变化。在同一溶液中，电极电位单方向的变化称为漂移。电极的稳定性以 8h 内漂移的毫伏数表示，一般认为漂移≤2mV/8h 为合格。漂移的大小与膜的稳定性、电极的结构和绝缘性有关，通常盐桥液接部位堵塞是造成电位测量时不稳定的重要原因。

8. 电极寿命　电极寿命是指保持能斯特响应的时间，它与电极的种类、结构、使用以及保管等有关。一般电极可使用一年或几年，而有些生物敏感膜电极的寿命只有几天或几小时。

四、常用的离子选择性电极

（一）pH 玻璃电极

　　pH 玻璃电极（pH glass electrode）是最重要、应用最广泛的电极，它属于刚性基质电极（rigid matrix electrode），敏感膜是由离子交换型薄膜玻璃或其他刚性基质材料构成。它对溶液中的 H^+ 有选择性响应，即它能测定溶液中氢离子的活度。

　　1. 结构　pH 玻璃电极的结构如图 11-10 所示。电极的核心部分是敏感玻璃的球状薄膜，膜厚约 0.1mm，内参比溶液为 0.1mol/L 的 HCl 溶液，内参比电极为银-氯化银电极。

　　pH 敏感玻璃薄膜是由特殊玻璃如 Corning 玻璃制成。玻璃一般由三种氧化物组成，即 Na_2O、CaO 和 SiO_2。其中 SiO_2 是玻璃的形成剂，形成硅氧四面体，彼此连接构成一个无限的三维网络，是电荷的载体，如图 11-11 所示。当加入 Na_2O 时，某些硅氧键断裂，出现离子键，Na^+ 就可能在网络骨架中活动，Na^+ 与 H^+ 可交换，故 pH 玻璃电极对 H^+ 有响应。加入碱土金属氧化物可以降低玻璃电极的内阻。

　　2. pH 玻璃电极的电极电位　pH 玻璃电极在使用前必须先在蒸馏水中浸泡 24h，生成水化凝胶层。当 pH 玻璃电极浸泡在水中时，玻璃膜中的阳离子（主要是 Na^+）与水溶液中的 H^+ 发生离子交换反应，反应式为

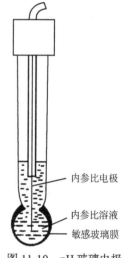

内参比电极
内参比溶液
敏感玻璃膜

图 11-10　pH 玻璃电极

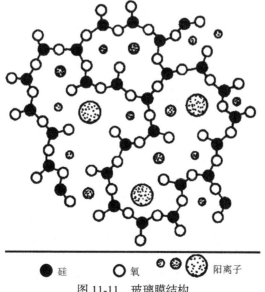

● 硅　　○ 氧　　⊙ 阳离子

图 11-11　玻璃膜结构

$$H^+ + Na^+Gl^- \rightleftharpoons Na^+ + H^+Gl^-$$

随着玻璃表面在水中浸泡时间的增长，水将进一步渗透到玻璃固体中去，形成的水化层厚度为 $10^{-4} \sim 10^{-5}$mm。这是电极起作用的主要部分，可以把它看成是一层不移动的溶液。在此凝胶层的外表面，所有固定的 Na^+ 占据的点位都被 H^+ 占据，因此硅胶表面上 H^+ 的数目很多，Na^+ 的数目接近于零。从表面到胶体的内部，H^+ 的数目不断下降而 Na^+ 的数目相应增加。中间是未被水化的干玻璃层，在干玻璃层的表面 Na^+ 的数目最多。图 11-12 为一个已水化的玻璃电极截面示意图。

外部待测溶液 $a_{H^+}=x$	水化层 10^{-4}mm $a_{Na^+} \to$ 上升 上升 $\gets a_{H^+}$	干玻璃层 0.1mm 抗衡离子基本上是 Na^+	水化层 10^{-4}mm 上升 $\gets a_{Na^+}$ $a_{H^+} \to$ 上升	内部溶液 0.1mol/L HCl

图 11-12　水化玻璃膜示意图

将水化好之后的 pH 玻璃电极插入待测溶液中，内外水化层中的 H^+ 能分别与内参比溶液和待测溶液中的 H^+ 交换，按照前面所述膜电位产生的机制，形成膜电位。玻璃电极的膜电位为

$$\varphi_m = K + \frac{2.303RT}{F}\lg a_{H^+}$$

pH 玻璃电极的电极电位为

$$\varphi_{pH} = \varphi_m + \varphi_{R(in)} = K + \frac{2.303RT}{F}\lg a_{H^+} + \varphi_{R(in)} = k + \frac{2.303RT}{F}\lg a_{H^+}$$

在 25℃时，

$$\varphi_{pH} = k + 0.0592\lg a_{H^+}$$

则

$$\varphi_{pH} = k - 0.0592pH \tag{11-5}$$

3. pH 玻璃电极存在的问题

（1）不对称电位：如果内参比溶液和外部试样溶液中 H^+ 浓度相同，φ_m 应为零，但实际上仍有一个很小的电位存在，称为不对称电位（asymmetry potential）。对于给定的玻璃电极，不对称电位会随时间而缓慢变化。不对称电位产生的原因还不十分清楚，目前认为可能与玻璃膜内外两个表面上的张力不同等因素有关。实际测量时，可采用已知 pH 的标准缓冲溶液进行校准，即通过电极电位值（pH）进行定位的方法加以消除。

（2）碱差与酸差：pH 玻璃电极不只是对 H^+ 产生响应，对其他阳离子也有响应，其顺序是 $H^+ > Na^+ > K^+ > NH_4^+$。通常情况下 Na^+、K^+ 等对 H^+ 测定不产生干扰，但当待测溶液的 pH>9 时，碱金属离子会产生测量干扰，使得 pH 偏低，这种误差称为碱差，也称为"钠差"。当 pH<1 时，测定值比实际的 pH 偏高，称为酸差，酸差是由于酸性溶液使水分子的活度变小而产生。因此，一般 pH 玻璃电极的测定范围是 1~9，使用性能改进的锂玻璃电极可以将测定范围扩大至 1~14。

（二）氟离子选择性电极

氟离子选择性电极属于晶体膜电极中的单晶膜电极。

1. 结构　敏感膜是由难溶盐 LaF_3 单晶片制成，晶体中掺杂了少量的 EuF_3 或 CaF_2 等。晶体中氟离子是电荷的传递者，La^{3+} 固定在膜相中，不参与电荷的传递。EuF_3 或 CaF_2 的作用是增加膜的导电性，使其电阻下降，改善电极性能。内参比溶液常由 0.1mol/L 的 NaF 和 0.1mol/L 的 NaCl 溶液组成，也可以根据需要选择其他浓度的 NaF 溶液。内参比电极为银-氯化银电极，电极结构如图 11-13 所示。

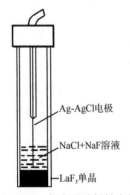

Ag-AgCl电极

NaCl+NaF溶液

LaF_3单晶

图 11-13　氟离子选择性电极

2. 氟离子选择性电极的电极电位　氟化镧单晶敏感膜电位

取决于膜相两边的 F^- 浓度以及 F^- 在膜内的离子迁移数。如前述已知：

$$\varphi_m = K - \frac{2.303RT}{F}\lg a_{F^-}$$

即 $\qquad\qquad \varphi_F = k - 0.0592\lg a_{F^-} \quad (25℃) \qquad\qquad\qquad (11\text{-}6)$

氟离子选择性电极的适用浓度范围很宽，在 $1\sim10^{-6}$mol/L 的 F^- 溶液中，电极电位符合式（11-6）中的关系。

3. 氟离子选择性电极的选择性 氟离子选择性电极具有较好的选择性，共存离子干扰少。

一些阴离子如 Cl^-、Br^-、I^-、NO_3^- 和 SO_4^{2-} 等，即使其浓度超过 F^- 的 1000 倍也无明显干扰，仅有 OH^- 干扰，因它在电极表面上发生如下反应：

$$LaF_3 + 3OH^- \rightleftharpoons La(OH)_3 + 3F^-$$

使 F^- 游离出来，从而测得的电位值下降。

当溶液 pH 较低时，F^- 与 H^+ 间有如下反应：

$$H^+ + 2F^- \rightleftharpoons HF + F^- \rightleftharpoons HF_2^-$$

形成的 HF 和 HF_2^- 不能被电极响应，测得的电位值升高，影响测定的准确度。某些阳离子如 Al^{3+}、Fe^{3+} 等能与溶液中的 F^- 生成稳定的配合物，从而降低了游离 F^- 浓度，使氟含量偏低，干扰测定。所以测定时需加入掩蔽剂如柠檬酸钠、EDTA 等，掩蔽金属阳离子，将 F^- 释放出来。

自 1966 年以来，氟离子选择性电极是离子选择性电极中发展最成熟、应用最广泛的电极，已被用于水、饮料、牛乳、粮食、牙膏、尿、唾液、血清、骨头、空气、烟气等中氟的测定。

（三）流动载体电极

流动载体电极（electrode with a mobile carrier）用液体膜代替固体膜，也称液膜电极。流动载体电极的载体是可以流动的，但不能离开膜。带正电荷的流动载体是大体积有机阳离子，制成测定阴离子的电极；带负电荷的流动载体是大体积阴离子，制成测定阳离子的电极；不带电荷的载体制成中性流动载体电极。

流动载体电极是由电活性物质（载体）、有机溶剂、微孔膜（支持体）及内参比溶液和内参比电极等部分组成。电极结构有两种，一种是如图 11-14 所示的液膜电极，它将电活性物质溶于有机溶剂，成为有机液体离子交换剂，由于有机溶剂与水互不相溶而形成液体膜被固定在微孔膜的孔隙内，从而使微孔膜成为敏感膜；另一种是将电活性物质与聚氯乙烯（PVC）粉末一起溶于四氢呋喃等有机溶剂中，然后倒在平板玻璃上，待四氢呋喃挥发后形成透明的以 PVC 膜为支持体的敏感膜。例如，微型液膜电极尖端只有几微米，改变液膜即可对不同物质响应。该类电极对生命科学中的活体检测及微区检测有重要意义。

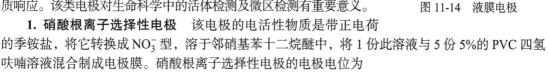

图 11-14 液膜电极

内参比电极／琼脂固定的内参比溶液／电活性物质／微孔敏感膜

1. 硝酸根离子选择性电极 该电极的电活性物质是带正电荷的季铵盐，将它转换成 NO_3^- 型，溶于邻硝基苯十二烷醚中，将 1 份此溶液与 5 份 5% 的 PVC 四氢呋喃溶液混合制成电极膜。硝酸根离子选择性电极的电极电位为

$$\varphi_{NO_3^-} = k - 0.0592\lg a_{NO_3^-}$$

2. 钙离子选择性电极 该电极的电活性物质是带负电荷的二癸基磷酸钙，溶于苯基磷酸二辛酯中制成电极膜。钙离子选择性电极的电极电位为

$$\varphi_{Ca} = k + \frac{0.0592}{2}\lg a_{Ca^{2+}}$$

3. 钾离子选择性电极 该电极的电活性物质是缬氨霉素，与钾离子配位后，溶于有机溶剂如邻苯二甲酸二辛酯中，再与含有 PVC 的环己酮混合制成电极膜。电极具有很高的选择性，能在一万倍 Na^+ 存在下测定 K^+。该电极已商品化，用于钾钠自动分析仪中。

（四）敏化电极

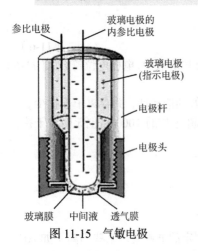

图 11-15　气敏电极

敏化电极主要有气敏电极（gas sensing electrode）和酶电极（enzyme electrode）。

1. 气敏电极　它是对某些气体敏感的电极，其结构如图 11-15 所示。将离子选择性电极与参比电极组装在一起构成复合电极，电极顶端处覆盖一层透气膜，可使气体通过并进入离子选择性电极敏感膜与透气膜之间的极薄的液层内，使液层内离子选择性电极敏感离子的活度发生变化，则离子选择性电极膜电位改变，从而使电池电动势发生变化，最终测定出试液中待测组分的活度。

常用的气敏电极有氨气敏电极。用 pH 玻璃电极作为指示电极，银-氯化银电极为外参比电极，中介液是 0.1mol/L 的 NH_4Cl 溶液。NH_3 通过透气膜进入中介液与 H^+ 结合：

$$NH_3 + H^+ \rightleftharpoons NH_4^+$$

其反应平衡常数为

$$K = \frac{a_{NH_4^+}}{a_{H^+} \cdot p_{NH_3}}$$

式中，p_{NH_3} 为 NH_3 在中介液中的分压；$a_{NH_4^+}$ 为中介液中 NH_4^+ 的活度，测量时可视为定值，则

$$a_{H^+} = \frac{a_{NH_4^+}}{K \cdot p_{NH_3}} = K' \cdot \frac{1}{p_{NH_3}}$$

由此可知，氢离子活度与试液中 NH_3 的分压有关，这样由 pH 玻璃电极指示 a_{H^+}，从而可以测定氨的含量。

因此，氨气敏电极电位与液体试样中的 NH_4^+ 或气体试样中的 NH_3 的关系为

$$\varphi_{NH_3} = k + 0.0592 \lg a_{H^+} = k' - 0.0592 \lg p_{NH_3}$$

常用的气敏电极还有 SO_2、CO_2、HCN 及 NO_2 等电极。

2. 酶电极　酶电极是基于界面酶催化化学反应的敏化电极。酶是具有特殊生物活性的催化剂，对反应的选择性强，催化效率高，可使反应在常温、常压下进行。酶电极是在指示电极（如离子选择性电极）的表面覆盖一层酶活性物质，这层酶活性物质与被测的有机物或无机物（底物）反应，形成能被指示电极响应的物质。

氨基酸在氨基酸氧化酶催化下发生反应：

$$RCHNH_2COOH + O_2 + H_2O \xrightarrow{\text{氨基酸氧化酶}} RCOCOO^- + NH_4^+ + H_2O_2$$

这时可用气敏电极测定 NH_4^+ 的活度。

以上介绍的非复合离子选择性电极，即单一的指示电极。将指示电极和参比电极组合在一起的电极就是复合电极，复合电极由于其使用方便等优点，广泛应用于生产和科研中，目前应用比较多的复合电极有 pH 复合电极、复合氟离子电极、复合钙离子选择电极、复合氯离子选择电极、复合镉离子选择电极、氨气敏复合电极等。

第四节　直接电位分析法实验技术

案例 11-3

氟是机体活动中一种必需的微量元素，适量的氟能维持正常的钙磷代谢、促进机体生长发育、预防龋齿等，但过多的氟进入机体内，可能影响体内氟、磷、钙的正常比例，形成大量氟化钙沉积于骨骼，使机体产生以氟斑牙、氟骨症为主要临床表现的毒性作用。一般情况

下，正常人体内的含氟量为 2.9g，可通过饮水、食物和空气等多种途径摄入，不管环境中的氟以何种途径进入机体，每日尿排氟量与总摄氟量呈正相关，因此，测定尿中氟含量，可作为监测机体氟暴露的检测指标。我国规定的生物接触限值为工作班前尿氟 24mmol/mol 肌酐（4mg/g 肌酐），工作班后尿氟 42mmol/mol 肌酐（7mg/g 肌酐）。

尿中氟化物的测定可采用氟离子选择性电极法。

其测定原理是将氟电极和饱和甘汞电极插入被测溶液中组成原电池，其电池电动势与氟离子活度有关，利用电动势与氟离子活度的线性关系，可直接求出样品中氟离子浓度。定量方法分标准曲线法和标准加入法两种。

标准曲线法测定：配制不同氟离子浓度的标准溶液（配制标准溶液时需要加模拟尿），分别吸取各浓度标准溶液 10.00ml 于 25ml 烧杯中，插入氟离子复合选择电极，在搅拌下读取平衡电位值(30s 内变动小于 0.1mV)，记录测定时温度，绘制标准曲线；准确量取尿液 5.00ml 于 25ml 烧杯中，再加入 5.00ml TISAB（如尿样氟含量低于 0.2mg/L，测定时加入含氟的 TISAB）。按上述测定方法测定电位值，查氟化物标准曲线后计算尿样中氟化物的含量(mg/L)。

标准加入法测定：准确量取尿液 10.00ml 于 25ml 烧杯中，再加入 10.00ml TISAB。测定平衡电位值 E_1（mV），于尿中加入小体积（小于 0.40ml）的氟化物标准溶液 B，测定平衡电位值 E_2（mV），计算尿样中氟含量。

问题：
（1）配制标准溶液时加入模拟尿的目的是什么？
（2）为什么试液中要加入 TISAB 溶液？
（3）标准曲线法和标准加入法操作有何区别？
（4）何时适用标准曲线法，何时适用标准加入法？
（5）直接电位法分析技术除了标准曲线法和标准加入法还有什么方法？适用于何种分析检测？

一、定量方法

直接电位法的定量方法包括标准曲线法、标准比较法和标准加入法等。

1. 标准曲线法　将氟电极和饱和甘汞电极插入一系列的标准溶液中，分别测定其电池电动势 E，绘制 E-lg$a$ 关系曲线，然后在完全相同的条件下测量待测溶液的电位值，并在标准曲线上查出其浓度。

绘制标准曲线用半对数坐标纸较为方便，它能直接在标准曲线上求出未知物的浓度，不必再进行反对数运算，也可用直角坐标纸。现代测试中多在计算机上直接拟合 E-lg$c$ 标准曲线。

应用直接电位法测定时，由于能斯特方程中使用的是离子的活度 a，测得的是离子的活度，而分析工作常常使用的是离子浓度 c，活度与浓度是有区别的。离子的活度是指离子作为完全独立的运动单位时所表现出来的浓度，即离子的有效浓度。两者的关系为

$$a = \gamma c$$

稀溶液中（$c<10^{-3}$mol/L），$\gamma \approx 1$，则 $a \approx c$；浓溶液中，$\gamma < 1$，则 $a < c$。

实际分析中使用的是 E-lg$c$ 的定量关系，因此要求 γ 值为定值。而 γ 值随试液中离子强度的变化而变化。为了保持 E-lg$c$ 的线性关系，直接电位法应用过程中一个重要的实验条件就是保持各个试液之间离子强度一致，即需要使标准曲线的标准溶液与待测溶液的离子强度一致。最常用的方法是加入惰性电解质，使试液的离子强度恒定。加入的惰性电解质称为离子强度调节剂，一般加入浓度大的离子强度调节剂，从而使标准溶液及待测溶液的离子强度几乎由该调节剂决定。

除此之外，为了保持试液 pH 在一定范围、离子强度稳定，同时消除 Fe^{3+}、Al^{3+} 等离子的干扰，将惰性电解质、pH 缓冲剂、掩蔽剂混合在一起配成混合溶液，此混合溶液称为总离子强度调节缓

冲剂（total ionic strength adjustment buffer，TISAB）。TISAB 的主要作用有：①维持样品和标准溶液恒定的离子强度；②保持试液在离子选择性电极适合的 pH 范围内，避免 H^+ 或 OH^- 的干扰；③掩蔽溶液中共存的干扰离子；④使液接电位稳定，缩短电极响应时间。目前常用的 TISAB 有 HAc-NaAc、NaCl、柠檬酸钠混合溶液，磷酸盐-柠檬酸盐-EDTA 混合溶液等。对于组成 TISAB 的溶液的基本要求是不能含有对离子选择性电极产生响应的离子，同时其浓度要远远超过试液的浓度，通常情况下大于 0.5mol/L。

标准曲线法适用于大量样品的例行分析，而且要求被测体系简单。对于较复杂体系的分析，由于试液的本底复杂，离子强度变化大，要采用标准加入法定量。

如氟离子选择性电极法测定自来水中氟离子浓度。测量时组成如下电池：

$$饱和甘汞电极 \parallel 试液（a_{F^-}）|氟电极$$

25℃时的电池电动势为

$$E_{cell} = \varphi_F - \varphi_{SCE} = (k - 0.0592 \lg a_{F^-}) - \varphi_{SCE} = K' - 0.0592 \lg a_{F^-}$$

加入 TISAB 后，由电极电位仪测定，定量公式为

$$E_{cell} = K' - 0.0592 \lg \gamma \cdot c_{F^-} = K' - 0.0592 \lg \gamma - 0.0592 \lg c_{F^-}$$

由于 γ 一定，将 $0.0592 \lg \gamma$ 合并到常数项 K' 中，用 K 表示，即

$$E_{cell} = K - 0.0592 \lg c_{F^-} \tag{11-7}$$

2. 标准比较法 当分析的试样数量不多时，为避免绘制标准曲线的麻烦，可采用标准比较法。具体方法是：测量一个和待测溶液浓度接近的，已知浓度 c_s 的标准溶液的电池电动势 E_s，再测量试样溶液 c_x 的电池电动势 E_x，

$$E_s = K + S \lg \gamma_s c_s$$
$$E_x = K + S \lg \gamma_x c_x$$

式中，S 为电极斜率，为已知值。由于在两溶液中都分别加入了离子强度调节剂，则 $\gamma_s = \gamma_x$，将以上两式相减即可求出 c_x。

$$\Delta E = E_x - E_s = S \lg \frac{c_x}{c_s}$$

$$\frac{\Delta E}{S} = \lg \frac{c_x}{c_s}$$

$$c_x = c_s 10^{\Delta E/S} \tag{11-8}$$

若待测离子为阴离子，则令 $\Delta E = E_s - E_x$。电极斜率未知时，可先测量两个标准溶液的电池电动势，求出电极斜率 S。

3. 标准加入法 标准曲线法要求标准溶液和待测溶液具有相近的离子强度和组成，否则将由于常数项的不同而引起测量误差。为避免这一误差的产生，对于分析较复杂的待测溶液，可采用标准加入法，即将标准溶液加入待测溶液中进行测定。

采用标准加入法时，分两步进行测定。先测定体积为 V_x、浓度为 c_x 的待测溶液的电池电动势 E_1，对于电池（参比电极 $\parallel$ 指示电极）系统，为

$$E_1 = K' \pm S \lg \gamma' c_x$$

然后在待测溶液中加入体积为 V_s、浓度为 c_s 的被测离子标准溶液，并用同一套电极测量系统测量其电池电动势 E_2，有

$$E_2 = K'' \pm S \lg \gamma'' c_x'$$

因为待测试液已有大量惰性电解质存在，标准溶液加入后溶液的离子强度基本不变，所以 $\gamma' = \gamma''$。两次测量中，其他实验条件也基本保持不变，故 $K' = K''$，而 $c_x' = \dfrac{c_x V_x + c_s V_s}{V_x + V_s}$，合并上述各式，得

$$\Delta E = E_2 - E_1 = S\lg\frac{c_x V_x + c_s V_s}{c_x(V_x + V_s)} \tag{11-9}$$

经计算可得 c_x 值。

加入的体积 $V_x \gg V_s$，加入的浓度 $c_x \ll c_s$，加入标准溶液后，其体积变化很小，可忽略不计，则

$$c_x' = \frac{c_x V_x + c_s V_s}{V_x + V_s} \approx c_x + \frac{c_s V_s}{V_x} = c_x + \Delta c$$

代入式（11-9）中得待测溶液浓度为

$$c_x = \frac{c_s V_s}{V_x}(10^{\frac{\Delta E}{S}} - 1)^{-1} \tag{11-10}$$

用标准加入法分析时，需注意以下几点：①对于阳离子选择性电极 $\Delta E = E_2 - E_1$，对于阴离子选择性电极 $\Delta E = E_1 - E_2$，大小相等，符号相反；②通常要求加入的标准溶液的体积比试样体积约小 100 倍，而浓度大 100 倍，从而使标准溶液加入后的电池电动势变化达 15～40mV；③ S 为电极的实际斜率，它可从标准曲线上求得，也可以将测定 E_2 后的试液用空白溶液稀释一倍，再测定电池电动势 E_3，则

$$S = \frac{|E_3 - E_2|}{\lg 2} = \frac{|E_3 - E_2|}{0.301}$$

二、溶液 pH 的测定

测定溶液的 pH 时常用比较法，组成如下测量电池：

pH 玻璃电极|试液（$a_{H^+} = x$）‖SCE

$$E_{cell} = E_{SCE} - E_{pH} = K - 0.0592\lg a_{H^+} = K + 0.0592\text{pH}（25℃）$$

在实际测定未知液的 pH 时，需先用 pH 标准缓冲溶液定位校准，其电池电动势为

$$E_s = K + 0.0592\text{pH}_s$$

再测定未知溶液的 pH，其电池电动势为

$$E_x = K + 0.0592\text{pH}_x$$

合并以上两式

$$\text{pH}_x = \text{pH}_s + \frac{E_x - E_s}{0.0592} \tag{11-11}$$

实际上，测定 pH 时，无须按上式进行计算。由于电极的斜率（$S = 2.303RT/nF$）随溶液温度变化而变化，所以测定时，首先测定溶液的温度，通过酸度计上的"温度"键和"确定"键校正使温度显示为被测溶液的温度。然后将电极插入 pH 标准缓冲溶液中，待读数稳定后按"定位"键和"确定"键使仪器自动进入一点标定状态，待仪器自动识别当前标准溶液并显示当前温度下的 pH 后按"确定"键存储标定结果，即完成"一点标定法"程序，可进行测量。为了减小误差，定位用的 pH 缓冲溶液与试样溶液的 pH 应尽量接近，即测定不同 pH 范围的试样溶液，选用不同的 pH 标准缓冲溶液给仪器定位。

为使测定更准确，仪器采用"两点标定法"进行校正，即在前述"一点标定法"的基础上，再将电极插入另一 pH 标准缓冲溶液中，待读数稳定后按仪器上的"斜率"键和"确定"键使仪器自动识别当前标准缓冲溶液并显示当前温度下这一标准缓冲溶液的 pH，按确定键完成标定，随即可以开始测定待测溶液。

常用的几种标准缓冲溶液在不同温度下的 pH 见表 11-3。

表 11-3　标准缓冲溶液在不同温度下的 pH

温度/℃	0.05mol/L 邻苯二甲酸氢钾	0.025mol/L 磷酸二氢钾和磷酸氢二钠	0.01mol/L 硼砂
10	3.998	6.923	9.332
15	3.999	6.900	9.276
20	4.002	6.881	9.225
25	4.008	6.865	9.180
30	4.015	6.853	9.139
35	4.024	6.844	9.102
40	4.035	6.838	9.068

三、影响测量准确度的因素

离子选择性电极测量产生的误差与电池电动势测量误差、温度、电极的响应特性和溶液特性等因素有关，这些因素将直接影响测定结果的准确度。

（一）电动势测量误差的影响

电位测量误差引起的浓度测定误差可通过对能斯特公式微分求得：

$$\mathrm{d}E = \frac{RT}{nF} \cdot \frac{\mathrm{d}c}{c}$$

若测量误差 ΔE 很小，则认为 $\mathrm{d}E \approx \Delta E$，$\mathrm{d}c \approx \Delta c$，有

$$\Delta E = \frac{RT}{nF} \cdot \frac{\Delta c}{c}$$

25℃时，则

$$\frac{\Delta c}{c} = \frac{nF}{RT} \cdot \Delta E \approx 39n\Delta E$$

由上式可以得出如下结论：

（1）浓度的测量误差与被测离子的浓度以及体积大小无关，即电极测量在各种浓度下有相同的准确度。也就是说，在电极具有正常功能的范围内，在很稀的溶液中也可以得到与浓溶液相同的测定精密度，因此，相对而言，选择电极用于测定低浓度的样品较为有利。这是直接电位法的优点之一。

（2）浓度的测量误差与电池电动势测定的误差和离子价态有关，在最佳的实验条件下，若电池电动势测定的误差为 $\pm1\mathrm{mV}$（0.001V），则浓度相对误差为：一价离子 $\pm3.9\%$，二价离子 $\pm7.8\%$，因此，测定的准确度随离子价态的增大而降低。

（二）温度的影响

温度对电极电位的影响可从能斯特方程看出，主要包括三个方面：

（1）对电极的斜率 $2.303RT/nF$ 有影响，它随温度的改变而改变。测定溶液的 pH 时，可通过仪器上的"温度补偿"来校正。

（2）对电极的截距，即常数 K 有影响，因为它包括参比电极的电极电位、离子选择性电极的标准电极电位及液接电位等。

（3）对电极膜的溶解度及溶液本身有影响，整个测定过程应保持温度恒定，以消除其影响。

（三）电极的响应特性的影响

电极的响应特性对测定准确性的影响主要体现在以下方面：

（1）搅拌的影响。搅拌的速度要适当、均匀，而且要恒定。一般测定溶液的 pH 时不需搅拌，测定电位值时多采用搅拌。

（2）响应时间的影响。由于不同电极的响应时间长短不一，而且溶液的浓度不同，响应时间也不同，因此一定要在电位值达到稳定后再读数，否则将带来较大误差。

（3）电极本身的影响。要注意检查电极内参比溶液是否干涸，电极与试液接触是否良好，液接处有无气泡，饱和甘汞电极内 KCl 是否饱和等。

（四）溶液特性的影响

影响测定结果准确度的溶液特性主要指溶液离子强度、pH 及共存干扰离子等。溶液的总离子强度需要保持恒定；溶液的 pH 应满足电极的要求，避免对电极敏感膜造成腐蚀。干扰离子的影响表现在两个方面：一是能使电极产生一定响应，二是干扰离子与待测离子发生配位或沉淀反应。需加入配合剂、pH 缓冲剂等加以掩蔽或消除其干扰。如果这些方法仍不能消除干扰时，则需采用分离法除去干扰离子。

四、直接电位法的应用

（一）直接电位法的特点

与其他分析方法相比，直接电位法具有许多独特的优点：

（1）直接电位法是一种直接的、非破坏性的分析方法，它一般不受待测溶液的颜色、浑浊、悬浮物或黏度的影响，用少量样品即可实现测量。

（2）分析所需设备简单、操作方便，仪器及其电极均可携带，适合现场测定，不需要很多的设备费用及维修费用。

（3）分析速度快，典型的单次分析只需要 1~2 分钟，当样品中加入必要的试剂在搅拌下浸入电极 1 分钟后即可读数。因此应用电极可以反复测量，达到减少误差的目的。

（4）电极的输出为电信号，不需要经过转换就可以直接放大及测量记录，因此采用电极法容易实现自动、连续测量及控制。

（5）测量的范围广，灵敏度高，一般可以达 4~6 个浓度数量级范围，而且电极的响应为对数特征，因此在整个测量范围内具有同样的准确程度。

（6）电极直接响应的是溶液中给定离子的活度，而不是一般分析中离子的浓度，故对生物医学、化学更适合，尤其是在微电极技术发展的推动下，在细胞内检测也已成为可能。

尽管电极分析方法具有一系列的优点，但目前在实际应用中受到不少限制，应用中普遍存在以下问题：①选择性问题。理想的电极应只对一种特定的离子具有能斯特响应，但实际上电极对被测溶液中其他共存离子也有响应，即意味着测定的电极电位结果是溶液中多种离子电极电位的总和。②离子强度。测得的最终结果是离子的活度，而测定的目的是离子的浓度，因此必须设法保持测定中各试液（标准液和待测液）之间离子强度一致。③溶液 pH。每种选择性电极都有一定的适用 pH 范围，超出该范围就会偏离线性关系，引起测量误差。④干扰。测定的干扰因素众多，常见的干扰因素有共存离子影响被测液的离子强度，从而影响被测离子的活度；共存离子与待测离子形成配合物或发生氧化还原反应，导致待测离子数量的减少。

因此，直接电位法只适用于对误差要求不高的快速分析，对精密度要求大于±2%的分析一般不宜采用此法。

（二）直接电位法的应用

（1）能用于许多阳离子、阴离子，如碱金属离子、氟离子、硝酸根离子等及有机物（酶电极），并能用于气体分析（气敏电极）。

（2）适用于工业流程自动控制及环境保护监测设备中的传感器。在环境监测、化工、食品加工和农业分析等方面均有应用并取得一定成效。

（3）能制成微电极、超微（$d=1\mu m$）电极，用于单细胞及活体检测。例如，采用离子选择微电极方法测定植物细胞跨膜电位和液泡中硝酸根离子活度。

（4）具体独特的优点在于测定溶液中离子的活度，因此在某些场合下更具重要的应用。在研究血清中钙对生理过程的影响时，需要了解的往往不是总钙浓度，而是游离钙离子的活度，钙电极就能发挥很好的作用。

第五节　电位滴定法

电位滴定法就是以电极电位变化指示滴定终点的容量分析法。它并不用电位的数值直接计算离子的活度，因此与直接电位法相比，受电极性质、液接电位和不对称电位等的影响要小得多，其准确度和精密度与一般容量分析法一样，因此可用来测定高含量的样品。电位滴定法克服了一般容量分析中，因测量试液混浊、有色或缺少合适指示剂而无法确定滴定终点的弊病，并且便于实现自动化。它能用于酸碱、氧化还原、配位和沉淀滴定分析，灵敏度高于用指示剂指示终点的滴定分析。

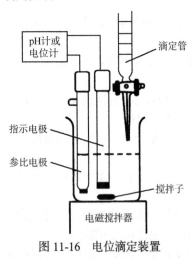

图 11-16　电位滴定装置

一、仪 器 装 置

电位滴定的基本装置包括滴定管、滴定池、指示电极、参比电极、搅拌器、测电动势的仪器，如图 11-16 所示。

二、基 本 原 理

电位滴定时，在被滴定的溶液中插入指示电极和参比电极，组成电化学电池，测量滴定过程中电池电动势的变化。电位滴定时，随着滴定剂的加入，滴定剂与待测组分发生化学反应，使待测组分的浓度不断变化，指示电极的电位也发生相应的变化。在到达滴定终点前后，溶液中有相应的离子活度的连续变化，可达几个数量级，电极电位将发生突跃。

进行电位滴定时，先取一定体积的待测溶液，将选择好的指示电极和参比电极插入其中，然后开始滴定。每加一次滴定剂，测量一次电动势，直到超过化学计量点为止。

三、滴定终点的确定

电位滴定的终点可以通过图解法从电位滴定曲线，即指示电极电位或电池电动势对加入滴定剂体积所作的曲线上确定。滴定曲线的作图法有三种：即滴定曲线 $E\text{-}V$，一次微商曲线 $\dfrac{\Delta E}{\Delta V}\text{-}V$ 及二次微商曲线 $\dfrac{\Delta^2 E}{\Delta V^2}\text{-}V$，见图 11-17。

（一）$E\text{-}V$ 曲线法

用加入滴定剂的体积 V 作横坐标，电位读数 E 作纵坐标，绘制 $E\text{-}V$ 曲线。滴定曲线对称，且电位突跃部分陡直，则可直接由电位突跃的中点即斜率最大处所对应的滴定剂的体积来确定滴定终点[图 11-17（a）]。

（二）$\dfrac{\Delta E}{\Delta V}$-$V$ 曲线法（一阶微商法）

如果滴定曲线的电位突跃不陡直又不对称，则可将其进行微分处理，得一次微商曲线。用一次微商值 $\dfrac{\Delta E}{\Delta V}$ 作纵坐标，以相邻两体积的平均值为横坐标，绘制 $\dfrac{\Delta E}{\Delta V}$-$V$ 曲线，峰尖的极值处即为滴定终点[图 11-17（b）]。

（三）$\dfrac{\Delta^2 E}{\Delta V^2}$-$V$ 曲线法（二阶微商法）

在实际测量时，由于滴加的体积不是连续的，用离散的数据绘制滴定的一次微商曲线，会产生较大的偏差，因此将其作二次微分处理，用 $\dfrac{\Delta^2 E}{\Delta V^2}$ 值对体积作图，绘制 $\dfrac{\Delta^2 E}{\Delta V^2}$-$V$ 曲线。以二次微商等于零的点作为滴定终点则更为准确[图 11-17（c）]。

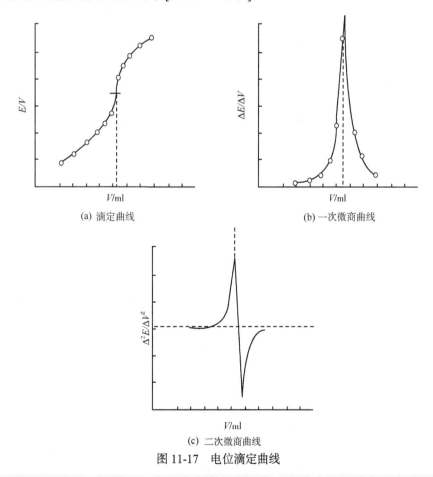

(a) 滴定曲线

(b) 一次微商曲线

(c) 二次微商曲线

图 11-17 电位滴定曲线

（四）二次微商内插法

二阶微商法一般可直接通过内插法计算得到滴定终点的体积。内插法的计算方法：在滴定终点前后找出一对 $\Delta^2 E / \Delta V^2$ 数值（$\Delta^2 E / \Delta V^2$ 由正到负或由负到正），按下式比例计算：

$$\frac{(\Delta^2 E / \Delta V^2)_{i+1} - (\Delta^2 E / \Delta V^2)_i}{V_{i+1} - V_i} = \frac{0 - (\Delta^2 E / \Delta V^2)_i}{V_{end} - V}$$

四、指示电极的选择

容量分析的各类滴定反应都可采用电位滴定法，但对不同类型的滴定应该选用合适的指示电极。

1. 酸碱滴定　它以酸碱中和反应为基础，滴定时应选用对氢离子活度有响应的 pH 玻璃电极为指示电极，参比电极用饱和甘汞电极，或使用 pH 复合电极。在使用指示剂确定终点时，一般要求在滴定终点有 2pH 的变化，才能观察到颜色变化；而用电位滴定法时，只要在滴定终点有 0.2 pH 的变化，就能反映出来。因此，电位滴定对弱酸弱碱、多元酸（碱）及混合酸（碱）的滴定很有意义。

用电位滴定法来确定非水滴定的终点较合适。滴定时使用 pH 计的毫伏标度比 pH 标度更好些。

2. 氧化还原滴定　指示电极用零类电极，如惰性的 Pt 电极等，参比电极用饱和甘汞电极。电极本身并不参加电极反应。

3. 沉淀滴定　指示电极用 Ag 电极、Hg 电极或氯、碘等离子选择性电极，根据不同的沉淀反应可选用不同的指示电极。如以 AgNO₃ 溶液滴定氯离子溶液，就可选用银电极作为指示电极。

4. 配位滴定　根据不同的配位反应选用不同的指示电极。如 EDTA 作滴定剂进行配位滴定时，可用 Hg|Hg-EDTA 电极作为指示电极。

在电位滴定过程中，要随时测量电池电动势，然后绘制滴定曲线，求出滴定终点，该工作费时费力。随着电子技术的发展和微机的应用，目前已广泛使用微机控制的自动滴定计，即全自动电位滴定仪，其采用柱塞式滴定方法，由单片机控制柱塞的滴定过程，采集电极的动态信号。在滴定过程中，滴定池内溶液产生不同的电位变化，当 $\Delta E / \Delta V$ 的电位变化大于限值后为等当点值，满足设定条件，仪器转到制停程序，停止滴定并给出测定结果。仪器自动化程度高、操作简单、滴定结果准确。

案例 11-4

钙（Ca）广泛地存在于各类天然水中，主要来源于含钙岩石（如石灰岩）的风化溶解，是构成水中硬度的主要成分。镁是天然水中的一种常见成分，主要是含碳酸镁的白云石以及其他岩石的风化溶解产物，镁盐是水质硬化的主要因素。硬度过高的水不宜在工业中使用，特别是锅炉作业，由于长期加热，锅炉内壁结成水垢，不仅影响热传导，而且还隐藏着爆炸的危险；此外硬度过高的水也不利于人们生活中的洗涤及烹饪。因此，总硬度是地下水、生活饮用水等相关规范和标准中规定的必测项目。

生活饮用水中总硬度的测定方法采用的是 EDTA 配位滴定法（GB/T 5750.4—2006），田渭花等采用自动电位滴定法测定水的总硬度，并对全自动滴定法和手动滴定法测定水的总硬度的结果进行了比对研究。

全自动滴定法：准确量取 50.0ml 水样于 250ml 烧杯中，加 4ml 缓冲溶液，将烧杯放入自动样品盘中，进入 855 自动电位滴定仪的样品操作系统，选用钙电极，用二水合 EDTA-二钠溶液滴定至终点，记录二水合 EDTA-二钠溶液的用量。

手动滴定法：准确量取 50.0ml 水样于 250ml 锥形瓶中，加 4ml 缓冲溶液和 50～100mg 铬黑 T 指示剂干粉，立即在不断振摇下，用二水合 EDTA-二钠标准溶液滴定至终点。

结果表明：两种滴定方法测定实际样品结果等效，都有很好的准确度和精密度，其中全自动滴定法的精密度优于手动滴定法。全自动滴定法不受水样浊度和色度的影响，不需要指示剂，避免了手动滴定总硬度的以下缺点：①由于配位反应较慢，滴定速度不宜太快，接近终点时更要缓慢滴定并充分摇动，否则很容易滴定过量；②手动滴定时，如果水样中含有微量的铜离子，指示剂终点变色不清楚，需要加掩蔽剂。应用该方法，既加快了实验室总硬度的分析速度，又降低了总硬度实验人员的劳动强度，是测定水的总硬度值得推广的方法。

问题：
（1）电位滴定法和传统滴定法操作有何不同？
（2）电位滴定法与传统滴定法相比有何优势？
（3）如水样有颜色或浑浊，用哪种滴定法分析结果更准确？

第六节 电化学生物传感器

传感器与通信系统和计算机共同构成现代信息处理系统。传感器相当于人的感官，是计算机与自然界及社会的接口，是为计算机提供信息的工具。生物传感器（biosensor）是指用固定化的生物体成分（酶、抗原、抗体、激素等）或生物体本身（细胞、细胞器、组织等）作为敏感元件的传感器，是一种将生物化学反应能转换成电信号的分析测试装置。电化学生物传感器则是指由生物材料作为敏感元件，电极（固体电极、离子选择性电极、气敏电极等）作为转换元件，以电动势或电流为特征检测信号的传感器。由于使用生物材料作为传感器的敏感元件，所以电化学生物传感器具有高度选择性，是快速、直接获取复杂体系组成信息的理想分析工具。一些研究成果已在生物技术、食品工业、临床检测、医药工业、生物医学、环境分析等领域获得实际应用。

一、组成和工作原理

（一）电化学生物传感器的组成

电化学生物传感器由生物敏感膜（分子识别元件）和信号转换器组成。

1. 生物敏感膜 生物体内有许多物质具有很高的选择性识别其他物质的能力，如生物体内的酶能选择性地催化特定底物、辅酶和抑制剂的反应。生物体内抗原和抗体、激素和受体之间的反应也具有很强的特异性，两者之间可以相互识别。把具有生物活性的物质或生物体本身如酶、抗原和抗体、动植物组织、微生物、细胞、细胞器等固定在惰性疏水基质或多孔膜上就构成了敏感膜。固定的方法可以是物理包埋在聚合物内、物理吸附在多孔无机物上或化学键合在玻璃珠或聚合物等固体表面，还可将酶和适当的单体共聚合在一起。

2. 信号转换器 用作信号转换器的主要有氧电极、离子选择性电极（如 pH 玻璃电极）、H_2O_2 电极、NH_3 气敏电极、CO_2 气敏电极和离子敏场效应晶体管。

（二）电化学生物传感器工作原理

当将电化学生物传感器插入试样溶液中时，敏感膜中具有分子识别作用的生物活性物质与待测组分发生特异性反应（酶催化反应、免疫反应等），产生可被电极检测的如 H^+、NH_3、CO_2、H_2O_2 等化学物质，引起电极电位或电流的变化，由此检测出该反应中反应物或反应产物的浓度。

二、分类和应用

电化学生物传感器的种类很多，可根据转化器电极测量的电信号不同分为电位型传感器和电流型传感器；也可根据作为敏感元件所用生物材料的不同，分为酶传感器、微生物传感器、电化学免疫传感器、组织与细胞器传感器、电化学 DNA 传感器等。

1. 酶传感器 酶传感器或称酶电极，是由一个固定化的酶敏感膜和与之密切结合的电极组成的换能系统，它把固化酶和电极结合在一起，因而具有以下优点：①它既有不溶性酶体系的优点，又有电化学系统的高灵敏性；②酶的专属反应性，使其具有很高的选择性，能够直接在复杂试样中进行测定。因此，酶电极在生物传感领域中占有非常重要的地位。

在工作电极的顶端紧贴一层酶膜就构成了一支酶电极。工作电极包括离子选择性电极、气敏电极、氧化还原电极等。当酶电极浸入被测溶液后，溶液中的待测物质通过扩散进入酶膜，发生酶促反应，产生或消耗一种电活性物质，这种物质与待测物之间具有严格的化学计量关系。电活性物质的产生或消耗量可以通过电位或电流模式进行检测，因此可对待测物进行定量测定。

以葡萄糖氧化酶（glucose oxidase, GOD）电极为例简述其工作原理。在 GOD 的催化下，葡萄糖被氧化生成葡萄糖酸和过氧化氢。根据此反应，可通过氧电极（测氧的消耗）、过氧化氢电极（测过氧化氢的产生）来间接测定葡萄糖的含量。因此只要将 GOD 固定在上述电极表面即可构成测定葡萄糖的 GOD 传感器，称为第一代酶电极传感器。这种传感器是间接测定法，故干扰因素较多（如基线电流漂移、介体泄漏、极化电压、介体浓度等）。第二代酶电极传感器是采用氧化还原电子媒介体在酶的氧化还原活性中心与电极之间传递电子。第二代酶电极传感器可不受测定体系的限制，测量浓度线性范围较宽，干扰少。现在不少研究者又在努力发展第三代酶传感器，即酶的氧化还原活性中心直接和电极表面交换电子的酶传感器。

目前已有的商品酶传感器包括 GOD 传感器、L-乳酸单氧化酶传感器、尿酸酶传感器等。还有许多酶传感器正在研究中。

2. 微生物传感器 或称微生物电极。由于离析酶的价格昂贵且稳定性较差，限制了其在电化学生物传感器中的应用，从而使研究者想到直接利用活的微生物来作为分子识别元件的敏感材料。这种将微生物（常用的主要是细菌和酵母菌）作为敏感材料固定在电极表面构成的电化学生物传感器称为微生物传感器。其工作原理大致可分为三种类型：①利用微生物体内含有的酶（单一酶或复合酶）来识别分子，这种类型与酶电极类似；②利用微生物对有机物的同化作用，通过检测其呼吸活性（摄氧量）的提高，即通过氧电极测量体系中氧的减少，间接测定有机物的浓度；③通过测定电极敏感的代谢产物间接测定一些能被厌氧微生物所同化的有机物。

微生物传感器在发酵工业、食品检验、医疗卫生等领域都有应用，如测定废水中生化需氧量等的微生物电极，用于临床检验中测定血中肌酐酸及微量氨基酸的电极。微生物传感器由于价廉、使用寿命长而具有很好的应用前景，然而它的选择性和长期稳定性等有待进一步提高。

案例 11-5

生化需氧量（biochemical oxygen demand, BOD）是指在规定条件下，微生物分解水中的某些可氧化的物质，特别是分解有机物的生物化学过程所消耗的溶解氧，结果用 mg/L 表示，是表征有机污染程度的综合指标，被广泛应用于水体污染监测和污水处理厂的运行控制。

目前主要采用国家标准方法（HJ 505—2009 水质 五日生化需氧量（BOD_5）的测定稀释与接种法）测定水样中的 BOD 值，它包括水样采集、水样充氧、培养、测定等步骤，即将水样密封于实验瓶中，在（20±1）℃于暗处培养 5d，然后分别测定样品培养前后的溶解氧，这两者之差就是 5d 的生化需氧量。但这种方法有许多不足之处，如测定周期长、操作复杂、重现性差、干扰性大、稀释法和非稀释法差异大、不宜现场监测等。作为污水处理的调控指标，就更缺乏实际意义。

1977 年，Karube 等首次利用微生物传感器原理成功地研制了 BOD 测定仪。该仪器由固定化土壤菌群与氧电极构成，可在 15min 内测得废水的 BOD 值。我国于 2002 年颁布了微生物传感器快速测定法（HJ/T 86—2002），该方法简便、快速，每次测定仅需要 20min。

测定水中 BOD 的微生物传感器由氧电极和微生物菌膜构成，其原理是当含有饱和溶解氧的样品进入流通池中与微生物传感器接触，水样中可生化降解的有机物受到微生物菌膜中菌种的作用，使扩散到氧电极表面上氧的质量减少。当水样中可生化降解的有机物向菌膜扩散的速度（质量）达到恒定时，此时扩散到氧电极表面上氧的质量也达到恒定，因此产生了一个恒定电流。由于恒定电流与水样中可生化降解的有机物浓度的差值与氧的减少量存在定量关系，据此可换算出水中生化需氧量。

微生物传感器快速测定法适合于测定地表水及浓度较低、组成成分比较简单的污水（如经过一级或二级处理后的水）中的生化需氧量，测定结果和稀释与接种法无明显差异，且简便快速。

问题：

（1）稀释与接种法测定 BOD 需要几天才能完成测定？微生物传感器快速测定法需要多长时间？

（2）如果污水中含有较多的微生物，用微生物传感器快速测定法进行测定，测定结果会产生误差吗？

3. 电化学免疫传感器　或称为免疫电极。抗体对相应抗原具有唯一性识别和结合功能。电化学免疫传感器就是利用这种识别和结合功能将抗体或抗原与电极组合而成的检测装置。电化学免疫传感器是免疫传感器中研究最早、种类最多、也较为成熟的一个分支，其中电流型免疫传感器最为成熟。自 1979 年 Aizawa 第一次报道用于检测人绒毛膜促性腺激素（human chorionic gonadotropin，HCG）的电流型免疫传感器以来，电流型免疫传感器获得了很大的发展。在恒电位条件下测量通过电化学电池的电流，待测物通过氧化还原反应在传感电极上产生的电流与电极表面的待测物浓度成正比，结合酶的催化作用，可具有更高的灵敏度。

电化学免疫传感器有已经应用于诊断早期妊娠的 HCG 免疫传感器、诊断原发性肝癌的甲胎蛋白（AFP 或 αFP）免疫传感器、测定人血清蛋白（HSA）免疫传感器、IgG 免疫传感器和胰岛素免疫传感器等。

4. 组织传感器与细胞器传感器　组织传感器或称为组织电极，是直接采用动植物组织薄片作为敏感元件的电化学生物传感器，它是利用动植物组织中的酶进行分析的。组织传感器与酶传感器相比，优点是酶活性及其稳定性均比离析酶高，材料易于获取，制备简单，使用寿命长等；但在选择性、灵敏度、响应时间等方面还存在不足。

动物组织电极主要有肾组织电极、肝组织电极、肠组织电极、肌肉组织电极、胸腺组织电极等。测定对象主要有谷氨酰胺、D-氨基酸、H_2O_2、地高辛、胰岛素、腺苷、AMP 等。植物组织电极敏感元件的选材范围很广，包括不同植物的根、茎、叶、花、果等。植物组织电极制备比动物组织电极更简单，成本更低并易于保存。

以动植物细胞器作为生物敏感膜的电化学生物传感器称为细胞器传感器，此系酶电极的衍生型电极。细胞器是指存在于细胞内的被膜包围起来的微小"器官"，如线粒体、微粒体、溶酶体、过氧化氢体、叶绿体、氢化酶颗粒、磁粒体等。它是利用细胞器内所含的酶（往往是多酶体系）进行分析。动植物细胞中的酶是反应的催化剂。细胞器传感器可用于诊断早期癌症，用人类脐静脉内皮细胞通过三乙酸纤维素膜固定在离子选择性电极上作为传感器，肿瘤细胞中 VEGF 刺激细胞使电极电位发生变化从而测得 VEGF 浓度来诊断癌症。

5. 电化学 DNA 传感器　也称为基因生物传感器或基因探针生物传感器，是将一段特定序列的单链 DNA 片段修饰在电极表面，通过杂交反应识别互补序列的传感器。电化学 DNA 传感器是近几年迅速发展起来的一种具全新思想的生物传感器。其用途是检测基因及一些能与 DNA 发生特殊相互作用的物质。DNA 生物传感器结合了生物识别过程的特异性以及传感器件的高灵敏性，为 DNA 分析提供了一种很有前景的方法。电化学 DNA 传感器是将单链 DNA（ssDNA）、寡聚核苷酸或肽氨酸（PNA）探针作为敏感元件固定在固体电极表面构成的检测特定基因的装置。其工作原理是利用固定在电极表面的某一特定序列的 ssDNA 与溶液中的同源序列的特异识别作用（分子杂交）形成双链 DNA（dsDNA）使电极表面性质改变，同时借助一个能识别 ssDNA 和 dsDNA 的杂交指示剂的电流响应信号的改变来达到检测基因的目的。

已有检测灵敏度高达 10^{-13}g/ml 的电化学 DNA 传感器的报道,但电化学 DNA 传感器离实用化还有相当距离,主要是传感器的稳定性、重现性、灵敏度等都有待于提高。有关 DNA 修饰电极的研究除对于基因检测有重要意义外,还可将 DNA 修饰电极用于其他生物传感器的研究,以及 DNA 与外源分子间的相互作用研究,如抗癌药物筛选、抗癌药物作用机理研究,也可用于检测 DNA 结合分子。无疑,它将成为生物电化学的一个非常有生命力的前沿领域。

电化学生物传感器具有专一性好,灵敏度高,响应快,样品用量少,可以反复多次使用,仪器体积小,可连续在线、在位、在体监测,易于实现多组分的同时测定,成本远低于大型分析仪器等特点,便于推广普及。随着一些关键技术的进一步完善和人们对生物体认识的不断深入,以及各学科的不断发展,电化学生物传感器必将在未来有更大的作为。

（杨弋星）

第十二章 其他电化学分析法

在电化学分析方法中，电位分析法是以原电池为基础建立的分析方法。此外，还有以电解池为基础建立的分析方法，主要有伏安法、库仑法和电导法等。伏安法又分经典极谱法和溶出伏安法，它们是通过记录电解过程中的电流-电压曲线进行定性和定量分析的方法。库仑分析法是通过测量电解过程中消耗的电量来测定物质含量的方法。电导法则是根据溶液电导的变化来指示溶液中离子浓度的变化，是最早也是最简单的一种电化学分析方法。本章将对这几种电化学方法逐一介绍。

第一节 电 解

一、电解装置

电解是借外部电源的作用使化学反应向着非自发方向进行的过程。电解过程是在电解池中进行的。将两个铂电极插入电解质溶液，在电解池的两个电极上施加一个直流电压，使电解质在两极上发生氧化还原反应，同时电解池中有电流通过，在两电极上便发生电极反应而引起物质的分解，这个过程称为电解。图 12-1 是一种简单的电解装置。

图 12-1 中，插有一对铂电极的烧杯就是电解池，包括电极、电解质溶液和搅拌子；E 为电源，R 为可变电阻，电压计 V 测量铂电极间的电压，以变阻器 R 调节，电流计 A 测量电流的大小。电解过程不能自发进行，需在外加电源所供给电能的推动下，于电极和溶液的界面上才能发生电化学反应。

下面以电解 $CuSO_4$ 溶液为例介绍电解过程。电解池中的电解质溶液为含 0.1 mol/L H_2SO_4 的 0.100 mol/L $CuSO_4$ 的溶液，插入两个 Pt 电极。接通电源，调节可变电阻 R，使加在电解池两电极上的电压逐步改变，在改变电压的同时记录通过电解池的电流。以电流 I 为纵坐标，外加电压 E 为横坐标作图，可得电流-电压曲线，见图 12-2。

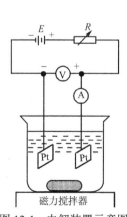

图 12-1 电解装置示意图

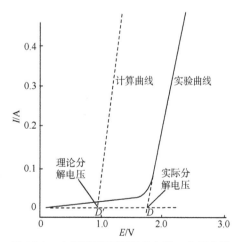

图 12-2 电解硫酸铜溶液的电流—电压曲线

从图中可以看到，当外加电压很小时，仅有微小的电流（这种电流称为残余电流）通过，当

外加电压增加到 D 点时，电流明显增加，继续增大外加电压，电流随外加电压的增大而剧增，几乎作直线上升。同时两电极上也出现明显的变化，阴极有铜析出，阳极有氧气逸出。

阴极：$Cu^{2+}+2e\longrightarrow Cu\downarrow$　　　　　　　$\varphi^{\ominus}_{Cu^{2+}/Cu}=0.337V$（$vs.$ SHE）

阳极：$2H_2O\longrightarrow O_2\uparrow+4H^++4e$　　　　　$\varphi^{\ominus}_{O_2/H_2O}=1.229V$（$vs.$ SHE）

电解过程有两个重要特点：

第一，电流流过电解池是通过电极反应和离子定向移动完成的。其过程可分解为三个步骤。①电子通过导线从电源的负极来到电解池的阴极，通过阴极上的还原反应 $Cu^{2+}+2e\longrightarrow Cu\downarrow$，负电荷进入溶液；②进入溶液的负电荷在电场的作用下从阴极移动到阳极；③在阳极，电子又通过氧化反应 $2H_2O\longrightarrow O_2\uparrow+4H^++4e$ 经导线回到电源的正极。这三个步骤是同时进行的。

第二，电解是在不断克服反电解的过程中进行的。电解开始的瞬间，由于极少量的 Cu 和 O_2 分别在阴极和阳极上析出，使两支完全相同的铂电极分别变成了铜电极（$Cu|Cu^{2+}$）和氧电极（Pt，$O_2|H_2O$，H^+），这两个电极和电解质溶液组成了一个原电池，该原电池的电动势恰好与外加电压方向相反，它阻止电解作用的进行，被称为电解池的反电动势。外加电压越大，反电动势越大。只有当外加电压能克服此反电动势时，电解才能开始进行，电解电流才能随外加电压的增大显著增大。

如果在电解过程中移去外电源并使两个电极短路，过程就向电解的反方向进行，即阴极上的铜溶解，阳极上产生的氧气消失。这和金属导体的导电情况是明显不同的。

二、分解电压和析出电位

电解时，使被电解物质在两极上产生迅速、连续的电极反应（使某电解质溶液连续不断地发生电解反应）所需的最低外加电压称为分解电压。

不同的电解质分解电压不同。对于电化学可逆过程，一种电解质的分解电压，在数值上等于电解池的反电动势，可以由能斯特公式计算出来。由理论计算出的分解电压称为理论分解电压（图 12-2 中的 D' 点）或可逆分解电压。因此，要使某一电解过程能够进行，只有当外加电压超过（即使是很微小的数值）电池的反电动势，电解在理论上才成为可能。

实际工作中，往往只考虑某一工作电极的情况，常用的是某一电极的析出电位，而不是电解池的分解电压。

析出电位是指某种物质（离子）在阴极上产生迅速、连续的电极反应而被还原析出时所需的最正阴极电位，或在阳极上被氧化析出时所需的最负阳极电位。对于可逆电极反应，某物质的析出电位等于其平衡时的电极电位。显然，要使某物质在阴极上还原析出，产生迅速、连续的电极反应，阴极电位必须比析出电位更负；同理，如在阳极上氧化析出，阳极电位必须比析出电位更正，见图 12-3。

在阴极上，析出电位越正，越易还原；在阳极上，析出电位越负，越易氧化。

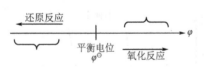

图 12-3　阴、阳极析出电位变化示意图

需要注意的是，分解电压是针对整个电解池而言的，而析出电位则是针对一个电极来说的。

三、极化现象和超电位

实际上，当外加电压达到理论分解电压时，电解并未发生。

如果以 i 表示电解电流，r 表示电解池的内阻，E_{cell} 表示电解池的反电动势，V'_D 表示理论分解

电压,则外加电压 V 与 V'_D 的关系为

$$V = V'_D + ir = -E + ir \tag{12-1}$$

由于理论分解电压等于电解池的反电动势,而电解池的反电动势 E_{cell} 可由两个电极的平衡电位求得。如上例中,铜电极为阴极,氧电极为阳极,其阴极平衡电位 φ_c 和阳极平衡电位 φ_a 分别为

$$\varphi_c = \varphi^\ominus_{Cu^{2+}/Cu} + \frac{0.0592}{2} \lg a_{Cu^{2+}} = 0.34 + \frac{0.0592}{2} \lg 0.1 = 0.31 \text{ V}$$

$$\varphi_a = \varphi^\ominus_{O_2/H_2O} + \frac{0.0592}{4} \lg a^4_{H^+} \cdot p_{O_2} = 1.23 + \frac{0.0592}{4} \lg 1^4 \times \frac{21278}{1013250} = 1.22 \text{ V}$$

因此,电解硫酸铜溶液时,理论分解电压为

$$V'_D = -E = \varphi_a - \varphi_c = 1.22 - 0.31 = 0.91 \text{ V}$$

电解时,实际需要的分解电压(图 12-2 中 D 点所对应的电压)比计算出的理论分解电压大。事实上,当电解电流为 0.1 A 时,所需的外加电压不是 0.91 V,而是 1.68 V。这个差值不能用电解池内阻产生的电压降来解释。

当电极上无电流流过时,电极处于平衡状态,与之相应的电极电位称为平衡电位。当有电流流过电极时,电极电位将偏离平衡电位。实际分解电压与理论分解电压的差值主要是电池中有电流流过时,电极电位偏离平衡电位引起。这种由于电流流过电极,而使电极的实际电极电位偏离平衡电位的现象称为电极的极化现象或极化作用。

某一电流密度下实际电极电位与其平衡电位之差称为超电位或过电位,用 η 表示。阴极的超电位为负,用 η_c 表示;阳极的超电位为正,用 η_a 表示。实验表明,电流密度增大,超电位也增大。不指出电流密度,超电位的数值就不能确定。

在实际电解中,由于超电位的存在,要使电活性物质在阴极上析出,外加阴极电位一定要比可逆电极电位更负;要使电活性物质在阳极上析出,外加阳极电位一定要比可逆电极电位更正。

对整个电解池来说,阳极超电位和阴极超电位的绝对值之和等于超电压。

分解电压包括理论分解电压和超电压,此外,还应包括由于电解池回路的电压降(统称 ir 降,一般来说其数值不大)。因此实际分解电压应为

$$V = (\varphi_a + \eta_a) - (\varphi_c + \eta_c) + ir = (\varphi_a - \varphi_c) + (\eta_a - \eta_c) + ir \tag{12-2}$$

四、极化产生的原因

根据极化产生的原因不同,可将其分为浓差极化(concentration polarization)和电化学极化(electro-chemical polarization)两大类,与之相应的超电位称为浓差超电位和电化学超电位。

1. 浓差极化 浓差极化是由于电解过程中电极表面附近电活性物质的浓度和溶液本体的电活性物质的浓度差别引起的。电解时,阴极表面附近的一部分电活性物质在电极上发生反应而析出,使电极表面附近的电活性物质的浓度迅速降低,电极表面与溶液本体中的离子的浓度产生差异,溶液中的活性离子向电极表面扩散。由于扩散速度小于电极反应速度,电极表面附近电活性物质的浓度(c_s)比溶液本体中电活性物质的浓度(c_0)小。在一定的电流密度下,溶液达到稳定状态后存在一定的浓度梯度。因为电极电位取决于电极表面电活性物质的浓度,故电极电位比按本体溶液浓度值计算得到的平衡电位更负。同理,在阳极上,阳极反应使得电极表面附近的离子浓度迅速增加,阳极表面的电活性物质的浓度将始终大于本体溶液的浓度,使电极电位比按本体溶液浓度值计算得到的平衡电位更正。

这种由于电活性物质在电极表面和溶液本体中的浓度差别而引起电极电位偏离平衡电极电位的现象称为浓差极化。此时,电极电位与平衡电极电位的差值称为浓差超电位。浓差极化与溶液的搅拌强度、电流密度等因素有关。增大电极面积、降低电流密度、加大机械搅拌能减

小浓差极化。

2. 电化学极化 整个电极过程由许多分步过程组成，其中速率最慢的一步对整个电极过程的速率起决定性的作用。在许多情况下，电极反应需要较大的活化能，因此这一步的速率是很慢的。电化学极化就是由电极反应迟缓引起的。以 $Ag|Ag^+$ 电极为例来说明电化学极化现象。当它作为阴极时，由于 Ag^+ 还原为 Ag 的电极反应速率较慢，来不及立即消耗掉外加电源不断输送过来的电子，此时剩余的电子就会在阴极上聚集，使得阴极电位向负方向偏移。因此，对于阴极反应来说，必须使阴极电位较其平衡电位更负一些，以增加活化能而使电极反应以一定的速度继续进行。当 $Ag|Ag^+$ 作为阳极时，由于 Ag 氧化成 Ag^+ 的电解反应速率慢于电子向阳极输出的速率，使电极电位向正方向偏离，因而对于阳极反应，则需外加电位比其平衡时的电位更正一些。这种由于电解时电极反应迟缓而造成的电极电位偏离其平衡电位的现象称为电化学极化。此时，电极电位与平衡电极电位的差值称为电化学超电位。电化学超电位比浓差极化超电位大得多，它随电流密度增加而增加，随温度增高而降低，并与电极种类、析出物形态及电解液组成有关，其数值往往需要经实验确定。析出金属时，超电位一般都很小，可以忽略；析出气体（如 H_2、O_2）时，超电位则很大，必须考虑。例如，H_2 在汞电极上的超电位特别大，使许多电动序在氢之前的金属离子能在汞电极上析出。这是极谱分析法使用滴汞电极的原因之一。

根据上述讨论可知，电解时实际分解电压大于理论分解电压，主要是由于在电极上发生极化现象，产生超电位。

3. 极化电极和去极化电极 根据电解过程中电极极化情况的不同，常把电极区分为极化电极和去极化电极两大类，甚至用它来区分不同的电化学分析方法。当电极的电位完全随外加电压的改变而改变，或当电位的改变很大，而电流的改变很小（较小）时，这类电极被称为极化电极（polarized electrode）。当电极的电位不随外加电压的改变而改变，或当电极的电位改变很小，但电流的改变很大（较大）时，这类电极称为去极化电极（depolarized electrode）。

案例 12-1

　　"痛痛病"事件是世界有名的公害事件之一，发生在日本富山县神通川流域。20 世纪初期开始，人们发现在该流域的水稻普遍生长不良。1971 年出现了一种怪病，患者大多是妇女，开始仅腰、背、肩、膝等关节感到疼痛，以后逐渐发展到全身，疼如针刺，行动困难，甚至正常呼吸时都会带来难以忍受的痛苦。到了患病后期，患者骨骼软化、萎缩，四肢弯曲，脊柱变形，质松脆，就连咳嗽都能引起骨折，这种病由此得名为"骨痛病"或"痛痛病"。研究人员对死亡患者尸体进行了一系列检查、化验、解剖后发现，患者喊痛、不能行动和站立，是因为骨头多处断裂，有个患者骨折竟达 70 多处，身长缩短了 20～30 cm，有些未断裂的骨骼也已严重弯曲变形。

　　经过 20 多年的调查研究，发现此病是因为镉（Cd）污染了稻田，使大米中镉含量剧增，长期食用含镉大米而引起的慢性中毒。镉污染的主要来源为冶锌厂（锌矿常含有镉元素）及镀镉厂。含镉废水污染了神通川水体，两岸农民利用该河水灌溉农田，收获的稻米含镉，人们食用含镉的稻米和饮用含镉水而中毒。Cd^{2+} 进入人体后，可取代骨骼中部分钙，引起骨质疏松、骨质软化等病症而使人体感到骨痛，镉中毒的其他症状有高血压、肾脏病，镉还可能引起癌变。

问题：

（1）采用何种分析方法可以检测水体或人体生物材料中的镉含量？

（2）你了解的测定金属元素含量的方法，各自有哪些优缺点？

（3）什么样的仪器和方法适合金属元素的现场实时测定？

第二节 经典极谱法

经典极谱法（polarography）又称直流极谱法，是捷克斯洛伐克化学家 Jaroslav Heyrovsky 于 1922 年创立的。1924 年他与志方益三合作，制造了第一台极谱仪。1935 年 Heyrovsky 提出半波电位（half-wave potential），推导出极谱波方程式，奠定了极谱分析的理论基础。Heyrovsky 是极谱学的创始人，由于 Heyrovsky 在极谱研究中的卓越贡献，他于 1959 年获得诺贝尔化学奖。现在经典极谱法虽然应用较少，但它的基本原理是伏安法的基础，为此本节对经典极谱法作简要介绍。

一、基 本 装 置

图 12-4 为经典极谱分析法的基本装置，包括电压控制装置、电流测量装置和电解池三部分。

电压控制装置包括直流电源 E、可调电阻 R、滑线电阻 FD 及伏特计，用来提供连续可变的直流电压。电流测量装置包括电流计和分流器。由于极谱电解池流过的电流非常小，电流测量装置要特别灵敏。

电解池是由面积特别小且表面积不断变化的滴汞电极（dropping mercury electrode，DME）和面积比较大的饱和甘汞电极（SCE）以及底液和被测溶液等组成。滴汞电极是被测物起反应的电极，称为指示电极或工作电极，位于电解池内。甘汞电极作参比电极，位于电解池外，通过盐桥与电解池相连。滴汞电极由储汞瓶（C）和长约 10 cm、内径 0.03～0.08 mm 的毛细管构成，储汞瓶中的汞在重力作用下经毛细管均匀地逐滴下落到电解池中。

通常滴汞电极和外电源的负极相连，饱和甘汞电极和外电源的正极相连。由于滴汞电极面积很小，电解时电流密度很大，容易发生极化，所以为极化电极。甘汞电极面积比滴汞电极大得多，电解时电流密度很小，不会发生极化，在一定条件下其电极电位不变，为去极化电极。

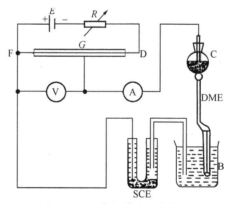

图 12-4 经典极谱法基本装置

在图 12-4 电解池的回路中，电流的传导有三种方式。

（1）电极导体与外电路导体的电流是靠电子运动传导的，称为电子导电。

（2）电池电解质溶液的电流是靠带电荷的阴、阳离子向两极做定向运动传导的，称为离子导电。

（3）电极与溶液界面的电流是靠参与电极反应的离子（或分子）与电极物质交换电子的反应传导，称为交换电子导电。

在极谱法中具有实际分析意义的是离子传导和交换电子传导。应当注意，在电池溶液中不只是电极反应离子承担电流的传导，溶液中其他共存的电解质离子也同样承担电流传导。如果共存离子比电极反应离子的浓度大得多时，电流主要由共存离子传导，这种条件下的电流传导不致引起电极反应离子的不均匀分布。

二、基本原理

（一）极谱分析过程

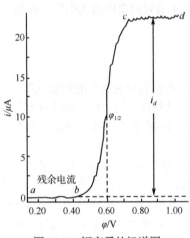

图 12-5　镉离子的极谱图

以电解 $CdCl_2$ 为例说明极谱分析的一般过程。如图 12-4 所示，在电解池中加入 $1.00×10^{-3}mol/L$ 的 $CdCl_2$ 溶液后，加入比被测离子含量高 50～100 倍的另一电解质（如 0.1mol/L KCl），此电解质称为支持电解质（supporting electrolyte），再加入几滴 1% 的动物胶（极大抑制剂），插入电极，按图示的装置连接。通氮数分钟以除去溶液中的溶解氧。调解储汞瓶的高度，使汞滴以 3～5s/滴的速度滴下。在电解液保持静止的条件下进行电解。调节滑线电阻，使两电极的外加电压自零逐渐增加，同时记录通过电解池的电流。将所得的电流 i、电压 φ 值绘制成 i—φ 曲线，称为极谱图（polarogram）或极谱波（图 12-5）。

从图 12-5 可看出，极谱图分为以下三部分：①图中 ab 段。此时阴极电位还没有达到 Cd^{2+} 的析出电位，电解反应尚未发生，溶液中只有微小的电流流过，称为残余电流（residual current）；②图中 bc 段。随着外加电压的逐渐增加，当阴极电位达到 Cd^{2+} 离子析出电位（-0.5～$-0.6\,V$）时，Cd^{2+} 在滴汞电极上发生还原反应，并生成镉汞齐：

$$Cd^{2+} + 2e + Hg \longrightarrow Cd（Hg）$$

阳极上的反应是 Hg 氧化为 Hg_2^{2+}，与溶液中的 Cl^- 生成甘汞（Hg_2Cl_2）。此时外加电压稍有增加，Cd^{2+} 就被迅速还原，电流急剧上升；③图中 cd 段。当外加电压增加到一定数值时，电流达到极限值，不再随外加电压的增加而增加，该电流称为极限电流（limiting current）。极限电流和残余电流之差，称为极限扩散电流，简称扩散电流（diffusion current），用 i_d 表示。电流为极限扩散电流一半时的滴汞电极电位称为半波电位（half wave potential），以 $\varphi_{1/2}$ 表示。当温度和溶液组成一定时，$\varphi_{1/2}$ 为一确定值，它只与被测物质的本性有关，因而可用半波电位作为极谱法定性分析的依据。

（二）扩散电流的形成

仍以测定 Cd^{2+} 含量为例，说明扩散电流的形成。

极谱电解过程是一个控制电极电位的电解过程，电解时滴汞电极电位完全受外加电压控制，工作电极电位与外加电压数值相等，符号相反。即

$$V = -\varphi_{de}(vs.SCE) \tag{12-3}$$

如测定 Cd^{2+} 离子，当外加电压从零逐渐增加到 Cd^{2+} 的析出电位时，滴汞电极表面溶液薄层中的 Cd^{2+} 就开始还原，从而有还原电流流过电解池。此时，电极表面 Cd^{2+} 浓度与电极电位的关系仍符合能斯特方程：

$$\varphi_{de} = \varphi^{\ominus} + \frac{RT}{2F}\ln\frac{c^0}{c_a^0} \tag{12-4}$$

式中，c^0 为电极表面溶液中的 Cd^{2+} 浓度；c_a^0 为电极表面镉汞齐中 Cd 的浓度。

由式（12-4）可知，电极表面 Cd^{2+} 浓度取决于电极电位。外加电压增大，阴极电位（φ_{de}）更

负，更多的 Cd^{2+} 将还原为镉汞齐，c^0 变得越来越小。如果没有 Cd^{2+} 的补充，电极表面的溶液薄层中 Cd^{2+} 浓度就会不断降低，最终电解电流将减小至零。而实际上随着电解进行，本体溶液中的 Cd^{2+} 会因产生浓度差而向电极表面扩散，并在电极表面被还原，形成持续不断的电流。这种电流是浓度差导致离子的扩散而产生的，故称为扩散电流。

随着滴汞电极电位不断变负，电极表面处 Cd^{2+} 的浓度不断变小，本体溶液 Cd^{2+} 浓度（c）与电极表面溶液薄层中 Cd^{2+} 浓度（c^0）之差（$c-c^0$）变大，导致扩散电流不断增大。当电极表面溶液中的 Cd^{2+} 浓度 c^0 趋近于零，扩散电流达到最大值，不再随电极电位变负而增加，即达到了极限扩散电流值，此时电极亦达到完全浓差极化。极限扩散电流（简称扩散电流）与浓度差（$c-c^0$）成正比，当 c^0 趋近于零时，则与被测物的浓度 c 成正比。

（三）扩散电流方程式

扩散电流完全受离子的扩散速度控制，实际测量时得到的是多个汞滴的平均电流，其大小可用 Ilkovič 方程表示：

$$\bar{i}_d = 607nD^{1/2}m^{2/3}t^{1/6}c \tag{12-5}$$

式中，$\bar{i}_d$ 为扩散电流，μA；n 为电极反应转移的电子数；D 为电极反应物在溶液中的扩散系数，cm^2/s；m 为汞在毛细管中的流速，mg/s；t 为汞滴滴落的时间，s；c 为电极反应物在溶液中的浓度，$mmol/L$；$607nD^{1/2}$ 为扩散电流常数，与毛细管特性无关；$m^{2/3}t^{1/6}$ 为毛细管常数，与毛细管的特征相关。

从 Ilkovič 方程可知：在控制实验条件一定的情况下，式（12-5）等号右边除浓度 c 项外，其他各项都是定值，故扩散电流公式可表示为

$$\bar{i}_d = kc \tag{12-6}$$

此式表示 $\bar{i}_d$ 与被测物（也称去极剂）浓度 c 呈正比，这是极谱定量分析的依据。

（四）经典极谱法的干扰电流及其消除

经典极谱法的干扰电流限制了其测定灵敏度的提高，使其应用受到限制。干扰电流主要包括：

1. 残余电流　在极谱波上可以看到，当外加电压尚未达到被测离子的分解电压之前就有微小电流流过电解池，称为残余电流。残余电流来自于两方面，一是由溶液中的微量的氧化性杂质（如 O_2、Fe^{3+}、Pb^{2+}、Cu^{2+} 等）在电极上还原产生的电流，称为电解电流，服从法拉第定律，属于法拉第电流。法拉第电流通过除氧、提纯试剂、进一步纯化蒸馏水等方法可以消除。二是充电电流（也称电容电流），这种电流不要求发生具体的电极反应，不服从法拉第定律，称为非法拉第电流。充电电流约为 $10^{-7}A$ 的数量级，相当于 $10^{-5}\sim10^{-6}mol/L$ 的被测物质产生的扩散电流。因此，当被测物质的浓度小于 $10^{-5}mol/L$ 时，产生的扩散电流往往会小于充电电流，使测量难以进行。充电电流是影响极谱分析灵敏度的主要因素，较难消除。

残余电流与被测离子浓度无关，要获得纯扩散电流，则必须将极谱图上的残余电流扣除。

2. 迁移电流　迁移电流是由于带电荷的被测离子在静电场力的作用下运动到电极表面所形成的电流。迁移是被测离子在电场中受到库仑引力或库仑斥力而发生的运动，而不是由于浓差扩散而产生的运动，若不设法消除，迁移电流将叠加到扩散电流上干扰对扩散电流的测量。消除迁移电流的有效方法是向电解液中加入高浓度的惰性电解质。由于电极对所有带电离子都有静电作用力，加入惰性电解质后电极对被测离子的静电作用力将大大减弱，于是迁移电流则被降低或消除。常用的支持电解质为无机强酸或碱金属无机盐，支持电解质的浓度通常比被测物的浓度大 50～100 倍。

3. 极谱极大　这是在极谱分析过程中产生的一种特殊情况。有些溶液的极谱波不是规则的阶梯形曲线，而是在极谱波刚出现时，扩散电流随着滴汞电极电位的增大而迅速增大，出现极大值，

然后下降并稳定在正常的极限扩散电流值上。这种突出的电流峰值称为"极谱极大"。

产生的原因主要是电极表面的溪流现象。由于汞滴周围的电场不均匀及其他原因，汞滴周围的溶液是流动的。这种溪流运动增强了被测离子向电极表面的传质，将大量被测离子带到滴汞电极表面发生电极反应，比单纯由扩散到达电极表面的离子更多，所以电流急剧上升。当被测离子迅速在电极上反应，电极表面溶液反应离子浓度趋于零时，搅动的对流作用也趋于消失，电流又下降到正常的扩散电流数值。极谱极大的出现，将干扰对半波电位和扩散对流的准确测量。消除极谱极大的方法是在测定溶液中加入少量表面活性剂，如加入 0.005%～0.01%的动物胶或 Triton X-100 等。

经典极谱法主要有以下两个缺点：①分析速度慢。一般的分析过程需要 5～15 min。这是由于滴汞周期需要保持在 3～5 s，获得一条极谱曲线一般需要几十滴到一百多滴汞。②方法灵敏度较低。检测下限一般在 10^{-4}～10^{-5}mol/L 范围内，这主要是受干扰电流的影响所致。

第三节　阳极溶出伏安法

案例 12-2

随着医学和其他科学的发展，儿童微量元素的缺乏或中毒越来越引起医学界的高度重视。某医学院附属医院检验科对 2005 年 2 月～2006 年 2 月来院就诊的 460 名儿童按年龄分成婴儿、幼儿、学龄前、学龄期四组，采集指血，检测血中铜、锌、铁（微量元素）和钙、镁（常量元素）的含量。结果表明，被调查儿童中微量元素缺乏者较多，缺锌占第一位（39.56%），缺钙占第二位（34.78%），缺铁占第三位（10.87%），缺铜占第四位（8.26%），四个年龄组中镁元素均不缺乏。微量元素是人类维持生命与繁殖、保证生长发育和健康所必需的，与机体的新陈代谢密切相关，尤其对于儿童，微量元素缺乏会影响儿童的生长发育、智力水平和免疫机能，甚至导致疾病的发生。

问题：

（1）常见的与健康相关的微量元素有哪些？用哪些分析方法可以测定这些微量元素？

（2）阳极溶出伏安法是否可以同时测定出样品中的几种元素？

（3）案例中的几种元素哪些适合用阳极溶出伏安法测定，哪些不适合采用阳极溶出伏安法测定，为什么？不适合用阳极溶出伏安法测定的元素可以选择什么方法？

（4）阳极溶出伏安法的原理与极谱法有什么不同？

溶出伏安法（stripping voltammetry）是伏安法中的一种，它将电化学富集和测定有机地结合在一起，有效地提高了测定灵敏度。首先将被测组分部分地用控制电位电解的方法富集于电极表面，然后利用伏安技术使被测组分从电极上溶出进入溶液，记录溶出过程的电流-电压曲线，从而对被测组分进行分析。根据富集和溶出方式不同，可分为阳极溶出伏安法（anodic stripping voltammetry，ASV）、阴极溶出伏安法（cathodic stripping voltammrtry，CSV）、吸附溶出伏安法（adsorptive stripping voltammetry，AdSV）等。在卫生检验中应用较多的是阳极溶出伏安法，主要用于测定金属离子。

溶出伏安法将被测物由稀释液中浓集到微小体积的电极表面上，使其浓度得到极大增加，所以灵敏度极高，测定范围一般在 10^{-6}～10^{-11}mol/L，如条件适宜，对一些物质的最低检出限可达到 10^{-12}mol/L。阳极溶出伏安法应用范围也很广，可测几十种元素，并可在不必预先分离的情况下同时测定多种元素；阴极溶出伏安法可用于测定阴离子、有机大分子等，在环境分析、食品检验、检疫检验等部门都有广泛的应用。这类方法不足之处是重现性较差，对实验操

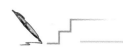

作条件要求严格。

一、基　本　原　理

在分析过程中，首先使溶液中的被测金属离子在极谱分析产生极限电流的电位下电解，一般以形成汞齐的方式沉积在电极表面，这个过程称为富集；然后反向扫描，改变电极电位，使电极上被富集的金属氧化转入溶液，这个过程称为溶出。阳极溶出伏安法的富集过程是发生还原反应，溶出过程是发生氧化反应。

（一）溶出伏安法的两个过程

1. 电解富集过程　由于富集过程在工作电极（working electrode）上发生还原反应，所以在这个过程中工作电极是阴极。先将工作电极的电位设在被测物极限电流的电位之上，或者说控制在比被测离子的半波电位负 0.3～0.4V，于一定搅拌速度下进行恒电位电解，溶液中的金属离子 A^{n+} 还原沉积在电极上。如果采用汞电极，多数离子能生成汞齐。电极反应为

$$A^{n+} + ne + Hg \longrightarrow A（Hg）$$

富集方式有全部电沉积（简称电积）和部分电积两种。全部电积是将溶液中被测物质100%地沉积到电极上，这样会得到更高的灵敏度，但是费时间，分析速度太慢，在实际工作中很难采用。部分电积是每次电积一定百分比的被测物，虽然灵敏度稍低，但可缩短分析时间，因此在实际工作中大多采用部分电沉积的方式。采用部分电沉积时，为了确保沉积在电极上的被测物的质量与溶液中的总量有恒定的比例关系，必须严格控制电解富集的各项条件（如电极电位、电积时间、搅拌速度等）。

富集结束后，在对电极继续施加电压的情况下，停止搅拌，静止 30～60s，使沉积在电极表面的被测金属原子在汞内分布很快达到均匀一致。

2. 溶出测定过程　静止期过后，进行溶出测定。溶出过程可以采用线性扫描伏安法，也可采用方波、脉冲和交流伏安法。比较经典的方法是线性扫描伏安法，即在溶出过程中，工作电极的电位等速由负向正的方向变化。当电极电位达到比平衡电位稍正时，沉积在电极上的金属 A（通常为汞齐）便开始氧化溶出，电极反应如下：

$$A（Hg）- ne \longrightarrow A^{n+} + Hg$$

随着电位的继续变正，溶出速度加快，溶出电流不断增大，在半波电位附近达到最大值。随着溶出，电极中的金属浓度逐渐下降，电位再继续变正时，溶出电流则逐渐变小，直到金属完全溶出为止。溶出电流-电压曲线的形状为峰形。利用示差脉冲伏安法、方波伏安法等进行溶出测定，可得到更高的灵敏度。

伏安法习惯以还原电流为正，氧化电流为负。经典极谱法测定的是金属离子的还原电流，因此为正；阳极溶出伏安法的溶出电流是氧化电流，因此为负，与经典极谱对照为倒峰。图12-6展示了镉离子的极谱图与阳极溶出峰的对照。溶出伏安曲线中峰尖对应的电位称为峰电位（φ_p），与被测物质的性质有关，是定性分析的依据；峰尖对应的电流称为峰电流（i_p），是定量分析的依据。

（二）溶出峰电流公式

溶出过程的峰电流依赖于采用的电极类型，溶出伏安法使用的电极种类较多，因此溶出峰电流公式也随电极的不同而有所不同，玻碳汞膜电极的溶出峰电流公式为

$$i_p = K_1 n^2 A D^{\frac{2}{3}} \omega^{\frac{1}{2}} u^{-\frac{1}{6}} tc \tag{12-7}$$

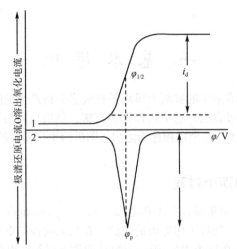

图 12-6　镉离子的极谱波与阳极溶出伏安曲线

1. 镉离子的极谱波；2. 镉离子在玻碳电极上的阳极溶出峰

悬汞电极的峰电流公式为

$$i_p = K_2 m n^{\frac{3}{2}} D^{\frac{1}{2}} r v^{\frac{1}{2}} tc \qquad (12\text{-}8)$$

式中，i_p 为溶出峰电流；n 为电子转移数；A 为玻碳电极面积；D 为金属在汞齐中的扩散系数；ω 为富集时搅拌的圆频率（或电极转动角速度）；u 为溶液的动力黏度；m 为传质系数；r 为悬汞电极的汞滴半径；t 为电积时间；v 为电位扫描速度；c 为被测离子浓度。若控制实验条件恒定，式（12-7）和式（12-8）可简化为

$$i_p = Kc \qquad (12\text{-}9)$$

式（12-9）表明，实验条件一定时，溶出峰电流与溶液中被测离子浓度成正比，此式为溶出伏安法的定量分析依据。

（三）分析条件的选择

根据上面的阐述可以看出，溶出峰电流与富集和溶出两个过程有关，影响这两个过程的因素都将影响溶出峰电流，选择适宜的分析条件才能保证测定的准确性和重现性。

1. 富集时间　峰电流公式表明，预电解时间 t 越长，峰电流越大，灵敏度越高。通常为节省时间，采用部分电沉积。由于富集在电极上的被测物量很少，可以认为被测离子在本体溶液中的浓度保持不变。此时，峰电流与富集时间呈线性关系。为保证测定的重现性和较高灵敏度，必须适当选择并严格控制富集时间。一般来说，用悬汞电极做工作电极时，对浓度为 $10^{-6}\sim10^{-7}\text{mol/L}$ 的被测物需要富集 5min；对浓度为 10^{-8}mol/L 的被测物则需要富集 15min。若用汞膜电极，由于汞膜较薄，富集的金属仅积累在电极表面，很快能全部溶出，因此灵敏度较高。一般对浓度为 10^{-7}mol/L 的被测物仅需要富集 30s～2min。若富集时间过长，有些金属在汞膜中超过其溶解度，将析出固体金属，使电极性质改变。

2. 富集电位　富集电位对峰电流影响较大。在一定电位范围内，峰电流随富集电位的负移而增大，电位达到一定值后，趋于极限值。一般将富集电位控制在比被测物的峰电位负 0.2～0.4 V。富集电位离峰电位太近，电极电位不稳定，影响溶出峰电流的重现性。富集电位太负，则后放电物质（尤其是氢）可能放电析出，对测定产生干扰。对一些测定条件完全不清楚的物质进行测定时，有必要先做富集电位对峰电流的影响试验，以确定最适宜富集电位。若同时测定几种离子，富集电位应以峰电位最负的元素为准。

3. 电位扫描速度　以悬汞电极为工作电极时，i_p 与 $v^{1/2}$ 成正比；用汞膜电极时则 i_p 与 v 成正比，因此提高扫描速度可以增加灵敏度。但扫描速度加快，电容电流也增大，扫描速度快到一定程度后，灵敏度不会再提高，一般线性扫描伏安法的扫描速度为 100～200 mV/s。

4. 支持电解质　支持电解质的组成和浓度对各种金属离子的峰电位 φ_p 等都有影响。对支持电解质的基本要求：①有足够的导电能力，以减小 ir 降，由于被测离子的浓度往往都很低，所以溶液中的电流传导主要依靠支持电解质；②纯度足够高；③离子强度适宜，因为离子强度对电流和峰电位都有一定影响；④测定选择性尽可能高，如加入某种配位剂可使测定有选择地进行；⑤加入表面活性物质可用于抑制干扰反应或掩蔽干扰离子，但其浓度应适当，浓度过高会影响灵敏度。实际工作中适宜的支持电解质需经过实验验证。

5. 溶液搅拌速度（或电极旋转速度）　在富集过程中，搅拌很重要。搅拌可加速离子向电极表面的运动，使离子得以补充，因此搅拌影响离子在电极上的沉积量。搅拌的方式有多种，如采用电磁搅拌器、旋转工作电极或旋转电解池及通惰性气体搅拌等。搅拌速度应限制在一定范围内，而且均匀，以保证悬汞不变形、不脱落，镀汞表面不被破坏。

电磁搅拌是最常用的方法，但搅拌子的几何形状、与电极的距离及转动速度等都会影响溶出峰电流。只有严格控制条件，才能获得良好的重现性。

用旋转电极是比电磁搅拌更好的方法，因为影响电积的主要因素是电极周围溶液的流动速度。因转速稍快时悬汞容易脱落，所以此法适用于汞膜电极但不适用于悬汞电极。

通惰性气体是简单有效且重现性较好的搅拌方法，效率比电磁搅拌高。通氮气可起到除氧作用，保持氮气不断通过溶液表面，可防止氧的重新溶入，且起到搅拌作用，但要保持氮气流量恒定。

二、仪器装置

溶出伏安法测量时可采用电化学分析仪、多功能伏安仪等。测量电极需要工作电极、参比电极和辅助电极，其中工作电极的种类和性质是测量的关键。

（一）测量仪器

溶出伏安法在测量时要准确测定和控制工作电极的电位，因此参比电极的电位必须保持恒定，这就要求流过参比电极的电流必须很小。如果流过参比电极的电流很大，势必会改变参比电极的电位，影响参比电极的稳定性。因此溶出伏安法所用的分析仪器一般采用三电极系统，即工作电极、参比电极和辅助电极（也称对电极）。仪器上带有一个能够对测量池中电极施加可变电压的装置。测量时，外加电压施加在工作电极和辅助电极之间，相应回路中有电流通过，用于电流测量。目前国内有些厂家生产的电化学分析仪大多为多功能分析仪器，能进行极谱、溶出伏安、循环伏安、差分脉冲伏安、方波伏安、电位溶出等多种测定，并且仪器都配有微机操作平台，可以很方便地选择实验条件和进行数据处理。

（二）工作电极

溶出伏安法可以使用多种不同性能和结构的电极作为工作电极。通常可分为汞电极和非汞电极两类。

1. 汞电极　汞电极对氢离子的还原具有很高的超电位，可用电位范围宽，能与很多金属生成汞齐而降低金属的析出电位，重现性也比较好，在溶出伏安法中应用较多。但溶出法不能使用滴汞电极，只能用固定电极，常用的有悬汞电极和汞膜电极。

（1）悬汞电极：悬汞电极有机械挤压式和挂汞式两种。机械挤压式悬汞电极是把玻璃毛细管（内径为 0.15～0.5 mm）上端连接于密封的储汞器中，旋转顶端的螺旋将汞挤出，使之悬挂于毛细管口，汞滴的体积可从螺旋所旋转的圈数来调节。这类悬汞电极使用方便，能准确控制汞滴大小，所得汞滴纯净。其缺点是当电解富集的时间较长时，汞齐中的金属原子会向毛细管深处扩散，影响灵敏度和准确度。挂汞式悬汞电极是在玻璃管的一端封入直径为 0.1mm 的铂丝（也可用金丝或银丝），露出部分的长度约 0.1mm，另一端用导线引出。将这一铂微电极浸入饱和硝酸亚汞的硝酸溶液中，作为阴极进行电解，汞沉积在铂丝上，可制得直径为 1.0～1.5mm 的汞滴。汞滴的大小可由电流及电解时间来控制。这类悬汞电极易于制造，缺点是如果处理不好，铂、金会溶入汞生成汞齐而影响被测物质的阳极溶出；或汞滴未非常严密地盖住铂丝，这样会降低氢的超电位，水溶液中的氢离子会在滴汞电极上还原，产生极谱波，也称氢波。

悬汞电极的优点是容易制备；可应用的电位范围宽，在酸性介质中为 +0.25～-1.8V（$vs.$ SCE），在碱性介质中为 +0.25～-2.3V（$vs.$ SCE）；分析结果重现性好。缺点是电极表面积与体积比小，电积效率低，影响灵敏度和选择性较差；搅拌速度不能太快，否则汞滴易脱落或变形。

（2）汞膜电极：在固体电极（玻碳、银或铂电极）表面镀一厚度 1～100μm 的汞膜，即制成汞膜电极，使用更为普遍的是玻碳汞膜电极。由于汞膜薄，电积时金属能很快地均匀分布在汞膜内，其分辨率和灵敏度比悬汞电极高，但再现性不如悬汞电极。制备电极时必须清洁固体电极表面。电镀汞膜的方式有：①在 -0.2V（$vs.$ SCE）电压下将汞电镀到电极上成为汞膜；②同位镀汞法，把硝酸汞加到被测溶液中，在电解富集过程中汞与被测金属同时电积在电极上，形成汞膜和汞齐。

2. 非汞电极　测定 Au、Ag 等元素时需要非汞电极，因为 Au、Ag 等金属很容易与汞生成金属互化物。有些金属如 Fe、Co、Ni、Mn 等在汞中溶解度很低或不形成汞齐，测定时也需选用非汞固体电极。常用的非汞电极多为贵金属材料和各种碳电极，如金、银、铂、铋、玻碳、石墨等。铂是优良的惰性金属材料，在较正的电位范围下工作，性能稳定。与铂电极相比较，金电极适合在更负的电位范围下工作。碳电极是目前使用最广泛的固体电极，因为玻碳或石墨的价格比贵金属便宜，并能得到较好的分析结果。

这些固体电极的共同缺点是电极面积和电沉积金属活度可能发生连续变化。为获得重现性好的结果，固体电极表面参数必须维持不变，因此固体电极的表面处理，如清洗、抛光、预极化等都十分重要。

三、定量方法

（一）标准曲线法

在日常分析工作中，如果样品很多，可采用标准曲线法，使分析速度加快。标准曲线是配制一系列标准溶液，测量每一浓度相应的溶出峰高，以峰高与对应的离子浓度做一条标准曲线，在同样条件下，测出样品的溶出峰高后，即可在标准曲线上查出被测物的浓度。

制作标准曲线应注意：应使配制标准系列溶液的组成与实际样品溶液的组成尽量相同；样品的化学处理手续与标准系列相同；测定样品与标准系列溶液时的温度控制应一致；其他实验条件尽可能相同。

（二）标准加入法

标准加入法是最常使用的方法，先测定 V_x 体积被测溶液的溶出峰高 h_x，然后加入浓度为 c_s 的标准溶液 V_s 体积，在相同条件下测得其峰高 h_s，根据

$$h_x = Kc_x$$

$$h_s = K\frac{V_s c_s + V_x c_x}{V_s + V_x}$$

得

$$c_x = \frac{h_s V_s c_s}{(V_s + V_x)h_s - h_x V_x}$$

（12-10）

标准加入法适用于小批量样品及本底组成未知或复杂的样品，测定时标准溶液的浓度应为试液浓度的 100 倍，标准溶液的体积为试液体积的 1%～2%。

（三）内标法

内标法也称指示离子法，是在几种被测离子共存而同时测定时使用，方法是加入另外一种溶液中不存在的离子作为指示离子，利用加入的指示离子与被测离子之间等摩尔峰高的比值，计算被测离子的浓度。

四、阳极溶出伏安法的特点及应用示例

（一）阳极溶出伏安法的特点

（1）最突出的特点是灵敏度高。电富集过程使被测元素高度预浓缩；使用固定体积的工作电极，可起到消除电容电流的作用。检出限可达 10^{-10}～10^{-11} mol/L。

（2）可同时测定多种元素。在较负的电位下使几种阳离子一同富集在电极上，然后反向溶出，各离子在不同电位下氧化溶出，可分别记录各自的溶出峰电流。

（3）仪器设备简单，使用方便，适合现场测定。

（4）影响溶出峰电流的因素较多，测定时重现性较差是该方法最大的缺点。

（二）应用示例

溶出伏安法可分析样品种类很广，如生物材料、天然水、污水、食品、矿物、半导体材料、超纯物质等。阳极溶出法可测定的元素很多，如 Na、K、Sr、Ba、Ga、In、Tl、Ge、Sn、Pb、Cu、Fe、Sb、Bi、Ca、Ag、Au、Zn、Cd、Hg、Ni 等。

1. 溶出伏安法同时测定水中铜、锌、铅、镉的含量 可采用银基汞膜电极或采用玻碳电极同位镀汞。采用同位镀汞方法的过程：取水样 20 ml（清洁水样不必预处理，浑浊水样经过滤、消化处理），加入一定量 HAc-NaAc 缓冲溶液（控制在 pH 4～6 范围）及 1 ml 1×10^{-3} mol/L HgCl 溶液，插入三支电极(工作电极、参比电极和辅助电极)，外加电压调到–1.4 V，电积 2 min，然后以 100 mV/s 的速度向正电位扫描到 0 V，同时记录阳极溶出曲线。锌在–1.1 V，镉在–0.8 V，铅在–0.6 V，铜在–0.3 V 左右出峰。

2. 纳米修饰电极溶出伏安法测定水产品中痕量砷 砷是食品污染中危害较为严重的有害元素之一，有致癌性和较强的毒性。用金纳米修饰的氧化铟锡电极作为工作电极，以 pH 2.2 的磷酸氢二钠-柠檬酸缓冲溶液作为测定底液，在–0.3 V（vs. SCE）下沉积富集 180s，静止 30s 后溶出测定，扫描范围：–0.3～0.5 V，砷在 0.15 V 有一个灵敏的阳极溶出峰。样品中砷通过超声波辅助提取（温度 30～40℃）数小时，分离洗涤后测定。

3. 阴极溶出伏安法测定药物中微量氯 1, 6-二磷酸果糖是一种恢复、改善细胞代谢的药物，根据《中华人民共和国药典》，药物中的氯化物都有一定限量，可用阴极溶出伏安法测定 1, 6-二磷酸果糖中氯含量。以悬汞电极为工作电极，测定底液为 0.1 mol/L $HClO_4$；预电解电位为+0.4 V（vs. SCE）；扫描范围为+0.4～–1.0 V；Cl^- 的溶出峰电位在–0.2 V；其浓度在 7.5×10^{-6}～9.5×10^{-5} mol/L 范围内与溶出峰电流有良好线性关系。

4. 吸附溶出伏安法测定天然水中微量铝 在 pH 7.6 的三乙醇胺缓冲溶液中，铝和茜素 S 反应生成铝-茜素 S 络合物，在 –1.30 V 电位下，将该络合物吸附富集在玻碳汞膜电极上，吸附的茜素 S 在 –1.10 V 时可以产生一个很大的氧化峰，其峰电流的下降随 Al^{3+} 的浓度在一定范围内呈良好

的线性关系，铝的检出限为 0.03 μg/L，该方法的特点是干扰较小。

第四节　电位溶出法

案例 12-3

2004 年，某电池厂发现有员工尿中镉含量超标，其中 177 人被确定为观察对象，2 人被诊断为慢性镉中毒。另有报道，2007 年 1 月，某电池厂有员工向工厂提出辞职，理由是"在镍镉电池生产车间里长期工作，造成体内重金属镉含量持续上升"，2006 年年底，该工厂一名工人在医务室体检发现尿镉测定结果为 5.41 μg/g 肌酐。按照国家卫生部发布的《职业性镉中毒诊断标准》（GBZ 17—2002），尿镉测定连续两次在 5 μg/g 肌酐以上者，可列为观察对象。以上两事件说明镉的职业中毒不容忽视，与镉有职业接触工作岗位的员工应定期进行尿镉或血液中镉含量的检验。

问题：

（1）尿中镉含量除了用阳极溶出伏安法外，还可以用哪种方法测定？

（2）电位溶出法的溶出过程是电氧化吗？与阳极溶出伏安法有何异同？

电位溶出法（potentiometric stripping analysis，PSA）建立于 1976 年，由瑞典学者 Daniel Jagner 提出，它是在溶出伏安法基础上发展起来的一种电化学分析法，在广大研究者的努力下不断发展，已由经典电位溶出法发展到微分电位溶出法。电位溶出法方法简单，适于卫生检测，如测定血、尿样品可不经消化直接测定，已成为痕量元素，尤其是重金属离子测定的推荐方法之一。

一、基 本 原 理

与溶出伏安法不同，电位溶出分析中，预电解富集在工作电极上的元素的溶出不是靠电氧化还原反应，而是断开加在工作电极上的恒电位，靠化学试剂（氧化剂或还原剂）的氧化还原反应使其溶出，也称化学溶出。

电位溶出法的操作也分为两个步骤：第一步预浓缩过程与溶出伏安法相同，在恒电位下对被测定物进行电解富集；第二步溶出过程与溶出伏安法不同，是靠化学试剂的氧化还原反应将被测物溶出。记录电位随时间变化的 $\varphi\text{-}t$ 曲线。根据 $\varphi\text{-}t$ 曲线的特征进行定性定量分析。微分电位溶出法记录 $d\varphi/dt\text{-}t$ 曲线或 $dt/d\varphi\text{-}\varphi$ 曲线。

根据化学反应的性质，电位溶出法分为氧化电位溶出法（oxidic PSA）和还原电位溶出法（reductive PSA）。氧化电位溶出法是利用氧化剂的氧化作用，将沉积在电极上的金属或汞齐化金属氧化溶出，它主要用于分析金属离子。常用的氧化剂有溶解氧、Hg^{2+}、MnO_4^-、$Cr_2O_7^{2-}$ 等。还原电位溶出法是利用还原剂的还原作用，将电沉积的难溶化合物还原。可以分析金属离子及一些具有氧化性的无机离子。常用还原剂有 Mn^{2+}、Na（Hg）和氢醌等。这一节主要介绍卫生检验中常用的氧化电位溶出法，两个过程表示如下。

富集过程：选择合适的阴极电位，在恒电位下，首先将被测物质电解富集在悬汞、汞膜或其他固体电极上，反应如下：

$$A^{n+} + ne \longrightarrow A（Hg）$$

溶出过程：电解富集完成后，断开恒电位电路，富集在电极上的被测物被试液中的氧化剂氧化溶出，反应如下：

$$A（Hg）+ mO_x \longrightarrow A^{n+} + m'Red + Hg$$

式中，O_x 为氧化剂，Red 是它的还原产物。若将工作电极和参比电极连接到高输入阻抗伏特计上，可得到 φ-t 曲线，见图 12-7。在 φ-t 曲线上溶出时间（τ）与汞齐中被测金属的量成正比，据此进行定量分析。

根据理论推导得出氧化电位溶出的时间方程为

$$\tau = \frac{c_R}{c_{OX}}\left(\frac{D_R}{D_{OX}}\right)^{2/3}\tau_d \qquad (12\text{-}11)$$

式中，τ 为电位溶出时间；τ_d 为预电解富集时间；D_R 为被测离子的扩散系数；D_{OX} 为所加氧化剂的扩散系数；c_{OX} 为溶液中氧化剂的浓度；c_R 为溶液中被测金属离子的浓度。

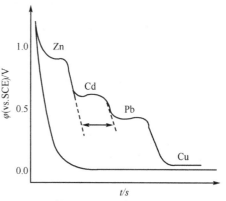

图 12-7 锌、镉、铅、铜的电位溶出曲线

从式（12-11）可看出：电位溶出时间与溶液中被测离子浓度和预电解时间 τ_d 成正比，与氧化剂在溶液中的浓度成反比。式中除 c_R 外，其他各项在实验条件恒定的情况下都是定值，因此式（12-11）可简化为

$$\tau = Kc_R \qquad (12\text{-}12)$$

即在恒定的实验条件下，电位溶出时间 τ 只与被测离子浓度成正比，这就是电位溶出法定量分析的依据。

二、仪 器 装 置

（一）仪器装置

电位溶出分析仪由三部分组成：恒电位电路、电解池系统和高输入阻抗记录仪。前两部分与溶出伏安法的仪器基本相同，但记录仪不同。为了直接扫描溶出过程中电位随时间变化的曲线，需在信号进入 X-Y 函数记录仪之前，串联一个阻抗变换器增加电池系统的阻抗。

电位溶出分析采用三电极系统，工作电极有玻碳电极、铂电极、汞电极、金电极等。参比电极为饱和甘汞电极或银-氯化银电极，辅助（对）电极为铂电极和金电极。

近年来，多功能电化学分析仪不断涌现，一台仪器同时兼有线性和微分脉冲伏安法、循环伏安法、常规脉冲极谱法和差分脉冲极谱法、电位溶出法等多用功能。

（二）分析条件的选择

1. 富集电位和富集时间的选择　富集电位和富集时间的选择原则与阳极溶出伏安法基本相同，这里不再赘述。

2. 介质的选择　氧化电位溶出法的溶出过程靠的是氧化剂与被测离子的氧化反应。很多氧化剂包括常用的溶解氧，都需要适当的酸性介质。体系的酸度应当保证氧化剂有效，但同时也要保证在富集电位 φ_D 下，不使 H_2 逸出。在体系中加入配合剂可使被测元素的溶出电位向负方向移动，因为配合剂与具有空原子轨道的离子形成配合物后，降低了其氧化态的浓度，从而改变电对的电位。因此对于溶出电位较正的元素，为了提高溶出速度，可以考虑加入适当的配合剂。例如，利用 Zn^{2+} 与 SCN^- 形成的配合物在玻碳镀汞电极上发生吸附作用，用络合吸附溶出伏安法测定茶叶中的痕量锌。

3. 氧化剂的选择　选择合适的氧化剂是电位溶出分析的关键。对氧化剂总的要求是：氧化能力适中；还原后生成的产物不干扰测定；黏度小；产生的背景较小。常用的氧化剂有溶解氧、Hg^{2+}、MnO_4^-、$Cr_2O_7^{2-}$、$S_2O_8^{2-}$、H_2SO_4 等。

（三）常规电位溶出法和微分电位溶出法

电位分析法中，必须准确测定溶出时间 τ。常规电位溶出分析记录的是 φ-t 曲线，呈平台形，准确测量溶出时间的方法如图 12-8 所示。即通过曲线 2 上 K、M 两点分别作两条背景曲线 1 的平行线 AM 和 BK，再于曲线 2 平坦部分的中点 C 作切线，与 AM、BK 两线交于 E、F 两点，两点之间的距离即溶出时间 τ。

微分电位溶出法记录的是 $d\varphi/dt$-t 曲线或 $dt/d\varphi$ -φ曲线。曲线呈峰形，为准确测量提供了极大方便，如图 12-9 所示。图 12-9 中 Pb^{2+}、Cd^{2+}、Zn^{2+}的溶出峰电位分别为-0.42 V、-0.58 V 和-0.95 V，这是被测物质定性的依据，峰高与被测物质浓度成正比，是定量的依据。事实上，微分电位溶出法在实际应用中更受欢迎。

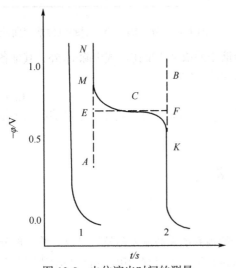

图 12-8　电位溶出时间的测量

1. 背景φ-t 曲线；2. 经过电沉积后的溶出φ-t 曲线

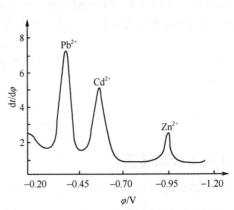

图 12-9　铅、镉、锌的微分电位溶出曲线

三、定量方法

电位溶出法常用标准曲线法和标准加入法定量。标准曲线法与其他分析方法的标准曲线法相同。在使用标准曲线法定量时应注意被测样品与标准溶液的组成应相同或基本一致，实验条件也要尽可能一致。标准加入法与阳极溶出伏安法的标准加入法原理相同。

四、电位溶出法的特点及应用示例

电位溶出法的应用范围日趋广泛，它可用于痕量元素的分析，也可用于其他理论研究，在卫生监测中也有较多应用。已有人成功地用该法测定了海水、地表水、饮料、粮食、蔬菜、水果、酱油、醋、生物组织、血清、尿等样品中的多种元素，测得的元素包括 Hg、Bi、Cr、Cu、Zn、Pb、Cd、Sn、Sb、Tl、Ni、Co、Au、As、Ag、In、Mn、Te 等。

（一）电位溶出法的特点

电位溶出法与溶出伏安法在测量原理、应用范围等方面都类似，但二者也有不同。与溶出伏安法相比，电位溶出法主要有以下特点：

（1）可以同时分析浓度范围相差很大的多个组分。当两种共存离子浓度相差较大时，工作电极电位将停留在先氧化元素的电位区，直到该元素完全溶出后，才开始氧化另一元素，分辨率不受影响，特别适用于混合物的分析测定。

（2）电位溶出法与阳极溶出伏安法主要区别是在电位溶出过程中没有电流流过工作电极，因此对试样中电活性物质的干扰不敏感，在测定前不需除去电活性物质，故电位溶出法试样的前处理简单。如测定地表水、饮用水和体液（血、尿）等样品中微量元素的含量，只要加酸酸化即可直接测定。

（3）电位溶出分析的检测下限取决于预电解时间，通过适当延长预电解时间可降低检测下限，提高灵敏度。

（4）电位溶出法的精密度高、重现性较好。

（二）电位溶出法的应用

1. 铋膜电极微分电位溶出法测定食品中的铅和锌　溶出峰电位分别在 $-0.55\ V$ 和 $-1.10\ V$；检出限分别为 $0.02\ \mu g/25\ ml$ 和 $0.03\ \mu g/25\ ml$。

2. 电位溶出法测定尿镉　采集尿样 100 ml，按体积比加入 2.5%的浓盐酸酸化，待测定。选用玻碳电极，预镀汞膜：镀汞液为含汞 20 mg/L 的 0.01 mol/L 氯化钾溶液，用 1：1 盐酸调 pH 约为 2；将三电极系统插入镀汞液中，在 $-1.0\ V$ 电位下电解，镀汞-溶出反复进行 4 次，检查汞膜均匀即可应用。取适量样品注入样品池中，将预镀汞膜的玻碳电极作为工作电极，三电极体系插入被测液中，在 $-1.3\sim-1.4\ V$ 电位下富集 60 s，静止 20 s，断开恒电位电路，利用溶液中的溶解氧使富集在电极上的镉汞齐重新氧化溶出，用微分电位溶出仪记录溶出峰。采用标准加入法进行定量分析。

3. 微分电位溶出法测定水、尿和血中微量镍　体内镍离子浓度过离，可致心律减慢，破坏心肌细胞显微结构，因此常需要检测水或体液中镍的浓度。采用玻碳电极预镀汞的方法。镀汞底液 pH 约为 2，底液中加 0.1 mol/L KCl，20 mg/L HgCl$_2$，在 1.0 V（*vs.* SCE）搅拌 120s，反复镀汞 4 次。测定时，尿（血或水）样用三氯乙酸酸化，在底液中加入 HgCl$_2$（作氧化剂）、KCl 和丁二酮肟的乙醇溶液，在 -0.5（*vs.* SCE）下预富集 100s，静止 20s 后氧化溶出。镍的检出限达到 0.01 μg/ml。

4. 微分电位溶出法测定天然水中铜、锌、铅、镉　在 HAc-NaAc（pH 4.5）、3.5×10^{-2} mol/L KCl 及 2.6×10^{-5} mol/L Hg^{2+} 组成的介质中测定锌，然后用 1：4 HCl 调底液至 pH 2，再连续测定铜、铅、镉。铜、铅、镉、锌，检出限分别为 4μg/L，0.1μg/L，2μg/L，4μg/L，线性测定范围 Zn^{2+} 为 0～300μg/L，Cu^{2+}、Pb^{2+}、Cd^{2+} 为 0～220μg/L，该法较好地解决了金属互化物的影响，样品不需消化便可直接测定。

第五节　库仑分析法

库仑分析法（coulometry）是在电解分析法基础上发展起来的一种电化学分析方法。它利用电流通过被测溶液，使被测物质发生电解反应，根据消耗的电量与被测物质的化学计量关系，通过法拉第定律计算被测物质的含量。根据电解方式的不同，库仑分析法可分为控制电位库仑分析法（controlled-potential coulometry）和控制电流库仑分析法，或恒电流库仑分析法，也称为库仑滴定法（constant-current coclomitry）。

控制电位库仑分析法是控制电位在某一恒定值，使电位有一定差值的几种离子能够分别进行测定，因而选择性较好，但分析时间长；控制电流库仑分析法是通过控制电解池的电流进行电解，电解速度快，分析时间短，但选择性较差，需要有适当的指示电解完全或电流效率达到 100%的方法。

一、基 本 原 理

进行电解反应时，电极上发生的电化学反应与溶液中通过电量的关系，可以用法拉第定律（Faraday's law）表示：

（1）电解时，电极上析出的物质的质量与通过电解池的电量成正比；

（2）各种不同的电解质溶液通过相同的电量时，在电极上沉积的各种物质的质量与它们的摩尔质量成正比，与它们的反应电子数成反比。

经实验确定，电极上通过 96487 C（库仑）（称为 1 法拉第）电量时，就有 $\frac{M}{n}$ 的物质发生了变化。法拉第定律表示为

$$m = \frac{MQ}{nF} \tag{12-13}$$

式中，m 为电极上析出物质的质量，g；Q 为通过的电量，C；n 为电解反应时转移的电子数；M 为析出物质的摩尔质量；F 为法拉第常数，表示 1 摩尔质子的电荷（即 1 摩尔电子所带电量的绝对值）（F=96487 C/mol）。

根据法拉第定律，如果测量出通过电解池的电量，则可以计算出电极上析出的物质的量，这就是库仑分析的定量基础。

由于库仑分析是基于电量的测定，必须使发生电解反应的电极（工作电极）上只发生单纯的电极反应，也就是要求反应以接近于 100%的电流效率进行，电解时所消耗的电量能全部用于被测物质的电极反应，而不发生副反应。一般来说，电极上可能发生的副反应有以下几种：

（1）溶剂的电解：由于电解一般都是在水溶液中进行的，所以要控制适当的电极电位及溶液的 pH 范围，以防止水的分解，当工作电极为阴极时，应避免有氢气析出；为阳极时，则要防止有氧气产生。

（2）电极本身参与反应：铂电极在较正的电位时，尚不致氧化，所以常用作工作电极。但当溶液中有能与铂配位的试剂存在时，则会降低其电极电位，而有可能被氧化。

（3）氧的还原：溶液中的溶解氧，会在阴极上还原，故电解前必须除去。

（4）电解产物的副反应：如在汞阴极上还原 Cr^{3+} 为 Cr^{2+} 时，电解产物 Cr^{2+} 会被溶液中的 H^+ 氧化又生成 Cr^{3+}。

因此，可以通过提纯试剂、选择合适的工作电极电位使溶剂、支持电解质离子不发生电极反应。通常，也可降低电流密度提高库仑分析的电流效率。

二、控 制 电 位 库 仑 分 析 法

案例 12-4

2005 年 9 月 7 日下午，某学校门前，数十人食用一小贩所售毛鸡蛋后，引发集体食物中毒。

中毒事件发生后，卫生防疫工作人员立即展开现场调查工作。经现场调查和快速检测分析，初步认定这是一起由亚硝酸钠引起的食物中毒事故。

问题：

（1）亚硝酸盐为何会引起中毒？

（2）亚硝酸盐的检测方法有哪些？

（3）控制电位库仑法是否可用于亚硝酸盐的现场快速检测？

（一）基本原理

控制电位库仑分析方法是指在电解过程中，控制工作电极的电位保持恒定值，使被测物质以100%的电流效率进行电解。当电流趋于零时，指示该物质已被电解完全。如果用与之串联的库仑计，精确测量使该物质被全部电解所需要的电量，即可由法拉第定律计算其含量。

控制电位库仑分析的实验装置示意图见图 12-10。

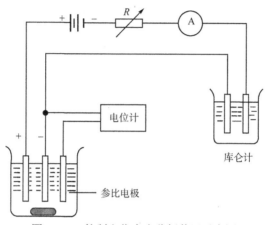

图 12-10 控制电位库仑分析装置示意图

实际工作中，往往需向电解液中通几分钟惰性气体（如氮气），以除去溶解氧，有的整个电解过程都需在惰性气氛下进行。在加入试样以前，先在比测定时的阴极电位负 0.3～0.4 V 的阴极电位下进行预电解，这是为了除去所用电解液中可能存在的杂质，直到电解电流已降至一个很小的数值（背景电流），再将阴极电位调整至对被测物质合适的电位值。在不切断电流的情况下加入一定体积的试样溶液，接入库仑计再电解至背景电流，以库仑计测量整个电解过程中消耗的电量。若溶液中尚有次易还原的物质需要测定，即可将工作电极电位调至它的合适数值，再重复上述步骤。控制电位库仑分析法对测定含有几种可还原物质的试样有特殊的优点。例如，它有可能在同一试液中连续进行五次电解以测定银、铊、镉、镍和锌，并且不论这五种成分的相对浓度如何，每一测定误差都可小于千分之几。目前这种方法已经成功地应用于许多金属的测定中，如镍及钴的连续测定，混合物中砷、锑和铋的测定等。

（二）仪器装置

控制电位库仑法仪器主要由三部分组成，即电解池、控制电极电位装置及电量测定装置（图 12-10）。

1. 电解池 电解池中有三个电极：工作电极、辅助电极和参比电极，它们共同组成电位测量与控制系统。对工作电极的要求是电极面积要大，并且表面电流密度均匀，最常用的工作电极由汞池和金属网组成。此外，也常使用铂电极做工作电极，特别是氧化反应中，大多数采用铂电极。参比电极要求电极电位稳定。辅助电极通常置于底部为垂熔玻璃的套管中，避免与电解溶液直接接触，以防止工作电极上的产物在辅助电极上发生逆反应而重新进入溶液中。

2. 控制电位装置 为了使被测定的物质在电解完全之前，干扰性的物质不在工作电极上发生反应，必须准确地控制工作电极的电位。方法是手动调节与蓄电池联用的可变电阻器，以控制工作电极和对极之间所施加的电压，则工作电极的电位相对于参比电极而受到控制。该设备虽然简单，但操作比较麻烦。现在已有各种类型的自动控制电位仪，有些还将恒电位器和电流积分计合在一起。

3. 电量测定装置 在控制电位电解时，电流随时间而变化，并且是时间的复杂函数，所以电解过程中消耗的电量不能简单地根据电流与时间的乘积来计算，而要采用气体库仑计（gas coulometer）或电子积分仪（electronic integrator）测定。

（1）气体库仑计：早期常用的库仑计是氢氧气体库仑计。它本身是一个电解池，使用时与控制电位电解装置相串联，电极反应为

阳极
$$H_2O-2e \longrightarrow \frac{1}{2}O_2+2H^+$$

阴极
$$2H_2O+2e \longrightarrow H_2+62OH^-$$

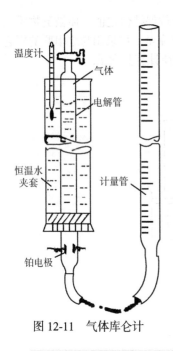

图 12-11　气体库仑计

温度计
气体
电解管
恒温水夹套
计量管
铂电极

通过测量水被电解后产生的氢氧混合气体的体积，可求得电解过程中所消耗的电量。根据水的电解反应和法拉第定律，96487C 的电量可以产生 11200ml 的氢气、5600ml 的氧气，共16800ml 的氢氧混合气体，即每库仑电量析出 0.1741ml 的混合气体。具体计算中要对温度及大气压进行校正。气体式库仑计的构造如图 12-11 所示。在一个恒温的电解管中充有 0.5 mol/L 的 K_2SO_4 电解液，通过厚壁皮管与计量管相连。电解后，由于电解管中产生氢氧混合气体，而使刻度管中的液面上升并量得气体体积。为了避免温度的影响，电解管外面有恒温水套。气体库仑计能准确测量 10 C 以上的电量，准确度达 ± 0.1%。

（2）电子积分仪：较新的电量测定装置采用电子积分仪，采用电子线路积分总电量 Q，并直接用数字显示器显示。电子积分仪的准确度、精密度均好，而且使用方便。

（三）控制电位库仑法的特点和应用

1. 控制电位库仑法的主要特点　①不要求被测物质在电极上沉积为金属或难溶化合物，因此可用于测得进行均相电极反应的物质，特别适用于有机物（尤其是卤素和硝基化合物）和生化物质的分析测定。②方法的灵敏度和准确度较高，能测定微克级物质，最低能测定至 0.01 μg，相对误差为 0.1%～0.5%。③能用于测定电极反应中的电子转移数目。

2. 控制电位库仑法的应用　近年来，这种方法被广泛用于 50 多种元素如氧、卤素、锂、钠、钙、镁、铜等及其化合物的测定。

控制电位库仑法在卫生检验方面的应用已受到重视。例如，亚硝酸盐的测定：在 pH=4.7 的乙酸盐缓冲溶液中，使亚硝酸盐在铂电极上直接氧化成硝酸盐，测定 1mg 的 NO_2^-，误差为 0.05%。控制电位库仑法可用于连续和自动检测气体或液体样品中多个组分的浓度。

三、恒电流库仑分析法

（一）基本原理

恒电流库仑分析法，是建立在控制电流电解过程基础上的方法。用恒定的电流，以 100% 的电流效率进行电解，使在电解池中产生一种物质，然后该物质与被分析物质进行定量的化学反应，反应的等当点可借助于指示剂或其他电化学方法来指示。这种方法与普通容量法相似，主要不同点在于滴定剂不是由滴定管向被测试液中滴加，而是用恒定电流通过电解在试液内部产生，所以称为库仑滴定法。由于是用恒定的电流进行电解，电解过程中所消耗的电量，可以简单地由电流与时间的乘积求得，因此，又称为控制电流库仑分析法。

恒电流库仑滴定从理论上说，可以按照下面两种类型进行：

（1）被测定物质直接在电极上起反应；

（2）在试液中加入大量物质，使其经电解反应后产生一种试剂，然后该试剂与被测物反应。

事实上，按照第一种类型进行分析的情况很少，一般都是按照第二种类型进行，或者按两种类型混合的方法进行分析。按第二种类型进行，不但可以测定在电极上不能起反应的物质，而且容易使电流效率达到 100%，因此库仑滴定时，一般都要在溶液中加入大量的辅助电解质，通过电生中间试剂与被测物质进行化学反应，而不是利用被测物质的直接电极反应。例如，测定 Fe^{2+} 可以利用它在铂阳极上直接氧化为 Fe^{3+} 的反应。进行测定时，调节外加电压使电流维持不变（恒电流），开始时，电极反应为

$$Fe^{2+} \longrightarrow Fe^{3+} + e^-$$

并以 100% 电流效率进行，然而，由于反应的继续进行，阳极表面 Fe^{3+} 不断产生而使其浓度越来越大，而 Fe^{2+} 的浓度则相应降低，因而阳极的电位逐渐向正方向移动。最后，溶液中 Fe^{2+} 还没有全部氧化为 Fe^{3+} 时，阳极电位已经达到了水的分解电位，此时在阳极上发生如下反应：

$$H_2O \longrightarrow \frac{1}{2}O_2 + 2H^+ + 2e^-$$

导致 Fe^{2+} 氧化反应的电流效率低于 100%，因而使测定失败。如果在溶液中加入过量的 Ce^{3+}，则 Fe^{2+} 就可以恒电流进行完全电解。开始时阳极上的主要反应为 Fe^{2+} 氧化为 Fe^{3+}，当阳极电位向正方向移动至一定数值时，Ce^{3+} 氧化为 Ce^{4+} 的反应即开始，而所产生的 Ce^{4+} 立即把溶液中的 Fe^{2+} 氧化，由于 Ce^{3+} 是过量存在的，因而就稳定了阳极电位并防止了氧的析出。从反应可知，阳极上虽然发生了 Ce^{3+} 的氧化反应，但所产生的 Ce^{4+} 同时又将 Fe^{2+} 氧化为 Fe^{3+}，因此，最终消耗的电量与单纯 Fe^{2+} 完全直接在阳极上氧化成 Fe^{3+} 所消耗的电量相等。

从这个典型的例子可以看出应用第二种类型的优越性。它不仅可以稳定工作电极的电位，避免副反应的发生，而且由于用来电解产生试剂的物质可以大量存在，因而可以在较高的电流密度下进行电解，从而缩短了测定时间。

（二）仪器装置

库仑滴定的基本装置如图 12-12 所示。它由恒电流电源、计时器、电解池（又称库仑滴定池）以及终点指示器构成。最简单的恒电流电源可用 45～90 V 乙型干电池串联可变高电阻而得，也可以使用晶体管恒电流源。通过溶液的电解电流，可通过调节电阻来控制。典型的电流为 10μA～200 mA，滴定时间 10～100 秒。可用计时器测量。电解池有各种形式，工作电极一般为产生试剂的电极直接浸于溶液中。电解时辅助电极上的产物常常会干扰工作电极电解的正常进行，所以辅助电极常常需要套一多孔性隔膜（如微孔玻璃）。这样辅助电极上电解的产物与本体溶液隔离，不会干扰工作电极的电极反应。

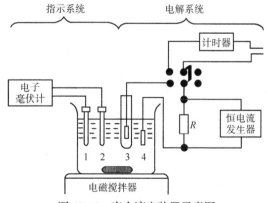

图 12-12　库仑滴定装置示意图

1. 玻璃电极；2. SCE；3. 置于套管中的铂电极；4. 铂阴极

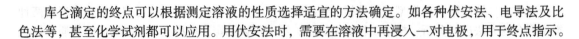

库仑滴定的终点可以根据测定溶液的性质选择适宜的方法确定。如各种伏安法、电导法及比色法等，甚至化学试剂都可以应用。用伏安法时，需要在溶液中再浸入一对电极，用于终点指示。

四、库仑滴定法的特点及应用示例

凡是能与电解所产生的试剂迅速反应的物质，都可以用库仑滴定法测定，因而库仑滴定可用于许多不同类型的滴定，包括酸碱滴定、沉淀滴定、配位滴定和氧化还原滴定等。

（一）库仑滴定法的特点

库仑滴定法与普通的容量滴定法相比较具有如下优点：①由于电流和时间可以精确测量，因而库仑滴定法的精密度和准确度都较高，可达 0.2%，适合于微量和半微量分析。被测物质的量通常可低至几微克，比经典容量分析低 1～2 个数量级，准确度可达到千分之几。②由于库仑滴定法所用的滴定剂是由电解产生的，边产生边滴定，所以可以使用不稳定的滴定剂。某些试剂如 Cu^+、Ag^+、Br_2 和 Cl_2 等不稳定，在一般的容量分析中不能作为标准溶液，但在库仑滴定中却可以应用，从而扩大了分析的范围。③分析结果是通过测量电量得到的，因而可以避免使用基准物质以及标定标准溶液时引起的误差。④库仑滴定比较容易实现自动化，目前这种方法已广泛地应用于流程控制分析和环境检测。

（二）库仑滴定法的应用示例

近年来恒电流库仑滴定法在卫生检验、生物化学、临床分析及有机药物生产的常规控制分析方面已得到广泛的应用。目前已有 60 多种库仑滴定剂，常用的有 H^+、OH^-、Cl_2、Br_2、I_2、Ag^+、Ce^{4+}、Ti^{3+} 及 Fe^{2+} 等，可以测定无机离子，也可以测定有机化合物。例如，可测定大气中的 SO_2、H_2S、CO、氮氧化物、臭氧、氰、砷、酚等，也可测定水样中化学耗氧量（COD）、生物耗氧量（BOD）和总耗氧量（TOD）。

1. Karl Fischer 法测定水分   这种方法可以测定无机或有机物中的微量水分。试剂由吡啶、碘、二氧化硫和甲醇组成。碘氧化二氧化硫时需要定量的水：

$$I_2 + SO_2 + 2H_2O \longrightarrow 2HI + H_2SO_4$$

吡啶的作用是中和反应生成的酸，使反应向右进行。加入甲醇，以防止副反应的发生。

1955 年，Meyer 和 Boyd 成功地用电解产生 I_2 的方法测定了二胺基丙烷中的微量水分。反应所产生的 I^- 又在工作电极上重新氧化为 I_2，直到水全部反应完毕。

2. 水质污染中化学需氧量的测定   化学需氧量（COD）是评价水质污染的重要指标之一。它是 1L 水中还原性物质（主要是有机物）被氧化所需氧化剂的量。化学需氧量的测定是环境监测中有机污染物监测的一个重要项目。

现已有各种根据库仑滴定法设计的 COD 测定仪，如可用一定量的 $KMnO_4$ 标准溶液与水样加热，以氧化水样中可被氧化的物质。剩余的 $KMnO_4$ 用电解产生的亚铁离子进行恒电流库仑滴定：

$$5Fe^{2+} + MnO_4^- + 8H^+ \longrightarrow Mn^{2+} + 5Fe^{3+} + 4H_2O$$

由于亚铁离子与 MnO_4^- 进行定量的反应，因此根据电解产生的亚铁所消耗的电量可以知道溶液中剩余的 MnO_4^-。

案例 12-5

1952 年 12 月，一场灾难降临了英国伦敦。地处泰晤士河河谷地带的伦敦城市上空处于高压中心，一连几日无风，风速表读数为零。大雾笼罩着伦敦城，又值城市冬季大量燃煤，排放的煤烟粉尘在无风状态下蓄积不散，烟和湿气积聚在大气层中，致使城市上空连续四五天烟雾弥漫，能见度极低。在这种气候条件下，飞机被迫取消航班，汽车即便白天行驶也须打开车灯，行人走路都极为困难，只能沿着人行道摸索前行。

　　由于大气中的污染物不断积蓄，不能扩散，许多人都感到呼吸困难，眼睛刺痛，流泪不止。伦敦医院由于呼吸道疾病患者剧增而一时爆满，伦敦城内到处都可以听到咳嗽声。仅仅4天时间，死亡人数达 4000 多人。就连当时举办的一场盛大的得奖牛展览中的 350 头牛也惨遭劫难。一头牛当场死亡，52 头严重中毒，其中 14 头奄奄待毙。2 个月后，又有 8000 多人陆续丧生。这就是骇人听闻的"伦敦烟雾事件"。

　　酿成伦敦烟雾事件主要的凶手有两个，冬季取暖燃煤和工业排放的烟雾是元凶。伦敦工业燃料及居民冬季取暖使用煤炭，煤炭在燃烧时，会生成水、二氧化碳、一氧化碳、二氧化硫、二氧化氮和碳氢化合物等。这些物质排放到大气中后，会附着在飘尘上，凝聚在雾气上，进入人的呼吸系统后会诱发支气管炎、肺炎、心脏病。当时持续几天的"逆温"现象，加上不断排放的烟雾，使伦敦上空大气中烟尘浓度比平时高 10 倍，二氧化硫的浓度是以往的 6 倍，整个伦敦城犹如一个令人窒息的毒气室一样。

问题：

　　空气中的二氧化硫可以用库仑分析法监测吗？其原理是什么？

3. 自动库仑分析　随着工业生产和科学研究的发展，出现了各种各样的库仑分析仪。自动库仑分析是应用库仑法原理，连续地进样并长时间工作的库仑滴定法。

　　应用库仑法对大气污染进行连续监测。例如，测定大气中一些有害气体，由于大气一直处于流动和变化中，因而要求连续和长期监测，以评价某一地区的大气质量。

　　国外已研制出连续自动测定大气中 SO_2、NO_2、O_3、CO、H_2S 等气体的库仑监测仪。图 12-13 是二氧化硫监测仪的工作原理示意图。

　　库仑池由三个电极组成，铂网作阴极，铂丝作阳极，活性炭作为参比电极，电解液为磷酸盐缓冲的 KBr-KI 溶液。恒电流加在两个电解电极上后，两电极上发生如下反应：

阳极　　　　　　　　$2I^- \longrightarrow I_2 + 2e^-$

阴极　　　　　　　　$I_2 + 2e \longrightarrow 2I^-$

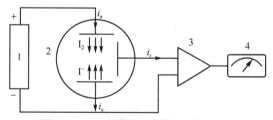

图 12-13　二氧化硫监测仪电路示意图

1. 电源；2. 库仑池；3. 放大器；4. 电表；i_a. 阳极电流；i_c. 阴极电流；i_r. 参考极电流

　　阳极氧化作用连续地产生 I_2，I_2 被带到阴极后，因阴极的还原作用而被还原成 I^-。若库仑池内无其他反应，在 I_2 的浓度达到平衡后，阳极的氧化速度和阴极的还原速度相等，阳极电流与阳极电流相等，这时参比电极无电流输出。如进入库仑池的大气样品中含有 SO_2，即与 I_2 发生下列反应：

$$SO_2 + I_2 + 2H_2O \longrightarrow SO_4^{2-} + 2I^- + 4H^+$$

这个反应在库仑池中定量地进行，因而降低了流入电解池中阴极的 I_2 的浓度，从而使阴极电流降低，来维持电极间氧化还原的平衡，降低的部分将由参比电极（活性炭）流出，其反应为

$$C（氧化态）+ ne \longrightarrow C（还原态）$$

以维持电极间氧化还原的平衡。

空气样品中 SO_2 含量越大，消耗 I_2 就越多，导致阴极电流相应地减少，而通过参比电极的电流相应增加，增加量的大小与样品中 SO_2 的量成正比。空气样品以固定速度连续通入电解池，将流经参比电极的电流放大后用记录仪记录。

为了防止大气中常见干扰气体的影响，需要在进气管路内装上选择过滤器。例如，在 SO_2 测定仪中，装有的硫酸亚铁过滤器和银网过滤器可以除去臭氧、硫化氢和氯气等干扰气体。在测定 H_2S 时，过滤器内填充载有副品红试剂的 6201 担体，此时 SO_2 与副品红发生反应而被吸收除去。

第六节　电导分析法

案例 12-6

2007 年 5 月 29 日，一场突如其来的饮用水危机降临到江苏省无锡市，从 5 月 29 日开始，江苏省无锡市大批城区居民家中的自来水水质骤然恶化，气味难闻，无法正常饮用。

经无锡市有关部门查验，居民自来水污染是由于无锡市唯一的饮用水取水源——太湖暴发了大量蓝藻。小小蓝藻在一夜之间打乱了数百万群众的正常生活，也触动了中国经济发展和环境保护的敏感神经。

蓝藻是一种原始而古老的藻类原核生物，常于夏季大量繁殖，腐败死亡后在水面形成一层蓝绿色而有腥臭味的浮沫，称为"水华"。太湖广阔湖区周边的凹槽水湾，水体流动性差且富营养化，为蓝藻多发地带。近几年受风向、温度、水流等影响，太湖几乎每年都会在 5 月底 6 月初暴发蓝藻，一般都是一两天就过去了，但今年却持续多日。

从 5 月 28 日开始，太湖水体大面积发黑、发臭，2007 年 5 月 28 日下午 5 时，溶解氧从 2.2 下降到 0（正常情况下大于 4），氨氮从 1.98 上升到 12.7，超标 25 倍。

蓝藻暴发后，无锡市城市饮用水取水口区域的湖面上到处漂浮着厚厚的一层蓝藻，腥臭的气味四处弥漫。随便抛一个石子下去，都会沉降得很慢。蓝藻就像一层厚厚的棉被覆盖着水体。

专家呼吁，太湖已经到了"休养生息"的时候，只有减少对太湖的开发利用，杜绝污水进入太湖，才能让太湖自身慢慢分解吸收已有的污染物。专家同时指出，改善太湖周边环境，全面恢复太湖生态系统所需时间要在 10 到 15 年左右，在这一漫长的过程中，太湖需要大家共同呵护。

问题：

（1）蓝藻的疯长为何会导致水体发臭？
（2）什么是水中溶解氧？
（3）水中溶解氧有哪些测定方法？
（4）电导分析测定水中氧是基于何种原理？

电导分析法（conductometry）是以测量电解质溶液的导电性即电导为基础的电化学分析方法。电解质溶液的导电过程是通过溶液中所有离子的迁移运动来进行的，包括正离子向阴极的运动和负离子向阳极的运动。当其他条件一定时，电解质溶液的导电性即电导的大小决定于溶液中的离子数、离子电荷数以及各种离子定向移动的速度。溶液的电导具有加和性，它与溶液中存在的所有离子有关。当溶液中可溶性电解质含量不太高时，其电导与可溶性电解质含量大致成比例地变化，因此，可以根据溶液电导的变化来指示溶液中离子浓度的变化，这就是直接电导法。溶液中某一给定离子浓度对总电导的贡献呈线性关系，如果应用某种方法如离子色谱技术将该离子分离出来，可通过电导检测器测定其浓度。另外，这种线性关系还可以用来判定某一化学反应的化学计量点，确定滴定反应终点，称为电导滴定法，其应用比直接电导法更为广泛。

一、基本原理

1. 电导　表示电解质溶液导电能力的大小，是电解质溶液电阻的倒数（$1/R$），以符号 G 表示，单位是西门子（Siemens），简称为"西"（符号 S），也可用欧姆$^{-1}$（Ω^{-1}）表示。

$$G = \frac{1}{R} \tag{12-14}$$

2. 电导率　根据欧姆定律，溶液的电阻 R 与两极间的距离 L 成正比，而与浸入溶液中电极的面积 A 成反比，即

$$R = \rho \cdot \frac{L}{A} \tag{12-15}$$

式中，ρ 为电阻率。电阻率的倒数（即 $1/\rho$）称为电导率（conductivity），以符号 κ 表示。

$$G = \kappa \cdot \frac{A}{L} \tag{12-16}$$

κ 的单位为 S/m，它相当于两电极面积各为 $1m^2$，两极之间的距离为 $1m$ 时电解质溶液的电导。由于电解质溶液的导电过程是通过离子来进行的，因此电导率与电解质溶液的浓度及性质有关。电解质溶液导电是离子在电场作用下定向移动的结果。电解质溶液电导率大小主要取决于两方面：①离子的多少；②离子的运动速度。离子的浓度（即单位体积内离子的数目）越大，电导率越大。离子的迁移速度越快，电导率越大。离子的价数（即离子所带的电荷数目）越高，电导率越大。

离子的价数、浓度和迁移速率对电导率都有影响。为了比较不同电解质的导电能力提出了摩尔电导率（molar conductivity）的概念。

3. 摩尔电导率　指电导池中两个平行电极之间，$1mol$ 电解质溶液在距离为 $1m$ 的两电极间所具有的电导，用 λ_m 表示。

$$\lambda_m = \kappa V_m = \frac{\kappa}{c} \tag{12-17}$$

式中，V_m 为含有 1 mol 电解质溶液的体积，m^3/mol；c 为电解质溶液的浓度，mol/m^3；所以 λ_m 的单位为 $S \cdot m^2/mol$。

摩尔电导率可用于不同类型电解质导电能力的比较，因为这时电解质的物质的量相同（都含有 $1mol$ 的电解质），电极间距离也相同。要注意的是：①当浓度 c 的单位是 mol/L 时，则换算成 mol/m^3，然后再进行计算；②在使用摩尔电导率 λ_m 时，应标明物质的基本单元，即以化学式/离子价数作为基本单元，如 $\lambda_m(KCl)$、$\lambda_m\left(\frac{1}{2}H_2SO_4\right)$、$\lambda_m\left[\frac{1}{3}La(NO_3)_3\right]$ 等，$\lambda_m\left(\frac{1}{2}CuSO_4\right)$ 与 $\lambda_m(CuSO_4)$ 都表示摩尔电导率，但所取基本单元不同，$\lambda_m(CuSO_4) = 2\lambda_m\left(\frac{1}{2}CuSO_4\right)$。

可见，电导率是指一定体积溶液的电导，其中电解质的含量可以不同；而摩尔电导率是指含有一定物质的量溶质的溶液的电导，溶液的体积可以不同。

溶液的电导除了与电解质的量有关外，还与电解质解离的程度有关。由于离子间的相互作用，摩尔电导率随电解质浓度的改变而改变，在一定温度下，浓度越低，越有利于电解质的电离，摩尔电导率就越大。在无限稀释情况下，离子间相互作用趋近于零，电解质的电离度达到一个极限值，每种离子的电导不受其他离子的影响，离子的电导达到最大值，这个值称为无限稀溶液的摩尔电导率，用 λ_m^0 表示。表 12-1 列出了常见正离子和负离子在无限稀释时的摩尔电导率。电解质溶液的电导是由正离子和负离子的共同运动而产生的，因此电解质溶液的摩尔电导率是所有正负离子的摩尔电导率之和，用公式表示为

$$\lambda_m^0 = n^+ \lambda_{m,+}^0 + n^- \lambda_{m,-}^0 \tag{12-18}$$

式中，λ_m^0 为无限稀释时电解质溶液的摩尔电导率；n^+、n^- 为 1mol 电解质中正、负离子的摩尔数；$\lambda_{m,+}^0$、$\lambda_{m,-}^0$ 分别为正、负离子在无限稀释时的摩尔电导率。

表 12-1　常见离子无限稀水溶液的摩尔电导率（25℃）

正离子	$\lambda_{m,+}^0$ [（S·m^2/mol）×10^{-4}]	负离子	$\lambda_{m,-}^0$ [（S·m^2/mol）×10^{-4}]
H^+	349.8	OH^-	198.0
Li^+	38.7	Cl^-	76.3
Na^+	50.1	Br^-	78.4
K^+	73.5	I^-	76.8
NH_4^+	73.4	F^-	55.4
Ag^+	61.9	NO_3^-	71.4
Tl^+	74.7	ClO_4^-	68.0
Sr^+	119.0	IO_4^-	54.6
Zn^{2+}	105.6	HCO_3^-	44.5
Ca^{2+}	119.0	CH_3COO^-	40.9
Mg^{2+}	106.2	SO_4^{2-}	160.0
Ba^{2+}	127.2	$C_2O_4^{2-}$	148.4
Pb^{2+}	139.0	CO_3^{2-}	138.6
Cu^{2+}	107.2	PO_4^{3-}	240.0
La^{3+}	208.8		
Fe^{3+}	204.0		

在一定条件下，每种离子的无限稀释溶液的摩尔电导率是一个定值，与溶液中共存的另一离子是何种离子无关。离子的电导数据可以用来比较各种溶液的相对电导率。

根据无限稀释溶液 H^+ 和 OH^- 的摩尔电导率，可以计算纯水的电导率。因纯水的电导率是由水离解出来的 H^+ 和 OH^- 产生的，它们的浓度均为 $1.0×10^{-7}$ mol/L，由表 12-1 可知，H^+ 和 OH^- 的无限稀溶液的摩尔电导率分别为 $349.8×10^{-4}$ S·m^2/mol 和 $198.0×10^{-4}$ S·m^2/mol，所以，纯水的电导率为

$$\kappa = 1000c\,\lambda_m^0 = 1000×10^{-7}×（\lambda_{H^+}^0 + \lambda_{OH^-}^0）=1000×10^{-7}×（349.8 + 198.0）×10^{-4}=5.48×10^{-6}（S/m）$$

二、测量装置

由于电导是电阻的倒数，所以测量溶液的电导实际上是测量其电阻，但是测量溶液的电阻不能采用测量一般导体那样的方法，因为溶液在有直流电流通过时，容易产生极化现象，使溶液中电解质在电极表面得到或失去电子而析出物质，从而使电极表面附近的溶液组成不断发生改变，溶液中组分的浓度也发生改变，电阻也随之改变。所以，测量电导需采用交流电源，并且交流电源的振荡频率较大为好，一般采用 1000 Hz。测量低电阻的试液时，为了防止极化现象，则应采用更高一些的高频电源。这样，电极表面的氧化和还原过程迅速交替进行，电流流动所引起的极化，在交流电对称的条件下都被下一次的流动完全中和，所引起的浓度变化被完全抵消，于是保持了溶液组成稳定，极化作用减轻。

溶液电导的测量是按照欧姆定律测定两平行电极间溶液部分的电阻，测量装置由电导仪和电

导池组成。

（一）电导仪（conductometer）

随着实验技术的发展，目前已有许多测定电导、电导率的仪器。其测量原理和物理上测定电阻用的惠斯顿（Wheatstone）电桥类似。图 12-14 是电导电桥的简化示意图。

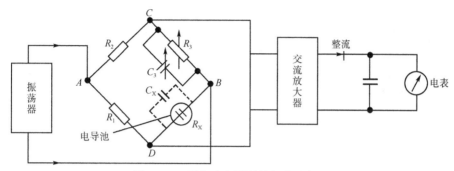

图 12-14　平衡式电导测量电路示意图

平衡电桥由 R_1、R_2、R_3 和 R_x 构成，其中 R_1 和 R_2 是标准电阻，R_3 为精密可变电阻，R_x 是电导池电解质溶液的电阻。由振荡器产生的高频交流电压信号加在平衡电桥的 A、B 两端，然后由 C、D 端输出，经放大器放大后再整流为直流电信号，通过电流表指示出电流的值。测定溶液电导时，选择适当的量程（也即 R_1 和 R_2 的比值），调节电桥平衡，此时电表电流值指零，这时有如下关系：

$$R_x = \frac{R_1}{R_2} \times R_3 \qquad (12-19)$$

如已知 R_1、R_2 和 R_3，则可求得 R_x，从而求出溶液的电导 G 和电导率 κ。

图 12-14 中 C_x 代表两电极电容和接线间的分布电容，它可使在 R_x 上的交流电压产生相位移，因此，需要调节 R_3 上的可变电容 C_1 使之平衡。

实际应用中，大多数电导仪制成直读式，仪器线路采用"电阻分压法"，见图 12-15。

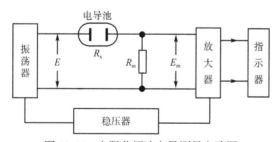

图 12-15　电阻分压法电导测量电路图

由振荡器产生的交流电压 E 输入到电导池电阻 R_x 与量程电阻 R_m 的串联回路中，电导池中溶液的电导越大，其电阻 R_x 越小，这时在 R_m 上获得的电压 E_m 就越大。E_m 经交流放大器进行放大，再经整流，以交流信号形式输出，由表头指针可以直接读出电导（或电导率）值。利用运算放大器使 E_m 与 G 呈线性关系，还可制成数式或记录式的电导仪。

电解质的电导率随温度的升高而增加，大约每升高 1℃，电导率增加 2%，因此，精密的测量需要在恒温器内进行。但对于常用的比较法和电导滴定，只要求在短时间内温度稳定，而不必严格控制温度。有些被测对象本身温度不易固定，如河流水质的连续监测、工业流程的连续测量，温度可能有较大幅度的变化，则要求仪器增设补偿线路，通过测温元件，将仪器的显示部分自动转换为25℃时的电导率。

案例 12-7

作为国家"三河三湖"污染治理的重点之一，辽宁营口大辽河水质污染状况已经受到国家的重视，及时准确掌握大辽河水质污染现状及了解水质污染变化规律，分析其污染变化趋势成为一个重要课题。2001年6月至2003年5月入海口水质自动监测站获得的数据中就有电导率这一项，它主要反映水质盐度的大小，不做水质污染指标评价。由于大辽河口受潮汐影响，海水中氯离子等大量阴阳离子随涨潮大量涌入，使河水中离子浓度迅速升高，导致电导率急剧上升，因此电导率单次监测结果变化范围很大，而周均值比较稳定。电导率在大辽河水质污染自动监测中，由于能较好地反映涨落潮情况，便于据此对其他监测指标进行涨落潮过程的污染情况分析与评价。

问题：

（1）为什么电导率不能作为水质污染指标？

（2）是否可用电导率来衡量水的纯度？电导率的值小就代表水的纯度一定高吗？

（二）电导池

1. 电导池的结构　测量电解质溶液的电导池一般采用硬质玻璃为容器，加入被测试液，再插入具有一对面积相同和两电极间距离固定不变的铂电极，这样就构成了电导池。电导测量所用的铂电极有两种，即铂光亮电极、铂黑电极。测量浓度较低的电解质溶液的电导时，因其极化小，可使用铂光亮电极；测量高电导率溶液的时候，需要用铂黑电极。铂黑电极是在电导电极上镀上一层致密的铂黑以增大电极的表面积，减小电流密度，从而可以减轻电解质溶液的极化现象。但铂黑电极不能用于稀溶液的电导率测量，因铂黑电极对电解质产生强烈的吸附而出现测量值不稳定的现象。铂黑电极在使用前可在蒸馏水中浸泡一段时间，以防铂黑的钝化。

2. 电导池常数　对于具有固定电极的给定电导池，两极间的距离 L 和电极面积 A 都是固定值，L/A 为一常数，此常数称为电导池常数（constant of conductivity cell），用 K_{cell} 表示，单位是 m^{-1}。电导池常数 K_{cell} 与电导 G、电导率 κ 关系如下：

$$\kappa = G \cdot K_{cell} \tag{12-20}$$

K_{cell} 值很少直接测定，而是通过测量一个已确知电导率 κ 的溶液的电导 G 求得。常用 KCl 溶液，其电导率数值如表 12-2 所示。

表 12-2　不同温度不同浓度氯化钾溶液的电导率 κ（S/m）

温度/℃	浓度/（mol/L） 1.00	0.10	0.010
0	6.541	0.715	0.0776
5	7.414	0.822	0.0896
10	8.319	0.933	0.1020
15	9.252	1.048	0.1147
20	10.207	1.167	0.1278
25	11.180	1.288	0.1413

为了提高测量的准确度和灵敏度，电导池的电导池常数要选择适当，电导值应在 $2\times10^{-3}\sim 2\times10^{-4}$ S 之间。电导低的溶液，要选电导池常数小的电导池，即电极面积要大，电极间距要小；高电导的溶液则相反。

三、直接电导法的应用

案例 12-8

自古以来我国劳动人民就利用亚硫酸类物质熏蒸食物或浸泡食物，以此保存或漂白食物，如熏蒸中药、干制蔬菜、漂白腐竹、竹笋等。亚硫酸类物质包括亚硫酸氢钠、亚硫酸钠、低亚硫钠、焦亚硫酸钾等，它们具有漂白和防腐的功能。这些含硫的物质在使用过程中都会释放出二氧化硫。由于二氧化硫还可以改变细胞膜的透性，在脱水蔬菜的干制过程中，可明显促进干燥、提高干燥率。另外由于二氧化硫的还原作用，可起到破坏酶氧化系统，防止氧化变色的作用，也就是人们经常说的防止酶促褐变（切开的苹果横截面发黄），对于果蔬干制品可以得到比较理想的色泽，这也是二氧化硫的抗氧化作用。很多经销商用硫黄熏制辣椒，就是利用了硫黄释放出的二氧化硫的防腐、抗氧化作用，从而使干制后的辣椒依然保持鲜亮的颜色，能够凭外观有个更好的销路。

但一些不法商贩，为了过度追求食物的鲜艳色泽和延长存放时间，过量使用二氧化硫，会使食物的二氧化硫残留超标，对身体造成不良影响。

（1）有研究证实二氧化硫还可能诱发哮喘和过敏性疾病，同时会破坏体内的维生素 B_1；

（2）食用了二氧化硫残留超标的食物会产生恶心、呕吐等胃肠道症状；

（3）二氧化硫在人体内会破坏酶的活力，影响碳水化合物及蛋白质的代谢，影响人体对钙的吸收；

（4）二氧化硫污染还有一定的雄性生殖毒性，经常接触高浓度二氧化硫的青年男子精子畸变率会升高并且降低运动能力。

所以对烟熏食品经常要进行二氧化硫残留量检测。

问题：

（1）二氧化硫作为食品添加剂的使用限量是多少？

（2）在检测二氧化硫含量的方法中，电导法有什么优势？

电导分析法可分为直接电导法和电导滴定法。前者是根据溶液的电导与被测离子浓度的关系进行分析的方法；后者是利用在滴定过程中溶液组成变化而引起溶液电导变化，通过一系列电导测量来判定滴定终点。

1. 水质监测　锅炉用水、工业污水及江湖河等都要求连续监测水的质量。直接电导法最重要的应用之一就是检验水的纯度。特别是对于高纯水的检验，电导法是最简便、快速的方法。由于纯水中的主要杂质是一些可溶性的无机盐类，它们在水中以离子状态存在，水的电导率反映了水中电解质含量的多少，可通过测定水的电导率来确定其纯度是否符合某些特殊要求。水的纯度越高，所含电解质杂质就越少，水的电导率就越小。绝对纯水（理论值）的电导率只有 $5.5×10^{-6}$ S/m，超纯水的电导率小于 $1×10^{-5}$ S/m，蒸馏水的电导率小于 $1×10^{-4}$ S/m。根据测定水的电导率，就可以知道其纯度是否符合要求，电导法是检测高纯度水质量的最好方法。

但要注意的是电导率低只说明其中电解质杂质含量低，并不能说明其纯度一定高，因为许多非电导物质，如水中的细菌、藻类、悬浮杂质及非离子状态的杂质对水质纯度的影响，使用电导法无法测定。

2. 大气中有害气体的测定　利用直接电导法可以测定空气中某些气体污染物的含量，如 SO_2、SO_3、CO_2、NO_2、H_2S、HCl、HF、NH_3 等。大气中酸性或碱性气体可吸收在适当的溶液中，测量溶液吸收前后的电导值的变化，并用相应标准气体进行校正，便可求出大气中某些有害气体的含量。例如，CO_2 可被吸收在碱性溶液[NaOH、$Ba(OH)_2$]中，NH_3 可被吸收在酸性溶液（HCl）中，H_2S 可被吸收在 $AgNO_3$、$CuSO_4$ 溶液中。SO_2 是大气中主要污染物之一，SO_2 的监测方法中（如分光光度法、库仑法和电导法）应用最广泛的是示差电导法。SO_2 与水反应时生成 H_2SO_3，一部分解离生成离子呈导电性，其反应如下：

$$SO_2+H_2O \rightleftharpoons H_2SO_3 \rightleftharpoons H^+ + HSO_3^- \rightleftharpoons 2H^+ + SO_3^{2-}$$

因此，将水与空气以一定比例接触后，测定吸收 SO_2 后溶液的电导率的增量，即可知道空气中 SO_2 的浓度。

3. 水中溶解氧的测定　以不导电的物质与溶解氧生成离子为测定基础。例如，金属铊在水中可被溶解氧所氧化，反应生成 Tl^+ 和 OH^-：

$$2Tl + \frac{1}{2}O_2 + H_2O \longrightarrow 2Tl^+ + 2OH^-$$

水样的电导率增加，其增加幅度在一定范围内与水中溶解氧的含量呈正比。则可由测定其电导率的增量求得溶解氧的浓度。本法测定溶解氧的灵敏度很高，还可进行连续测定。

4. 色谱检测器　电导测定装置还可以作为气相色谱仪、高效液相色谱和离子色谱仪的检测器，其检测原理同水的纯度检测。对于气相色谱，电导池中含有能吸收气体形成离子溶液或沉淀的物质，由其电导的变化测定气体的含量。这类检测器常用双电导池，一个作为参比池，不通入气体，另一个作为检测池，通入被测气体，根据它们的电导的差值来测定气体的含量。在高效液相色谱仪中电导检测器对于含水流动相特别灵敏，可以检测至 $0.1\ \mu g/mL$。在离子色谱仪的商品仪器中，电导测定装置是被普遍采用的首选检测器，灵敏度高，可测至 $\mu g/ml$，甚至 ng/ml。

四、电导滴定法

在一些滴定分析过程中，随着滴定剂的加入，滴定剂与被滴定物质发生化学反应，生成水、沉淀或难离解的化合物，使溶液的电导发生变化，因此可利用测定被滴定溶液的电导变化来判断滴定反应的终点，称为电导滴定（conductometric titration）。

电导滴定法操作简便，无需知道电导池常数，只需知道滴定过程中，电导随滴定剂加入的相对变化。在滴定终点时，溶液电导将产生突变，通过绘制电导滴定曲线，就可求得滴定终点时的滴定剂体积。该方法用于极稀溶液的滴定特别灵敏，而且设备简单，除电导仪外，附加设备就是滴定管，只要作出滴定剂容积对电导的关系图，就可以确定滴定终点。方法的精密度依赖于滴定过程中电导变化的显著程度、反应生成物的水解度、生成配合物的稳定性以及生成沉淀的溶解度等。

酸碱滴定特别适于用电导法指示终点，因为 H^+、OH^- 的电导比反应产物的电导高得多。NaOH 溶液滴定 HCl 溶液的滴定曲线如图 12-16 所示。

在加入 NaOH 以前，溶液中的电解质只有 HCl，因为 H^+ 的电导率很大，所以 HCl 溶液的电导率也很大；当逐渐滴入 NaOH 后，溶液中 H^+ 与加入的 OH^- 反应生成 H_2O。这个过程其实是电导率较小的 Na^+ 取代了电导率较大的 H^+（参看表 12-1），因此整个溶液的电导率逐渐变小。当加入的 NaOH 与 HCl 物质的量相等时，溶液的电导率最小，此时即为滴定终点（B 点）。再继续加入 NaOH，OH^- 过量，由于 OH^- 电导率很大，所以溶液的电导率又迅速增加。根据 B 点所对应横坐标上 NaOH 溶液的体积可以计算出未知溶液的浓度。

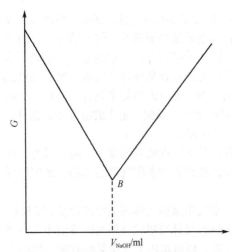

图 12-16　强碱滴定强酸的电导滴定曲线

以强碱滴定混合酸，如要求分别滴定，两种酸的离解常数需相差 10 倍以上。例如，用 NaOH 滴定 HCl 和 HAc 的混合酸溶液（图 12-17），最先滴定的是强酸 HCl，由于 H^+ 与不断加入的 OH^-

反应生成 H_2O，H^+ 浓度不断降低，溶液电导逐渐下降（图 ab 段），接近 HCl 的化学计量点时，加入的 NaOH 标准溶液又开始与 HAc 反应，中和 HAc 离解出来的 H^+，同时产生 NaAc。由于 NaAc 的水解产生 OH^-，电导并不降低，反而略有增加（图 bc 段），当达到 HAc 的化学计量点后，由于 NaOH 过量，溶液电导率因 OH^- 浓度的增加而明显增加（图 cd 段）。所以在用强碱滴定混合酸的过程中，会产生两个转折点，在第一个转折点处，因为有强碱弱酸盐生成，使得转折点并不清晰，但将两条曲线延长后，相交点（b 点）所对应的滴定剂体积即为 HCl 消耗 NaOH 标准溶液的体积（V_1 ml），第二个转折点（c 点）对应的滴定体积即为 HCl 和 HAc 消耗的 NaOH 标准溶液的体积（V_2 ml），因此，HAc 消耗的 NaOH 标准溶液的体积为（V_2-V_1）ml。

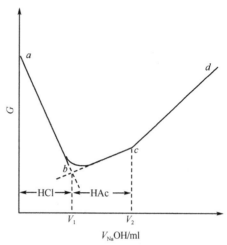

图 12-17　强碱滴定混合酸的电导滴定曲线

　　在电导滴定的过程中，由于滴定剂的加入而使溶液不断稀释，为了减小稀释效应的影响和提高方法的准确度，应使用浓度较大的滴定剂，一般要求滴定剂的浓度比被滴定溶液的浓度大 10～20 倍。

　　某些沉淀滴定法、配位滴定法和氧化还原滴定法也可以利用电导滴定来确定终点，但这些滴定都不如酸碱电导滴定应用广泛。

（于春梅）

第十三章 色谱分析法基础

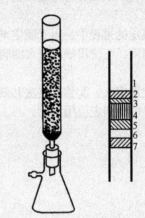
第一节 概 述

色谱分析法，简称色谱法（chromatography），又称层析法，是一种物理或物理化学的分离分析方法。色谱法是目前分离分析复杂化合物及多组分混合物必不可少的技术。现代色谱法灵敏度高，选择性好，分析速度快，广泛应用于医药卫生、有机合成和石油化工等领域，对各学科的发展发挥着举足轻重的作用。

一、色谱分离过程

色谱分离过程实际上是样品组分在相对运动的两相间分配"平衡"的过程。同一时刻进入色谱柱中的各组分，由于在流动相和固定相之间溶解、吸附、渗透或离子交换等作用的差异，各组分在平衡时的分配系数 K 不同，被流动相运载移动的速度也不同，从而产生差速迁移。组分随流动相在色谱柱中运行时，在两相间要进行反复多次（ $10^3 \sim 10^6$ ）的分配过程，使得原来性质仅有微小差别的各组分，经过一定长度的色谱柱后，按顺序流出色谱柱而彼此分离开来，最后进入信号检测器，在记录仪上或色谱数据机上显示各组分的色谱行为和谱峰数值。色谱法一般包括以下几个步骤：①加样（或称进样、点样）；②洗脱或展开；③对样品进行定性定量分析。

图 13-2 为性质相近的 A、B、C 三混合物在吸附柱色谱上分离过程的示意图。由图可见，加样后，样品立即被固定相吸附，并与溶剂形成吸附-解吸平衡，色谱柱上呈现 A＋B＋C 混合组分色带，流出曲线出现进样信号；流动相流经固定相时，已被固定相吸附的试样组分又被解吸溶于流动相，并随着流动相向前移动，已解吸的试样组分遇到吸附剂颗粒，又再次被吸附，如此经过反复多次的吸附-解吸过程。由于各组分的性质不同，与吸附剂作用大小也不同，故而在色谱柱内的流动速度也就不同。A 组分与吸附剂的作用最强，移动速度也最慢，B 组分和 C 组分与吸附剂作用依次减弱，所以移动速度也依次加快。由于这种差速迁移，A、B、C 三组分开始分离，并随着流动相相继流出色谱柱完成分离。可见，组分要完全分离，要有足够大的差速迁移。组分间差速迁移的大小由组分在两相间的分配系数 K 决定，它与色谱过程的热力学性质有关。同时组分能否完全分离也要受色谱过程传质和扩散行为等制约，即与色谱过程的动力学性质有关。因此色谱过程的热力学性质和动力学性质是色谱分离的基础。

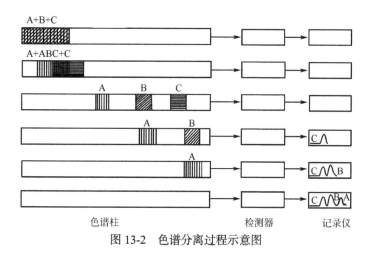

图 13-2 色谱分离过程示意图

对于色谱分离，基本参数包括以下几个方面。

1. 分配系数和分配比 在一定的温度和压力下，组分在固定相（s）和流动相（m）间分配达到平衡时的浓度之比称为分配系数（distribution coeffcient），用 K 表示。

$$K = \frac{c_s}{c_m} \tag{13-1}$$

式中，c_s 为平衡状态时，组分在固定相中的浓度；c_m 为平衡状态时，组分在流动相中的浓度。

由此可见，分配系数大的组分在固定相中浓度大，在流动相中浓度小，因而被流动相带出色谱的速度就慢，即通过色谱柱所需要的时间长，反之分配系数小的组分通过色谱柱所需要的时间短。

分配比，也称容量因子（capacity factor），指在一定温度和压力下，组分在固定相（s）和流动相（m）间分配达到平衡时的质量之比，用 k 表示。

$$k = \frac{m_s}{m_m} = \frac{c_s V_s}{c_m V_m} \tag{13-2}$$

式中，m_s、V_s 分别为平衡状态时，组分在固定相中的质量和固定相的体积；m_m、V_m 分别为平衡状态时，组分在流动相中的质量和流动相的体积。

分配比不仅与物质的热力学性质有关，同时也与色谱柱的柱型及其结构等有关，并且随温度、压力及固定相和流动相体积的变化而变化，是衡量色谱柱对被分离组分保留能力的重要参数。k 值越大，组分在固定相的量多，相当于色谱柱的容量大。由式（13-1）和式（13-2）可知，k 与 K 的关系如下：

$$k = K \frac{V_s}{V_m} \tag{13-3}$$

2. 保留值　保留值是试样中各组分在流动相和固定相中的滞留参数。在一定的实验条件下，任何组分均有恒定的保留值，它由热力学因素控制，可以表示某组分在一定色谱条件下的属性，因此可作为定性分析指标。保留值可以用时间和流动相的体积表示，分别称为保留时间（retention time）和保留体积（retention volume）。

保留时间（t_R）是从进样开始到组分浓度出现最大值（色谱峰的最高点）所需要的时间。死时间（t_M）是固定相不滞留组分的时间，即流动相流过色谱柱所需要的时间。调整保留时间（t'_R）是组分在固定相中滞留的时间，可以用保留时间扣除死时间求得。相对于保留时间、死时间和调整保留时间所对应的流动相的体积，分别称为保留体积 V_R、死体积 V_M 和调整保留体积 V'_R。

3. K、k 与保留值的关系　色谱分离过程中，组分的分配平衡在固定相和流动相之间进行，组分在两相间的质量比实际上等于其滞留于两相中的时间之比或相应的流动相体积之比，即

$$k = \frac{m_s}{m_m} = \frac{t_R - t_M}{t_M} \tag{13-4}$$

根据式（13-3）和式（13-4）可推出：

$$t_R = t_M(1 + k) = t_M(1 + K V_s / V_m) \tag{13-5}$$

式（13-5）是色谱法最基本的公式之一，反映了保留值与分配系数、分配比的关系，其中的分配系数可通过实验由色谱图求得。在用色谱法分离混合组分时，各组分的保留时间不同，才能在色谱过程中产生差速迁移，而保留时间又取决于分配系数和分配比，所以分配系数或分配比不相等是色谱分离的前提条件。要使难分离的组分用色谱法分离，必须选择适宜的色谱条件，从而使不同组分的分配系数或分配比不相同。

二、色谱法分类

色谱法类型很多，主要的分类方法有以下几种。

1. 按流动相与固定相的聚集状态分类　色谱法中流动相可以是气体、液体或超临界流体。根据流动相的状态可分为气相色谱法（gas chromatography，GC）、液相色谱法（liquid chromatography，LC）和超临界流体色谱法（supercritical fluid chromatography，SFC）。色谱法的固定相有两种状态：固体固定相和液体固定相。根据固定相和流动相所处状态，色谱法可分为四种：液-固色谱法（liquid-solid chromatography，LSC）、液-液色谱法（liquid-liquid chromatography，LLC）、气-固色谱法（gas-solid chromatography，GSC）和气-液色谱法（gas-liquid chromatography，GLC）。

2. 按操作形式分类　按照操作形式主要分为柱色谱法、平面色谱法等。固定相装于柱管内，

使样品在柱内随流动相移动，最后将样品中各组分分开的方法称为柱色谱法（column chromatography）。其中将固定相填充于玻璃管或金属管中的柱色谱法称为填充柱色谱法（packed column chromatography），将固定相固定在毛细管内壁的柱色谱法称为毛细管柱色谱法（capillary column chromatography）。固定相呈平面状态，色谱过程在平面层内进行的色谱法统称平面色谱法（planar chromatography）。按照平面材料的不同，用滤纸作固定液载体的平面色谱法称为纸色谱法（paper chromatography），将固定相涂铺在玻璃板或铝箔板、塑料板上的平面色谱法称为薄层色谱法（thin layer chromatography，TLC）。

3. 按照分离原理分类　按照分离的原理可分为吸附色谱法（adsorption chromatography）、分配色谱法（partition chromatography）、离子交换色谱法（ion exchange chromatography，IEC）、尺寸排阻色谱法（size exclusion chromatography，SEC）和利用生物分子亲和力进行分离的亲和色谱法（affinity chromatography）等。

三、色谱法发展历史

俄国植物学家茨维特于 1906 年创立了色谱法，在此后的 20 多年里这种方法一直未受到重视，直到 1930 年以后，色谱法才得到迅速发展，相继发展出纸色谱法、薄层色谱法、液相色谱法和气相色谱法等。

1931 年，奥地利化学家 Kuhn 等利用并发展了茨维特的色谱法。他们应用茨维特的液-固色谱法，用碳酸钙一类的吸附剂分离出 3 种胡萝卜素异构体。同年，他们和 Winterstein 等又扩大了液-固色谱法的应用，制取了叶黄素结晶，并从蛋黄中分离出叶黄素，另外还把腌鱼腐败细菌所含的红色类胡萝卜素制成了结晶。1942 年，瑞典科学家 Tiselins 因在电泳和吸附分析研究方面成绩显著而获得诺贝尔化学奖。1941 年，英国著名学者 Martin 和 Synge 提出液-液分配色谱法，即利用水饱和的硅胶作为固定相，使用含乙醇的氯仿溶液作为流动相分离乙酰基氨基酸，同时他们还提出了用气体代替液体作为流动相的可能性。他们对色谱法的发展作出的巨大贡献，1952 年获得诺贝尔化学奖。1956 年，荷兰学者 van Deemter 从动力学角度提出了关于色谱柱效率的速率理论，并应用于气相色谱法。1958 年，高分离效率的毛细管色谱法诞生。60 年代推出气相色谱-质谱联用技术，有效地克服了色谱法特征定性差的弱点。1963 年，Giddings 的偶仿式理论研究为现代液相色谱法发展奠定了基础。60 年代中期凝胶色谱的应用及 60 年代末将高压泵和化学键合固定相用于液相色谱而出现的高效液相色谱法，弥补了气相色谱法不能直接分析难挥发、热不稳定和高分子化合物样品的缺陷。70 年代出现了采用自动电导检测器的离子色谱和薄层扫描仪，极大提高了薄层色谱法分析结果的精密度和准确度。80 年代初发展的超临界流体色谱和毛细管电泳在 90 年代末得到广泛应用，为复杂混合物和生物大分子的分离分析提供了有力工具。目前，智能化、联用技术和多维色谱法等已经成为色谱分析技术的发展方向，色谱技术必将在生命科学、医药卫生、环境科学、材料科学等领域发挥不可代替的重要作用。

第二节　经典液相柱色谱法

根据所用仪器及操作方法的不同，液相柱色谱法可分为经典液相柱色谱法和现代液相柱色谱法。经典液相柱色谱法是最早建立的柱色谱方法，它的设备简单，价格低廉，而且在某些方面有其独特的应用，本节主要介绍经典液相柱色谱法。

经典液相柱色谱法按照分离原理主要分为吸附色谱法、分配色谱法、离子交换色谱法、尺寸排阻色谱法（又称空间排阻色谱法）和亲和色谱法。

一、吸附色谱法

吸附色谱法，也称为液-固色谱法，是最早建立的色谱分离方法，其固定相是固体吸附剂。

（一）基本原理

吸附色谱法中，当固定相与流动相进行相对运动时，各组分在吸附剂上吸附能力不同，使组分产生差速迁移而达到分离。

1. 吸附作用及吸附平衡　固体吸附剂一般为具有较大比表面积的多孔性微粒状物质，表面存在一定数量的吸附活性中心，它对于极性不同的物质具有不同的吸附能力，这种吸附能力可以用吸附平衡常数 K_a 来衡量。当试样中的组分分子（X）随流动相进入色谱柱后，组分分子和流动相分子（M）开始争夺吸附剂表面的活性中心，竞争结果是组分分子与吸附剂表面活性中心的流动相分子发生置换，组分分子被吸附，流动相分子被解吸而回到流动相内。实际上吸附平衡系数 K_a 是组分在固定相和流动相中分配达到平衡时的浓度之比，所以可用分配系数 K 表示。

在同一色谱柱中，不同极性的物质 K_a 值不同，K_a 值小的物质不易被吸附，随流动相的迁移速度快，先流出色谱柱。反之 K_a 值大的物质保留时间长，后流出色谱柱，从而将其彼此分离。

2. 吸附等温线　在吸附色谱中，分配系数 K 的大小以及 K 值与浓度的关系对色谱过程有重要意义。K 值大小在组分分离上所起的作用已如前所述，这里我们专门讨论一下 K 值与浓度的关系。为此要引入吸附等温线的概念。在一定温度下，组分在吸附剂表面被吸附达到平衡时，组分在两相中浓度相对关系的曲线，称为吸附等温线（absorption isotherm）。吸附等温线用于描述组分在吸附剂上的吸附规律，其横坐标为组分在流动相中的浓度，纵坐标为组分在固定相中的浓度，如图13-3所示。吸附等温线有三种类型：线形等温线、凸形等温线和凹形等温线。

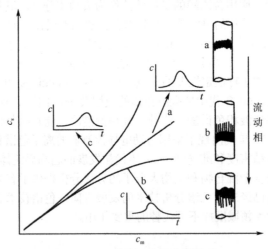

图 13-3　吸附等温线及色谱峰形
a. 线形；b. 凸形；c. 凹形

（1）线形等温线：这是一种理想的吸附平衡情况，当单位质量吸附剂上所吸附的组分量与该组分在溶液中的平衡浓度成正比时，其吸附等温线呈线形（图 13-3a），此直线的斜率就是组分的分配系数 K，在色谱条件不变时，K 为常数，与该组分的浓度无关。因此在色谱柱上此组分谱带的各部分移动速度相同，谱带呈对称分布，中间为密集部分（浓度较高），两侧为疏松部分（浓度较低）。流出曲线为正态曲线，峰形对称。

（2）凸形等温线：此时组分在两相中的浓度为非线性关系，曲线向横轴弯曲。一般当组分浓度较高时会出现凸形等温线。吸附剂表面常有几种吸附能力不同的吸附点位，组分分子总是先占据吸附能力强的点位，然后占据吸附能力弱的点位。强吸附能力的点位相对较少，被少数组分分子占据，吸附牢固，难洗脱；而其他大部分组分分子只能占据吸附能力弱的点位，吸附力相对较弱，易洗脱。曲线的斜率 K 随着溶液中组分浓度的增大而减小，因而此组分谱带的不同部分在柱上的迁移速度不同，谱带的密集部分迁移速度快，疏松部分迁移速度慢。因此组分的流出曲线不是对称峰形，而是前缘陡峭、后部拖尾的"拖尾峰"（图 13-3b）。拖尾峰是吸附色谱主要的存在形式。

（3）凹形等温线：由于已被吸附在吸附剂表面的分子还可以通过分子间结合再吸附一些分子，因而使吸附量增加，K 值增大，曲线向纵轴弯曲为凹形等温线。例如，苯酚在氧化铝上的吸附，首先是苯酚分子上的羟基与氧化铝表面上的氧原子形成氢键而吸附在氧化铝上，而苯酚分子的芳香环还可再与其他分子结合，这样增大了吸附剂的吸附量，所以组分谱带各部分的迁移速度是密集部分慢、疏松部分快，流出曲线的形状是前缘平缓、后缘陡峭的峰形，称为前伸峰（图 13-3c）。

需要注意的是，线形等温线在实际工作中比较少见。但从非线形等温线可以看出，当组分量很少时，即等温线的开始部分，近似为直线。因此在色谱分离过程中，控制组分的量（进样量），可望扩大等温线的线性范围，进而获得对称的色谱峰。进样量超过一定限度（超载），就会出现拖尾现象。

（二）固定相和流动相及其选择

1. 固定相及其选择

（1）对吸附剂的要求主要有：①粒度均匀，有一定的机械强度（颗粒不易破裂）；②具有较大的比表面积和吸附能力，且吸附可逆；③具有较好的化学稳定性和热稳定性，不溶于洗脱剂（流动相），也不与洗脱剂和样品发生化学反应等。

（2）常用的吸附剂：吸附剂一般可分为极性吸附剂和非极性吸附剂两类。极性吸附剂多为无机氧化物，包括硅胶、氧化铝、氧化镁、硅酸镁及分子筛等。非极性吸附剂有活性炭。吸附剂的种类较多，活性各不相同。常用的 16 种吸附剂及其活性顺序为：蔗糖＜淀粉＜旋复花粉＜柠檬酸镁＜滑石＜碳酸钠＜碳酸钾＜碳酸钙＜磷酸钙＜碳酸镁＜氧化镁＜硅胶＜硅酸镁＜氧化铝＜活性炭＜漂白土。其中最常用的是硅胶和氧化铝。

硅胶：色谱用硅胶（$SiO_2 \cdot xH_2O$）有微酸性，是由硅酸钠与盐酸等无机酸反应制得。适用于分离酸性和中性物质，如有机酸、氨基酸等。硅胶的吸附性来自表面上硅原子所连接的羟基，即硅醇基（$\equiv Si—OH$），这些硅醇基可以和极性分子或不饱和分子以氢键相结合而具有吸附性。

硅胶的活性与其含水量有关。硅胶表面吸水后，硅醇基与水结合生成水合硅醇基（$\equiv Si—OH—H_2O$），从而失去活性，当加热到 100℃ 左右，该水又能可逆除去，故称其为"自由水"。硅胶的活性分为五个等级，活性等级与含水量的关系见表 13-1。应该注意，加热温度超过 500℃，会使硅胶彻底去水，即硅醇基失水，活性降低。因此通常将硅胶的含水量控制在一定程度，一般将硅胶置于 105～110℃ 下加热 30 min，其活性会显著增强，这一过程又称"活化"。

表 13-1　硅胶、氧化铝的含水量与活性的关系

硅胶含水量/%	活性分级	氧化铝含水量/%
0	I	0
3	II	3
15	III	6
25	IV	10
38	V	15

氧化铝：氧化铝是液相色谱法应用较广的吸附剂，仅次于硅胶。它是由 Al（OH）$_3$ 高温脱水制得。根据制备时 pH 不同，氧化铝可分为碱性、酸性和中性三种。

碱性氧化铝（pH 9～10）适用于分离碱性和中性化合物，如生物碱等。在水溶液或水-醇溶液中，碱性氧化铝有较强的阳离子交换性，还可以吸附碱性氨基酸、胺类和其他碱性物质等。

酸性氧化铝（pH 1.5～3.5）适用于分离酸性化合物，如酸性氨基酸、酸性色素及对酸稳定的中性物质。

中性氧化铝（pH 7.5）适用于分离烃类、酯类、醛类、酮类、醇类、内酯类、醌类、生物碱等化合物。中性氧化铝应用范围很广，凡是碱性氧化铝和酸性氧化铝能分离的物质都可用中性氧化铝分离。

同时，氧化铝的活性也和其含水量有关（表 13-1）。通常氧化铝在约 400℃ 下加热 6 h，取出后，放入密闭的干燥器中备用，使用时可根据所需活性的大小适量加水。如果把氧化铝加热到 1000 ℃以上时，氧化铝的活性消失。

吸附剂选择的原则是：分离弱极性物质一般选用强活性吸附剂，分离强极性物质应选用弱活性的吸附剂；酸性物质的分离一般选用酸性吸附剂或中性吸附剂，碱性物质的分离宜用碱性吸附剂或中性吸附剂。

2. 流动相及其选择

（1）流动相应满足以下基本要求：①要保持色谱柱的稳定性，即所用流动相不能有损柱效，不能改变柱的保留特性；②不能与固定相和样品发生不可逆的化学反应，同时对样品有足够的溶解能力；③对组分回收无干扰，即易于挥发除去；④纯度合格，因为洗脱时所用流动相的量很大，杂质有积累过程；⑤黏度低，以免延长洗脱时间；⑥与使用的检测器要有兼容性。

（2）常用的流动相：在液相色谱中，可用作流动相的溶剂很多，文献中列有大约 80 余种，但日常工作中最常用的溶剂有（按极性大致递减次序排列）：水＞甲醇＞乙醇＞丙酮＞正丁醇＞乙酸乙酯＞氯仿＞乙醚＞甲苯＞苯＞四氯化碳＞环己烷＞石油醚等。

前面已经提到，吸附色谱的分离过程，实际上是流动相分子与被分离试样分子争夺吸附剂表面活性中心的过程。因此，选择合适的流动相应该从试样、吸附剂和流动相三个方面综合考虑。当根据样品选定吸附剂后，流动相一般根据"相似相溶原理"选择，即分离弱极性或非极性的组分，选用弱极性或非极性的流动相，同理，分离强极性或中等极性组分，应选用强极性或中等极性的流动相。

事实上，在液相色谱中使用单一流动相的情况是很少的，多数情况下都采用混合溶剂。混合溶剂指流动相是由两种或多种溶剂按一定比例组合而成的，每一种溶剂称为一元。一般使用二元、三元溶剂较多。

混合溶剂有两种情况：一是大比例混合，二是在主要溶剂中添加少量的极性化合物，后者也称改性剂。组分的保留时间在这两种情况下是不一样的，前者依赖于各种溶剂的选择性，后者主要依赖于所添加的少量极性溶剂。使用混合溶剂可能改变出峰顺序，应该在实际工作中注意积累经验。

如果在洗脱过程中逐渐更换混合溶剂的比例，使其极性逐渐变化，可达到较好的分离效果，这种方法称为梯度洗脱，可以提高分离效率，减少色谱峰拖尾现象。

二、分配色谱法

有些强极性的化合物，如脂肪酸和多元醇等能被吸附剂强烈吸附，用强度很强的洗脱剂也不能洗脱，所以难以用吸附柱色谱法分离，这时就要用到分配色谱法。分配色谱法又称液-液色谱法，其固定相和流动相都是液体，液态固定相又称固定液，被涂渍在惰性材料载体上构成固定相。与吸附色谱柱相比，分配色谱柱有适用范围广、重现性好和分离过程中组分稳定等优点。

（一）基本原理

在分配色谱中，流动相和固定相是互不相溶的两种液体，两相间有明显的分界面，待分离的组分在两相中的溶解度不同。当样品组分随流动相进入色谱柱后，随着流动相的流过，组分在固定相和流动相之间进行分配。因为不同组分的分配系数不同，分配系数大的组分在固定液中溶解得多，迁移速度慢；分配系数小的组分在固定液中溶解得少，迁移速度快。经过在色谱柱内反复多次地分配，产生差速迁移，从而彼此分离。各组分间分配系数相差越大，越易分离。

（二）固定相和流动相

1. 固定相 分配色谱的固定相由载体和固定液组成。

（1）载体：载体也称担体，是固定液的基体。对担体的要求是：①能负载一定量的固定液，因此它必须是多孔的固体颗粒，有较大的比表面积；②必须是惰性材料，不溶于固定液和流动相，同时不与它们发生化学反应；③机械强度好。常用的载体主要有吸水硅胶、纤维素、多孔硅藻土和微孔聚乙烯小球等。其中硅藻土比硅胶的性能好，吸附性比硅胶小，既能用于常规分配色谱，又能用于反相分配色谱。这样可以先用纸色谱法初步摸索分离条件，然后利用其结果选择柱色谱的条件，满足分离要求。

（2）固定液：分配色谱固定液应不溶或很难溶于流动相。常用的固定液种类很多，如水、稀硫酸、甲醇、甲酰胺以及一些大分子的有机溶剂等。

2. 流动相 对流动相的要求是：①与固定相不互溶；②对样品组分的溶解度足够大，但又相对小于固定液对组分的溶解度。流动相种类很多，水、不同 pH 的溶液、缓冲溶液以及不同极性的有机溶剂等均可用作流动相。

3. 正相色谱法和反相色谱法 根据固定相和流动相极性大小的不同，分配色谱由分为正相色谱法（normal phase chromatography，NPC）和反相色谱法（reversed phase chromatography，RPC）两种。

（1）正相色谱法：又称常规色谱法，是以极性较强的溶剂为固定液，极性较弱的溶剂作为流动相，即固定相的极性大于流动相极性，适宜分离极性化合物。常用的固定液有水、不同 pH 的水溶液以及其他极性溶剂如甲醇、乙醇、甲酰胺、乙二醇及丙二醇等。常用的流动相有苯、甲苯、环己烷、己烷、氯仿、乙酸乙酯、吡啶等。

（2）反相色谱法：用非极性或极性较小的溶剂为固定液，极性溶剂作为流动相，即固定相的极性小于流动相的极性，适宜分离非极性或弱极性化合物。常用的固定液有辛烷、氯仿、氯硅烷及石蜡等。常用的流动相有：不同 pH 的水溶液、甲醇、乙醇、乙二醇及丙二醇等。

分配色谱法的固定液和流动相也常用二元混合溶剂或三元混合溶剂，将分配比控制在一定的范围内，从而得到更好的分离效果。在分配色谱中，溶剂的极性问题很重要，要把溶剂的极性定量地表示出来需要有极性尺度。极性的尺度有几种，常用的是 Hildebrand 的溶解度参数。依据此参数，极性越大，溶解度参数值越大。应该注意的是，任何极性序列都只能是大致的规定，实际选择时还要根据样品的类型，参照极性序列通过实验确定。

三、离子交换色谱法

案例 13-2

低聚果糖（FOS），又称寡果糖或蔗果三糖族低聚糖，它是由蔗糖和 1～3 个果糖基通过β-2-1 糖苷键与蔗糖中的果糖基结合而成的。低聚果糖具有优异的生理学特性，如预防龋齿、降低血脂、改善脂质代谢等。

因此，该糖可作为一种新颖的食品甜味剂和健康食品的原料。在保证被充分吸收的情况下，低聚果糖规定的最大日摄入量为 0.3～0.4 g/kg（体重），至今尚未有过多摄入对人体有害的报道。

目前，测定糖类物质的方法主要有气相色谱法、高效液相色谱法、质谱法、离子色谱法等。由于糖类物质挥发性差，在用气相色谱法进行分析时，需先将糖制成易挥发的衍生物，费时费力，而且通过衍生也难达到定量测定；由于糖类物质在正常的紫外区和可见光范围内没有吸收或者吸收很弱，也无荧光，所以用高效液相色谱法测定时，不经过衍生的糖一般使用示差折光检测器，灵敏度低且不适于梯度洗脱条件；质谱法由于仪器价格昂贵，难以普及，无法成为常规的分析方法。

离子交换色谱法以其灵敏度高、前处理简单等特点成为检测低聚糖的有效方法。

问题：

（1）什么是离子交换色谱法？

（2）简述离子交换色谱法的基本原理及其主要应用领域。

（3）离子交换色谱法的固定相和流动相的种类及选择标准是什么？

离子交换色谱法是用离子交换树脂作为固定相的液相色谱法。它利用离子交换树脂上可交换离子与流动相中的组分离子发生交换反应实现分离，一般应用于离子型有机化合物和无机化合物分析。离子交换色谱由于其固定相能再生、操作简便和分离效果好得到了广泛应用。

（一）基本原理

离子交换树脂是具有立体网状结构的高分子聚合物，在其网状结构的骨架上具有固定离子基团，如磺酸基（$-SO_3^-$）、季铵基（$-N^+R_3$）等；还包括可交换的离子基团，如 H^+ 或 OH^- 等。根据可交换离子的电荷符号不同，离子交换树脂分为阳离子交换树脂和阴离子交换树脂，相对应的色谱方法称为阳离子交换色谱法和阴离子交换色谱法。

在离子交换色谱分离过程中，当流动相带着组分电离生成的离子通过固定相时，组分离子与树脂上可交换的离子基团进行可逆交换。由于各种被测离子与离子交换树脂的亲和力不同，各被测离子在色谱柱中的保留时间不同，亲和力大的离子保留时间长，亲和力小的离子保留时间短，试样各组分在反复进行的离子交换色谱过程中产生差速迁移，从而得到分离。当活性基团上可交换离子都被交换后，树脂将失去活性。这时可用一定浓度的稀酸、稀碱溶液淋洗，使反应逆向进行。交换在活性基团上的阴离子、阳离子可被交换下来进入流动相，树脂又可恢复原状而具有交换能力，这一过程称为再生或洗脱。

（二）固定相和流动相

1. 固定相　离子交换色谱法的固定相是离子交换剂。

（1）离子交换剂种类：离子交换剂一般分为两大类：一类是以苯乙烯为单体，与二乙烯苯聚合而制备的树脂；另一类是以硅胶键合相为基础制备的交换剂。硅胶键合相制成的离子交换剂在柱效、耐压等方面具有优点，但是其 pH 使用范围有限制，所以树脂的应用比较广泛。

根据树脂活性基团的不同又可将其分为：阳离子交换树脂和阴离子交换树脂。阳离子交换树脂具有与样品中阳离子交换的基团，其按照离解性大小又可分为强酸性树脂（活性基团为$-SO_3H$）和弱酸性树脂（活性基团为$-COOH$）；阴离子交换树脂具有与样品中阴离子交换的基团，也可按照离解性大小分为强碱性树脂（活性基团为$-N^+R_3X^-$）和弱碱性树脂（活性基团为$-NH_2$、$-NHR$、$-NR_2$）。

（2）离子交换树脂的主要性能指标：包括交联度（degree of cross linking）、交换容量（exchange capacity）和粒度（granularity）。

1）交联度：指离子交换树脂中交联剂的含量，用质量分数表示，如标有"×4"的树脂，表示交联剂在合成树脂时占原料总量的 4%。交联度高，树脂网状结构紧密（网眼小），交换速度慢，选择性好，适用于分子量较小的离子性物质分离；交联度低，交换速度快，选择性差，适用于分子量较大的物质分离。

2）交换容量：指每克干树脂或每毫升溶胀树脂能参加交换反应的活性基团数，单位分别为 mmol/g 或 mmol/ml。交换容量反映了树脂进行交换反应能力的大小。影响交换容量的主要因素为树脂组成、结构和溶液的 pH 等。一般树脂的交换容量为 1～10 mmol/g。

3）粒度：以膨胀后树脂能通过的筛孔目数表示。在进行分析时，应该根据不同分析目的选用合适的粒度，如制备纯水用的树脂一般为 10～50 目。

2. 流动相 流动相的选择对离子交换色谱过程中组分的保留值和选择性有很大影响。由于水具有良好的离子化和溶剂化特性，常选用水缓冲溶液作流动相。由于样品组分和交换剂组分的交换基团都必须电离，因此，流动相的 pH、离子强度就成为流动相最主要的选择性参数。

流动相的 pH 有三个方面的作用：一是使交换剂具有可交换的容量；二是使组分电离；三是调节各组分的分离度。

交换剂的容量在一定的 pH 范围内变动，特别是弱酸、弱碱型离子交换剂，其最大的交换容量只在很窄的 pH 范围内存在，超出这个范围，交换容量急剧下降。图 13-4 给出了交换容量随 pH 变化的特点及 pH 的使用范围。pH 对溶质的分离主要通过有机酸、碱电离平衡控制，基本规律是：对于阳离子交换剂，pH 增大，样品保留值减小；对于阴离子交换剂，pH 降低，样品保留值减小。此外，在 pH 一定的情况下，如果增加流动相中反离子的浓度，试样组分离子的竞争交换能力减小，使试样组分离子的保留值降低。

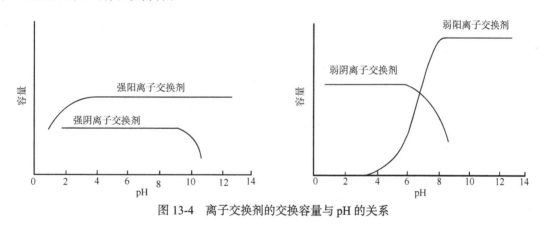

图 13-4　离子交换剂的交换容量与 pH 的关系

另外，加入有机改性剂可以使流动相的极性降低，提高其强度，减小保留值。常用的有机溶剂是乙腈、甲醇、乙醇和二氧六环等。

四、空间排阻色谱法

空间排阻色谱法是试样组分分子按流体力学体积大小不同进行分离的液相色谱法，它可以快速测定高聚物的分子量分布及各种平均分子量，同时也可用于小分子混合物的分离，在蛋白质的分离纯化上也是一种很好的方法。

空间排阻色谱法主要分为凝胶过滤色谱法（gel fraction chromatography，GFC）和凝胶渗透色谱法（gel permeation chromatography，GPC），它们的固定相均为凝胶，分离原理也相同，只不过前者的流动相为水溶液，只适于水溶性物质的分离，后者使用有机溶剂作流动相，适用于脂溶性高分子化合物的分离。

（一）基本原理

空间排阻色谱法的分离机理有多种理论，这些理论都是一种推理，实际的分离机制至今还不十分清楚，诸多理论中的空间排斥理论处理的结果与实验有较好的符合程度，目前被多数人接受。

空间排阻色谱法的固定相多为凝胶。凝胶是一种由有机分子制成的分子筛，其表面呈惰性，含有许多不同大小的孔穴或立体网状结构。现在用一个孔穴来说明组分的分离过程，组分分子随着流动相进入色谱柱后，如果组分的分子大于空穴的临界直径，则这个分子不能进入小孔，随流动相流出；如果这个分子的直径小于临界直径，则可以进入这个小孔，它的流出速度就慢。可以进入小孔的分子仍具有不同的大小，小分子在孔中扩散的体积大，大的分子扩散的体积小。对很多孔穴来说情况也是一样的，小分子占据较多的孔穴体积，流出最慢，洗脱体积大；大的分子占较少的体积先流出，洗脱体积小。

（二）固定相和流动相

凝胶是空间排阻色谱法应用最广泛的固定相，是该色谱法分离的基础和核心。凝胶种类较多，按化学结构和性质的不同，可分为有机凝胶和无机凝胶两大类；按凝胶制备方法可分为均匀凝胶、半均匀凝胶和非均匀凝胶；按机械强度分为软性凝胶、半刚性凝胶、刚性凝胶。

目前，葡聚糖凝胶是空间排阻色谱法最常用的固定相，商品名称为 Sephadex。它由葡聚糖经稀盐酸降解后，再以环氧丙烷交联制成。"交联度"用每克干胶吸水的质量表示。交联少则网状结构孔隙大，吸水膨胀的程度大，反之交联多则孔隙小，吸水膨胀的程度小。吸水量>7.5 g/g 为软胶，吸水量<7.5 g/g 为硬胶（又称刚性胶）。葡聚糖凝胶的商品型号较多，商品型号以其吸水量的10倍表示，如吸水量分别为 5.0 g/g 和 7.5 g/g 的葡聚糖凝胶，商品型号分别为 G-50 和 G-75。葡聚糖凝胶主要用于蛋白质、核酸、酶及多糖类等高分子化合物的分离，适用于水、二甲亚砜、甲酰胺、乙二醇和与低级醇的混合物作流动相。

空间排阻色谱法常用的固定相还有交联聚丙烯酰胺凝胶、琼脂糖凝胶、聚苯乙烯凝胶等。

空间排阻色谱法的分离基础并不依赖于样品、固定相和流动相之间的互相作用，因此对流动相的要求不高。流动相的选择原则是低黏度，不损害柱填料，对于交联葡聚糖、琼脂糖等亲水性凝胶选用水和水溶液作流动相，聚乙烯苯等亲脂性凝胶选用有机溶剂作流动相。一般常用的溶剂有己烷、四氢呋喃、二氯甲烷、环己烷、氯仿、水、有机和无机盐缓冲液等。

第三节　平面色谱法

案例 13-3

菊酯类农药是一类含卤素或氰的酯类农药，经常用于蔬菜、果树等，是良好的杀虫剂、杀螨剂，主要品种有溴氰菊酯、氯氰菊酯、甲氰菊酯、氧乐甲氰菊酯等。菊酯类农药具有中等毒性，如施药不当或间隔期太短，常造成人畜中毒。近年来，曾发生多起"敌杀死"等菊酯农药中毒事件，其中毒发病潜伏期短，中毒症状程度不亚于有机磷农药。因此，建立快速、简便、结果准确的菊酯类农药检测方法迫在眉睫，而薄层色谱法不但满足以上条件，而且更加适宜基层单位快速处理突发事件。

问题：

（1）薄层色谱法分析时各组分分离的条件是什么？

（2）薄层色谱法基本实验方法是什么？

（3）薄层色谱法的应用范围有哪些？

平面色谱法是将固定相涂铺成平面层状，色谱分离即在此平面层上进行，为开放式的离线操作，其原理与柱色谱法相同。这类方法具有设备简单、操作方便、分离速度快等特点，特别是薄层色谱法中的显色剂选择性大，可提供原始色彩图像，因此在某些分离分析及小量制备工作中可取代经典柱色谱法。平面色谱法主要包括薄层色谱法、纸色谱法等。

一、薄层色谱法

薄层色谱法是在薄层上进行分离的方法，薄层则被涂在玻璃板、塑料板或金属板上。薄层色谱法于 20 世纪 30 年代后，在柱色谱和纸色谱基础上发展起来。按照分离原理可分为吸附、分配、离子交换、空间排阻等类型。由于薄层色谱法操作简单，试样和展开剂用量少，展开速度快，所以经常被用于探索柱色谱分离条件和监测柱色谱过程。

（一）基本原理

平面色谱法可以看作是打开的柱色谱法，薄层色谱法将固定相涂于玻璃、塑料等载板上制备成涂布均匀的薄层。进行样品分析时，将被测样品点在薄层板一端的起始线上，然后置于展开室中，用适当溶剂将其展开。展开剂借毛细作用从薄层样点的一端展开到另外一端，而组分在相对运动的两相间不断地发生吸附、脱附的重复过程，由于不同组分的吸附系数不同，所以在薄层板上的移动速度也不同，由于差速迁移，各组分可以得到分离。

保留值是组分在色谱体系中的保留行为，反映组分与固定相作用力的大小，是色谱过程热力学特性参数。薄层色谱法保留值可以用比移值、相对比移值等表示。

比移值（R_f）是溶质分子移动距离与流动相分子移动距离之比，是平面色谱基本的定性参数。图 13-5（a）为某组分经薄层色谱法分离后的 R_f 值。

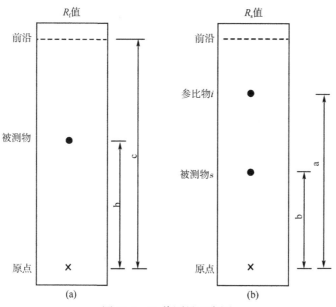

图 13-5　R_f 值测量示意图

$$R_f = \frac{b}{c} \tag{13-6}$$

式中，b 为原点中心至样品斑点中心的距离；c 为原点中心至溶剂前沿的距离。

　　由图 13-5 和式（13-6）可见，R_f 值为 0 时，表示组分留在原点未被展开，R_f 值为 1 时，表示组分随着展开剂至前沿，即组分不被固定相吸附。因此 R_f 值只能在 0～1 之间。R_f 值与物质性质、固定相和流动相性质有关，并受色谱操作条件影响。当色谱条件相同时，组分的 R_f 值为定值，故可以作为定性依据。

　　由于影响被分离物质在薄层上移动距离的因素较多，所以 R_f 值重现性较差，故引进相对比移值（R_s）。将被分离物质与一参比物点在同一块薄层板上，用相同的色谱条件分离，相对比移值就是被分离物质和参比物的 R_f 值之比或被测组分移行距离与参考物移行距离之比，见图 13-5（b）。相对比移值可用下式表示：

$$R_s = \frac{b}{a} \hspace{4cm} (13\text{-}7)$$

式中，b 为原点中心至样品斑点中心的距离；a 为原点中心至参考物斑点中心的距离。

　　由于参比物的 R_f 值可大于或小于被分离物质，因此相对比移值可大于或小于 1，参考物可以是试样中的另一组分，也可以是另外加入的物质。定性分析一般用标准物与样品组分进行比较。鉴定未知物质时，需用多种不同展开剂展开，获得多个 R_f 值，再与标准物比较。同时，在进行实际测定时，R_f 值控制在 0.2～0.8 之间为宜，最佳为 0.3～0.5 之间，不同组分的 R_f 值之差应大于 0.05，防止斑点重叠。

（二）吸附剂和展开剂及其选择

　　1. 吸附剂　薄层色谱法常用的吸附剂与吸附柱色谱法基本相同，因为吸附剂的吸附能力、分离效果、比移值与吸附粒度有密切关系，所以薄层色谱法的吸附剂固体颗粒更小，约为 200 目。未改性的材料一般包括硅胶和氧化铝，其中硅胶适用于酸性物质和中性物质的分离，而氧化铝适用于碱性物质的分离。此外，纤维素、聚酰胺粉、硅藻土等也可作为涂铺薄层的材料，它们适用于某些亲水性强的物质的分离。表面改性的固定相主要有疏水改性硅胶、亲水改性硅胶、表面改性纤维素等。吸附剂主要根据试样的性质如溶解度、酸碱性和极性等进行选择，表 13-2 列出了常见薄层色谱法的固定相及其应用范围。

表 13-2　薄层色谱法固定相及应用范围

固定相	应用范围
氧化铝板	生物碱、甾类、萜类、脂肪及芳香族化合物
硅胶 60 板	广泛应用于各种化合物
高纯硅胶 60 板	黄曲霉毒素类
C_2、C_8、C_{18}RP 板	非极性物质（类脂、芳香族化合物）
NH_2 板	核苷酸、农药、酚类、嘌呤衍生物、甾类、维生素类、磺酸类、羧酸类、黄嘌呤类
磷酸氢钙	类胡萝卜素、维生素 E 类
三聚硅酸镁	类胡萝卜素、维生素 E 类
硫酸钙	脂肪酸、甘油酯
氢氧化钙	类胡萝卜素、维生素 E 类
未改性纤维素	氨基酸、羧酸及碳氢化合物
乙酸化纤维素	蒽醌类、抗氧化剂、多环芳香化合物、硝基酚类

　　2. 展开剂　薄层色谱法测定条件是依据被分离物质的性质（如溶解度、酸碱性及极性）、吸附剂活性（活性、非活性）及展开剂极性（极性、非极性）三种因素而定的。上述三种因素中，只有展开剂的种类很多，不仅可以应用不同极性的单一溶剂作为展开剂，更多是应用二元、三元

或多元的混合溶剂作为展开剂。找到与样品及吸附剂相匹配的展开剂对分离能起到决定性作用。

常用的选择展开剂的方法主要有三角形法、点滴实验法等，其中三角形法虽然粗略，但是考虑了分离物质的特性、吸附剂、展开剂三方面的因素，可作为薄层色谱法选择条件时的初步参考，如图 13-6 所示。如果将三角形的一个顶点指向某一点，其他两个因素将随之自动增加或减少，以帮助选择展开剂的极性或吸附剂的活性。在实际工作中，最佳展开剂仍应通过实验摸索，可先用三角形法选用一种展开剂，如果组分的分离效果不好，在改变展开剂的极性或改用多种溶剂按一定比例混合后进行试验，直到组分分离。在多元混合溶剂中，比例大的溶剂主要起到溶解组分和分离的作用，对整个溶液的性质影响不大，而比例小的溶剂对溶液性质起到了至关重要的作用，所以可以通过改变其比例来调节和改善 R_f 值以及展开效果。

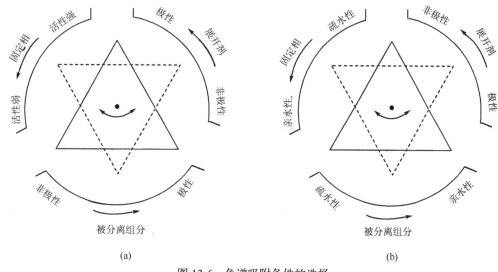

(a)   (b)

图 13-6 色谱吸附条件的选择
（a）吸附色谱；（b）分配色谱

（三）薄层色谱法实验方法

1. 薄层板的制备 目前预制薄层板规格、类型很多，除去特殊需要以外可以满足各种需要。但是，在实际工作中，仍有很多手工制板，以适应具体的需求。手工制板一般分为不含黏合剂的软板和含有黏合剂的硬板两种。软板的制作方法是：将吸附剂或载体直接于玻璃板上用干法涂成均匀的薄层即可。由于软板疏松，操作不方便，而且斑点不集中，显色后板不能保存，目前很少使用，不在此介绍。硬板的制作方法是，购买市售吸附剂，如硅胶 G、硅胶 H、硅胶 HF$_{254nm}$、硅胶 HF$_{254+366nm}$ 及高效硅胶等（G 代表煅石膏，H 代表无黏合剂，F 代表荧光剂），根据吸附剂的组成，加或者不加黏合剂，用水调成糊状，涂铺在玻璃板上。氧化铝板与硅胶板相似，也有上述各种类型，适用于一般分离鉴定。

（1）制板：制板所用玻璃板除另有规定外，一般为 5 cm×20 cm、10 cm×20 cm 或 20 cm×20 cm 的玻璃板，对于一般普通薄层玻璃板厚度为 250 μm，高效薄层板厚度为 200 μm，要求板面平整，洗净后备用。硬板制备都用湿法，常用的黏合剂为羧甲基纤维素钠（CMC-Na）和煅石膏。对于硅胶 G，因为黏合剂煅石膏已经加在其中，所以可以直接加水调成糊状铺层。也有在硅胶 G 中另外加 CMC-Na 进行制板的。对于硅胶 H，因其中不含黏合剂，所以要加黏合剂 CMC-Na。先将 CMC-Na 调成糊状，再加上足量水搅拌均匀加热至沸腾以便其溶解，放置冷却，后取上清液加到吸附剂中，调成糊状再铺层。常用的 CMC-Na 浓度为 0.2%～1.0%，浓度越高，薄层板硬度越大，需要注意，此黏合剂制成的板不耐受有腐蚀性的显色剂。吸附剂调好后，应快速铺层，避免其过度凝固带来的铺层困难。

湿法铺层的方法很多，可根据实验室的条件灵活选择，下面具体介绍几种：

倾倒法：将调好的糊状吸附剂倾倒在玻璃板上，用玻棒铺成薄层，放置在水平台上，轻轻振动，使板上吸附剂成为均匀薄层。

刮层平铺法：在平坦的天平台并排放好洗净的玻璃板，于天平台上用两条厚 0.5～1 mm 玻璃条作板的框边，将吸附剂倒至板的一端，用玻棒沿一定方向均匀地一次将糊状物刮平，使其成一薄层。去掉两边的长条玻璃，置于水平台上，轻轻振动，使板上吸附剂成为均匀薄层。

涂铺器铺层法：涂铺器分为手动和自动两种。由于手动涂铺器的推进速度不同，薄层板的厚度不均匀，因此最好使用自动涂铺器。但是自动涂铺器价格昂贵，一般实验室较少购置。

涂铺好的薄层板应水平放置，室温晾干备用，晾干过程中应避免因通风而导致薄层产生裂纹，薄层的厚度要求为 0.5～2 mm。

（2）薄层板的活化和保存：将铺好并晾干的薄层板放在电烘箱内缓慢加热，活化时间、温度不同会使薄层板的活性不同，因此活化时间和温度应该根据所需要的活性级别来确定。一般硅胶板需在 105～110 ℃活化 30 min 左右，以除去以氢键和硅醇基结合的水。活化后的薄层板放在干燥器内备用。如果长期放置将吸湿而失去活性，因此薄层板最好使用前制备或重新活化后使用。

分配色谱使用的薄层板，如纤维素薄层板，不必加黏合剂即可牢固地附着在薄层板上，因此，按照常法铺板后，在室内放置过夜即可使用，保存时也不必放入干燥器内。反相薄层色谱法的薄层板制备如下：将吸附薄层板缓缓地浸入 5%或 10%的石蜡、硅油、十一烷或正十四烷的石油醚溶液中，将板取出后使溶剂挥干即可使用。

2. 点样

（1）样品溶液的制备：无论是纯品还是复杂的生物样品，首先必须制备成一定浓度的溶液，以便点到薄层板上才能进行色谱分离。样品浓度一般在 0.01%～1%范围之内。对于纯品只要将其直接溶解于单一或混合溶剂中并稀释至一定浓度即可。对于生物样品（动物组织、体液等）中某些成分，需要将样品中被测成分提取出来，视含量高低稀释或浓缩成一定浓度的样品溶液。要求所用溶剂易挥发，极性与展开剂相似，避免用水，以防展开时样点扩散。

（2）点样：点样方式、点样量及点样设备的选择取决于分析的目的、样品溶液的浓度及被测物质的检出灵敏度。经典薄层色谱法的点样体积一般为 1～5 μl，扩散直径 3～5 mm 为宜，起始线一般离板端 1.5～2 cm；高效薄层色谱法点样量为 100～500 nl，原点直径为 1～2 mm，起始线离板端 1 cm。点样方式可采用直接点样、滤纸移样或用全自动点样装置点样。

直接点样如果只是定性，可用内径约为 0.5 mm 管口平整的毛细管或微量注射器将样品溶液点在距离底边约 2 cm 处，点样直径不超过 5 mm，一般 3 mm 较为合适，点样间距为 1～1.5 cm 即可。如果进行定量研究，借毛细作用吸样的定容管有两种，一种是容积为 0.5μl、1μl、2μl、3μl、4μl、5μl 的定量毛细管，另一种是 100 μl 的铂铱合金定量毛细管；注射器式的可变体积点样器有 50～300 nl 的毫微点样器及 0.5～2.3 μl 的微量点样器，用于需要调节体积及没有毛细作用的键合相薄层板的点样。注意点样时避免多次点样，而且边点边用红外灯照射或用电吹风使溶剂挥干。

滤纸移样则是将样液点在直径 2～3 mm 的圆形滤纸上，再将滤纸移入薄层板起始线上经预先挖好大小与样点滤纸相同的空穴内。滤纸移样操作简单，当 R_f 值为 0.25～0.75 时，样点大小可保持一致，重现性较好。

自动点样装置结合了最先进的电子及机械技术，能进行点状或带状点样，采用计算机编程控制，可随意设定点样规范，测定结果准确。

3. 展开　点样后的薄层板需置于密闭并加有展开剂的展开室进行展开，展开时展开剂渗过薄层板的固定相，样品与展开剂及固定相之间相互作用的结果使样品中各成分沿展开剂流动方向被分开。展开的方式有上行展开、下行展开、径向展开等。其中加黏合剂的硬板多采用上行法展开，而不加黏合剂的软板多采用近水平方向展开。

（1）展开室：直立式双槽展开室具有节省溶剂、便于预平衡、可控制展开箱内的湿度等优点；水平展开室可以从薄层板的两侧向中间水平地展开，这样可使一块薄层板所承受的样品个数比常规上行展开的薄层板增加一倍。自动展开室可使用五种溶剂对同一薄层板进行多次展开，分离效率比传统方式提高三倍（可在 80 mm 之内分离 40 种成分），自动控制预饱和、展开方式、展开距离和干燥条件，符合 GLP/GMP 要求。关于展开剂在前面已经介绍过，这里不再详述。

（2）展开：展开槽内溶剂深 5～7 mm，表 13-3 列出了在双槽展开室中，对每种类型和规格的层析板，每槽通常注入的溶剂量。展开前一般先将薄层板用槽内溶剂蒸气饱和，然后将下端浸入溶剂内约 5 mm（注意样点不要浸入到溶液中），迅速盖上盖子，待展开剂上升到预定前沿，立即取出薄层板，挥干溶剂待测。溶剂前沿至少应低于板上端 1～2 cm。

表 13-3　不同规格薄层板双槽展开室中所需溶剂量

板规格	板尺寸（宽×高）（cm×cm）	溶剂量（ml）
预制板	20×20	25
	20×10	15
	10×10	8
高效板	20×10	10
	10×10	5

对于成分复杂的混合物，一次展开很难达到分离效果，此时可采用二次展开、连续展开和双向展开。二次展开是在第一次展开后，取出薄层板除去展开剂，再用相同或不同极性的展开剂用同样的方法沿同一方向进行展开，这种操作可以重复进行到分离满意为止。连续展开是不增加薄层板长度而使展距加长，使 R_f 值较小的组分移动较大的距离，展开需要在特定槽内。双向展开是在方形薄层板的一角点样后展开至前沿，取出挥干溶剂，和前次展开垂直的方向，用另一种溶剂同样的方法展开一次。注意不同的展开方式得到的 R_f 值有可能不同。

注意在用混合溶剂展开时，要防止边缘效应（edge effect）。边缘效应是指同一组分的斑点在薄层板中部比在边缘移动速度慢，板上斑点中部的 R_f 值比边缘的 R_f 值小的现象。防止边缘效应的方法是：用溶剂饱和展开槽和薄层板，将薄层板两边的吸附剂刮去 1～2 cm 等。

4. 显色　若分离后的化合物在紫外光或可见光下不能显示斑点，可根据被检出化合物的理化性质，选择一种或几种试剂与被检物质产生化学反应，生成有色物质，或生成荧光稳定、轮廓清楚、灵敏度高的斑点。在软板上进行这种化学反应一般用湿态显色，在硬板上则应在溶剂挥干后再显色。常用的显色方法有以下几种。

（1）紫外光照射法：试样为荧光物质，在紫外光照射下能直接观察。某些试样对可见光、紫外光都不吸收，也没有合适的显色方法，这样的化合物可以用荧光猝灭技术进行检测，即用含有荧光物质的薄层板，试样斑点为暗色，观测到斑点立即记录。此法适用于双向展开、多次展开等，对于纸色谱及薄层色谱均适用，所以是平面色谱的首选方法。

（2）蒸气显色法：利用一些物质的蒸气与样品作用生成不同颜色或产生荧光，这种反应有可逆和不可逆两种情况。展开后的薄层板挥去溶剂后，放入注有晶体碘或溴蒸气的密闭玻璃容器中，大多数有机化合物吸附该蒸气后显示不同程度的黄褐色斑点，此时取出立即标记，因为薄层板离开碘蒸气后，黄褐色斑点会随着挥发逐渐消退。此种方法是可逆的，也是薄层色谱常用的方法。另外，挥发性的酸、碱，如盐酸、硝酸、浓氨水等蒸气也常用于蒸气显色。

（3）喷显色剂显色：若分离后的化合物在紫外光或可见光下不能显示斑点，可根据被检出化合物的性质，选择适当的显色剂使之生成颜色或荧光稳定的斑点。此法显色剂种类很多，有通用显色剂和专属性两类。通用显色剂利用它与样品进行氧化还原反应、脱水或酸碱反应等显色。常

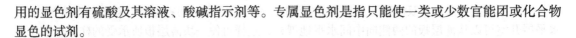

用的显色剂有硫酸及其溶液、酸碱指示剂等。专属显色剂是指只能使一类或少数官能团或化合物显色的试剂。

（四）定性

样品通过薄层分离及斑点定位后，常用以下方法达到定性的目的。

1. 斑点的 R_f 值　在一定条件下，化合物的 R_f 值应该是常数，但是由于 R_f 值的测量受到诸多因素的影响，重现性非常差，所以在实际工作中将样品和标准品点样于同一板上，在完全相同的条件下测得进行对照，当然，也可以用 R_s 值确证样品与标准品是否为同一化合物。

2. 斑点原位薄层扫描　展开后的平面色谱，可根据斑点的性质选用不同波长范围的薄层扫描仪进行斑点的原位扫描，例如，对于颜色斑点，选用钨灯为光源，波长范围为 400～780 nm。将得到的扫描光谱图与对照品的光谱图进行光谱图形和最大吸收波长的比较。

3. 薄层色谱法与其他分析技术联用　除上述方法以外，薄层色谱法可以和高效液相色谱法、气相色谱法、电化学方法等很多分析方法联用，进行被分离化合物的结构鉴别、定性。

（五）定量

薄层色谱法定量分为半定量和定量两种。所谓半定量，即可以从斑点的大小和颜色的深浅与随行对照斑点比较，从而近似地估计样品中被测成分的含量；也可以测出被测物质对照品在薄层板上的检出灵敏度后，对样品中该成分进行限量检查。若严格控制操作条件，该法用于常规分析的精密度可以达到±10%，这一方法主要用于限度检测。定量的方法分为间接定量法和直接定量法。下面着重介绍这两种定量方法。

1. 间接定量法　又称洗脱测定法，取下色谱分离的斑点，用溶剂将化合物的斑点从吸附剂上洗脱下来，收集洗脱液并采用适当的方法进行测定。这种方法的点样量要根据测定方法的灵敏度而定，洗脱测定的步骤比较多，在没有薄层扫描仪的实验室，可选用洗脱测定方法进行定量。

2. 直接定量法　又称原位薄层扫描法，这种方法是 20 世纪 60 年代后发展起来的色谱技术。它通过薄层扫描仪测定薄层板分离斑点中组分的含量，这种方法快速、准确，已经成为当前薄层色谱定量的主要方法。

基本原理：以一定波长、一定强度的光照射到薄层斑点上进行整个斑点扫描，用仪器测量通过斑点或被斑点反射的光束强度的变化达到定量的目的。由于光束的强度变化和薄层板上斑点的颜色深浅、大小有关，所以可以精确求得物质的含量。虽然在光照射到薄层板表面时，除去透射光、反射光以外，还有相当多的散射光存在，我们可以采取在低浓度区测量和线性参数定量等方式，解决这种现象对定量的影响。目前，我国的薄层色谱仪器型号很多，使用最多的是双波长双光束型薄层扫描仪，其基本结构和原理与双波长分光光度计类似。

（1）测光方式根据原理，薄层色谱法可以分为吸光光度法和荧光光度法两类。

1）吸收光度法：可以用于对可见光及紫外光有吸收的化合物，分别用钨灯及氘灯为光源，在波长 200～800 nm 范围内选择波长进行测定。它又分为透射法、反射法以及反射-透射法。其中透射法是指一定波长的单色光照到薄层板的斑点上，测量其透射光的强度，则

$$A = -\lg \frac{T}{T_0} = \lg \frac{T_0}{T} \tag{13-8}$$

式中，T_0、T 分别为薄层板（空白背景）及斑点的透光率。该法适用于透明薄层板，方法的灵敏度较高，但是薄层的不均匀度及厚度对测定都有影响，基线的噪声大，信噪比小，且在短波长测定范围时，普通玻璃板对紫外光有吸收，因此实际应用较少。

反射法指单色光照射到薄层板某斑点上后，测量其反射光强度，用同样的方法测得吸光度 A，则

$$A = -\lg \frac{R}{R_0} = \lg \frac{R_0}{R} \tag{13-9}$$

式中，R_0、R 分别为薄层板（空白背景）及斑点的反射率。此种方法的灵敏度不高，受薄层表面均匀度的影响较大，但是对薄层的厚度要求不高。在紫外及可见光波长范围内均可测定，不受玻璃板对短波吸收的限制，实际工作中多采用此方法。

反射-透射法是同时测定反射光及透射光强度，然后将两种信号相加，可以部分补偿由薄层厚度不均匀造成的测量误差。但是这种仪器复杂，一般较少见。

2）荧光光度法利用荧光物质发射荧光的强弱或荧光薄层板上暗斑（样品组分不发荧光使薄层上荧光淬灭）进行定量的方法。这种方法比吸收光度法灵敏度高，最低可以测到 $10\sim50$ pg，而且荧光测定的专属性强，可以避免一些杂质的干扰，基线比较稳定。

荧光强度 I_F 与样品组分浓度的关系为

$$I_F = \Phi I_0 abc \tag{13-10}$$

式中，Φ、I_0、a、b 分别为荧光效率、入射光强度、吸光系数和薄层厚度。

（2）定量方法被分离物质的斑点在薄层扫描仪上用合适的测定参数进行扫描，得到斑点的面积值与已知量对照品的面积比较，可以计算出样品中被测成分的含量。有些薄层扫描仪和微处理机联用，可以给出被测物质的浓度百分含量。薄层扫描定量的方法主要有三种：外标法、内标法和归一化法，其中外标法应用较多，它又分为外标一点法和外标两点法。

外标一点法：当工作曲线是通过原点的直线时，在线性范围内，于同一块薄层板上，选用一种浓度的标准品对照样品进行定量的方法。这种方法通常要求各有标准品和样品的斑点 $3\sim4$ 个，分别计算出其峰面积的平均值，按下式计算样品的质量：

$$m_a = \frac{A_a}{A_s} \cdot m_s \tag{13-11}$$

式中，m_s、m_a 分别为标准品、样品的质量；A_s、A_a 为相应峰面积的平均值。

外标两点法：指当工作曲线不通过原点时，在线性范围内，于同一块薄层板上，选用高低两种浓度或同一浓度不同点样量的标准品对照进行定量的方法。计算公式如下：

$$m_a = a + bA_a \tag{13-12}$$

其中

$$b = \frac{m_1 - m_2}{A_1 - A_2} \qquad a = m_1 - bA_1$$

式中，A_1、A_2 和 A_a 分别为两个浓度标准品和样品的峰面积（均为多个斑点面积的平均值）。

（六）应用

薄层色谱法的应用远远超过了纸色谱法，虽然薄层色谱法在仪器自动化程度、分辨率及重现性等方面，不如气相色谱法及高效液相色谱法，但是薄层色谱法对被分离物质的性质没有限制，应用范围广，样品预处理比较简单，可以同时进行多个样品分离，不受一种检测器的限制，在同一色谱上可根据被分离化合物的性质，选择多种检测方法进行定性或定量，并且可以重复测定，因此气相色谱法和高效液相色谱法不能代替薄层色谱法。在实际工作中，薄层色谱法仍是被广泛应用的一种方法，粗略统计其应用，医药方面约占30%，临床、生化等约占25%，环境化学约占15%，食品、农业约占10%，无机及金属有机化合物约占5%，其他方面约占15%。

（七）高效薄层色谱法

高效薄层色谱法（high performance thin layer chromatography，HPTLC）是在薄层色谱法基础上，以粒度 $5\sim7\mu m$ 吸附剂，加纤维素等黏合剂，制成厚度 $100\sim200\mu m$ 均匀薄层板。该方法主要以吸附方式进行分离。在薄层板的一端点上样品后，以流动相展开，组分不断地被吸附剂吸附，又被流动相溶解、解吸，由于吸附剂对不同组分有不同的吸附能力，不同组分移动的距离不同而得以分离。除常用的吸附薄层板外，还有键合相薄层板。分离后的组分用光密度计扫描定量。高效薄层色谱分离效率高，展开距离短（3～7 cm），快速（展开时间 2～30 min），斑点集中，检出限低而且试样不受沸点和热稳定性的限制，分离容量大，一次最多可分离 40 多种组分。能与气相色谱、质谱、红外光谱等联用，主要用于医药、生化、环境分析、食品检验、石油化工等领域。

二、纸 色 谱 法

纸色谱法是一种发展较早的液-液分配色谱法，它具有设备简单、灵敏快速、显色方便等优点，但同时也具有选择性和重现性差等缺点，在多官能团或高极性的亲水化合物，如醇类、羟基酸、氨基酸、糖类和黄酮类等的分离中有着广泛的应用。

（一）基本原理

纸色谱的原理比较复杂，涉及分配、吸附和离子交换等机理，其中分配机理起主要作用，因此，一般认为纸色谱属于分配色谱。

纸色谱以滤纸为载体。滤纸几乎是由纯纤维素构成的，在水蒸气饱和的空气中，它可以吸附 20%～25% 的水分，其中有 6%～7% 的吸附水是通过氢键与纤维素的羟基结合的，吸附极为牢固，一般条件下，很难脱去。因此，纸色谱法通常以水为固定相。纸色谱法的分离过程是依赖于萃取原理而实现的。样品溶液点在滤纸上后，样品溶解在固定相中，当流动相与溶解有样品的固定相接触时，样品便在固定相和流动相中按分配系数（K）的大小进行分配，即流动相对固定相中的物质进行萃取。由于各种物质的分配系数不同，所以，组分的移动速度也就不同。与展开剂的移动速度相比，分配系数较大（即在固定相中溶解度大）的组分，移动得慢一些，而分配系数较小的组分，移动得快一些。这样，不同的物质便得到了分离。组分（斑点）在纸色谱上的位置可用比移值（R_f）表示。

（二）影响 R_f 值的因素

在纸色谱中影响 R_f 值的因素较多，主要有以下几个因素：

（1）溶质的极性：化合物极性大或亲水性强，在水中分配量大，则分配系数大，在以极性溶剂为固定相的纸色谱中的 R_f 值小。反之，R_f 值大。

（2）展开剂的极性和饱和蒸气度：展开剂的极性大，则亲水性极性溶质的 R_f 值就增大。在展开前，必须用展开剂蒸气使展开槽和色谱滤纸饱和，否则易出现边缘效应。

（3）pH 和温度：对弱酸和弱碱，pH 影响它们的离解度，离解度的改变致使在两相中的分配改变，造成 R_f 值的改变。温度的变化会引起物质分配系数的变化，所以也会引起 R_f 的改变。

（三）实验条件

纸色谱法的实验技术应注意对下列条件的选择：

1. 滤纸的要求与选择　纸色谱中所用的滤纸的性质对分离的质量有很大影响，高质量的滤纸可以得到较好的分离结果。

纸色谱法对滤纸的要求是：①制备色谱用纸的原料必须是高纯度的纤维素；②滤纸质地均匀，厚度适当；③纤维素致密度适中；④有一定的机械强度；⑤有一定的纯度，灰分要求低于 0.01%。

应根据分离对象和展开剂考虑滤纸型号。对 R_f 值相差较小的混合物宜用慢速滤纸；对 R_f 值相差较大的混合物宜用快速滤纸。若选用黏度较大的展开剂，应选用疏松型快速滤纸；若选用黏度较小的展开剂时，应选用较紧密的厚型慢速滤纸。要保持滤纸纸面洁净，避免吸附尘埃或吸附异味，不得用手触摸以免被皮肤排出的盐类、脂肪、氨基酸或其他物质污染而干扰分离；不得有明显折痕，以免减弱毛细管作用，影响分离。

色谱用滤纸的纤维方向性会影响分离，因此要保持每次展开时滤纸纤维方向一致。

2. 固定相的选择　纸色谱法通常以水为固定相，在分离一些极性较小的物质时，为了增加这些物质在固定相中的溶解度，也可使用滤纸吸附甲酰胺、丙二醇等有机溶剂作为固定相。

3. 展开剂的选择　纸色谱法对展开剂的一般要求是：①纯度高，即便有微量的杂质存在，在溶剂移动和挥发过程中，也会形成杂质的浓集区域而影响检出；②有一定的化学稳定性，若在展开过程中容易被氧化的溶剂不宜作为展开剂；③容易从滤纸上除去。

纸色谱中，很少使用单一溶剂作为展开剂，多用极性混合溶剂。选择展开剂时，应同时考虑组分在两相中的溶解度和展开溶剂的极性。一般组分在展开溶剂中溶解度大则 R_f 值大，溶解度小则 R_f 值小。若为极性化合物，增加展开溶剂中非极性溶剂的比例，可以使 R_f 值减小；增加极性溶剂的比例，可以使 R_f 值增大。可以根据需要选择合适的溶剂系统，以获得较理想的 R_f 值。

对于酸性或碱性物质来说，由于其电离平衡现象的存在，展开时必将产生拖尾现象。因此，通常在溶剂中加入较强的酸（如甲酸）或碱（如氨）来抑制弱酸或弱碱的电离。另一种常用方法就是在滤纸上喷上缓冲盐类，以保持一定的 pH，干后再展开。但必须注意，展开剂也必须事先用缓冲液平衡后再使用。

（四）实验方法

1. 点样　纸色谱法的点样方法及要求与薄层色谱法相似，一般采用平头毛细管或平头微量注射器垂直点样。点样量取决于纸的性能，如厚薄程度及显色剂的灵敏度，一般是几微克到几十微克。

2. 展开　根据色谱纸的形状，选择合适的层析缸。纸色谱展开方式有上行展开（图 13-7），让展开剂借毛细管效应向上扩展；下行法展开，借助重力使溶剂由毛细管向下移动。对于成分复杂的混合物可以采用双向展开等方式。展开时展开缸要求先用展开剂蒸气饱和，展开过程的色谱条件尽量恒定，以保证较好的重现性。

3. 显色　纸色谱法的显色方法和薄层色谱法相似，可以采用喷雾或浸渍等方式。显色剂的选择主要取决于分离物质的性质。但是必须注意，不能使用带有腐蚀性的显色剂如浓硫酸等，以免腐蚀层析纸。

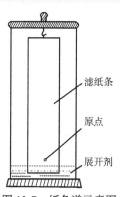

滤纸条

原点

展开剂

图 13-7　纸色谱示意图

（五）定性分析和定量分析

纸色谱法主要用于样品混合组分的分离，分离后可在滤纸上直接对样品各个组分进行定性和半定量分析。

1. 定性方法　可以参照薄层色谱法。R_f 值是物质定性的基础，但是影响 R_f 值的因素较多，所以 R_f 值不易重现，因此常将样品与对照品同时在同一块滤纸上随行展开进行比较。有时也采用相对比移值 R_s 进行定性。

早期应用较多的是剪洗法，与薄层色谱法的洗脱法相似。先将在确定部位的色斑剪下，经溶剂浸泡、洗脱，再用分光光度法定性。

2. 定量方法　纸色谱法只是在需要粗略定量时用，因此目测法反而简便。即在同一张层析纸上点样品及不同浓度的对照品，然后展开、分离，比较斑点的颜色深度和面积大小，确定样品的近似含量。

（王学生　王曼曼　郝玉兰）

第十四章 气相色谱法

第一节 概　述

案例 14-1

2011 年 3 月，台湾卫生署在对减肥益生菌食品做常规检验的过程中意外发现其中含有塑化剂邻苯二甲酸二（2-乙基己）酯（DEHP），浓度高达 600mg/kg，循源追溯，发现台湾某香料有限公司在生产食品添加剂乳化剂的过程中违法加入该物质以取代成本比之高出 5 倍的棕榈油，由此引发了台湾的"塑化剂风波"。随后，台湾至少有 156 家企业、近 900 项产品受到波及，包括饮料、果酱、面包及糕饼，甚至保健品和药品。塑化剂进入了公众的视野，引起广泛关注。

塑化剂是什么物质，有什么危害呢？塑化剂又称增塑剂，产品种类多达百余种，最常见的是邻苯二甲酸酯类化合物，DEHP 是其中的一种。塑化剂在工业上被广泛作为高分子材料助剂，在塑料加工中添加这种物质，可以使其柔韧性增强，易于加工。女性经常使用的香水、指甲油等化妆品，则以邻苯二甲酸酯类作为定香剂，以保持香料气味，或使指甲油薄膜更光滑。邻苯二甲酸酯类化合物被证实为环境内分泌干扰物，对生物体生殖系统等内分泌系统有干扰作用。可导致生殖和发育障碍，长期食用对心血管疾病危害风险大，对肝脏和泌尿系统也有损伤，并能诱发动物肝癌。我国卫生部规定：邻苯二甲酸酯类物质是可用于食品包装材料的增塑剂，不是食品原料，也不是食品添加剂，严禁在食品、食品添加剂中人为添加。食品容器、食品包装材料中使用邻苯二甲酸酯类物质，应当严格执行《食品容器、包装材料用添加剂使用卫生标准》（GB 9685—2008）规定的品种、范围和特定迁移量或残留量，不得接触油脂类食品和婴幼儿食品。

我国 GB/T 21911—2008 规定了食品中 16 种邻苯二甲酸酯类物质测定的气相色谱-质谱法；GB/T 21928—2008 规定了食品塑料包装材料中 16 种邻苯二甲酸酯类物质测定的气相色谱-质谱法；GB/T 28599—2012 规定了化妆品中 18 种邻苯二甲酸酯类物质测定的气相色谱法；GB/T 22048—2015 规定了玩具及儿童用品、聚氯乙烯塑料中 6 种邻苯二甲酸酯类物质的气相色谱-质谱法测定。

问题：

（1）什么是气相色谱法？气相色谱法的分类及其特点？为什么气相色谱法可以对多种有机化合物进行同时检测？

（2）气相色谱仪的结构和主要部件是什么？

气相色谱法（gas chromatography，GC）是以气体作为流动相的色谱分析方法，作为流动相的气体被称为载气（carrier gas）。自 1952 年由英国生物学家 Martin 和 James 提出并创建以来，气相色谱技术经过 60 多年的发展，已成为一种重要的复杂混合物的分离分析方法，广泛应用于医药卫生、环境监测、食品分析、石油化工、材料科学等领域。

由于气相色谱法同时具有高效分离和高灵敏度定量的优点，在预防医学和卫生检验领域应用主要涉及空气、土壤、水、食品、生物材料等成分复杂、基质干扰大、被测成分含量低的样品。

一、气相色谱法分类和特点

（一）分类

（1）按固定相状态：可分为气-液色谱法（GLC）和气-固色谱法（GSC）。GLC 用涂渍在载体表面或毛细管壁上的液体作为固定相，是基于组分在气液两相分配系数不同而达到分离的目的；GSC 用多孔性固体吸附剂作为固定相，是基于组分被吸附剂吸附的强弱不同而达到分离的目的。因气-液色谱在气相色谱中应用更为广泛，本章将作重点介绍。

（2）按色谱原理：可分为分配色谱法和吸附色谱法。气-液色谱属于分配色谱法，气-固色谱属于吸附色谱法。

（3）按色谱柱内径：可分为填充柱色谱法和毛细管柱色谱法。填充柱色谱具有固定相种类多、易制备、柱容量大的特点，是气相色谱分离的基础；毛细管柱色谱具有分离效能高、成品化程度高的特点，已成为气相色谱分离的主流。

（二）特点

（1）分离效能高、选择性好：色谱分析方法最突出的特点是可以将成分复杂、结构相似、极性相近的难分离的多组分混合样品很好地进行分离后再进行定量。毛细管色谱柱的理论塔板数可达 $10^5 \sim 10^6/m$，填充柱的理论塔板数可达 $10^3/m$。

（2）灵敏度高：使用高灵敏度的检测器，检出限可达 $10^{-11} \sim 10^{-14}g$，适用于痕量组分分析。如可检测食品中 10^{-11} 数量级的农药残留、大气中 10^{-12} 数量级的污染物。

（3）分析速度快、样品用量少：气相色谱法测定一个样品一般在几分钟到十几分钟；进样量以 ng 或 pg 计，进样体积以 µl 计，适用于样品量少的组分分析。

（4）应用范围广：只要化合物（包括气体、液体甚至固体样品）有适当挥发性、在操作温度下稳定，均可用气相色谱法进行分析。易挥发、热稳定性好的小分子有机物可直接进样分析；难挥发、易分解的有机物可通过衍生化生成易挥发、稳定的物质再进行分析；气态无机物可直接分析；部分无机物可转化和衍生化后再分析；部分高分子化合物可通过裂解成小分子再进行分析。

气相色谱法虽然分离和定量能力强，但定性鉴定能力弱。近年来，气相色谱与质谱、傅里叶变换红外光谱、核磁共振波谱等联用技术的快速发展，使该方法同时具有高效分离、高准确定性和高灵敏度定量的特点，弥补了其结构鉴定能力不足的弱点。特别是气相色谱-质谱法的应用大大拓展了气相色谱法的应用范围。

二、气相色谱仪

气相色谱分离分析在气相中进行，主要仪器是气相色谱仪。气相色谱仪种类很多，性能各异，但测定原理、仪器结构基本相同。

气相色谱仪按照功能可分为以下五大系统。

（1）气路系统：包括气源、气体净化器、气体流量调节与控制装置。气源由高压气体钢瓶或气体发生器构成，可提供载气和辅助气体。载气可为流动相提供运行动力，携带试样通过色谱柱，辅助气体用于检测器的燃烧和吹扫。常用的气体有高纯 N_2、Ar、He、H_2 和空气等。气体净化器用于除去载气中含有的水分、氧气和烃类杂质。气体流量调节与控制装置包括减压阀、稳压阀、流量计、压力表等，保证气体压力、流速和流量的稳定。

（2）进样系统：包括进样器、气化室和温控装置。常用进样器有微量注射器和六通阀，可进行自动进样或手动进样。注入气化室的样品在一定温度范围内瞬间气化，气化室温度根据被测试样的性质设定。

（3）分离系统：包括色谱柱、柱室及温控装置。色谱柱是气相色谱仪的"心脏"部件，用于分离样品各组分，一般分为填充色谱柱和毛细管色谱柱，安装在可控温的柱室或柱箱内。温控装置可根据被测物的性质调节柱箱的温度，有恒温控制和程序升温两种方式。

（4）检测系统：包括各种检测器和检测器的控制器及温控装置。检测器是气相色谱仪的重要部件，具有"眼睛"的作用。可对被测组分进行定性定量分析。检测器对温度变化敏感，必须采用精密的温控装置控制其温度变化。

（5）数据采集和处理系统：包括放大器、色谱工作站或微处理机。可采集并处理检测系统输出的信号，给出定性定量结果。现代色谱工作站是色谱仪专用计算机系统，还具有对色谱操作条件选择、控制和优化，以及对结果进行智能化处理等功能。

三、气相色谱分析流程

气相色谱分析流程如图 14-1 所示。

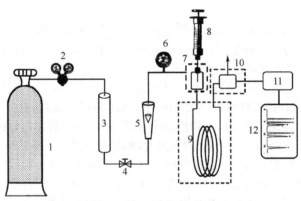

图 14-1　气相色谱分析流程示意图

1.气体钢瓶；2.减压阀；3.净化器；4.针形阀；5.转子流量计；6.压力表；7.气化室；8.进样器；9.色谱柱；10.检测器；11.放大器；
12.色谱工作站

在气相色谱分析时，作为流动相的载气由钢瓶或气体发生器供给，经减压、净化、稳压及流量控制后，以稳定的流量连续不断地通过气化室、色谱柱、检测器，最后放空。设置气化室、柱室和检测器温度并升温加热，待流量、温度及基线稳定后，可进样分析。样品用微量注射器或自动进样器由进样口注入气化室并被瞬间气化，随载气进入色谱柱，由于各组分在固定相和流动相之间分配系数或吸附系数不同，随载气迁移速度不同而被分离，并依次进入检测器，检测器将各组分的浓度或质量信号转变成电信号，经放大器放大后，由色谱工作站或微处理机对数据进行采集、处理，最后显示分析结果。

因此，气相色谱的分析测定过程可简单概括为样品制备、进样气化、色谱柱分离、检测器检测、色谱工作站数据处理几个步骤。

四、气相色谱图

色谱图（chromatogram），也称色谱流出曲线，是指组分浓度或质量经检测器转换成的电信号随时间变化的曲线，如图 14-2 所示。

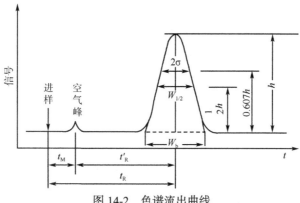

图 14-2　色谱流出曲线

在色谱图中，和横坐标轴几乎平行的线称为基线（baseline），它是只有流动相（不含样品组分）通过检测器时产生的响应信号曲线，反映检测器的噪声随时间变化的情况。稳定的基线是平行于横坐标的直线。曲线上突出部分为色谱峰（chromatographic peak），是组分从色谱柱流出进入检测器后，检测器输出的信号大小随时间变化所形成的曲线，正常的色谱峰为对称的正态分布曲线。在完全分离的情况下，每一个峰代表一个组分。

色谱峰可用保留值（retention value）、峰面积 A（peak area）或峰高 h（peak height）和区域宽度（zone width）三组参数来描述。

1. 保留值　保留值描述峰在色谱图上位置的参数。保留值表示试样中各组分在色谱柱中的滞留情况，可用各组分流出色谱柱的时间或将组分带出色谱柱所需流动相的体积表示。保留值一般多用时间表示，包括保留时间 t_R（retention time）、死时间 t_M（dead time）和调整保留时间 t'_R（adjusted retention time）等。此外，还有表示固定相对两组分保留差异的相对保留值 r_{is}（relative retention value）

（1）保留时间：指组分从进样开始到出峰最大值所需的时间，即组分被保留在色谱柱中的时间。当色谱条件一定时，不同的组分由于性质不同，具有不同的保留时间，是色谱法常用的定性参数。

（2）死时间：指不被固定相吸附或溶解的组分（如空气、甲烷等）从进样开始到出峰最大值所需的时间，即不与固定相作用的组分随载气流经色谱柱空隙所需时间，或组分在流动相中的滞留时间。

（3）调整保留时间：扣除死时间后的组分保留时间，表示组分因溶解或吸附在固定相中的滞留时间，即和固定相作用所需的时间。

$$t'_R = t_R - t_M \qquad 或 \qquad t_R = t'_R + t_M \qquad (14\text{-}1)$$

t_R 包括组分被固定相滞留和不被固定相滞留所需时间总和，即表示组分分配在固定相和流动相的时间总和。

（4）相对保留值：指在相同操作条件下，组分 i 的调整保留时间与组分 s 的调整保留时间之比。

$$r_{is} = \frac{t'_{R(i)}}{t'_{R(s)}} \qquad (14\text{-}2)$$

r_{is} 表示固定相对两组分的选择性，又称选择性因子。r_{is}=1，两峰重合，无选择性；$r_{is} \neq 1$，两峰顶分开，有选择性。r_{is} 只与固定相性质和柱温有关，不受其他条件如柱内径、柱长、载气流速、固定相填充情况等变化的影响。对某两组分来说，固定相、柱温一定，r_{is} 为常数，所以 r_{is} 也是色谱法常用的定性参数之一。

2. 峰面积 A 和峰高 h　峰面积和峰高描述峰大小的参数。峰面积为色谱峰与基线之间所包括的面积。峰高为色谱峰顶到基线的垂直距离。常用峰面积定量；峰形对称，且很窄时也可用峰高定量，但误差较大。

3. 区域宽度　区域宽度描述峰的宽窄的参数。通常用峰宽 W_b（peak width）、半峰宽 $W_{1/2}$（peak width at half height）和标准偏差 σ（standard deviation）表示。

（1）峰宽：又称峰底宽度、基线宽度。指过峰的两侧拐点做切线，切线与基线相交的两交点间距离。

（2）半峰宽：又称半高峰宽。指色谱峰高一半处的宽度。

（3）标准偏差：服从正态分布的色谱峰上两侧拐点之间的距离之半，即 0.607 倍峰高处的峰宽之半。

W_b、$W_{1/2}$ 和 σ 表示色谱峰不同高度处的区域宽度，均为衡量柱效的指标，三者之间的关系式为

$$W_b = 4\sigma \tag{14-3}$$
$$W_{1/2} = 2\sigma\sqrt{2\ln 2} = 2.355\sigma \tag{14-4}$$
$$W_{0.607h} = 2\sigma \tag{14-5}$$

σ 的大小表示组分经分离后流出色谱柱的分散程度，σ 越小，表明流出组分越集中，柱效越高。因 $W_{1/2}$ 最容易测量，故常用 $W_{1/2}$ 评价柱效。

第二节　气相色谱柱

气相色谱柱（gas chromatographic column）由柱管和固定相组成，是试样中各组分进行分离的场所。在气相色谱分析中，被测组分能否完全分离，主要取决于色谱柱的效能和选择性。所以色谱柱是气相色谱仪的核心部件，被比为"心脏"的作用。色谱柱固定相分子与组分之间的作用力决定了分离程度，因此，固定相的类型对于色谱分离过程尤为关键。

一、色谱柱分类

按照柱管的内径和固定相的填充方式，气相色谱柱分为填充柱（packed column）和毛细管柱（capillary column）。

（1）填充柱：内径 3~4mm，长 1~3m，柱内填充固定相，一般用不锈钢或玻璃制成，呈 U 形或螺旋形。

（2）毛细管色谱柱：内径 0.1~0.5mm，长度 10~50m，一般用玻璃或熔融石英拉制而成。

本节主要介绍填充柱，关于毛细管色谱柱将在本章第六节进行讨论。

二、固定相的类型

色谱柱的固定相是影响色谱柱分离效果的关键因素。在气相色谱分析中，根据分离原理不同，色谱固定相分为气液色谱固定相和气固色谱固定相。其中气液色谱固定相在应用中占主导地位。

（一）气液色谱固定相

气液色谱固定相由载体和固定液组成。用于承担固定液的多孔性化学惰性固体颗粒称为载体或担体（support）；涂渍在载体表面的高沸点有机物称为固定液。在实际工作中，由于固定液种类众多、与组分作用力较强，分离效果好，气液色谱固定相应用更为广泛，气液色谱法约占气相色谱分析应用的 90%。绝大多数填充色谱柱都是用涂有固定液的载体作为固定相，被测组分随载气进入色谱柱后，由于各组分在固定液中的溶解度不同，分配系数不同，随载气迁移速度不同，在气液两相经过反复分配后彼此达到分离的目的。

1. 载体　色谱用载体是一种惰性的多孔固体颗粒，可提供一个大的惰性表面，以便涂布上一层薄而均匀的固定液，构成固定相。表14-1列出了气-液色谱常用载体。

表 14-1　气-液色谱常用载体

种类		载体名称	特点	用途
硅藻土型	红色硅藻土	6201 载体	具有红色载体特点	分析非极性、弱极性化合物
		301 釉化载体	性能介于红色和白色载体之间	分析中等极性化合物
	白色硅藻土	101 白色载体	一般白色载体	分析极性或碱性化合物
		102 硅烷化白色载体	经硅烷化处理	分析高沸点、氢键型化合物
非硅藻土型		氟载体	比表面积大	分析强极性化合物和腐蚀性气体
		玻璃微球	比表面积小	分析高沸点、易分解化合物
		高分子多孔微球	极性随聚合原料不同而不同	分析水和永久性气体

注：在色谱分析中，永久性气体是指常温常压下是气态的气体。

（1）对载体的要求：①具有多孔性表面，孔径分布均匀，比表面积大；②表面化学惰性，不与分离组分发生化学反应，无表面吸附作用；③热稳定性好，并有一定机械强度，在固定相的制备和填充过程中不易破碎；④颗粒大小均匀、适度，常用粒度为60～80目和80～100目。

（2）载体的种类和性能：气液色谱载体可分为硅藻土型和非硅藻土型两大类。硅藻土型载体由天然硅藻土经 900℃煅烧制得，最为常用。按制造方法不同，又分为红色载体和白色载体。红色载体煅烧时形成 Fe_2O_3 而呈淡红色，白色载体煅烧时加助熔剂 Na_2CO_3 形成无色的铁硅酸盐而呈白色。

红色载体机械强度好，比表面积较大，表面孔穴密集，孔径较小。但表面存在氢键和酸碱活性中心，对极性化合物吸附和催化作用较强，分离这类组分易产生拖尾现象，所以适合涂布非极性固定液，用于分析非极性或弱极性组分。

白色载体机械强度较差，比表面积较小，表面孔径较大，但表面活性中心显著减少，吸附和催化活性小，适合涂布极性固定液，用于分析极性或氢键型组分。

非硅藻土型载体有氟单体、玻璃微球和高分子多孔微球等，氟单体适用于强极性和腐蚀性气体的分析，常用的有聚四氟乙烯微球；玻璃微球适用于非极性高沸点物质的分析；高分子多孔微球既可以用作气-液色谱的载体又可用作气-固色谱的吸附剂。

（3）载体预处理：未经处理的硅藻土类载体表面并非完全惰性，具有硅醇基、硅醚基和少量金属氧化物，既有吸附活性，又有催化活性。若涂渍的固定液量少或不均匀，不能将这些活性中心完全覆盖，易发生催化反应或不可逆吸附，造成色谱峰拖尾、假峰现象。因此，在涂渍固定液前，要进行载体的预处理，改进其孔隙结构，屏蔽活性中心，使其表面钝化，改善分离效果。

常用的载体预处理方法如下：①酸洗：除去表面 Fe_2O_3 等碱性作用点，用于分析酸性物质；②碱洗：除去表面 Al_2O_3 等酸性作用点，用于分析碱性物质；③硅烷化：通过硅烷化反应去除载体表面的硅醇基，覆盖活性中心，用于分析形成氢键能力较强的组分和极性组分；④釉化：经碳酸钠和碳酸钾溶液浸泡、煅烧，使载体表面形成玻璃化釉质层，以屏蔽表面活性中心，堵塞表面微孔。

2. 固定液　固定液为涂在载体表面的高沸点有机物，室温下可以为液态或固态，但操作温度下一定为液态。在气液色谱中，样品组分的分离效果主要取决于固定液的选择。

（1）对固定液的要求：①选择性强，对沸点、极性、结构相近的组分溶解度和分配系数有差异，有尽可能高的分离能力；②极性适当，对试样中各组分有足够的溶解能力；③化学稳定性好，对组分只溶解不发生化学反应；④在操作温度下挥发性小，热稳定性好，高温不易流失，不分解，柱寿命长；⑤黏度小，否则传质阻力大，分析速度慢。

（2）固定液与试样分子间的相互作用：在气液色谱中被测组分之所以能溶解在固定液中，是因为组分与固定液之间存在分子间相互作用，这种作用力是一种较弱的吸引力，通常包括静电力、诱导力、色散力和氢键作用力，它们在色谱分离过程中起到特殊的作用。

（3）固定液的分类：气液色谱固定液种类繁多，各具不同的组成特点、性质和用途。可根据固定液的相对极性、化学结构等进行分类，其中最常用的是相对极性分类法。固定液的极性是影响组分和固定相分子间作用力大小的重要因素，对于给定的被测组分，固定液的极性是选择固定液的重要依据。通常固定液的相对极性（relative polarity）用P表示，一般规定非极性角鲨烷的相对极性为0，极性最强的β，β'-氧二丙腈的相对极性为100，其他固定液的相对极性与之相比，得到0～100之间的相对数值。将固定液的相对极性分为5级，每20为1级。分别以+1，+2，+3，+4，+5表示。

按相对极性大小，一般将固定液分为四类：①非极性固定液，级别为+1，如角鲨烷；②弱极性固定液，级别为+2；③中等极性固定液，级别为+3；④强极性固定液，级别为+4，+5。在强极性固定液中，有些分子中含有—OH、—COOH、—NH$_2$、—NH—等易形成氢键的基团，为氢键型固定液，如聚乙二醇（PEG-20M）。常用固定液相对极性见表14-2。

表14-2　气相色谱常用固定液

固定液	商品名	相对极性	组别	最高时用温度(℃)	分析对象
角鲨烷	SQ	0	+1	140	标准非极性固定液
甲基聚硅氧烷	SE-30	13	+1	350	非极性高沸点化合物
甲基苯基硅橡胶	SE-52		+1	350	非极性化合物
苯基（25%）甲基聚硅氧烷	DC-550	20	+2	225	弱极性及中等极性化合物
苯基（50%）甲基聚硅氧烷	OV-17		+2	300	中等极性化合物
三氟丙基甲基聚硅氧烷	QF-1	28	+3	250	中等极性化合物
氰基硅橡胶	SE-60		+3	250	中等极性化合物
聚乙二醇	PEG-20M	68	+4	250	氢键型化合物
聚丁二酸二乙醇酯	DEGS		+4	220	极性化合物
β，β'-氧二丙腈	ODPN	100	+5	100	标准非极性固定液

（二）固定液的选择

一般根据"相似相溶"的原则选择固定液，以分离完全为最佳选择。即选择的固定液与被测组分的极性、官能团、化学性质等相似，被测组分与固定液分子之间具有较强的作用力，组分在固定液中的溶解度较大，分配系数较大，在柱内保留时间较长，易于相互分离。①分离非极性、弱极性组分，一般选用非极性或弱极性固定液。组分和固定液之间的作用力较小，固定液对组分没有特殊的选择性，试样中各组分按沸点顺序先后流出色谱柱，沸点低的先出峰。②分离中等极性物质，选用中等极性的固定液。分离时，若组分沸点相差较大，组分按沸点从低到高先后流出色谱柱；若组分沸点相近，按照极性顺序流出色谱柱，极性小的组分先出峰。中等极性固定液也适合其他各种极性物质的一般分离。③分离强极性组分，选用强极性固定液。试样中各组分按极性顺序流出色谱柱，极性小的先出峰，极性大的后出峰。④分离非极性和极性混合物，一般选用极性固定液，非极性组分先出峰，极性组分（或易被极化的组分）后出峰。⑤分离易形成氢键的组分，如醇、酚和胺等，一般选用氢键型的固定液，组分和固定液分子之间作用力主要为氢键力，此时组分按照形成氢键能力的大小先后流出色谱柱，形成氢键能力小的组分先出峰。⑥分离复杂难分离的混合物，也可采用两种或两种以上固定液混合使用，以增加分离效果。

综上所述，固定液的选择除考虑被测组分和固定液的极性外，还需兼顾组分沸点的差别；此外，应尽量选择适用范围广的常用固定液；从检测器的角度考虑，应选择对检测器不灵敏的固定液以减少干扰。

（三）气固色谱固定相

气固色谱固定相一般为多孔性固体吸附剂。固体吸附剂的吸附能力很强，适用于分离永久性气体（H_2、O_2、CO、CH_4 等）和低沸点的有机物等。组分由载气带入色谱柱，因组分性质不同，被吸附剂吸附的强弱不同，随载气移动的速度就不同，经过反复的吸附、解吸而达到分离的目的。

对固体吸附剂的要求：①比表面较大，吸附容量大，对气态组分有较强的吸附能力；②选择性强，对不同气态组分的吸附能力不同；③热稳定性好，在使用温度下不分解，基本不流失；④有一定机械强度。

常用的固体吸附剂有以下几种。①活性炭：非极性，可分离永久性气体及低沸点烃类，不适宜分离极性化合物；②氧化铝：极性弱，适于分离烃类及有机异构体，在低温下可分离氢的同位素；③硅胶：极性强，具有与氧化铝相似的分离性能活性；④分子筛类：极性强，特别适用于永久性气体及惰性气体的分离。

固体吸附剂分离性能受制备条件和活化条件的影响较大，造成同一种吸附剂的分离效果差异较大，分析时定量重复性差且易造成拖尾峰，而且固体吸附剂种类有限，从而限制了气固色谱法的应用。近年来开发使用性能优良的固体固定相如高分子微球 GDX 系列，分离机理一般认为有吸附、分配及分子筛三种作用，有耐高温、色谱峰不拖尾、无柱流失等优点，常用于醇类或含水有机物的分析。这使气-固色谱法的应用有了新的发展。

阅读材料 14-1

气相色谱固定相的发展历史

色谱分离的核心是色谱柱，而色谱柱的灵魂是固定相。气相色谱固定相是色谱试剂的重要组成部分，要建立一个气相色谱方法，首要的就是选择好一个合适的固定相。在研究和实际应用中，气相色谱固定相使用过 1000 多种，成为商品的固定相也有几百种，所以了解气相色谱固定相的结构、性能和应用情况，对进行气相色谱实验和研究十分必要。

以气-液色谱使用的固定液为例，一般认为气相色谱固定相的发展经历了三个阶段：①在以填充柱为主的气相色谱发展初期，用过上千种固定液，主要是低分子化合物和工业用高聚物，但最常用的固定液有 6 种：聚二甲基硅氧烷（OV-101，SP2100，SE-30，SF96）、聚苯基甲基硅氧烷（OV-17，SP2250）、聚乙二醇（PEG20M）、聚醚（DEGS）、全氟基聚硅氧烷（Silar10C，SP2340）、三氟丙基聚硅氧烷（OV-210，SP2401）。②20 世纪 80 年代以后毛细管柱气相色谱起主导作用，固定液数量减少、质量提高，最常用的有五六种。聚二甲基硅氧烷是一类通用型固定液，使用最多，如 SE-30、OV-1、OV-101 等。它主要是色散力起作用的固定液，一般按沸点次序洗脱。这一时期固定液的特点主要是：使用专为气相色谱制作的固定液，杂质少、相对分子质量大而分布窄、耐热性提高以适应石油分析的需要；在各种聚硅氧烷固定液分子上引入一定量的乙烯基，以便于在色谱柱上对固定液进行交联、固定化；发展了各种选择性固定液如液晶、冠醚、侧链液晶聚硅氧烷、侧链冠醚聚硅氧等用于难分离的异构体。③20 世纪 90 年代以后，固定相的研究以手性固定相和提高常规固定相的性能为主。固定液的研究主要集中在选择性强的品种，特别是分离对映异构体的固定液。气相色谱中手性固定相一般包括手性氨基酸的衍生物、手性金属配合物和环糊精衍生物三大类。

进入新世纪，气相色谱固定液的发展主要是研究低流失、耐高温、分离选择性好的毛细管色谱柱，以及在各个领域专用的色谱柱。

三、色谱柱的预处理

填充色谱柱经过色谱柱的清洗、固定液的涂渍、固定相的装填、色谱柱的老化等步骤后，才能使用。

首先对色谱柱进行清洗烘干，去除污染物并消除部分活性作用点。按一定比例称取固定液和载体，将载体浸入溶解于可挥发有机溶剂的固定液中，搅拌均匀后使溶剂缓慢挥发，使固定液均匀分布在载体表面，然后均匀地填充在柱管中。

装好固定相的色谱柱，使用前必须经过老化（conditioning），以除去固定相中的残留溶剂及挥发性杂质，并促使固定液更均匀、牢固地附着在载体上。老化的方法是：将色谱柱进样端接入色谱仪，柱尾端不接检测器，以免污染。通载气并控制流速为 5～10ml/min，在高于操作柱温 10～25℃，但又不超过固定液最高使用温度的情况下，连续通载气 8～24h，直到接入检测器后基线平稳才可进行样品分析。

第三节 气相色谱检测器

案例 14-2

2003 年 9 月，某学校先后有 4 名学生出现恶心、呕吐、多汗和心跳加快，伴有腹痛、头晕症状，无腹泻、发热等临床表现，经诊断为有机磷农药中毒。调查发现该事件与食堂出售的小青菜有关，追溯源头发现：由于当地天气连续高温达 20 多天，蔬菜虫害比较严重，菜农恽某在使用拟除虫菊酯类低毒农药无效后，便使用甲胺磷农药喷洒小青菜杀虫，并在未超过使用安全期（喷洒后 30 天）即上市出售，引起食物中毒。

六六六、DDT 等有机氯农药曾作为杀虫剂在世界各国被广泛使用，这类物质及其代谢产物化学性质稳定、脂溶性强、在环境中难以降解，残留时间长，且可通过生物富积和食物链放大作用，蓄积于人体内，产生神经毒性、免疫毒性、肝脏毒性、生殖发育毒性以及致癌性等，对人体神经系统、内分泌系统和肝肾等脏器都会造成伤害。而且，有机氯农药可以在大气环境中长距离迁移并沉积到地球的偏远极地地区，从而导致全球范围的污染传播，成为世界各国关注的环境和健康问题。截至 2009 年，已有约十余种有机氯农药被《关于持久性有机污染物的斯德哥尔摩公约》列为典型的持久性污染物加以控制。尽管我国政府已于 1983 年开始禁止生产和使用 DDT 等有机氯类农药，但目前在水底淤泥、土壤等环境样品以及脂肪、血液、母乳等生物样品中仍然可以检测到有机氯农药，因此，对环境和生物样本中有机氯农药进行分析检测是很有必要的。

反式脂肪酸是对植物油进行氢化改性过程中产生的一种不饱和脂肪酸。改性后的油称为氢化油，氢化油具有耐高温、不易变质、存放久等优点，在蛋糕、饼干等焙烤食品、爆米花、人造黄油等食品中使用比较普遍。研究表明，过多摄入反式脂肪酸引发心血管疾病、糖尿病、癌症等健康风险，2015 年 6 月，美国食品药物管理局宣布，将在 3 年内完全禁止在食品中使用人造反式脂肪，以降低心脏疾病发病率。

问题：

（1）以上三类物质有机磷农药、有机氯农药和反式脂肪酸均可以用气相色谱法进行检测。它们可以使用相同的检测器吗？

（2）气相色谱检测器的性能指标有哪些？

（3）气相色谱常用检测器的结构、工作原理特点及适用检测对象是什么？

检测器（detector）是气相色谱仪重要的组成部分，用于鉴定试样的组成和各组分含量。其作用是将从色谱柱流出的各组分的浓度或质量信号转换成可测量的电信号（电流或电压），经放大器放大后，由色谱工作站记录色谱流出曲线，然后进行定性和定量分析。

一、检测器的分类和性能指标

（一）分类

根据检测器的输出信号与组分含量间的关系不同,可分为浓度型检测器(concentration sensitive detector)和质量型检测器(mass sensitive detector)两大类。

（1）浓度型检测器:测量载气中组分浓度的瞬间变化,即检测器的响应信号值与组分在载气中的浓度成正比,如热导检测器和电子捕获检测器。

（2）质量型检测器:测量载气中组分进入检测器的质量流速变化,即检测器的响应信号与单位时间内进入检测器的某组分的质量成正比,如火焰离子化检测器和火焰光度检测器。

（二）性能指标

在气相色谱分析中,要求检测器的灵敏度(sensitivity)高,检测限(detectability)低,线性范围(linearity range)宽,响应时间(response time)短,稳定性好,噪声(noise)低,基线漂移(baseline drift)小等,并以此作为评定检测器性能的技术指标。

1. 灵敏度　灵敏度指单位物质量通过检测器时产生信号的大小。一定浓度或质量的组分进入检测器时,产生一定的响应信号,如果以检测器响应信号值（R）对进样量（Q）作图可得一条直线（图14-3）,直线的斜率（S）就是检测器的灵敏度,可表示为

$$S = \frac{\Delta R}{\Delta Q} \tag{14-6}$$

图 14-3 中,$Q_D \sim Q_{max}$ 为检测器进样量的线性范围。Q_{max} 为最大允许进样量。

浓度型检测器灵敏度 S_c 是指 1ml 载气携带 1mg 的某物质通过检测器时,所产生信号的毫伏数,单位为 mV·ml/mg;若组分为液态,则为 mV·ml/ml。

质量型检测器灵敏度 S_m 是指每秒钟有 1g 某组分被载气携带通过检测器时,所产生信号的毫伏数,单位为 mV·s/g。

灵敏度与试样组分及所用检测器的种类有关。相同物质量的不同组分在同一检测器上的灵敏度不一定相同。例如,相同质量的苯、甲苯在火焰离子化检测器上的响应值不同,苯的信号大,甲苯的信号小;相同物质量的同一组分在不同检测器上的灵敏度也可能不同,如相同量的苯在火焰离子化检测器和电子捕获检测器上的响应值不同。

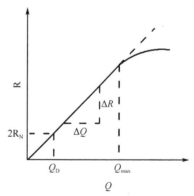

图 14-3　检测器的响应信号和进样量的关系

2. 噪声　当只有载气通过检测器时,色谱图上基线的波动称为噪声。噪声是由仪器本身和工作条件等因素引起的信号起伏,以 R_N 表示（图14-4）。其来源可能是载气流速的波动、柱温波动、固定液流失等。噪声是一种背景信号,噪声大,表明仪器的稳定性差。

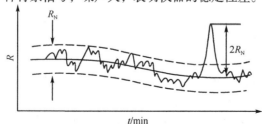

图 14-4　检测器噪声和检测限示意图

3. 检测限　检测限又称敏感度，指检测器恰能产生二倍噪声信号时，单位体积载气中或单位时间内进入检测器的最小物质量，一般以 D 表示。

灵敏度、噪声、敏感度三者之间的关系为

$$D = \frac{2R_N}{S} \tag{14-7}$$

式中，R_N 为检测器的噪声，mV；S 为检测器的灵敏度。检测限的单位：浓度型检测器为 mg/ml 或 ml/ml；质量型检测器为 g/s。

由式（14-7）可见，敏感度主要受灵敏度和噪声的影响，表示检测器所能检出的最小组分量，是衡量检测器性能较全面的指标。D 越小，表明检测器越敏感，越适合痕量分析。要降低仪器的检测限，一方面需要提高仪器灵敏度，同时还要尽量降低噪声水平。

在实际分析中，由于进入检测器的组分量很难确定，因此，常用产生 2 倍噪声信号时组分的最小进样量，即最小检测量 Q_D 来表示气相色谱分析的灵敏程度。显然，Q_D 除与检测器本身的性能有关外，还与色谱柱的柱效率和色谱操作条件等因素有关，而检测限 D 仅为衡量检测器性能的指标，它们是两个不同的量。

4. 线性范围　线性范围指检测器响应信号与被测组分的量呈线性关系的范围。通常用最大进样量 Q_{max} 与最小进样量 Q_D 的比值来表示。比值越大，线性范围越宽，越有利于定量测定。

5. 基线漂移和响应时间

基线漂移：通常指基线随时间单方向的缓慢变化。基线有漂移，表明仪器还未稳定；基线漂移大，表明仪器的稳定性差。

响应时间：指组分进入检测器到产生信号所需时间。组分进入检测器到产生信号所需时间越少，响应越快，检测器性能越好。若响应时间长，容易出现下一个组分已经进入检测器，而前一个组分的信号还未结束的现象，引起数据记录不准确。

二、常用的气相色谱检测器

气相色谱检测器种类较多，常用的检测器有：火焰离子化检测器（flame ionization detector，FID）、电子捕获检测器（electron capture detector，ECD）、火焰光度检测器（flame photometric detector，FPD）、氮磷检测器（nitrogen phosphorus detector，NPD）和热导检测器（thermal conductivity detector，TCD）等。本节仅介绍卫生分析应用最多的火焰离子化检测器、电子捕获检测器、火焰光度检测器和氮磷检测器。

（一）火焰离子化检测器

FID 又称氢焰离子化检测器，是一种质量型检测器。它对几乎所有的有机物都有响应，是一种高灵敏度的检测器。主要用于可在氢氧火焰中燃烧的含碳有机化合物的测定。

1. 结构　主要由离子室、离子头和气体供应三部分组成。主体为不锈钢制成的离子室，包括气体出入口、火焰喷嘴、发射极和收集极等。离子室可避免外界对火焰的扰动并起到电屏蔽的作用，发射极通常是由铂丝做成的圆环，收集极是由不锈钢做成的圆筒，置于发射极上方。FID 主要结构如图 14-5 所示。

2. 工作原理　被载气携带从色谱柱流出的组分，与氢气混合后由底部进入离子室并由石英喷嘴喷出，与空气相遇，点火后燃烧形成约 2100℃ 的高温火焰，被测组分在火焰中电离成正负离子。在收集极（正极）和发射极（负极）间加有 150～300V 的极化电压，形成直流电场，产生的离子在两级的外电场作用下定向流动而形成微电流。微电流再经高阻抗电阻取出、放大器放大，最后由色谱工作站记录色谱图。当没有被测物通过检测器时，火焰中形成的离子极少，这时形成的微电流称为基流；当被测有机物通过检测器时，火焰中形成的离子增多，电流增大。在一定范围内，电流的大小与单位时间内进入检测器被测组分的质量成正比。

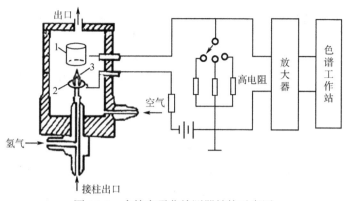

图 14-5 火焰离子化检测器结构示意图

1. 收集极；2. 发射极；3. 火焰

3. 操作条件及注意事项

（1）气体条件的选择：一般选用氮气作载气，氢气作燃气，空气作助燃气。气流量比对灵敏度影响很大，较佳流量比一般为 $H_2 : N_2 : Air = 1 : 1 \sim 1.5 : 10$，此时火焰温度高，有机物离子化程度高，灵敏度高，噪声小，基线平稳。在实际分析中，可通过实验选择最佳流量比。

（2）温度控制：为防止组分和水蒸气在检测器冷凝，污染检测器，降低灵敏度，检测器温度应高于 100℃。检测器温度通常比柱温高 20～50℃。

（3）注意：离子室的屏蔽、清洁和所有气体的纯度都会影响检测器的灵敏度。

4. 特点和应用

特点：灵敏度高、线性范围宽、响应快、稳定性好、结构简单，但检测时试样被破坏，无法与其他仪器联用。它对大多数在高温火焰中电离的有机化合物有很高的灵敏度，但对在高温火焰中不电离的无机化合物和永久性气体 CO、CO_2 等不响应。适于空气、水和食品中痕量有机物的分析，是目前应用最广泛的一种检测器。

（二）电子捕获检测器

ECD 是一种高选择性、高灵敏度的浓度型检测器。只对含有较强电负性元素如氧、氮、硫、磷、卤素等的化合物有响应，且元素的电负性越强，检测器的灵敏度越高。

1. 结构 ECD作为一种放射性离子化检测器，其池体内装有一个圆筒状的β射线放射源作为负极，以一个不锈钢棒作为正极，在两极间施加直流电或脉冲电压。镍的同位素 ^{63}Ni 和氚 ^3H 均可作为放射源，但 ^{63}Ni 放射源最高使用温度可达350℃，半衰期为85年，而 ^3H 最高使用温度仅为190℃，半衰期仅为12.5年，寿命较短。虽然 ^3H 灵敏度较高，易于制备，但目前仍然以 ^{63}Ni 应用较为广泛。ECD结构如图14-6所示。

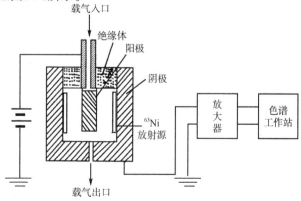

图 14-6 电子捕获检测器结构示意图

2. 工作原理　从色谱柱流出的载气进入检测器，在放射源发射出的β射线作用下发生电离，形成正离子和低能量的电子。在电场作用下，正离子和电子向两级发生迁移而形成恒定的微电流，称为基流。当含有强电负性元素的有机物（AB）随载气进入检测器后，立即捕获这些低能电子，产生带负电荷的分子或离子并释放出能量。同时使基流下降，产生负信号而形成倒峰。负离子再与载气正离子复合成中性分子，被载气带出检测器。

$$N_2 \longrightarrow N_2^+ + e$$
$$AB + e \longrightarrow AB^- + E$$
$$AB^- + N_2^+ \longrightarrow AB + N_2$$

被测组分的浓度越高，捕获电子的概率越大，倒峰越大；被测组分电负性越强，捕获电子的能力越强，倒峰也越大，因此，ECD是浓度型检测器。在实际分析中，因倒峰不便观察和处理，常通过极性转换为正峰。

3. 操作条件及注意事项

（1）载气及流速：ECD可用氮气或氩气作为载气，最常用的是高纯度的氮气，纯度≥99.999%。载气中若含有少量的O_2和H_2O等电负性强的组分，会使灵敏度降低。可采用脱氧管等净化装置除去杂质。载气流速对基流和响应信号也有影响，可根据条件试验选择最佳载气流速，通常为40～100ml/min。

（2）溶剂的选择：ECD对电负性强的元素响应值高，因此应采用不含卤素、氧、硫、氮的化合物作溶剂，如正己烷、石油醚等，不能用三氯甲烷、二氯甲烷等作溶剂。

（3）温度控制：ECD的操作温度要低于放射源允许的最高使用温度。

（4）注意防止放射污染，非专业人员不得拆卸或处理相关部件。气路应密闭，尾气用聚四氟乙烯管引至室外，高空排放。

4. 特点和应用　ECD为高灵敏度、高选择性的检测器，检测限可达10^{-14}g/ml，检测时不破坏样品。但线性范围窄，测定结果重现性受操作条件和放射性污染的影响较大。适用于环境试样和农产品中含电负性元素有机物如有机氯、有机磷、氨基甲酸酯类等农药残留测定和多卤或多硫化合物等微量污染物的分析。

（三）火焰光度检测器

FPD，又称硫磷检测器，是对含硫或含磷化合物具有高灵敏度和高选择性的质量型检测器。它对硫磷的响应比烃类高约一万倍，适宜用于分析含硫磷的化合物和气体硫化物。

1. 结构　FPD由氢火焰部分和光度检测部分组成。氢火焰部分包括火焰喷嘴和遮光槽。光度检测部分包括石英片、滤光片和光电倍增管。如图14-7所示。

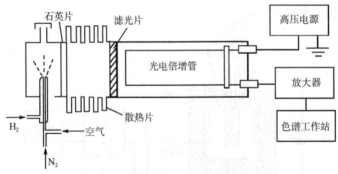

图14-7　火焰光度检测器结构示意图

载气与空气混合后，由检测器下部进入喷嘴，再与燃气H_2混合，点火燃烧。喷嘴上方的遮光槽挡去火焰本身和烃类燃烧发出的光，以降低噪声。光学系统部分需要绝热，在石英片和滤光片之间装有散热片。石英片可保护滤光片，避免水汽和燃烧产物的腐蚀。在测硫和磷时，应分别采用不同的滤光片。

2. 工作原理 FPD是根据硫、磷化合物在富氢火焰中燃烧能发射出特征光谱而进行检测的。当含硫化合物（RS）试样进入离子室，在富氢焰中燃烧时，首先氧化成SO_2，再被氢还原成S原子。S原子在适当温度下能生成激发态的S_2^*分子，当其回到基态时可发射出特征分子光谱，最大发射波长λ_{max}为394nm。通过相应波长的滤光片过滤后，照射到光电倍增管上，将光强度转变成电信号，经微电流放大器放大后由色谱工作站记录色谱峰。

$$RS+O_2 \longrightarrow SO_2+CO_2$$
$$SO_2+H \longrightarrow S+H_2O$$
$$S+S \longrightarrow S_2^*$$
$$S_2^* \longrightarrow S_2+h\nu$$

当含磷化合物进入氢火焰时，首先氧化成磷的氧化物，然后在富氢焰中被氢还原成HPO碎片，发射出特征波长的光，λ_{max}为526nm，同理进行定性定量分析。

3. 操作条件及注意事项

（1）氢气的流量：FPD 必须使用富氢焰，氢气和氧气的流量比 $H_2：O_2 =2\sim5：1$ 时灵敏度较高，否则无激发光产生。

（2）检测器温度：测硫时，要在适当的温度下才有利于S_2^*分子生成，因此检测室的温度对硫的灵敏度影响很大。通常火焰温度较高，有利于测磷，而不利于测硫。测定磷或硫应该通过实验选择最佳操作温度。

（3）检测器燃烧室的温度升至100℃以上才能点火，以避免检测器积水受潮。为了延长检测器光电倍增管的使用寿命和避免损坏，点火后才能开启检测器的高压电源。实验过程中若发生熄火，应关闭高压电源后才可重新点火，实验完毕先关闭高压电源。

4. 特点和应用 FPD 具有高选择性，对含硫，磷的物质有很强的响应信号；灵敏度高，可达 10^{-12}g/s，线性范围较宽。应用于大气污染和农药残留分析中痕量含硫、磷有机污染物检测。如大气中 SO_2、H_2S 的分析，石油精馏物的含硫量测定，有机磷、含硫的氨基甲酸酯类农药的残留分析等。

（四）氮磷检测器

NPD，也称热离子检测器（thermionic detector，TID），是一种对微量氮、磷化合物具有高选择性和高灵敏度的质量型检测器。多用于痕量含氮、磷环境污染物的分析。

1. 结构 在 FID 的基础上改进而成，与 FID 结构相似，仅在 FID 的火焰喷嘴与收集极之间增加了一个铷珠作为热离子源，铷珠是一种表层涂有碱金属盐如铷盐（$Rb_2 \cdot SiO_3$）的陶瓷珠，用白金架支托，如图 14-8 所示。

2. 工作原理 含氮（或磷）的化合物先在 H_2-Air 火焰中燃烧，产生的低温热气再被火焰上方的铷珠表面加热（铷珠电加热，称为冷焰）至 $600\sim800$℃，分解为—CN，进一步在 Rb 表面得到电子，转化成 CN^-和 Rb^+，Rb^+在电场中定向移动，移向收集极，增强了 C、H 产生的信号，使检测灵敏度提高。

3. 操作条件及注意事项

（1）H_2 和 Air 流量小，H_2 围绕铷珠形成冷焰（火焰温度低），H_2：$5\sim20$ml/min，Air：$100\sim200$ml/min。

（2）铷珠有一定使用寿命，加热温度不宜太高；因铷珠加热器为电加热，H_2 需要量很少，应保持良好通风，避免氢气积累。

（3）固定液不能含—CN，若少量挥发进入检测器会出峰，避免

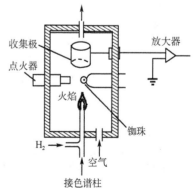

图 14-8 氮磷检测器结构示意图

使用卤代烃类溶剂影响检测器灵敏度。

4. 特点和应用　热离子检测器具有高选择性，对含氮、磷的物质有很强的响应信号；有很高的灵敏度，检测限为 10^{-13}g/s 级。应用于含氮、磷农药的痕量残留测定，如蔬菜、水果中有机磷、氨基甲酸酯类农药的残留分析。

除以上介绍的检测器外，热导检测器也是一种通用型检测器，是利用被测组分与载气的热导率不同来检测组分浓度的变化。但由于灵敏度较低，在卫生检验领域应用较少。另外，在气相色谱-质谱联用技术中，质谱仪也相当于一个检测器，可提供被分离各组分相对分子质量和有关结构信息，确定未知化合物的化学组成及结构，进行定性定量分析，应用也越来越广泛。将在十六章中进行重点介绍。

第四节　色谱基本理论

色谱分析的首要问题是试样中各组分要能够进行分离，即色谱峰之间的距离要足够远，同时峰形必须足够狭窄。色谱峰之间的距离是由组分在两相间的分配系数决定的，与色谱过程的热力学性质有关；色谱峰的宽窄由组分在色谱柱中传质和扩散行为决定，由色谱过程的动力学因素控制。塔板理论和速率理论作为色谱分析的基本理论，分别从热力学和动力学两方面综合考虑色谱分离过程，对色谱分离条件的选择提供理论依据。塔板理论和速率理论是色谱法得以迅速发展的基础和指导。下面我们以气相色谱为例对这两个理论进行介绍。

一、塔 板 理 论

案例 14-3

色谱法在 20 世纪 40 年代得到了快速发展。1941 年，英国两位年轻的分析化学家马丁（Martin）和辛格（Synge）提出了一种新的液-液分配色谱法，以硅胶吸附的水作为固定相，氯仿为流动相，成功地分离了羊毛中的氨基酸。这标志着分配色谱的诞生，他们也因此获得了 1952 年的诺贝尔化学奖。他们首次提出了与分馏类似的色谱塔板理论，进行了"理论塔板"数的计算，并预言气体可以代替液体作为流动相。同年，马丁和詹姆斯（James）发表了一篇在分配色谱领域取得重要突破的论文，即用硅藻土作为载体，硅油作为固定液，氮气作为流动相的气-液色谱法分离挥发性脂肪酸，成功地分离了乙酸、丙酸、异丁酸、正丁酸、β-甲基戊酸、X-甲基戊酸和正戊酸，这一方法随后被推广到氨、甲胺、挥发性脂肪胺和吡啶的同系物的测定中。1952 年在牛津召开的第一次国际分析化学会议上，气相色谱这一新技术得到了极大的推广。

问题：

（1）塔板理论作了哪几个基本假设？
（2）理论塔板数如何计算？
（3）如何进行柱效能评价？
（4）塔板理论的贡献和不足分别是什么？

塔板理论（plate theory）是 1952 年 Martin 和 Synge 为解释色谱分离过程而提出的。塔板理论是一种半经验理论，它将色谱柱比作分馏塔，色谱过程比作分馏过程，用塔板概念来描述组分在柱中的分配行为，并提出了衡量色谱柱对组分分离效率的指标。

（一）塔板模型及基本假设

1. 塔板模型　将一根色谱柱分为许多小段，每一小段称为一个理论塔板，其长度称为理论塔板高度（H），色谱柱总的塔板数目称为理论塔板数（n）。每块塔板内一部分空间被涂在载体上的固定液占据，其余空间充满流动相。

2. 基本假设　基本假设：①流动相进入色谱柱不是连续的，而是脉冲式的，每次通过一个塔板体积ΔV。②组分在每一块塔板内，迅速达成一次分配平衡。③所有组分都从0号塔板开始分配，组分沿色谱柱方向的扩散（纵向扩散）忽略不计。④分配系数在每块塔板上相同，不随组分的质量或浓度变化。

组分进入色谱柱后，在一个塔板内两相间进行分配，达到平衡后被载气带到下一个塔板，经过多个塔板，多次分配平衡而彼此分离。理论塔板数（n）越多，组分在柱内达到分配平衡的次数也越多，柱效越高，分离越完全。

根据上述塔板模型和基本假设，以某单一组分在色谱柱中的分离过程为例，假设色谱柱由5块塔板组成（$n=5$），N表示进入柱中的流动相板体积数（即分配次数），r表示塔板编号（0，1，2，…，$n-1$），分配比$k=1$，组分质量$m=1$，组分的分配过程可描述如图14-9所示。

塔板号 r		0	1	2	3	4	柱出口	
$N=0$	进 样 →	1.000					流动相	
							固定相	
	分配平衡	0.500					流动相	
		0.500					固定相	
$N=1$	进气 ΔV→		0.500				流动相	
		0.500					固定相	
	分配平衡	0.250	0.250				流动相	
		0.250	0.250				固定相	
$N=2$	进气 ΔV→		0.250	0.250			流动相	
		0.250	0.250				固定相	
	分配平衡	0.125	0.250	0.125			流动相	
		0.125	0.250	0.125			固定相	
$N=3$	进气 ΔV→		0.125	0.250	0.125		流动相	
		0.125	0.250	0.125			固定相	
	分配平衡	0.063	0.188	0.188	0.063		流动相	
		0.063	0.188	0.188	0.063		固定相	
$N=4$	进气 ΔV→		0.063	0.188	0.188	0.063	流动相	
		0.063	0.188	0.188	0.063		固定相	
	分配平衡	0.032	0.125	0.188	0.125	0.032	流动相	
		0.032	0.125	0.188	0.125	0.032	固定相	

图14-9　色谱分配过程模型图（$n=5$，$k=1$，$m=1$）

组分进入0号塔板，分配在瞬间达到平衡，因$k=1$，固定相和流动相各分配0.5；当一个塔板体积的流动相进入0号塔板时，将流动相中已分配平衡0.5单位的组分顶到1号塔板，此时，0号和1号塔板的组分重新分配，瞬时又达到新的平衡，固定相和流动相各分配0.25。继续脉冲式进气，每进一个板体积的载气，上述过程就重复一次，组分就在两相瞬间建立一个新的平衡。假定有16个板体积载气进入时，可得表14-3中的数据。

表 14-3　某组分在色谱柱内各塔板上的分配值（ $n=5$ ， $k=1$ ， $m=1$ ）

载气板体积数 N	塔板号 r					柱出口
	0	1	2	3	4	
0	1	0	0	0	0	0
1	0.5	0.5	0	0	0	0
2	0.25	0.5	0.25	0	0	0
3	0.125	0.375	0.375	0.125	0	0
4	0.063	0.25	0.375	0.25	0.063	0
5	0.032	0.157	0.313	0.313	0.157	0.032
6	0.016	0.095	0.235	0.313	0.235	0.079
7	0.008	0.056	0.165	0.274	0.274	0.118
8	0.004	0.032	0.111	0.22	0.274	0.138
9	0.002	0.018	0.072	0.166	0.247	0.138
10	0.001	0.010	0.045	0.094	0.207	0.124
11	0	0.005	0.028	0.070	0.151	0.104
12	0	0.002	0.016	0.049	0.110	0.076
13	0	0.001	0.010	0.033	0.08	0.056
14	0	0	0.005	0.022	0.057	0.040
15	0	0	0.002	0.014	0.040	0.028
16	0	0	0.001	0.008	0.027	0.020

　　由表中数据可知，当 $N=5$ 时，柱口开始有组分流出，进入检测器产生信号， $N=8\sim9$ 时，组分流出浓度最大，然后逐渐变小。用组分在柱口的质量分数对流动相板体积数作图，得到的流出曲线为不对称峰，如图 14-10 所示。这是由于 n 太小，若设 $n>50$ ，即可得到对称的流出曲线。在实际气相色谱分析中，理论塔板数 n 为 $10^3\sim10^6$ ，且是连续进气，流出曲线趋近于正态分布曲线。

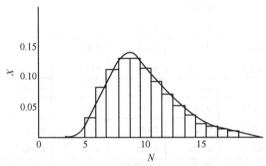

图 14-10　某组分的色谱流出曲线（ $n=5$ ）

（二）柱效能指标

　　塔板理论提出用理论塔板数（theoretical plate number） n 、理论塔板高度（height equivalent to theoretical plate） H 或有效塔板数（effective plate number） n_{eff} 和有效塔板高度（effective plate height） H_{eff} 作为衡量柱效能的指标。 H 是为使组分在柱内两相间达到一次分配平衡所需要的柱长。 n 表示组分流出色谱柱时，在两相间进行平衡分配的总次数。 n_{eff} 和 H_{eff} 表示扣除了死时间后真实反映色谱柱柱效能的指标。

1. 理论塔板数

$$n = 5.54\left(\frac{t_R}{W_{1/2}}\right)^2 = 16\left(\frac{t_R}{W}\right)^2 \tag{14-8}$$

式中，t_R 为保留时间；$W_{1/2}$ 为半峰宽；W 为峰底宽。由式（14-8）可看出，理论塔板数取决于组分的保留时间和色谱峰的宽度。对某一组分，当 t_R 一定时，W、$W_{1/2}$ 越小，即峰越窄，两组分越不易重叠，分离效果越好，柱效越高。

2. 理论塔板高度

$$H = \frac{L}{n} \tag{14-9}$$

式中，L 为色谱柱的长度。色谱柱长一定时，H 越小，n 就越大，表明色谱柱对组分的作用力强，越有利于分离，柱效越高。

由式（14-8）和式（14-9）可知，保留时间 t_R 越长，色谱峰越窄，理论塔板数 n 就越大，对于同样的色谱柱，理论塔板高度 H 就越小，组分在色谱柱内分配的次数就越多，柱效越高。因此，n 和 H 可作为评价柱效能的指标。

计算理论塔板数所用的保留时间 t_R 包含了不与固定相作用的死时间 t_M，而 t_M 不参加色谱柱内的分配过程，所以以理论塔板数 n 和理论塔板高度 H 并不能完全真实地反映色谱柱的分离效能，因此提出了有效塔板数和有效塔板高度的概念。

3. 有效塔板数和有效塔板高度

有效塔板数：

$$n_{eff} = 5.54\left(\frac{t'_R}{W_{1/2}}\right)^2 = 16\left(\frac{t'_R}{W}\right)^2 \tag{14-10}$$

有效塔板高度：

$$H_{eff} = \frac{L}{n_{eff}} \tag{14-11}$$

有效塔板数和有效塔板高度扣除了死时间的影响，因而可作为反映实际柱效能的指标。

例 14-1 在一根 2m 长的聚乙二醇 6000 色谱柱上分析三氯甲烷和四氯化碳，其保留时间分别为 1.50min、1.85min，半峰宽分别为 6s、10s，死时间为 10s。求三氯甲烷和四氯化碳的有效塔板数和有效塔板高度。

解：

三氯甲烷：

$$n_{eff} = 5.54\left(\frac{t'_R}{W}\right)^2 = 5.54\times\left(\frac{1.50-10/60}{6/60}\right)^2 = 980$$

$$H_{eff} = \frac{L}{n_{eff}} = \frac{2000}{980} = 2.04(\text{mm})$$

四氯化碳：

$$n_{eff} = 5.54\times\left(\frac{1.85-10/60}{10/60}\right)^2 = 541$$

$$H_{eff} = \frac{2000}{541} = 3.70(\text{mm})$$

从例 14-1 可知，同一色谱柱，对不同组分的塔板数不同。

需要注意的问题：①塔板数计算时，量纲须一致，需用同一物理量的单位；②同一色谱柱对不同组分的柱效能是不同的，因此使用塔板数评价一根色谱柱的柱效时，必须注明组分及色谱条件等；③相同色谱条件下，不同组分测出的柱效能也不同；④某物质在给定色谱柱上的 n_{eff} 越大，其在柱中进行分配平衡的次数越多，越有利于分离，但不能表示该物质的实际分离效果。组分能否在色谱柱上分离，主要取决于各组分在两相间分配系数的差异。

（三）塔板理论的贡献与不足

塔板理论从热力学的角度形象地描述了组分在两相中的分配平衡过程，成功地解释了色谱流出曲线的形状，并提出评价柱效能的指标和计算公式。但它的某些假设不符合色谱的实际过程，如在色谱柱内流动相是连续而非脉冲式的；在快速流动的色谱体系中几乎没有真正的平衡状态；组分的纵向扩散不能忽略；分配系数并非与组分浓度无关等。由于没有考虑载气流速、传质和扩散等动力学因素对色谱分离过程的影响，塔板理论只是定性地提出塔板高度的概念，不能解释塔板高度受哪些因素影响，也不能说明色谱峰为什么会展宽，更不能提出提高柱效的方法。

二、速率理论

1956年，荷兰化学工程师范第姆特（van Deemter）在前人研究塔板理论的基础上提出了速率理论（Velocity theory），它吸收了塔板理论中塔板高度 H 的概念，又考虑了影响板高的动力学因素，把塔板高度与组分在两相间的扩散和传质过程联系起来，从而给出了 van Deemter 方程（范氏方程）：

$$H = A + \frac{B}{u} + Cu \qquad (14\text{-}12)$$

式中，A、B、C 为常数；u 为载气平均线速度，cm/s。该方程从动力学角度很好地解释了引起色谱峰扩展、塔板高度增大的三项基本因素：涡流扩散项 A、分子扩散项 B/u、传质阻力项 Cu，任何减少这三项数值的方法，都可降低塔板高度，从而提高柱效。

（一）涡流扩散项

填充柱的固定相颗粒形状和大小不可能完全相同，填充均匀性也有差别，当组分随载气进入色谱柱，由于受到固定相颗粒的阻碍，在固定相颗粒间的空隙中穿行，不断改变流动方向，形成了紊乱的类似"涡流"的流动，造成同一组分不同分子运行路线的长短不同，流出色谱柱时间也不同，导致色谱峰扩展，称为涡流扩散（eddy diffusion），又称多径扩散。由图14-11可见，在柱中形成的涡流小的组分分子，运行的路径短，先出柱（如图14-11中③）；而形成的涡流大的组分分子则后出柱（如图14-11中①）。

$$A = 2\lambda d_p \qquad (14\text{-}13)$$

式中，d_p 为固定相颗粒的平均直径；λ 为填充不均匀因子。由式（14-13）可看出，固定相颗粒的大小与均匀程度、色谱柱填充的均匀程度是影响涡流扩散的两个主要因素。减小涡流扩散项 A 的措施是：选择直径小且均匀的载体颗粒并尽可能填充均匀。

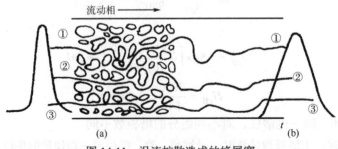

图 14-11　涡流扩散造成的峰展宽

（a）分子经过的路径；（b）峰展宽

（二）分子扩散项

组分在色谱柱内随载气向前迁移，沿载气流动方向存在浓度梯度，使组分分子有沿柱轴方向从高浓度向低浓度扩散的趋势，即纵向扩散（longitudinal diffusion）。纵向扩散可使色谱峰扩展，塔板高度增加，分离度变差。如图 14-12 所示。其大小为

$$B/u = 2\gamma D_g/u \tag{14-14}$$

式中，γ 为弯曲因子，它表示固定相的几何形状对分子自由扩散的阻碍情况。用球状颗粒的固定相，对分子扩散的阻碍小；填充柱 $\gamma < 1$，毛细管柱无填充物的阻碍，扩散程度最大，$\gamma = 1$。D_g 为组分在气相中的扩散系数，与组分性质、载气性质、柱温、柱压等因素有关。D_g 与载气分子量的平方根成反比，随柱温升高而增加，随柱压增大而减小。

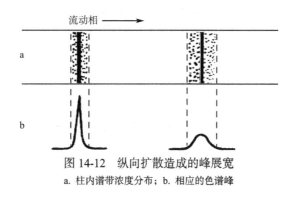

图 14-12　纵向扩散造成的峰展宽

a. 柱内谱带浓度分布；b. 相应的色谱峰

由式（14-14）可看出，分子扩散项与 γ 和 D_g 成正比，与载气流速 u 成反比。所以，减小分子扩散项的措施为：采用球状颗粒固定相，用相对摩尔质量较大的载气（如氮气），尽量使用短柱，控制较低温度，适当增加载气流速。

（三）传质阻力项

色谱传质过程是被测组分分子在两相中进行溶解、扩散、分配时的质量交换过程，在这个过程中所受到的阻力即为传质阻力（mass transfer resistance）。传质阻力的存在，使组分在两相间分配不能瞬间达到平衡，有些组分分子来不及进入固定相就被载气带走，出现超前现象；有些组分分子却被固定相滞留，延迟返回气相，出现滞后现象，从而引起色谱峰扩宽，如图 14-13 所示。传质阻力系数 C 包括气相传质阻力系数 C_g 和液相传质阻力系数 C_l。即

$$Cu = (C_g + C_l)u = \left[\frac{0.01k^2}{(1+k)^2} \times \frac{d_p^2}{D_g} + \frac{2}{3} \times \frac{k}{(1+k)^2} \times \frac{d_f^2}{D_l} \right] u \tag{14-15}$$

式中，k 为容量因子；d_p 为固定相颗粒的平均直径；d_f 为有效固定液的平均液膜厚度；D_g 为组分在气相的扩散系数；D_l 为组分在液相的扩散系数。

由式（14-15）可见，要使传质阻力减小，需综合考虑气相和液相传质阻力。因此，减小传质阻力的措施为：采用细颗粒固定相，用摩尔质量小的气体作载气（如氢气），减小固定相液膜厚度，并采用低黏度的固定液，适当增加柱温和降低载气流速。

速率理论通过范氏方程讨论了涡流扩散、分子扩散和传质阻力对塔板高度的影响，指出了影响柱效能的因素包括：固定相颗粒大小、填充均匀程度、载气种类和流速、固定液液膜厚度、柱温等，对色谱分离条件的选择具有实际指导意义。但有些因素是相互制约的，如提高载气流速可减小分子扩散，但同时传质阻力项增大；升高柱温有利于组分传质，但又使分子扩散增加。因此要相互兼顾，综合考虑。

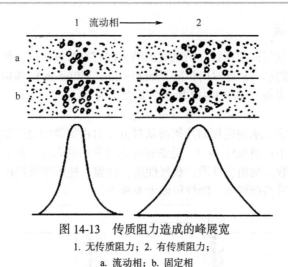

图 14-13   传质阻力造成的峰展宽
1. 无传质阻力；2. 有传质阻力；
a. 流动相；b. 固定相

第五节   气相色谱分离条件的选择

试样中各组分色谱峰的分离程度，直接影响被测组分的准确定量。常用总分离效能指标评价色谱峰的分离程度。只有正确选择色谱分离条件，才能使样品中各组分的分离得以实现，并达到最佳分离效果。

一、分离效能指标

两组分在色谱柱中能否达到完全分离，取决于这两个组分色谱峰之间的距离和色谱峰的峰宽。只有当两色谱峰之间的距离较大，峰型较窄时，两组分才有可能完全分离。理论塔板数是色谱柱对某物质的柱效能指标，但不能判断一个物质对在柱内的分离情况；相对保留值 r_{is} 反映了色谱柱对难分离组分对选择性的好坏，但不能表达柱效能的高低。因此，必须有一个既能反映柱效，又能反映柱选择性的总分离效能指标来判断难分离的组分对在柱内的实际分离效果，这一指标就是分离度（resolution，R）。

（一）分离度

分离度是以相邻两个组分的保留值之差与两峰底宽平均值之比表示，可定量描述两个相邻色谱峰的分离程度，即

$$R = \frac{t_{R(2)} - t_{R(1)}}{\frac{1}{2}(W_1 + W_2)} \tag{14-16}$$

由式（14-16）知，当$R=1$时，$\Delta t_R = W = 4\sigma$，由统计学方法证明，分离程度可达98%；当$R=1.5$时，$\Delta t_R = 6\sigma$，分离程度可达99.7%，分离完全，因而常用$R=1.5$作为相邻两组分的色谱峰完全分离的标志。

当峰形不对称或两峰有重叠时，峰底宽难以测量，可用半峰宽 $W_{1/2}$ 代替峰底宽，由下式近似计算：

$$R = \frac{t_{R(2)} - t_{R(1)}}{(W_{1/2(1)} + W_{1/2(2)})} \tag{14-17}$$

式中除采用保留时间外，也可采用其他保留值。但峰宽与保留值应采用同一单位。

　　R 值越大，说明相邻两组分分离越好。两组分保留值的差别，主要取决于固定相的热力学性质，反映了选择性的好坏；色谱峰的宽窄，则由色谱过程的动力学因素决定，反映了柱效能高低，因此，分离度 R 概括了色谱过程的动力学和热力学特性，是衡量色谱柱总分离效能的指标。

（二）分离度与柱效能 n、柱选择性 r_{is} 及柱容量 k 的关系

　　利用色谱图上的相关参数可直接根据式（14-16）计算分离度。但式（14-16）没有体现分离度的各种因素，故无法作为改善分离度和色谱参数最优化的依据。因此，研究影响分离度的各种色谱参数并使之最佳化，对色谱分析具有重要意义。

由 $k=\dfrac{m_s}{m_m}=\dfrac{t'_R}{t_M}$，可得

$$t_{R1}=t_M(1+k_1)，\quad t_{R2}=t_M(1+k_2) \tag{14-18}$$

对于两相邻的色谱峰，假设其峰底宽度相近似，可认为 $W_1=W_2=W$，由式（14-8），可导出：

$$W=\frac{4t_{R2}}{\sqrt{n}}=\frac{4t_M(1+k_2)}{\sqrt{n}} \tag{14-19}$$

将式（14-18）和式（14-19）分别代入式（14-16），整理后可得

$$R=\frac{\sqrt{n}}{4}\cdot\frac{r_{is}-1}{r_{is}}\cdot\frac{k_2}{1+k_2} \tag{14-20}$$

$$\text{（a）}\quad\text{（b）}\quad\text{（c）}$$

式（14-20）称为色谱分离的基本方程式。式中，a为柱效项，b为柱选择性项，c为柱容量项，n 为理论塔板数，r_{is} 为选择性因子，k_2 为相邻两组分第二个组分的容量因子。

　　式（4-20）表明了分离度与柱效能、柱选择性及柱容量之间的关系。这样就可以通过改变实验条件，优化色谱参数来改善分离度。n、r_{is} 和 k 对 R 的影响如图14-14所示，分别讨论如下。

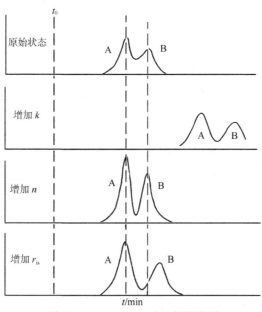

图 14-14　k、n、r_{is} 对 R 的影响图

　　1. 分离度与柱效的关系　R 与理论塔板数 n 的平方根成正比，n 越大，R 越大。可通过增加柱长来增加 n，但各组分的保留时间会延长，而且会使色谱峰展宽；通过选择合适色谱操作条件，

使 H 降低，提高柱效，才是提高分离度的最好方法。

根据速率理论，为了提高柱效，首先需要采用直径较小、粒度均一的固定相，并均匀填装色谱柱，分配色谱还需控制固定液的液膜厚度。此外，流动相的性质、流速、温度等操作条件也需综合考虑。

2. 分离度与柱选择性的关系 R 与 $(r_{is}-1)/r_{is}$ 成正比，r_{is} 值越大，$(r_{is}-1)/r_{is}$ 值越大，R 也随着增大。r_{is} 的微小变化都会对 R 有很大影，r_{is} 由相邻两色谱峰的相对位置决定，r_{is} 越大，表明固定液选择性越好。但当 $r_{is}=1$ 时，无论柱效多高，R 均为零，两组分不可能分离。在气相色谱中，r_{is} 主要取决于固定液的性质，因此，选择适宜的固定液是提高分离度的重要途径。另外，r_{is} 对温度也有很大的依赖性，一般降低柱温可使 r_{is} 增大。

3. 分离度与柱容量的关系 增大 k 可增加分离度。k 与固定液的用量和分配系数有关，并受柱温的影响。增加固定液的用量，柱容量就增大，但会使传质阻力大，保留时间延长，引起色谱峰展宽。所以 k 并非越大越有利，当 $k>10$ 时，k 再增加对 R 增大的贡献极小，反而使分析时间大为延长，导致色谱峰扩展严重。综合考虑，k 应控制在适当的范围内，最佳值一般在 $2\sim5$ 之间。

二、分离条件的选择

正确选择色谱分析条件是气相色谱分析的关键。为了提高色谱柱对试样组分的分离效率，常用 van Deemter 方程和色谱分离基本方程式指导选择分离条件，主要是选择色谱柱、载气种类及流速、工作温度和进样操作等条件。

（一）色谱柱

色谱柱的选择主要包括色谱柱的种类、柱长和固定相等。

1. 色谱柱的种类 要根据试样特性和分析要求选择使用填充柱或者毛细管柱。填充柱的柱容量大，填料选择范围宽，易于自行制备，被测组分含量较高或需要进样量较大时宜采用填充柱；检测难以分离的试样时要选择使用毛细管柱，毛细管柱分离效能高。色谱柱材料也应根据分离试样进行选择，玻璃柱管壁活性点易处理，一般不会对试样产生催化作用，而不锈钢柱则恰恰相反，其机械强度比玻璃柱要强得多。

2. 柱长和内径 柱长增加可提高塔板数，使分离度提高。但柱长过长，峰变宽，柱阻力也增加，不利于分离。在不改变塔板高度的条件下，分离度与柱长呈正比。填充柱的柱长一般为 $1\sim5m$，毛细管柱的柱长一般为 $20\sim50m$。

柱内径增大可增加柱容量，有效分离的试样量增加。但径向扩散路径也会增加，导致柱效下降。内径小有利于提高柱效，但渗透性会随之下降，影响分析速度。对于一般的分析分离来说，填充柱内径为 $3\sim6mm$，毛细管柱内径为 $0.2\sim0.5mm$。可根据组分含量和试样分离难易程度选择，组分含量为微量、干扰成分多、难分离，可选细口径毛细管柱；组分含量稍高且较好分离，可选宽口径毛细管柱。

3. 固定相 选择固定相时主要注意固定相的极性和最高使用温度。按照相似性原则选择固定相。柱温不能超过最高使用温度，在分析高沸点化合物时，需选择高温固定相。若选择涂固定液的载体作填料，则应选择载体的种类、粒度，固定液的种类、配比等。根据 van Deemter 方程，载体颗粒较小而且均匀，柱效才会较高，而载体的种类则应以固定液、组分适应性为选择标准。固定液选择前提条件是对试样中各个组分均有较大的作用力，能使各组分分离，柱效高。固定液的用量一般以 $3\%\sim5\%$ 较为适宜，液膜薄，使传质阻力小，柱效高。但固定液用量不易太少，否则载体表面覆盖不完全，一方面造成载体裸露部分吸附组分，出现不对称峰，使柱效下降；另一方面，柱容量太小，色谱柱载样量小，允许进样量少，对组分分离不利，也使柱效下降。分析气体样品，选择合适的吸附剂作固定相，可得到好的定量分离效果。

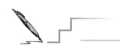

（二）载气种类及流速

气相色谱分析常用的载气为氮气、氢气和氦气等。载气种类的选择要适应所用检测器的特点。例如，使用热导检测器时，为了提高检测器的灵敏度，选用热导系数较大的氢气或氦气作载气，电子捕获检测器常用 99.999%的高纯氮气或氩气作载气。火焰离子化检测器，不可使用氢气作为载气，而要用相对分子质量大的氮气作载气，稳定性高，线性范围广。

载气的种类和流速直接影响柱效和分析速度。根据 van Deemter 方程 $H=A+B/u+Cu$，在载气流速较低时（$0 \sim u_{最佳}$），u 越小，B/u 项越大，Cu 项越小，B/u 项对柱效的影响起主导作用，此时，选用摩尔质量较大的载气，如用 N_2、Ar 作载气，使组分在气相中的扩散系数较小，使塔板高度降低，柱效提高。在载气流速较高时（$u>u_{最佳}$），u 越大，Cu 项越大，B/u 项越小，此时 Cu 项对柱效的影响起主导作用，因此选用摩尔质量较小的气体，如用 H_2、He 作载气，可减小气相传质阻力，使塔板高度降低，柱效提高。

根据 van Deemter 方程，在不同载气流速下测定塔板高度，以塔板高度对载气流速作图，得到 H-u 关系曲线，如图14-15所示。曲线上的最低点所对应的流速为最佳载气流速 $u_{最佳}$。在最佳载气流速时，色谱柱塔板高度最小，柱效最高，因各种因素引起的色谱峰展宽最小。

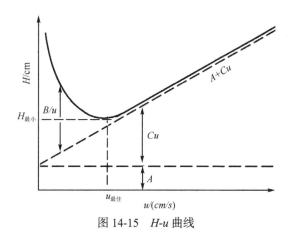

图 14-15 H-u 曲线

由式 $H=A+B/u+Cu$ 求极值，得

$$u_{最佳}=\sqrt{B/u} \tag{14-21}$$

将式（14-21）代入公式 $H=A+B/u+Cu$，得

$$H_{最佳}=A+2\sqrt{BC} \tag{14-22}$$

在实际分析中，为了缩短分析时间，控制的载气流速稍高于最佳流速。由图可看出，当 $u<u_{最佳}$ 时，随 u 的减小，H 快速升高，使柱效大幅度降低，u 的大小波动会引起 H 较大改变。控制载气流速稍高于最佳流速，柱效虽稍有降低，但随 u 波动引起的 H 的变化较小。

在实际分析中，最常使用的载气是氮气（纯度应≥99.99%），对于填充色谱柱，一般控制 N_2 的流量为20~60ml/min。最佳载气流速还应通过条件实验确定。色谱峰窄、峰面积大、分离好、分析时间较短的载气流速为最佳实际流速。

（三）工作温度

气相色谱温度的选择包括三个部分：柱温、气化室温度和检测器温度。

1. 柱温 即柱室温度，是气相色谱分析的重要操作参数，直接影响分离效能和分析速度。

固定液都有各自的最高使用温度，采用的柱温要低于所用固定液的最高使用温度（通常低于30~50℃），使用毛细管柱上限温度应比填充柱低，最好比其固定液的最高使用温度低50~70℃，否则会引起固定液挥发流失，不仅影响柱子寿命，甚至还会污染检测器。

柱温对组分分离的影响较大，提高柱温，会使传质阻力减小，有利于提高柱效，缩短分析时间，但又会使分子扩散增加，导致柱效降低，也会使各组分的挥发加快，即分配系数减小，不利于组分分离。相反，降低柱温，会使分子扩散下降，但被测组分在两相中的传质阻力加大，传质速度下降，造成峰形展宽，而且易形成拖尾峰，并使分析时间延长。在实际分析中，选择柱温的原则是应使难分离组分对能得到完全分离，分析时间适宜及峰形对称的前提下尽量采用较低的柱温。

柱温的温控方式有恒温控制和程序升温（programmed temperature）两种。在进行气相色谱操作中，柱温始终恒定于某一温度为恒温控制；柱温按设定的程序，随时间呈线性或非线性增加为程序升温。对于被测组分少，沸点彼此相近的样品，可采用恒温方式控制柱温；对于宽沸程（高沸点组分与低沸点组分的沸点之差称为沸程）的多组分混合试样，适于采用程序升温的方式，可以使混合物中低沸点和高沸点的组分都能获得良好的分离。一般用线性升温，即单位时间的升温速度恒定。

图 14-16 为 9 个烷烃与卤代烃的混合物，分别用程序升温和恒定柱温进行色谱分离的情况。图 14-16（a）为恒定柱温 45℃，采集数据 30min，只有 5 个低沸点烷烃流出色谱柱，且分离较好，但高沸点的卤代烃不出峰。图 14-16（b）为恒定柱温 145℃，因柱温升高，保留时间缩短，低沸点烷烃的几个峰彼此有重叠，分离不好，分离度降低，高沸点的卤代烃仍不出峰。图 14-16（c）为程序升温。柱温由 30℃起始，升温速度为 5℃/min，30min 时柱温升至 180℃。温度低时，低沸点的烷烃按照沸点顺序依次流出色谱柱，随着温度的升高，高沸点的卤代烃也按照沸点顺序依次流出色谱柱，故低沸点及高沸点组分都能在各自适宜的温度下先后流出，彼此分离。各色谱峰均不重叠，峰形好、分离度好。

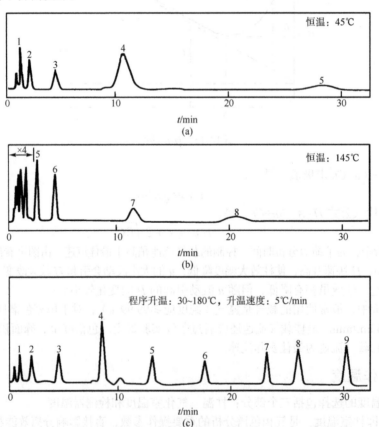

图 14-16　宽沸程混合物的恒温色谱与程序升温色谱分离效果的比较

1. 丙烷（-42℃）；2. 丁烷（-0.5℃）；3. 戊烷（36℃）；4. 己烷（68℃）；5. 庚烷（98℃）；6. 辛烷（126℃）；7. 溴仿（150.5℃）；8. 间氯甲苯（161.6℃）；9. 间溴甲苯（183℃）

2. 气化室（进样器）温度 气化室温度的设定取决于被测组分的沸点范围、化学稳定性以及进样量等因素。一般控制在组分平均沸点或略高于平均沸点，以确保组分在瞬间完全气化。对于热稳定性较差的试样，气化温度不能过高，以避免试样分解，因组分进样量很少，所以也可控制在略低于其平均沸点。一般气化室温度比柱温高 30～50℃左右。

3. 检测器温度 大多数检测器对温度十分敏感，不同检测器在不同操作温度下灵敏度不同。应根据检测器的种类，在保证流出色谱柱的溶剂和试样组分不因冷凝而污染检测器的前提下，选择适宜的温度，以保证检测器有较高且稳定的灵敏度，检测器温度一般可高于柱温 30～50℃或等于气化室温度，以防止污染或出现异常。此外，电子捕获检测器还应考虑放射源的最高使用温度。

（四）进样操作

（1）进样量：进样量的大小对柱效、色谱峰高、峰面积均有一定影响。若进样量太少，试样中的微量组分因检测器的灵敏度不够而不能被检出。若进样量过多，会超过色谱柱的柱容量和检测器的线性范围，造成色谱峰过大、过宽，使峰变形或出现平头峰，也造成相邻组分分不开。一般来说，色谱柱内径越大、柱越长，固定液含量越高，容许进样量也越大。实际工作中，在能够准确定量前提下，一般采用较小的进样量，以获得较好的分离度及峰形。进样量要控制在峰高或峰面积与进样量呈线性关系的范围内。对于填充柱，液体试样的进样量可控制在 0.1～10μl，气体试样的进样量可控制在 0.1～10ml 之间。

（2）进样速度：将样品快速注入气化室，在气化室被瞬间气化，然后以"塞子"形式同时进入色谱柱。若进样速度过慢，先进入气化室的样品瞬间气化后会先进入色谱柱，人为造成了色谱峰扩张、变宽，影响分离效果。

（3）进样方式：有手动进样和自动进样。手动进样，对操作者技术要求较高，重现性不够理想，须仔细操作。自动进样，可以避免手动进样时的不稳定操作因素，适于样品多或批量分析，重现性好。

以上是根据色谱理论，选择气相色谱分离操作条件的基本原则。对于实际的检测项目，要结合具体情况灵活运用这些原则，首先要以上述原则或理论为指导，进行综合考虑，设计出色谱条件的初步方案，然后还要用被测组分的标准溶液，通过气相色谱的实际操作进一步选择和调整操作条件。最佳色谱条件就是被测组分分离好，峰形好，出峰时间较短。

第六节　毛细管气相色谱法

案例 14-4

　　2008 年世界卫生组织的事故调查显示，50%～60%的交通事故与酒后驾驶有关，酒后驾驶已经被列为车祸致死的主要原因。在中国，每年由于酒后驾车引发的交通事故达数万起；而造成死亡的事故中 50%以上都与酒后驾车有关，酒后驾车的危害触目惊心，已经成为交通事故的第一大"杀手"。2011 年 5 月启用的《中华人民共和国刑法修正案（八）》和《中华人民共和国道路交通安全法》第 91 条中规定：饮酒后驾驶机动车的，处暂扣六个月机动车驾驶证，并处一千元以上二千元以下罚款。因饮酒后驾驶机动车被处罚，再次饮酒后驾驶机动车的，处十日以下拘留，并处一千元以上二千元以下罚款，吊销机动车驾驶证。醉酒驾驶机动车的，由公安机关交通管理部门约束至酒醒，吊销机动车驾驶证，依法追究刑事责任；五年内不得重新取得机动车驾驶证。

　　饮酒驾车是指驾驶人员血液中的乙醇含量≥20 mg/100 ml 的驾车行为，血液中乙醇含量≥80 mg/100ml 属于醉酒驾驶。检测血液中乙醇含量可用毛细管气相色谱法，以叔丁醇作为内标物，用顶空气相色谱火焰离子化检测器进行检测。图 14-17 为检测血液中乙醇含量的色谱图。

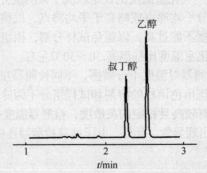

图 14-17　检测血液中乙醇含量的色谱图

问题：
（1）毛细管色谱柱和填充柱比较具有哪些优越性？
（2）用毛细管柱进样时为什么需要分流操作？
（3）有哪几种常用的色谱定量方法？试述各自的优缺点。
（4）为什么血液中乙醇含量的测定最好采用内标法？

案例分析讨论：
　　用内标法和外标法分析血液中乙醇含量，准确度和精密度均能满足检测工作的需要，但内标法的准确度和精密度均优于外标法，这是由于内标法可在一定程度上消除操作条件的变化所引起的误差，特别是在样品前处理过程中加入内标物，可部分补偿被测组分在样品前处理过程中的损失。在检测酒后驾车血液中乙醇含量时，考虑到血液检测结果事关醉酒驾车的定罪与量刑问题，应尽量采用准确度更高的内标法。

　　1957 年，Golay 根据色谱动力学理论，把固定液涂在毛细管壁上，发明了 Golay 柱，创立了毛细管气相色谱法（capillary gas chromatography，CGC）。其方法的基本原理与填充柱色谱法相似，但由于色谱柱口径减小，柱长增长，分离能力提高，形成了新的特点。另外，色谱柱的连接、操作及控制与填充柱也有所不同。毛细管气相色谱法由于毛细管柱的高分离效能已成为气相色谱法的发展主流，广泛应用于各个领域。

一、类型和特点

（一）毛细管色谱柱的分类

　　毛细管色谱柱是毛细管色谱仪的核心。毛细管色谱柱可由不锈钢、玻璃等制成，不锈钢毛细管柱由于惰性差，有一定的催化活性，不易涂渍固定液，现已很少使用。玻璃毛细管柱表面惰性较好，但易折断，安装较困难。1997 年出现使用熔融石英制作柱子，由于这种色谱柱具有化学惰性、热稳定性及机械强度好并具有弹性，因此它已占主要地位。随着毛细管柱制备技术的不断发展，新型毛细管色谱柱不断出现，为气相色谱法开辟了新途径，提高了气相色谱法对复杂物质的分离能力。按照制备方法的不同，毛细管柱可分为开口毛细管柱（open tubular column）和填充毛细管柱（packed capillary column）。

　　1. 开口毛细管柱　可按毛细管内壁的状态可分为涂壁空心毛细管柱（wall-coated open tubular column，WCOT）、涂载体空心毛细管柱（support coated open tubular column，SCOT）、多孔层空心毛细管柱（porous-layer open tubular column，PLOT）、交联弹性石英毛细管柱（crosslinked fused silica capillary column）和化学键合毛细管柱等。

（1）涂壁空心毛细管柱：用固定液涂在玻璃或金属毛细管内壁上，然后拉制而成，毛细管内壁起载体作用。WCOT是最早使用的毛细管色谱柱，由于其传质阻力小，渗透性好，柱子可做得很长，因此分离效能很高，分析速度快。例如它可以在1h内分离出汽油中的一百多个组分，在分析石油等复杂有机混合物方面起到很大作用。这种柱的缺点是固定液易流失，柱子寿命较短。

（2）涂载体空心毛细管柱：它综合了空心柱和填充毛细管柱的优点，是先在管内壁黏着一层载体，如硅藻土载体，然后在载体上涂固定液。和 WCOT 柱相比，SCOT 容量大，更利于痕量组分分析，且固定液不易流失，柱子寿命长。这是目前应用最广的毛细管色谱柱。

（3）多孔层空心毛细管柱：是在管壁上涂一层多孔材料，如分子筛、氧化铝、石墨化炭黑及高分子多孔微球等，为吸附型多孔层开管柱。

（4）交联弹性石英毛细管柱：固定液与管壁交联耦合，使固定液流失少，还具有耐高温、抗溶剂冲洗、化学稳定性好等优点。另外，在毛细管柱外壁涂一层石英，增加了柱子的强度，大大延长了毛细管色谱柱的使用寿命。

（5）化学键合毛细管柱：通过热处理使作为固定液的高分子聚合物键合到硅胶涂渍的柱表面或石英毛细管内壁。经过键合，柱子的热稳定性大大提高。

开口毛细管柱也可按毛细管内径大小分为小口径毛细管柱和大口径毛细管柱。

（1）小口径毛细管柱：也称细口径毛细管柱，常用的内径有 0.25mm 和 0.32mm。前者具有较高的柱效，但柱容量较低，分离复杂样品效果较好；后者柱效稍低于前者，但柱容量比前者约高60%。

（2）大口径毛细管柱：也称宽口径毛细管柱，常用的内径为 0.53mm。具有类似于填充柱的柱容量，但分离效能远远高于填充柱，可用于分流进样，也可用于不分流进样。当柱容量是主要考虑因素，或组分浓度很低，不宜进行分流操作时，选择大口径毛细管柱较为合适。

2. 填充毛细管柱　在玻璃管内先疏松地装入固定相，然后拉制成细的填充毛细管柱。

（二）毛细管色谱柱的特点

（1）柱效高　毛细管色谱柱柱长为填充柱的几十倍，一般为 25～50m，内径很小，内壁固定液膜极薄，常用 0.25～0.5μm，质量交换快，传质阻力很小，且多为空心柱，无涡流扩散，谱带展宽小，毛细管色谱柱柱效很高，远远高于普通填充柱，理论塔板数可高达 10^3～10^6，所以对固定液择性要求并不苛刻。一根柱可以分析多类物质。

（2）柱渗透性好　由于是空心柱，柱阻力小，因此柱渗透性好，可使用长色谱柱；可在较高的载气流速下进行分析，提高了分析速度。

（3）柱容量小　因毛细管色谱柱柱体积小，涂渍的固定液少，其用量只有填充柱的几十分之一至几百分之一，根据 van Deemter 方程，塔板高度与液膜厚度的平方呈正比，液膜越薄，塔板高度越小，分离效能越高。因为液膜薄，柱容量小，最大允许进样量很小（为 10^{-2}～10^{-3}μl），无法准确取样，所以毛细管色谱需采用分流进样操作。

二、速 率 方 程

色谱动力学认为填充柱可以看成是一束涂有固定液的毛细管，而毛细管的内径就相当于固定相的直径，毛细管柱色谱的原理与填充柱色谱基本相同。1958 年 Golay 提出了 WCOT 的速率理论方程式：

$$H = B / u + C_g u + C_l u \tag{14-23}$$

式中，B 为纵向扩散系数；C_g、C_l 分别为气相和液相传质阻力系数。各项的物理意义与填充柱的速率方程式相同。从方程式可以看出，等式右边由纵向扩散项、气相传质阻力项和液相传质阻力项组成。方程式的详细表述如下：

$$H = \frac{2D_g}{u} + \frac{r^2(1+6k+11k^2)}{24D_g(1+k)^2}u + \frac{2kd_f^2}{3(1+k)^2D_1}u \qquad (14\text{-}24)$$

将式（14-24）与填充柱的速率方程比较可以看出：①由于毛细管柱是空心的，没有填充载体，故 $A=0$；②纵向扩散项与填充柱相似，但因没有填充载体，弯曲因子为 1，故 $B=2D_g$；③传质阻力项与填充柱相似，只不过用柱内径 r 代替填料颗粒直径 d_p，且 C_1 比一般填充柱小，气相传质阻力常为色谱峰扩张的重要因素。

三、毛细管色谱分析条件的选择

毛细管色谱操作条件的选择与填充柱类似，仍然是以快速、高效为原则，但也有自身特点。因此，对毛细管色谱的操作条件进行选择时应从以下几方面进行考虑。

1. 固定液和液膜厚度　毛细管色谱的固定液有几十种，但常用的却只有十几种，表 14-4 列出了几种常用的固定液。由表 14-4 可以看出，涂渍或交联的固定液，均以聚硅氧烷型为主。其优点是化学及热稳定性好，柱效高，使用温度范围宽，可引入各种基团，极性间距均匀，极性范围宽。根据样品性质，按"相似相溶"原则来选择极性合适的固定液。对于未知样品，通常可先在 OV-101、PEG-20M 两根不同极性的色谱柱上进行试分离，根据出峰的数目、峰形及难分离组分的峰位等可以判断样品中组分的数目、主要组分、微量组分及难分离组分的极性等，然后有针对性地选择极性合适的固定液。

表 14-4　毛细管色谱柱常用固定液性能

名称	商品型号	相对极性	使用温度范围/℃
油状甲基聚硅氧烷	OV-101	非极性	30~280
50%苯甲基聚硅氧烷	OV-18	弱极性	30~260
三氟丙基甲基聚硅氧烷	OV-210	中极性	30~240
氰乙基氰丙基聚硅氧烷	OV-275	强极性	30~250
聚乙二醇-20M	PEG-20M	氢键型	65~210
交联苯基甲基聚硅氧烷	交联 OV-1801		50~280
交联甲基聚硅氧烷	交联 OV-101		50~320

此外，毛细管色谱柱的液膜厚度是毛细管柱重要的色谱条件。薄液膜厚度可降低传质阻力，提高柱效和缩短分析时间。但液膜太薄则会使样品负荷量降低，对痕量分析不利。液膜厚度的选择主要受样品的挥发性（也就是样品的沸点），以及固定液的温度范围的影响。对于低挥发性的高沸点的物质往往选用薄液膜柱，对于高挥发性的低沸点物质，一般选用厚液膜柱。

2. 毛细管色谱柱内径和长度　毛细管色谱柱容量小，因而使进样量相应也减小。对于薄液膜一般采用 0.25mm 直径的柱子，而对于厚液膜柱，通常采用直径为 0.32mm 和 0.53mm 的柱子。

一般色谱柱的长度越长，则总的分离效能越高。空心的毛细管柱可允许超过 100m 的柱长，这在分离难分离组分时是极为有利的。但是，柱长的增加必然会减慢分析速度。所以要根据实际情况选择柱长。通常所用的毛细管色谱柱为 30m。

3. 载气种类及流速　毛细管色谱常用的载气与填充柱一样，也是 N_2、H_2 和 He 三种。不同的载气有不同的分子量，通过影响扩散系数而影响柱效。在毛细管柱色谱中，因为常采用较高的载气流速，传质阻力起主导作用，要降低传质阻力，就要使用扩散系数大的即分子量小的载气，所以，分子量较小的 H_2 和 He 对提高柱效有利。由于毛细管柱是空心的，因此增加流速对柱效的影响很小。在能满足组分分离的前提下，可增大载气流速，缩短分析时间。

4. 柱温　在毛细管色谱中，载气流速较大，传质阻力起主导作用，因此，可采用较高的柱温来降低传质阻力，提高柱效，有利于缩短分析时间。但是柱温升高，气体挥发性增大，组分的选择性（相对保留值）降低。因此柱温的选择要二者兼顾，必要时采用程序升温进行分析。

5. 进样量 毛细管色谱柱由于内径细，所以柱容量往往比填充柱小。毛细管色谱柱的内径越粗，固定液含量越多，则允许进样量越大。高容量的毛细管色谱柱可以不分流进样，而对柱容量低的柱子可以采用分流进样方式。进样量一般为 1～5μl。

四、毛细管柱气相色谱系统

毛细管柱色谱系统和填充柱色谱系统的流路比较如图14-18。由图可见，主要不同是毛细管色谱柱前增加了分流进样装置，柱后增加了尾吹气路。

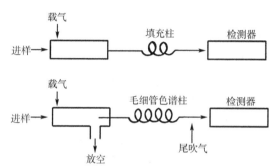

图 14-18　毛细管柱色谱系统和填充柱色谱系统的流路比较

1. 分流进样系统 由于毛细管柱柱容量小，允许进样量很小，一般液体试样为 $10^{-2}\sim10^{-3}$ μl，气体试样为 10^{-7} ml。若采用填充柱常规进样量，引入试样量必然超过色谱柱负荷，因此，通常采用分流进样（split injection）方式操作。分流进样系统是气相色谱仪为毛细管色谱柱专设的进样系统，即在气化室出口处分成两路，将进样后气化的试样进行一定比例的分流，一路将大部分气化的试样放空，另一路将极小部分气化的试样（约为进样量的几十分之一或几百分之一）进入色谱柱。进入色谱柱内的样品占进样量的比例称为分流比（splitting ratio）。完成分流的装置称为分流器（splitter）。分流器有多种形式，但都必须满足以下要求：①分流后各组分峰的信号相对比例必须与计算值或未分流时一致；②改变分析条件（如柱温、分流比、载气流速等），各色谱峰面积相对比例仍然保持恒定；③在同一分流比条件下分析不同浓度试样时，峰面积与浓度呈正比。在实际操作中，分流比的大小可以调节。

近年来发展的大口径毛细管柱，内径一般大于0.5mm，液膜厚度也增大，柱容量增大，也可不进行分流操作，虽分离效果不及小口径毛细管柱，但分离效果还是比填充柱大大增强。色谱工作站设定的进样方式可在分流和不分流之间选择。

2. 对检测器的要求 因分流进样法将大部分气化试样放空，进入色谱柱和检测器的组分量非常微小，即实际进样量非常小，造成色谱峰小，对痕量分析极为不利。因此要求检测器灵敏度高，响应快，死体积小。常用的检测器是火焰离子化检测器。另外，火焰光度检测器和电子捕获检测器也可以使用。

3. 色谱柱连接和柱后尾吹 为了减小死体积，毛细管柱入口应直接插入进样器分流器的分流点。毛细管柱出口应直接插入检测器内。还需要在毛细管柱出口加一路尾吹辅助载气，使从色谱柱流出的组分加速通过检测器，以减小色谱柱出口到检测器之间的死体积，防止色谱峰的扩张，提高柱效，也有利于提高检测器的灵敏度。

采用毛细管色谱柱，使分离效能大大提高，分析速度加快，使气相色谱法的应用更加广泛。同时使用毛细管色谱柱有利于色谱-质谱仪的联用，使色谱分析结果更加准确、可靠。

第七节　气相色谱定性定量分析

一、定 性 分 析

气相色谱定性的目的是确定每个色谱峰所代表的组分。主要根据色谱峰的保留值定性，用未知组分的保留值与相同条件下标准物质的保留值进行比较，由于需要有标准物质进行对照，所以气相色谱法只能用于范围已知试样的定性，对于复杂组分的定性仍存在不少困难，但随着气相色谱与质谱、红外光谱联用技术的发展，为未知试样的定性分析提供了新的手段。常用的定性方法有以下几种。

（一）用已知纯物质对照定性

用已知纯物质对照定性是气相色谱最简便、最常用的定性方法。

1. 用保留值定性　用同一根色谱柱在相同操作条件下，任何一种组分都有一定的保留值，可作为定性的依据。最常用的保留值为保留时间 t_R。在相同的操作条件下，分别测出已知纯物质和未知组分的保留值，通过比较两者的保留值来确定未知色谱峰是什么组分。若在相同的色谱条件下，被测组分的保留值与已知纯物质的保留值相同，可初步认为它们是同一种物质。由于不同物质在相同色谱条件下也可能会具有相近或相同的保留值，所以根据色谱保留值定性有一定的局限性。

2. 峰高增加法定性　当试样较复杂，两组分保留值较接近，不易准确确定保留值，或仪器不够稳定，保留值易发生变化，这时最好用峰高增加法。即将某纯物质加入未知试样中，混匀后注入色谱仪，若某一未知组分的色谱峰比不加已知物时的峰升高，则表示原试样中可能含有该已知物。

3. 双柱（多柱）定性　由于不同的被测组分在同一色谱柱上可能有相同的保留值，只用一根色谱柱定性，结果不可靠。可同时采用另一根极性不同的色谱柱进行定性，比较未知组分和已知纯物质在两根色谱柱上的保留值，如果都具有相同的保留值，即可认为未知组分与已知纯物质为同一种物质。

纯物质对照法定性适用于对组分性质已有所了解，组成比较简单，且有纯物质的未知物。

（二）用相对保留值定性

对于一些组分比较简单的已知范围的混合物，在无已知物的情况下，可用相对保留值定性。从文献上查出被测组分的相对保留值 r_{is}，然后按文献的色谱条件进行试验，测出被测组分的 r_{is}，与文献值进行比较，若二者相同，则可认为是同一物质。由于相对保留值只与柱温和固定相有关，不受其他操作条件的影响，所以采用相对保留值定性比较准确，它是色谱广泛应用的定性指标。但须注意所用色谱柱的固定相和操作条件应和文献完全一致。

（三）用保留指数定性

在气相色谱中，把组分的保留行为换算成相当于正构烷烃的保留行为，也就是以正构烷烃系列作为标准，用两个保留时间紧邻被测组分的正构烷烃来标定该组分，这个相对值称为保留指数（retention index），又称 Kovats 指数，定义式如下：

$$I_x = 100\left[n + \frac{\lg t'_{R(x)} - \lg t'_{R(n)}}{\lg t'_{R(n+1)} - \lg t'_{R(n)}} \right] \tag{14-25}$$

式中，I_x 为被测组分的保留指数；n 为正构烷烃的碳原子数。规定正构烷烃的保留指数为 $100n$，如正庚烷和正辛烷的保留指数分别为 700 和 800，其余类推。

欲测某一物质的保留指数，先选择两个相邻正构烷烃为标准物，使被测物质的保留值 $t'_{R(x)}$ 恰在两个正构烷烃的保留值 $t'_{R(n)}$ 和 $t'_{R(n+1)}$ 之间，即 $t'_{R(n)} < t'_{R(x)} < t'_{R(n+1)}$。在有关文献给定的操作条件下，将选定的标准和被测组分混合后进行色谱实验。由式（14-25）计算得到被测组分的保留指数 I_x。

许多手册上都可查到各种化合物的保留指数（I），只要严格按照手册或文献上的操作条件（固定液及柱温）进行实验，就可以利用手册或文献数据对物质进行定性。保留指数的重复性及准确性均较好（相对误差＜1%），是定性的重要方法。

（四）两谱联用定性

气相色谱对于多组分复杂混合物的分离效率很高，有很强的分离能力，但定性能力却有限。质谱、红外吸收光谱及核磁共振谱等是鉴别未知物结构的有力工具，有很强的识别和定性能力，却要求所分析的试样必须是纯品。因此，将气相色谱仪作为分离手段，质谱仪、红外分光光度计作为鉴定工具，两种仪器联机使用，可以取长补短。如：气-质联用仪（GC-MS），进样后先经气相色谱分离，各组分先后流出色谱柱进入质谱，质谱仪给出总离子流色谱图，并分别给出各色谱峰的质谱图，色谱工作站可将被测组分质谱图和标准谱图库中的标准质谱图作对照，对各组分进行准确定性。先进的联用技术能先分离后定性，定性能力增强，定性准确度大大提高。目前，已成为分离分析复杂未知物最有效的现代分析手段。联用方法将在第十八章中详细介绍。

二、定量分析

（一）定量依据

色谱法定量分析的理论依据是检测器响应信号的大小（峰面积 A 或峰高 h），与进入检测器某组分的质量成正比。

$$m_i = f'_i A_i \tag{14-26}$$

式中，m_i 为组分的质量；f'_i 为比例常数，称为被测组分的校正因子（correction factor）；A_i 为峰面积。要准确进行定量分析，必须准确测出峰面积，准确求出校正因子 f'_i，并选择合适的定量方法。

峰高与操作条件（柱温、载气流速等）有关，其定量的线性范围较窄，与被测组分质量的线性关系一般不及峰面积好，并且要求色谱峰窄，峰形对称，半峰宽不变，否则定量不准确，故通常采用峰面积定量。色谱工作站通过对色谱峰积分处理，可给出峰面积，并且可以通过调整积分参数使积分更准确。用峰面积乘以校正因子，即可得到被测组分的质量。

（二）校正因子

色谱法的定量分析是基于被测物质的量与其峰面积的正比关系。但是，同一检测器对不同物质具有不同的响应值，即相同量的不同物质在同一检测器上产生的信号大小不同。例如，用苯和甲苯（1∶1）进样分析，火焰离子化检测器检测，苯和甲苯含量相同，但峰面积 A 不同，苯的峰面积比甲苯大，说明用同一检测器，不同物质单位峰面积所代表的质量不同。所以不能用峰面积直接计算物质的含量，需要引入校正因子，对峰面积进行校正，使之能真实地反映出物质的质量。校正因子有绝对校正因子和相对校正因子两种方式表示。

1. 绝对校正因子 f'_i 绝对校正因子为单位峰面积所代表的物质量。

$$f'_i = \frac{m_i}{A_i} \tag{14-27}$$

式中，f'_i 称为被测组分 i 的绝对校正因子。在定量时要精确求出绝对校正因子 f_i 是比较困难的。一方面进样量 m_i 很少，进样误差很大，精确测量绝对进样量困难；另一方面峰面积与色谱条件有关，要保持测定 f_i' 值与运用 f_i' 时色谱条件完全相同是不可能的。所以在实际工作中，通常使用相对校正因子。

2. 相对校正因子 选一标准参照物（s），相对校正因子为某物质（i）和标准参照物（s）的绝对校正因子之比，即

$$f_i = \frac{f_i'}{f_s'} = \frac{\dfrac{m_i}{A_i}}{\dfrac{m_s}{A_s}} = \frac{m_i}{m_s} \cdot \frac{A_s}{A_i} \qquad (14\text{-}28)$$

式中，A_i、A_s、m_i、m_s 分别为物质 i 和标准参照物质 s 的峰面积和质量。使用火焰离子化检测器时，常用正庚烷作标准参照物质；使用热导检测器时，常用苯作标准参照物质。

通常所指的校正因子都是相对校正因子，常将"相对"两字省去。

由于被测组分的量可用质量、体积和物质的量来表示，按计量单位的不同，校正因子一般有三种表示方法，即质量校正因子 f_m、体积校正因子 f_v 和摩尔校正因子 f_M，其中 f_m 是最常用的校正因子。

校正因子与试样、标准参照物性质及检测器灵敏度有关，与柱温、载气流速和固定相性质无关。所以当样品、参照物和检测器一定时，f_i 为常数，可以从相关化学手册中查得。使用时应注意手册中校正因子数值所对应的检测器及标准参照物的种类。

许多化合物的校正因子都可以从文献中查到，当查不到时，需要实验测定。

相对校正因子的测定方法：分别准确称取一定量被测组分的纯品（m_i）和标准参照物质（m_s），混合后在一定的色谱条件下进样分析，得到被测组分和标准参照物质的色谱图，分别测量它们的峰面积 A_i 和 A_s，由式（14-28）计算出相对校正因子。因将一定量的被测组分纯品 m_i 和一定量的标准参照物质 m_s 混合进样，若进样有误差，对被测组分和标准参照物质峰面积的影响是相同的，两者的比值 A_s/A_i 不变，对 f_i 的值无影响，故 f_i 可准确测定。

（三）定量方法

常用的色谱定量方法有归一化法（normalization method）、外标法（external standard method）、内标法（internal standard method）等。

1. 归一化法 当试样中所有组分在检测器上都有响应信号，在色谱图上都能出峰，可用此法计算各被测组分的含量。

设试样中各组分的含量总和为100%，各组分含量为

$$X_i = \frac{A_i f_i}{A_1 f_1 + A_2 f_2 + \cdots + A_n f_n} \times 100\% = \frac{A_i f_i}{\sum (A_i f_i)} \times 100\% \qquad (14\text{-}29)$$

式中，X_i 为试样中组分 i 的百分含量；f_1、f_2、$\cdots$、f_n 和 f_i 分别为组分 1、2、$\cdots$、n 及组分 i 的校正因子。

归一化法的优点是方法简便、准确，操作条件对定量结果影响不大。不足之处是应用条件较苛刻，样品中所有组分都必须出峰，某些不需要定量的组分也需测出其峰面积和校正因子，只有试样成分简单、含量较高且经过纯化的样品才能用此法，卫生试样成分复杂，被测组分含量又很少，很难做到每个组分都出峰，因此该方法应用受到一定的限制。

2. 外标法 外标法又称标准曲线法。用被测组分的纯品配制成不同浓度的标准溶液，在一定色谱操作条件下进样分析，以峰面积 A_i 对浓度 c_i 或进样质量 m_i 作图，得到标准曲线；或者进行线性回归，得到回归方程 $Y=a+bX$，X 代表被测组分的浓度 c_i 或质量 m_i，Y 代表峰面积 A_i。在相同色谱操作条件下分析被测试样，由被测试样峰面积 A_x，在标准曲线上查出或由回归方程求出被测组分的浓度 c_x 或进样质量 m_x。标准曲线截距应近似为零，若截距较大，则说明存在一定的系统误差。

外标法是最常用的定量方法。优点是操作和计算简便，不必求校正因子，不需加内标物，无论试样中其他组分是否出峰，均可对被测组分定量，广泛应用于日常批量试样分析。该方法的缺

点是对进样的准确性和操作条件的稳定性要求高，分析结果的准确度主要取决于进样是否准确和仪器的操作条件是否稳定。另外，需要经常校正标准曲线，否则操作条件变化引起 A_i 的变化，直接影响定量的准确性。

外标一点法：当试样中被测组分浓度变化不大，且标准曲线线性关系好时可用外标一点法。用被测物的纯品配制一个与被测组分浓度接近的标准溶液，其浓度为 $(c_i)_s$，取相同量的试液和标准溶液，在相同操作条件下分别进样分析，得到相应的峰面积 A_i 和 $(A_i)_s$，标准品的进样质量为 $(m_i)_s$。对于被测组分，试液和标准溶液的峰面积之比等于它们的质量之比或浓度之比。由试液和标准溶液的峰面积及标准品的进样质量或标准溶液的浓度，可求出试液进样体积中被测组分的质量或试液浓度，即

$$m_i = \frac{A_i}{(A_i)_s}(m_i)_s \quad 或 c_i = \frac{A_i}{(A_i)_s}(c_i)_s \tag{14-30}$$

和标准曲线法相比，外标一点法的优点为操作和计算简便，不需做标准曲线。它是色谱法中最方便的定量方法。须注意的是：为了减少分析误差，应尽量使标准溶液浓度与试样中被测组分浓度相近，进样量也应尽量保持一致。

3. 内标法　内标法是在试样中加入一定量的纯物质作为内标物来测定组分含量的方法。准确称取一定量试样 m 和一定的内标物 m_s，混合后进样分析，根据内标物和试样的质量及相应的峰面积和校正因子，由式（14-31）计算被测组分的含量，内标物的加入量也应接近试样中被测组分的含量。

$$m_i = f_i A_i \quad m_s = f_s A_s$$

$$\frac{m_i}{m_s} = \frac{f_i A_i}{f_s A_s}$$

$$X_i = \frac{m_i}{m} = \frac{f_i A_i}{f_s A_s} \cdot \frac{m_s}{m} \times 100\% \tag{14-31}$$

式中，X_i 为被测组分的质量分数；m_i 为试样中被测组分的质量；m_s、m 分别为内标物和试样的质量；A_i 和 A_s 分别为被测物和内标物的峰面积，相应的质量校正因子分别为 f_i 和 f_s。因在内标法中一般选内标物作为测定相对质量校正因子的标准参照物，所以 $f_s=1$。

内标物的选择是内标法定量分析的关键，选择的基本原则是：①内标物的分子结构、性质与被测组分相似或相近，且在被测组分附近出峰或位于几个被测组分色谱峰的中间；②试样中不存在内标物，且内标物应与试样中各组分完全分离；③内标物应是纯物质或含量准确已知；④内标物与试样互溶，且不发生不可逆化学反应。

内标法的优点是：①用被测组分和内标物峰面积的相对值进行计算，操作条件不稳或进样体积变化引起的误差，都将同时反映在内标物及被测组分的响应值上而得到抵消，其峰面积的比值 A_i/A_s 不变，所以操作条件不必严格控制即可准确定量；②只要被测组分和内标物出峰，且分离度合乎要求，就可定量分析，与其他组分是否出峰无关；③适宜于复杂试样及微量组分的定量分析。缺点是需要计算校正因子 f_i，需选内标物，有时不易找到合适的内标物，而且每次分析都要准确称取或量取试样和内标物的量，操作较麻烦，不适于快速分析。

（1）内标标准曲线法：内标标准曲线法为简化的内标法。每次分析称取相同量的试样 m，加入恒定量的内标物 m_s，则内标法公式中 $f_i \cdot m_s/m$ 为常数，公式可简化为

$$X_i = \frac{A_i}{A_s} \cdot 常数 \times 100\% \tag{14-32}$$

由式（14-32）可见，被测组分的含量与 A_i/A_s 成正比。以 A_i/A_s 对 X_i 作图可得内标标准曲线。

内标标准曲线的绘制方法：先用被测组分的纯品配成标准溶液，分别取不同体积的标准溶液，加入相同量的内标物，定容混匀后即配成了内标标准系列，将标准系列由稀到浓依次进样分析，得到标准系列的被测组分的峰面积和内标物的峰面积之比 A_1/A_s，A_2/A_s，…，A_i/A_s，以峰面积之比

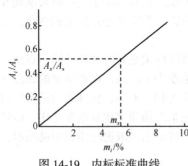

图 14-19　内标标准曲线

A_i/A_s 为纵坐标，标准溶液的浓度或质量分数为横坐标作图，得到的直线即为内标标准曲线，如图14-19所示。

试样分析：准确称取或量取一定量被测试样（每次分析称取或量取的试样量应相同），在试样中加入与标准系列相同量的内标物，测出试样中被测组分与内标物的峰面积之比 A_x/A_s，由 A_x/A_s 从该组分的内标标准曲线上可查出被测组分的含量。

（2）内标对比法：为简化的内标标准曲线法。先准确移取一定体积被测组分的标准溶液，加入一定量的内标物，配成内标标准溶液；再准确移取一定量被测试样（每次分析称取或量取的试样量应相同），在试样中加入与标准溶液相同量的内标物，分别进样分析，由下式计算试样中被测组分的含量。

$$\frac{(X_x)_{试样}}{(X_i)_{对照}} = \frac{(A_x / A_s)_{试样}}{(A_i / A_s)_{对照}} \qquad （14-33）$$

利用内标标准曲线法定量，既可免去测定校正因子的麻烦，又具备内标法的优点，消除了某些操作条件的影响，也不需要严格准确体积进样，且定量比外标法准确。

由于气相色谱法进样量小，通常为几微升，所以进样体积很难控制得十分准确，另外，在实际气相色谱分析中，温度、载气流速等操作条件也有一些变化和波动，影响峰面积的大小。这些对外标法的准确度影响都很大，故在卫生检验中已有越来越多的国家卫生标准分析方法采用内标法。

第八节　气相色谱法应用示例

对复杂样品中有机污染物的分离分析主要用气相色谱法。如食品检验、环境监测、生物监测等都要用气相色谱法对空气、水、食品和生物材料中的有机毒物和污染物进行分离和定量测定。

一、食品和其他农产品中污染物的分析

以农产品中农药残留量测定为例。农药对蔬菜、水果、粮食、茶叶、烟草、棉花等农作物上的害虫有很好的防治效果，日益广泛地应用于病虫害的防治，其结果必然造成在农产品中的残留，也会对水、空气、土壤等自然环境造成污染，对人群的健康造成危害。若残留超标，还会严重影响我国农产品的出口，造成很大的经济损失。为了评价农药使用的安全性，及时、准确地对农药残留污染情况进行分析、监测，有效防止和减少其对农产品及环境的污染，进行准确、简便、快速、灵敏的农药残留量测定方法研究和进行农药残留监测非常重要。测定有机磷、有机氯、氨基甲酸酯类、拟除虫菊酯类等农药残留主要用气相色谱法。

例如：气相色谱法测定茶叶中多种有机磷农药残留量。

色谱操作条件：FPD 检测器，磷滤光片；色谱柱为 SPBTM-1701 石英毛细管柱，30m×0.53mm（i.d.）×1.0μm（膜厚）；柱温采取程序升温，150℃持续 1min，然后以 20℃/min 速率升温至 220℃，持续 1min，以 5℃/min 速率升温至 240℃，持续 1min，以 20℃/min 速率升温至 270℃，持续 4min；检测器温度 300℃；进样口温度 280℃；载气：99.99%高纯氮气，流速 10ml/min；空气 40ml/min；氢气 50ml/min；尾吹气 30ml/min。

测定步骤：称取 1.0g 粉碎茶样于 20ml 试管中，加入 2~3ml 蒸馏水和无水硫酸钠（过量），在混匀器上混匀 1min，再加入 2ml 乙酸乙酯，在混匀器上充分混匀 2min，以 3000r/min 的速率离心 3min，取出上清液。残渣再用 2ml 乙酸乙酯提取一次，用 2ml 的正己烷和乙酸乙酯（1:1,

V/V）的混合液提取一次。合并 3 次提取液，于多功能微量化样品处理仪上在 40℃条件下浓缩至 1.0ml，取 0.4ml 在 GILSON 全自动固相萃取仪上过活性炭柱。先用 2ml 乙酸乙酯淋洗，再用 2ml 的正己烷和乙酸乙酯（1：1，V/V）的混合液淋洗。收集全部洗脱液，于多功能微量化样品处理仪上在 40℃条件下浓缩至 0.4ml，供气相色谱分析。色谱图见图 14-20。

二、环境污染分析

随着工业突飞猛进的发展，公害和环境污染日趋严重。据估计，全世界每年有约 100 万 t 以上的有毒化学物质排入大气和流入江、河、湖、海中，其中以有机毒物为主；约 200 万 t 的石油流入大海；各种有毒废气、污染物排放到大气中的数量也相当惊人，使人类赖以生存的环境遭到很大程度的破坏。因此，环境中毒物和污染物的监测也是卫生分析的一项重要任务。

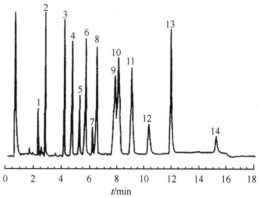

图 14-20 茶叶中 14 种有机磷农药的气相色谱图

1. 敌敌畏；2. 甲胺磷；3. 乙酰甲胺磷；4. 甲拌磷；5. 氧化乐果；6. 乙拌磷；7. 久效磷；8. 乐果；9. 马拉硫磷；10. 杀螟硫磷；11. 喹硫磷；12. 杀扑磷；13. 乙硫磷；14. 亚胺硫磷

例如：气相色谱法测定工作场所空气中挥发性有机毒物。

工作场所空气中多种挥发性有机物（VOCs），包括丙酮、乙酸乙酯、2-丁酮、二氯甲烷、苯、三氯乙烯、三氯甲烷、甲苯、1，2-二氯乙烷、乙酸丁酯、乙苯、对-二甲苯、间-二甲苯、邻-二甲苯、氯苯、苯乙烯、1，2，4-三甲苯、环己酮、α-甲基苯乙烯等。采用活性炭管采样，以 100ml/min 流量采集一个工作班的空气样品，用二硫化碳 2.0ml 解吸，振荡 1min，解吸 30min，经 DB-WAX 毛细管色谱柱分离，火焰离子化检测器（FID）检测，外标法定量。

色谱操作条件：柱温采取程序升温，初温 50℃，保持 3 min，以 30℃/min 速率升温至 80℃，保持 2 min，继续以 30℃/min 速率升温至 160℃；检测器温度 200℃；进样口温度 250℃；载气（N_2）流速 2.0 ml/min；分流比 10：1；尾吹流量 30ml/min；进样体积 1.0μl。色谱图见图 14-21。

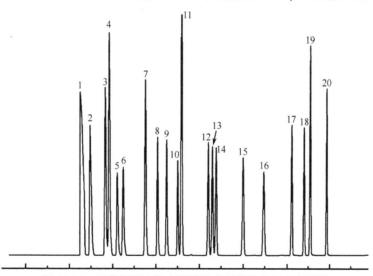

图 14-21 工作场所空气中挥发性有机毒物的气相色谱图

1. 二硫化碳（溶剂）；2. 丙酮；3. 乙酸乙酯；4. 2-丁酮；5. 二氯甲烷；6. 苯；7. 三氯乙烯；8. 三氯甲烷；9. 甲苯；10. 1，2-二氯乙烷；11. 乙酸丁酯；12. 乙苯；13. 对二甲苯；14. 间二甲苯；15. 邻二甲苯；16. 氯苯；17. 苯乙烯；18. 1，2，4-三甲苯；19. 环己酮；20. α-甲基苯乙烯

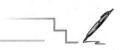

三、生物材料中有害物及其代谢产物分析

车间作业工人的生物监测、毒理学研究、农药或其他毒物中毒分析调查等，都需要测定血、尿及其他组织中的有害物质或代谢产物。

例如：气相色谱法测定血液中的 3 种苯氧羧酸类除草剂。

2，4-二氯苯氧乙酸（2，4-D）、2-（2，4-二氯苯氧)-丙酸（2，4-DP）和 4-氯-2-甲基-苯氧乙酸（MCPA）是国内外常用的 3 种苯氧羧酸类除草剂，对人和动物有较大的毒性。血样用 0.1mol/L 盐酸稀释后，用 GDX 401 大孔树脂吸附、用乙醚洗脱，萃取物用二氯丙醇在硫酸催化下进行酯化衍生，定量分析用 2，4-二氯苯乙酸（DC PA）作内标物，衍生物经气相色谱-电子捕获检测。色谱图见图 14-22。

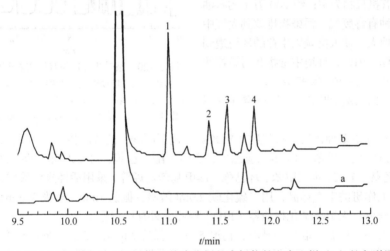

图 14-22   空白血样（a）和添加 3 种除草剂及内标物的空白血样（b）的色谱图
空白血样中添加 2，4-D 和 2，4-DP 各 50ng/ml，MCPA 和 DCPA 各 100ng/ml
1. DCPA；2. MCPA；3. 2，4-DP；4. 2，4-D

色谱条件：HP-5 弹性石英毛细管柱（30m×0.32mm×0.25μm）；柱温升温程序：起始柱温 120℃，保持 1min，以 10℃/min 的速率升至 180℃，再以 20℃/min 的速率升至 280℃，保持 8min。气化室温度为 250℃，检测器温度为 300℃，载气为高纯氮（恒压，柱头压力 118kPa，1.16atm[①]），尾吹气为高纯氮（流速 60ml/min）。

（王 琦 周 彤）

---

①atm 为非法定单位，1atm=1.01325×10⁵Pa。

第十五章 高效液相色谱法

第一节 概　述

案例 15-1

　　2008 年 6 月 28 日，位于兰州市的解放军第一医院收治了首例患"肾结石"病症的婴幼儿，据家长们反映，孩子从出生起就一直食用三鹿婴幼儿奶粉。9 月 11 日，除甘肃省外，陕西、宁夏、湖南、湖北、山东、安徽、江西、江苏等地都有类似案例发生。截至 2008 年 12 月底，全国累计报告患儿 29.6 万人，住院治疗 52 898 人，已治愈出院 52 582 人，死亡 4 人。这就是震惊世界的"2008 年奶制品污染事件"。导致婴幼儿出现"肾结石"病症的原因是奶粉中含有的三聚氰胺。

　　三聚氰胺，分子式为 $C_3N_6H_6$，含氮量 66.7%，是一种重要的氮杂环有机化工原料。研究表明，长期或反复大量摄入三聚氰胺可能对肾与膀胱产生影响，甚至产生结石。

　　为什么在奶粉中发现了三聚氰胺？这与蛋白质的检测方法有关。由于各种原因，目前检测食品中蛋白质含量的国际通行方法是通过测定氮元素的含量来间接推算食品中蛋白质的含量，所以不能排除这类非蛋白氮的干扰。一些不法分子为了降低成本在牛奶中添加三聚氰胺，造成蛋白质含量虚高。

　　为确保人体健康和食品安全，中华人民共和国卫生部（现为中华人民共和国国家卫生和计划生育委员会）等 5 部委于 2011 年 4 月 20 日联合发布公告，规定了我国三聚氰胺在食品中的限量值：婴儿配方食品中三聚氰胺的限量值为 1mg/kg，其他食品中三聚氰胺的限量值为 2.5mg/kg，高于上述限量的食品一律不得销售。

问题：

　　（1）国家标准分析方法中，原料乳与乳制品中三聚氰胺的含量用什么方法检测？

　　（2）高效液相色谱法和气相色谱法在应用范围上有什么异同？

　　高效液相色谱法（high performance liquid chromatography，HPLC）是 20 世纪 60 年代末发展起来的一种新型分离分析技术。它是在经典液相色谱法的基础上，引入气相色谱法的理论，采用微粒固定相、高压输液泵和高灵敏度的检测器等先进技术发展起来的。随着高效液相色谱分离模式和方法、各种新型色谱分离材料和柱技术的发展，高效液相色谱法得到了极其广泛的应用，现已成为化学、化工、生物、医药卫生、环境、食品、农业等领域最重要的分离分析方法。

　　1. 与经典液相色谱法比较　高效液相色谱法具有分离效率高、分析速度快、灵敏度高和操作自动化等优点。由于使用小粒径的柱填料和均匀填充技术，高效液相色谱法的分离效率大大高于经典液相色谱法，柱效可达每米 10^5 理论塔板数；由于通过高压输液泵输送流动相，一般分离分析仅需几分钟到几十分钟，比经典液相色谱法快数百倍；由于紫外、荧光、电化学、质谱等高灵敏度检测器的使用，最小检出量可达 10^{-12}g；现代高效液相色谱仪配备计算机系统，不仅可以自动采集和处理数据，而且可以优化选择和控制分离操作条件。

　　2. 与气相色谱法比较　高效液相色谱法适用范围广泛，可分离分析占有机物总数近 80% 的高沸点、热不稳定、生物活性、高分子化合物、无机离子型化合物等。高效液相色谱法中流动相参与组分的分配作用，可通过改变流动相的组成和比例提高分离的选择性。高效液相色谱法中制备试样简单，还可定量回收试样，适合于大量样品的制备。

第二节　高效液相色谱仪

高效液相色谱仪依据其不同的性能和用途可分为分析型、制备型和专用型三类，由高压输液系统、进样系统、分离系统、检测系统和数据记录与处理系统五部分组成，如图15-1所示。制备型高效液相色谱仪还配有自动馏分收集装置。

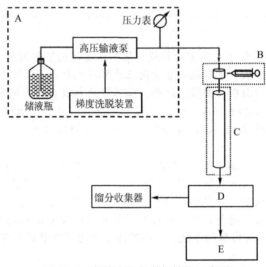

图 15-1　高效液相色谱仪结构示意图
A. 高压输液系统；B. 进样系统；C. 分离系统；D. 检测系统；E. 数据记录与处理系统

高效液相色谱仪的工作流程如下：高压输液泵将储液瓶中的流动相经由进样器送入色谱柱，然后从检测器流出；待分离样品通过进样阀进入进样口，流经进样器的流动相将样品带入色谱柱中进行分离；分离后的各组分依先后顺序进入检测器，检测器将各组分浓度信号转变为易于测量的电信号，经色谱工作站处理得到色谱图。

一、高压输液系统

高压输液系统一般由储液瓶（流动相储存器）、高压输液泵、梯度洗脱装置、压力表等组成，其中，高压输液泵是高效液相色谱仪的核心部件之一。

（一）高压输液泵

高压输液泵（high pressure pump）的作用是将流动相储存器中的流动相以高压形式连续不断地送入液路系统，使试样在色谱柱中完成分离过程。由于高效液相色谱法使用微粒固定相，对流动相阻力很大，所以难以较快流动。通过高压输液泵提供动力，将流动相连续不断地送入色谱柱，保证正常工作。高压输液泵应符合下列要求：①有足够的输出压力，输出压力平稳，脉动小；②流量设定范围宽，流量恒定，流量控制精度不大于0.5%；③泵室体积小，易于清洗，便于迅速更换溶剂；④密封性好，耐高压，耐腐蚀。

高压输液泵有恒压泵和恒流泵两种类型。现在高效液相色谱仪广泛使用的是柱塞往复泵，属于恒流泵。其特点是在一定的操作条件下，输出的流量保持恒定，不受色谱柱阻力和流动相黏度等变化的影响。柱塞往复泵泵室体积小，一般是 0.05～1 ml，易于清洗和更换溶剂，适用于梯度洗脱。其结构如图 15-2 所示。

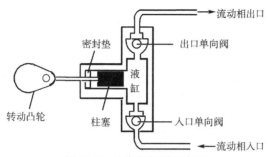

图 15-2　柱塞往复泵示意图

柱塞往复泵工作时通常由电动机带动凸轮转动，驱动柱塞在液缸内往复运动。当柱塞自液缸内抽出时，入口单向阀打开，出口单向阀关闭，流动相从入口单向阀吸入；当柱塞被推入液缸时，出口单向阀打开，入口单向阀关闭，流动相从液缸输出，流向色谱柱。如此往复运动，将流动相源源不断地输送到色谱柱中。

（二）梯度洗脱装置

高效液相色谱有等度（isocratic）和梯度（gradient）两种洗脱方式。等度洗脱是指在同一样品分析过程中，流动相中不同溶剂的组成比例保持恒定；梯度洗脱是指在同一样品分析过程中，按一定程序线性或非线性改变流动相中不同溶剂的组成比例，使溶剂极性、离子强度、pH 等发生改变。

梯度洗脱装置分为高压梯度洗脱装置和低压梯度洗脱装置。

高压梯度洗脱装置通常是用两台或两台以上高压泵，按设定的流量比例分别将溶剂输入混合室，再将混合后的流动相送入色谱柱。高压梯度的优点是能得到任意形式的梯度曲线，且精度高，但需要多台泵，仪器造价较高。

低压梯度洗脱装置是在常压下采用电磁阀将不同溶剂按一定比例混合后，再用泵送入色谱柱。由于流动相在常压下混合，容易形成气泡，所以低压梯度通常配置在线脱气系统。

二、进样系统

高效液相色谱仪广泛采用的进样方式是六通阀进样，六通阀结构如图 15-3 所示。

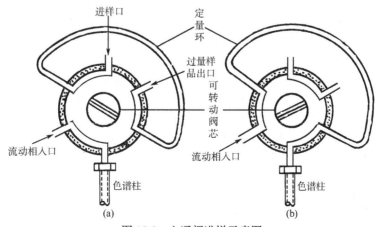

图 15-3　六通阀进样示意图

在进样阀处于装样状态如图 15-3（a）所示时，流动相由泵送入色谱柱，不通过定量环。装样时试样由微量进样器在常压下注入定量环中，超出定量环体积的试样从过量样品出口排出。进样时，转动六通阀手柄处于进样状态如图 15-3（b）所示时，流动相便把定量环中的样品带入色谱柱中。

通过六通阀进样时，进样体积是由定量环的体积严格控制的，更换不同体积的定量环，可调整进样量。也可采用较大体积的定量环进少量试样，进样量由进样器控制，试样不充满定量环，只是填充其中的一部分。

现代高效液相色谱仪也配有自动进样装置。自动进样装置通过计算机程序控制，取样、装样、进样、复位和试样管路清洗可全部按预定程序自动进行。

三、分 离 系 统

分离系统包括色谱柱、柱温控制器、连接管等。

色谱柱是色谱分离的核心，是高效液相色谱仪重要的部件之一，由色谱柱管和固定相组成。色谱柱管一般为内壁抛光的不锈钢管。色谱柱按用途分为分析型和制备型两种类型。常规分析型色谱柱长 10~30 cm，内径 2~6 mm，固定相粒径 5~10 μm，柱子是直型的，有利于装填均匀以提高柱效。制备型色谱柱长 25~50 cm，内径 20 mm 以上。

为了保持色谱柱的分离效能，通常在分析柱前装上较短的保护柱。保护柱长 10~20 mm，一般填有与分析柱相同的固定相，这样不仅可除去溶剂中的颗粒杂质和污染物，而且可除去试样中与固定相不可逆结合的组分，以延长色谱柱的使用寿命。

高效液相色谱分析通常在室温下进行，但由于柱温能显著影响组分的保留值，所以仪器最好配备温度控制器，以保证分析时温度恒定。

四、检 测 系 统

检测器是高效液相色谱仪的三大关键部件之一。它的作用是将从色谱柱流出组分的量或浓度转化为可供检测的电信号，对其进行定性、定量分析。理想的检测器应具有灵敏度高、噪声低、线性范围宽、死体积小、重复性好、适用范围广等特点，且对温度和流量的变化不敏感。目前，高效液相色谱仪常用的检测器有紫外-可见光检测器、荧光检测器、示差折光检测器、蒸发光散射检测器、电化学检测器、质谱检测器等。

1. 紫外-可见光检测器　紫外-可见光检测器（ultraviolet absorption detector，UVD 或 UV）是高效液相色谱中应用最广泛的检测器，用于检测对紫外或可见光有吸收或经过衍生后对紫外或可见光有吸收的物质。在高效液相色谱分析中，大约 70% 的样品可使用这种检测器。

紫外-可见光检测器灵敏度较高，最小检测浓度可达 10^{-10} g/ml，线性范围宽，应用范围广泛，对温度和流动相流速波动不敏感，可用于梯度洗脱。但流动相的选择有一定限制，即要求流动相的截止波长低于检测器的工作波长。

紫外-可见光检测器的工作原理和基本结构与分光光度计相似，差别是将普通分光光度计的样品池改为流通池，以对色谱柱流出样品进行连续检测；且为减小死体积，提高灵敏度，池体积一般为 1~10 μl，光程一般为 2~10 mm，如图 15-4 所示。

紫外-可见光检测器可分为固定波长型、可变波长型和光电二极管阵列检测器（photo-diode array detector，PDAD）。

（1）固定波长型：一般以低压汞灯为光源，检测波长固定在 254 nm 或 280 nm，因应用范围有限，现已很少使用。

（2）可变波长型：一般以钨灯和氘灯为光源，波长范围 190~700 nm，能够按需要选择对被分析的组分最合适的波长为检测波长，从而提高灵敏度。

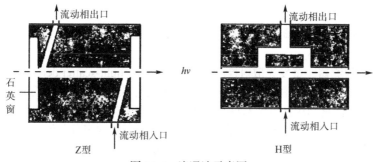

图 15-4　流通池示意图

（3）光电二极管阵列检测器：是 20 世纪 80 年代发展起来的一种新型紫外-可见光检测器，是以光电二极管阵列作为光电转换元件的检测器。它与紫外-可见光检测器的主要区别是进入流通池的是整个紫外-可见光谱区的复合光，当复合光被组分选择性吸收后，透过光经全息凹面衍射光栅色散，照射到光电二极管阵列而被检测，可同时检测 190～700 nm 波长范围的全部吸收信号。对二极管阵列快速扫描采集数据，经计算机处理，可同时获得样品的色谱图及每个色谱峰的吸收光谱图，如图 15-5 所示。

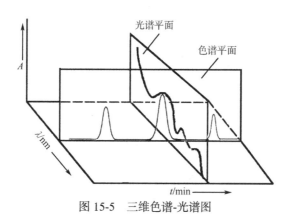

图 15-5　三维色谱-光谱图

二极管阵列检测器的优点是：一次进样后，可同时采集每一色谱峰在不同波长下的色谱数据，以计算不同波长的相对吸收比；可提供每一色谱峰的 UV-Vis 光谱，因而有利于选择最佳检测波长；检查色谱峰各个位置（如峰前沿、峰顶端、峰后沿）的光谱，可以评价物质的纯度，如果色谱峰为纯物质，则色谱峰各点的光谱应重叠；由于每个组分都有全波段的吸收光谱，因此，可利用色谱保留值规律及吸收光谱综合进行定性分析。

2. 荧光检测器　荧光检测器（fluorescence detector，FD）适合检测能发射荧光或经过衍生后可发射荧光的物质，如稠环芳烃、甾族化合物、酶、维生素、色素、蛋白质、氨基酸等物质。

荧光检测器灵敏度比紫外-可见光检测器高 2～3 个数量级，检测限可达 10^{-12} ～10^{-14} g/ml，特别适用痕量组分的测定；对温度和流动相流速的变化不敏感，可用于梯度洗脱，但其线性范围较窄。

荧光检测器检测原理及仪器结构与荧光分析仪器相似。

3. 电化学检测器　电化学检测器（electrochemical detector，ED）种类较多，主要有电导、安培、库仑、极谱、电位等检测器。电导检测器主要用于离子的检测；安培检测器适用于测定具有或经过衍生后具有电化学氧化还原性质的化合物，如含硝基、氨基等基团的有机化合物，是常用的电化学检测器。

电化学检测器广泛应用于生物、医药及环境试样中酚类、胺类、维生素及各种药物及代谢产物的检测。

电化学检测器灵敏度高，检测限可达 10^{-12} g/ml；选择性好；线性范围宽，一般为 3～4 个数量级；结构简单、死体积小。

4. 蒸发光散射检测器　蒸发光散射检测器（evaporative light-scatter detector，ELSD）是 20 世纪 90 年代发展起来的通用型检测器，它适用于检测挥发性低于流动相的组分。

蒸发光散射检测器是利用在一定条件下，光散射强度仅取决于样品的浓度而进行测定的。工作原理如图 15-6 所示。蒸发光散射检测器工作时将流出色谱柱的组分及流动相引入雾化器，与高纯氮或空气混合形成均匀的微小液滴，经过加热的漂移管，流动相蒸发除去，试样组分形成气溶胶，然后进入检测室。用强光或激光照射气溶胶而产生光散射，测定散射光强度而获得组分的浓度信号。

蒸发光散射检测器对各种物质有几乎相同的响应，可用于梯度洗脱，检测限可达 10^{-9} g/ml，灵敏度高于示差折光检测器。

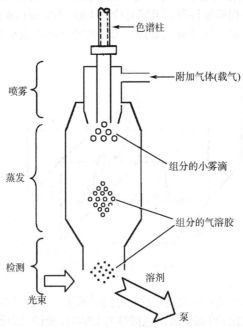

图 15-6　蒸发光散射检测器工作原理示意图

5. 示差折光检测器　示差折光检测器（differential reflective index detector，DRID）是一种通用型检测器。检测原理是基于流动相和含有被测组分的流动相之间折光率的差异，差值大小反映流动相中组分的浓度。

示差折光检测器操作简便，检测限为 10^{-6}～10^{-7} g/ml，对温度和流速变化敏感，不能用于梯度洗脱。

6. 质谱检测器　质谱检测器（mass spectrometry detector，MSD）是一种质量型检测器。其灵敏度高，能提供相对分子质量和碎片等分子结构信息，是一种理想的检测器。质谱检测器工作原理、特点、使用范围等内容见第十八章第一节。

五、数据记录与处理系统

现代高效液相色谱分析工作中，数据记录与处理均由计算机完成。计算机不仅能够自动采集处理数据，实时显示检测信号，而且能够实现数据存储、定性定量分析、报告输出等分析过程的完全自动化。

案例 15-2

黄曲霉毒素（Aflatoxin, AFT）是一种天然存在的、毒性极强的剧毒物质，并具有致突变、致畸形和致癌作用。早在 1960 年 6 月，英格兰东南部地区发生了 10 万只火鸡死亡事件，解剖发现火鸡肝脏出血，肾脏肿胀，因病因不明，被定为火鸡 X 病。之后经研究首次发现了黄曲霉及其产生的有毒代谢产物，并将其定名为黄曲霉毒素，自此黄曲霉毒素引起了全世界范围的广泛关注。1993 年黄曲霉毒素被世界卫生组织（WHO）的癌症研究机构划定为 I 类致癌物。黄曲霉毒素的危害主要是对人及动物肝脏组织有破坏作用，严重时可导致肝癌甚至死亡。

黄曲霉毒素是黄曲霉、寄生曲霉等真菌产生的一类化学结构和理化性质相似的次级代谢产物。黄曲霉毒素的基本结构都有二呋喃环和香豆素（氧杂萘邻酮）。黄曲霉毒素分为 B 族（发蓝色荧光，取英文 "blue" 之首字母）和 G 族（发绿色荧光，取英文 "green" 之首字母）两大类。目前已知的黄曲霉毒素及其衍生物有 20 余种，即 B_1、B_2、B_{2a}、G_1、G_2、G_{2a}、M_1、M_2 等，其中，B_1 是二氢呋喃氧杂萘邻酮的衍生物，其毒性和致癌性最强，因此，在食品卫生监测中常以 AFB_1 作为污染指标。M_1 和 M_2 分别是黄曲霉毒素 AFB_1 和 AFB_2 在体内经过羟化而衍生成的代谢产物，主要存在于牛奶中。黄曲霉毒素通常存在于花生、玉米、坚果等农副产品中，哺乳动物食入由这些原料加工而成的饲料后，经过体内代谢，部分以 M_1 的形式排到乳汁和尿液中。

由于黄曲霉毒素对人类身体健康具有严重危害，许多国家、地区、国际组织已对其在食品中的限量标准做出了规定。自 2002 年起，欧盟加强了对黄曲霉毒素的控制，并实施国际上最严格的限量标准，规定在花生、干果、坚果及谷类（包括荞麦）中黄曲霉毒素 B_1 限量为 2 μg/kg，黄曲霉毒素总量（$B_1+B_2+G_1+G_2$）不得超过 4 μg/kg。我国在 GB 2761—2011《食品安全国家标准　食品中真菌毒素限量》中规定了 AFB_1 在玉米、玉米油、玉米制品中的限量水平均为 ≤20 μg/kg。特殊膳食用食品（婴幼儿配方食品、婴幼儿辅助食品）中 AFB_1 与 AFM_1 含量均 ≤0.5 μg/kg。

问题：

分析食品中 AFB_1 和 AFM_1 应选用何种检测器？为什么？

第三节　高效液相色谱的固定相和流动相

一、固　定　相

固定相，即色谱柱填料，是色谱分离的关键。色谱柱填料有颗粒填料和整体柱（monolithic column）。根据固定相孔隙的深度，颗粒填料可分为表面多孔型和全多孔微粒型两类，如图 15-7 所示。

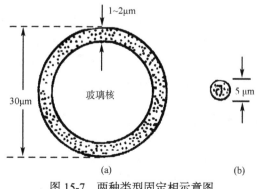

图 15-7　两种类型固定相示意图

（a）表面多孔型；（b）全多孔微粒型

（1）表面多孔型：又称薄壳型，是在直径为 30 ～ 40 μm 的实心玻璃微球或聚合物表面覆盖一层约 1～2 μm 的多孔活性材料制备而成。多孔活性材料有硅胶、氧化铝、离子交换树脂、分子筛、聚酰胺等。由于多孔材料仅在表面涂了很薄的一层，因此传质速度快；球形固定相球体均匀、直径很小，使得其在色谱柱中的填充紧密均匀、渗透性好、柱效高。但由于比表面积小、柱容量小，最大允许进样量受到一定的限制。

（2）全多孔微粒型：是一种粒度为 3～10 μm 的色谱柱填料，由纳米数量级的硅胶或氧化铝微粒制备而成。全多孔微粒型填料本身是液固吸附色谱固定相，也作为载体在表面引入薄层有机物，并对表面改性而形成微粒填料。这种填料具有粒度小、比表面积大、孔穴浅、柱效高、对样品的负载量大、在 pH 为 3～8 范围内稳定性好等优点。球形全多孔微粒硅胶，还具有扩散性小、渗透性好等优点，是化学键合相色谱法中固定相的理想载体。目前，此类固定相应用较多。

整体柱是 20 世纪 80 年代后期发展起来的一种连续整体多孔结构分离介质，在色谱柱柱管内原位合成。整体柱通过控制合成条件得到理想孔径分布，其空间由聚合物颗粒中的孔和颗粒间的缝隙组成，分离在样品流经孔结构时发生。整体柱可根据需要对整体材料的表面做相应的衍生化。目前制备的整体柱分为无机和有机两大类，前者主要是将硅氧化物直接烧结在柱内或者用溶胶-凝胶法在柱中反应得到，后者则是有机聚合单体在柱管内原位聚合得到的。因为整体柱不需采用柱填充技术，可以减少路径的差异和纵向扩展。

高效液相色谱法根据固定相和分离机理分为液-固吸附色谱、液-液分配色谱、化学键合相色谱、离子交换色谱、空间排阻色谱和亲和色谱。不同类型的高效液相色谱所用的固定相各不相同，它是色谱分离的关键部分，直接关系到柱效和分离度。

（一）液-固吸附色谱固定相

液-固吸附色谱的固定相是固体吸附剂。主要有极性的硅胶、氧化铝、分子筛、聚酰胺和非极性的活性炭、高交联度苯乙烯-二乙烯基苯聚合物等。其中，硅胶是最常用的吸附剂，其次是氧化铝。

（二）液-液分配色谱固定相

液-液分配色谱的固定相由惰性载体和涂渍在载体上的固定液组成。常用的固定液有极性和非极性两种。极性固定液包括 β, β'-氧二丙腈、乙二醇、聚乙二醇、甘油、乙二胺等；非极性固定液包括聚甲基硅氧烷、聚烯烃、正庚烷、角鲨烷等。

（三）化学键合相色谱固定相

早期的固定液是被机械地涂渍在全多孔微粒型和表面多孔型载体上，尽管选用与固定液不互溶的溶剂作为流动相，但在色谱分离过程中，固定液仍会微量溶解在流动相中，在流动相连续通过色谱柱的机械冲击下，固定液也会不断流失，导致色谱柱保留行为的改变及分离样品的污染。为了解决固定液流失的问题，改善固定相的功能，将有机分子通过化学反应共价键合到载体（硅胶）表面，形成化学键合固定相（chemicalbonded stationary phase）。采用化学键合相作固定相的液相色谱称为化学键合相色谱（chemicalbonded phase chromatography），简称键合相色谱。至今键合相色谱法已逐渐取代液液分配色谱法，获得日益广泛的应用，在高效液相色谱法中占有极其重要的地位。

化学键合固定相广泛采用球形全多孔微粒硅胶为载体，按官能团与硅胶相结合的化学键类型，分为四种类型。

1. 硅氧碳键型　硅氧碳键型是最早用于液相色谱的键合固定相，硅羟基（Si—OH）与醇直接进行酯化反应，生成具有≡Si—O—C≡键的固定相。反应式为

$$\equiv Si—OH + HO—R \longrightarrow \equiv Si—OR + H_2O$$

这类键合固定相具有良好的传质特性和高柱效，但易水解、醇解、热稳定性差，因此仅适用于不含水或醇、极性小的流动相来分离极性化合物的情况，这使它的应用范围受到限制。

2. 硅碳键型　如果使硅胶表面的硅羟基先与磺酰卤反应，生成的氯化硅胶再与格氏试剂反应，则生成具有$\equiv$Si$-$C$\equiv$键的苯基或烷基键合固定相。反应式为

$$\equiv\text{Si}-\text{OH} + \text{SO}_2\text{Cl}_2 \longrightarrow \equiv\text{Si}-\text{Cl} \xrightarrow{\text{RMgX}} \equiv\text{Si}-\text{R}$$

3. 硅氮键型　将硅胶表面氯化后，再与有机胺反应生成具有$\equiv$Si$-$N$\equiv$键的胺基键合固定相。反应式为

$$\equiv\text{Si}-\text{OH} + \text{SO}_2\text{Cl}_2 \longrightarrow \equiv\text{Si}-\text{Cl} \xrightarrow{\text{H}_2\text{N(CH}_2)_n\text{X}} \equiv\text{Si}-\text{NH}-(\text{CH}_2)_n\text{X}$$

式中，$n = 1\sim6$，$X = CH_3$，NH_2，$COOH$，CN 等。

硅碳键和硅氮键比硅氧碳键稳定，其固定相耐热、抗水解能力优于硅氧碳键型固定相，适用于在$pH = 4\sim8$的介质中使用。

4. 硅氧硅碳键型　硅羟基与氯硅烷或烷氧基硅烷进行硅烷化反应，生成具有$\equiv$Si$-$O$-$Si$-$C$\equiv$型键的固定相。典型反应为

$$-\text{Si}-\text{OH} + \text{X}-\overset{\displaystyle\text{OH}}{\underset{\displaystyle\text{OH}}{\text{Si}-\text{R}}} \longrightarrow -\text{Si}-\text{O}-\overset{\displaystyle\text{OH}}{\underset{\displaystyle\text{OH}}{\text{Si}-\text{R}}}$$

式中，$X = Cl$，OCH_3，OC_2H_5等。

这类键合固定相在$pH\ 2\sim8.5$范围内对水稳定，有机分子与载体间的结合牢固，固定相不易流失，稳定性好，是目前应用最广泛的固定相。

根据硅胶表面键合基团 R 极性的不同分为极性键合相和非极性键合相。若 R 为极性基团，如氰基、氨基和二醇基，称为极性键合相，又称正相键合相，常用作正相键合相色谱，分析极性较强的化合物；若 R 为非极性基团，称为非极性键合相，又称反相键合相，通常用于反相键合相色谱，分离非极性和极性较弱的化合物。常用的非极性键合相主要有 $C_1\sim C_{18}$ 的烷基、苯基、苯甲基等，以 C_{18}（或称 ODS）应用最广。

化学键合固定相的优点是：①传质速度比一般液体固定相快，柱效高；②固定液不易流失，增加了色谱柱的稳定性和使用寿命；③由于能够通过键合不同性质的官能团改善固定相的性能，所以提高了选择性，适用于分离几乎所有类型的化合物；④对样品的负载量大；⑤可以利用梯度洗脱，提高分析效率，得到好的分离效果。

（四）离子交换色谱固定相

离子交换色谱固定相又称为离子交换剂，可分为离子交换树脂和键合型离子交换剂。

离子交换树脂是以苯乙烯-二乙烯基苯交联聚合物为基体，经化学反应在其骨架上引入离子交换基团而生成。键合型离子交换剂是以薄壳型或全多孔微粒型硅胶为载体，表面键合上所需的离子交换基团。

根据离子交换基团电离出阴、阳离子的难易程度，可分为强碱、弱碱和强酸、弱酸性离子交换剂。阳离子交换色谱法常用的固定相是强酸性磺酸型（$-SO_3H$）阳离子交换剂，阴离子交换色谱法常用的固定相是强碱性季铵盐型（$-NR_3Cl$）阴离子交换剂。

离子交换树脂遇溶剂易膨胀，不耐压，传质速度慢，不适合 HPLC，目前已基本被键合型离子交换剂代替。

键合型离子交换剂的特点是具有较高的耐压性、热稳定性和化学稳定性，粒度细、易填充均匀、表面传质快、柱效高、在室温下可以获得良好的分离，使用方便；缺点是当流动相 pH>9 时，硅胶易溶解，因此只能在 pH 为 1~8 范围内使用。

（五）空间排阻色谱固定相

空间排阻色谱，又称为凝胶色谱，其固定相为多孔凝胶，根据机械强度的不同分为软质、半硬质和硬质凝胶三类。软质凝胶，如葡聚糖等，在压强 0.1 MPa 左右即被压坏，不适宜用在 HPLC 中。半硬质凝胶，如高交联度的聚苯乙烯，能耐较高压力，可用作以有机溶剂为流动相的高效凝胶渗透色谱的填料。半硬质凝胶具有可压缩性、能填充紧密、柱效高等优点，但流速不宜过快。硬质凝胶，属于无机凝胶，如多孔硅胶、多孔玻璃等，具有良好的化学惰性、稳定性和机械强度；既可用水溶性溶剂又可用有机溶剂作流动相，可在较高压强和较高流速下操作；但填充不易紧密，柱效较差。

（六）亲和色谱固定相

亲和色谱固定相由基体、间隔臂和配体三部分组成。构成基体的材料为天然有机聚合物、合成有机聚合物、无机载体等；用作间隔臂的有机化合物分为疏水性化合物（如二酸类、二胺类等）和亲水性化合物（如二元酰氯、氨基醇等）两类，它的作用是将配位体通过共价键连接在基体上；配体的种类较多，如染料配体、定位金属配体、生物特效配体、共价配体等，其种类可根据分离物的不同进行选择。

亲和色谱是一种基于分离物与配体间特异的生物亲和作用来分离生物大分子的技术。当含有亲和物的复杂混合试样随流动相流经固定相时，亲和物就与配体结合而与其他组分分离。

（七）手性色谱固定相

用于分离对映异构体的固定相称为手性固定相（chiral stationary phase，CSP）。

对映异构体具有完全相同的化学性质和物理性质，使用通常的反相、正相和离子交换高效液相色谱技术很难将其分离。但它们之间在空间构型上有差异，光学性质不同。手性固定相是利用键合或涂渍在固定相上的手性识别剂，与对映体反应形成非对映复合物，然后进行分离测定。较常用的手性固定相有 Pirkle 手性固定相、环糊精手性键合固定相、蛋白质手性固定相、多糖类手性固定相等。

二、流　动　相

高效液相色谱法中流动相与组分分子之间存在相互作用，分离过程的实现是组分、流动相和固定相三者间相互作用的结果。在固定相一定时，流动相的选择至关重要，直接影响样品的分离度和分析速度，因此，改变流动相的组成和比例是提高分离选择性的重要手段，也是最方便、最常用的方法。

能够用作高效液相色谱流动相的溶剂很多，如有机溶剂、水、无机盐的水溶液等。流动相分为一元流动相和多元流动相。多元流动相是由两种或两种以上溶剂按一定比例组成的混合溶液。

（一）对流动相的基本要求

高效液相色谱对流动相的要求主要有：①对被分离的样品有适宜的溶解度，使组分的分配系数 k 介于 1～10 或 2～5（最佳范围）之间；②不与样品及固定相发生不可逆化学反应，保证色谱柱的稳定性和分离的重现性；③黏度低，以便降低柱压，减小传质阻力，提高柱效；沸点较低，以便分离组分和回收溶剂；④与检测器匹配，如使用紫外-可见光检测器时，流动相在检测波长下不应有吸收；⑤纯度高，毒性小等。

（二）表征溶剂特性的重要参数

溶剂的物理和化学特性对液相色谱法中流动相的选择十分重要。表征溶剂物理和化学特质的参数有很多，与高效液相色谱分离过程密切相关的参数是溶剂强度参数 $\overset{\circ}{\varepsilon}$、溶解度参数 δ 和极性参数 P'。

1. 溶剂强度参数 $\overset{\circ}{\varepsilon}$　在液固色谱中常用 Snyder 提出的溶剂强度参数 $\overset{\circ}{\varepsilon}$ 指示溶剂的洗脱强度。$\overset{\circ}{\varepsilon}$ 定义为溶剂分子在单位吸附剂表面积上的吸附自由能，表征溶剂分子对吸附剂的亲和力大小。$\overset{\circ}{\varepsilon}$ 值越大，溶剂对吸附剂的亲和力越大，溶质越容易被洗脱。常用溶剂强度参数见表 15-1。

表 15-1　高效液相色谱法常用溶剂特性参数

溶剂	$\overset{\circ}{\varepsilon}$	δ	P'	溶剂	$\overset{\circ}{\varepsilon}$	δ	P'
正戊烷	0.00	7.1	0.0	乙酸乙酯	0.58	8.6	4.4
正己烷	0.01	7.3	0.1	乙腈	0.65	11.8	5.8
正庚烷	0.01	7.4	0.2	二甲亚砜	0.75	12.8	7.2
苯	0.32	9.2	2.7	异丙醇	0.82	—	3.9
乙醚	0.38	7.4	2.8	正丙醇	0.82	10.2	4.0
氯仿	0.40	9.1	4.1	乙醇	0.88	—	4.3
二氯甲烷	0.42	9.6	3.1	甲醇	0.95	12.9	5.1
丙酮	0.50	9.4	5.1	乙酸	1.0	12.4	6.0
四氢呋喃	0.57	9.1	4.0	水	—	21	10.2

2. 溶解度参数 δ　Hilderbrand 提出的溶解度参数 δ 是溶剂与溶质分子间 4 种作用力的总和，包括色散力、偶极作用力、接受质子能力和给予质子能力。在正相色谱中，溶剂 δ 越大，洗脱强度越大，溶质的保留值越小；而在反相色谱中，溶剂 δ 越大，洗脱强度越小，溶质的保留值越大。常用溶剂溶解度参数见表 15-1。

3. 极性参数 P'　Snyder 提出的极性参数 P' 表示溶剂接受质子、给予质子和偶极相互作用的能力及选择性差异，比较全面地反映了溶剂的性质。P' 既能表示每种溶剂洗脱强度的大小，又能反映每种溶剂的选择性。在正相色谱中，溶剂 P' 值越大，洗脱强度越大，溶质保留值越小；而在反相色谱中，溶剂 P' 越大，洗脱强度越小，溶质保留值越大。常用溶剂极性参数见表 15-1。

（三）流动相的选择

1. 液-固吸附色谱流动相　液-固吸附色谱中，若使用硅胶、氧化铝等极性固定相，以弱极性的戊烷、己烷、庚烷作流动相的主体，再适当加入二氯甲烷、氯仿、乙醚、异丙醚、乙酸乙酯等中等极性溶剂，或四氢呋喃、乙腈、异丙醇、甲醇、水等极性溶剂作为改性剂。若使用苯乙烯-二乙烯基苯聚合物微球等非极性固定相，以水、甲醇、乙醇等极性溶剂作为流动相的主体，再加入四氢呋喃等改性剂，以调节流动相的洗脱强度。

在液固色谱法中，常用水对硅胶固定相进行减活处理，抑制色谱峰拖尾，提高柱效。此时流动相中水的饱和度应小于 25%，如含水量过高，大量水附着在硅胶上会使液固色谱过程转变为液液色谱过程而影响分离效果。

液-固吸附色谱中，分离极性大的样品选用极性强的洗脱剂；分离极性弱的样品选用极性弱的洗脱剂，即待测样品的极性和洗脱剂的极性相一致。

2. 液-液分配色谱流动相　根据所使用的流动相和固定相极性的相对大小，液-液分配色谱分为正相分配色谱和反相分配色谱。若流动相的极性小于固定相的极性，称为正相分配色谱；若固定相的极性小于流动相的极性，称为反相分配色谱。

正相分配色谱主要用来分离极性化合物；反相分配色谱主要用来分离非极性或弱极性化合物。

液-液分配色谱所使用的流动相、待测组分流出顺序与化学键合相色谱相似。

3. 化学键合相色谱流动相　化学键合相色谱分为正相键合相色谱和反相键合相色谱。若键合固定相的极性大于流动相的极性，称为正相键合相色谱；若键合固定相的极性小于流动相的极性，称为反相键合相色谱。

为了防止固定液流失，流动相与固定相的极性应有显著差异。在正相键合相色谱法中，流动相的主体成分为己烷或庚烷，为改善分离的选择性，常加入乙醚、氯仿或二氯甲烷，随着流动相极性的增强，洗脱强度增加。在反相键合相色谱法中，流动相的主体成分为水，根据分离需要，加入能与水相混溶的有机溶剂，如甲醇、乙腈、四氢呋喃等，以调节极性和洗脱能力。在正相键合相色谱法中，被分离组分按极性从小到大的顺序流出色谱柱；在反相键合相色谱法中，待测组分流出顺序与正相键合相色谱正好相反。

正相键合相色谱法适用于分离异构体、中等极性或极性化合物。反相键合相色谱法应用非常广泛，可以分离不同类型的化合物，尤其适用于分离同系物、非极性及弱极性的化合物。

4. 离子交换色谱流动相　离子交换色谱的流动相大多是具有一定 pH 和离子强度的缓冲溶液。通过改变溶剂 pH、离子强度、流动相的组成、加入有机溶剂等来改变交换剂的选择性，从而改善分离度。

（1）pH：流动相 pH 的影响是多方面的。一方面，pH 对弱酸性和弱碱性离子交换剂的交换容量影响较大。pH 降低，对阳离子交换剂而言，组分的保留值减小；对阴离子交换剂而言，组分的保留值增大，反之亦然。另一方面，流动相 pH 的改变影响弱电解的酸性或碱性组分的电离情况。pH 降低，在阴离子交换色谱中组分的保留值减小，在阳离子交换色谱中组分的保留值增大，反之亦然。流动相 pH 的变化还能改变分离的选择性。

（2）离子强度：在离子交换色谱中，溶剂强度主要取决于流动相的离子强度。增加流动相的离子强度，则洗脱能力增强，组分保留值减小。

（3）流动相的组成：由于流动相离子与离子交换剂相互作用力不同，因此流动相中的离子类型对试样组分的保留值有显著的影响。不同的离子具有不同的离子电荷、离子半径及离子的溶剂化特性，因而有不同的洗脱能力。

各种阴离子与阴离子交换剂结合能力次序为：柠檬酸根离子 $> SO_4^{2-} > C_2O_4^{2-} > I^- > NO_3^- > CrO_4^{2-} > Br^- > SCN^- > Cl^- > HCOO^- > CH_3COO^- > OH^- > F^-$，所以用柠檬酸根离子洗脱比用 F^- 快。

各种阳离子与阳离子交换剂结合的能力次序为：$Ba^{2+} > Pb^{2+} > Ca^{2+} > Ni^{2+} > Cd^{2+} > Cu^{2+} > Co^{2+} > Zn^{2+} > Mg^{2+} > Ag^+ > Cs^+ > K^+ > NH_4^+ > Na^+ > H^+ > Li^+$。

与阴离子交换剂相比，各种阳离子与阳离子交换剂的结合能力差别不显著。

离子交换色谱适用于分离离子或可解离的化合物。它不仅广泛地应用于无机离子的分析，而且广泛地应用于有机化合物和生物物质，如氨基酸、核酸、蛋白质等的分析。

5. 空间排阻色谱流动相　空间排阻色谱选择流动相的依据是：流动相能完全溶解样品，必须与凝胶本身性质相似以便湿润凝胶，黏度要小，与检测器相匹配。常用的流动相有四氢呋喃、甲苯、氯仿、二甲基酰胺、水等。凝胶过滤色谱以水溶液为流动相，适用于分离水溶性样品。凝胶渗透色谱以有机溶剂为流动相，适用于分离非水溶性样品。

空间排阻色谱主要用于分离相对分子质量大的分子，如有机聚合物、蛋白质等生物高分子；测定高分子聚合物的相对分子质量和分布，研究聚合机理。

6. 亲和色谱流动相　亲和色谱分离、纯化对象多为具有生物活性的极性化合物，要求洗脱条件比较温和，以保持生物活性。常用流动相为接近中性的稀缓冲液，如磷酸盐、硼酸盐等与盐酸、顺丁烯二酸等构成的具有不同 pH 的缓冲液体系。

亲和色谱广泛应用于生物化学中各种酶、辅酶、激素、糖类、核酸和免疫球蛋白等的分离和纯化。

7. 手性色谱流动相　CSP 通常是将手性物质化学键合或涂渍在载体表面上制成，根据 CSP 与流动相相对极性不同分为正相或反相色谱，其流动相与一般分配色谱相似。

（四）流动相的处理

高效液相色谱的流动相必须经过处理后才能使用，主要包括纯化和脱气。

1. 纯化　为了满足检测器的要求，且避免溶剂中的微小颗粒堵塞管路和色谱柱，以获得重现性好的色谱数据，要求流动相必须达到一定的纯度。用水作流动相时，要求使用高纯水；有机溶剂要使用色谱纯试剂；流动相要使用 0.45 μm 或更小孔径滤膜过滤。

2. 脱气　流动相中常溶解有一些气体，这些气体在输液过程中进入泵体，会妨碍柱塞及单向阀的正常工作，导致输液不准、脉动及压力波动，从而影响组分保留时间和峰面积的重现性。气泡进入检测器还可引起光吸收和电信号的变化，造成基线波动及漂移，出现有规律、不正常的尖峰或平顶大峰。如果使用荧光检测器，溶解的氧气还会导致荧光猝灭，影响测定的重现性。

脱气的方法较多，如减压脱气、煮沸脱气、超声波振荡脱气等。如果是多组分的流动相，一般采用超声波振荡脱气，这样不会造成流动相组成的变化，超声振荡时间一般为 15～20 min。

（五）洗脱方式

高效液相色谱法有等度洗脱和梯度洗脱（gradient elution）两种洗脱方式。等度洗脱适合于组分数目较少、性质差别不大的样品。对于含多组分的复杂样品，特别是容量因子 *k* 值的分布范围很宽的样品，等度洗脱往往不能获得满意的分离，需用梯度洗脱。在梯度洗脱过程中，流动相组成的改变，将导致流动相的极性、离子强度或 pH 等发生改变，使被测组分的相对保留值得以改变，这样既能使复杂样品得到很好的分离，又可以缩短分析周期，提高分析速度。梯度洗脱的缺点是有时能引起基线漂移，重复性欠佳。

案例 15-3

2001 年 4 月 17 日，韩国籍化学品货轮"大勇"轮在长江口海域与香港籍"大望"轮发生剧烈碰撞，造成"大勇"轮上装载的苯乙烯大量泄漏，泄漏量近 700 吨，是世界上迄今为止发生的最大的苯乙烯泄漏污染事故，媒体称之为"4.17 苯乙烯泄漏事故"。此次碰撞事故泄漏的苯乙烯，随海流呈带状迅速向四周扩散，扩散范围半径达 20 海里左右，事故现场弥漫着浓烈的苯乙烯气味，对当地的海洋及大气环境造成了严重污染，给该水域的渔业资源带来了不可估量的损失。根据现场监测的数据，事发现场附近空气中苯乙烯含量达 55 mg/m³，海水中苯乙烯含量达 40.5 mg/L。

研究表明，苯乙烯具有神经毒性，主要损害中枢神经系统，其次为血液和肝脏，属于中等毒性化合物，主要吸收途径为呼吸道、皮肤、胃肠道等。

苯乙烯进入人体后，在肝混合功能氧化酶作用下氧化为环氧苯乙烯，在机体内有如下代谢路线：①经 CYP450 酶系作用，在谷胱甘肽巯基转移酶等酶的作用下，生成苯乙烯巯基尿酸（UMA），从尿中排出；②经 CYP450 酶系作用，在环氧化物水解酶作用下转变为苯乙烯乙二醇，并继续氧化为苯乙醇酸（MA）、苯乙醛酸（PGA），随尿排出。经 CYP488 酶系作用，和 DNA 发生反应，生成 DNA 加合物或引起链断裂，从而引发生物学效应。由苯乙烯代谢途径可以看出，代谢产物 UMA、PGA、MA 可作为苯乙烯内剂量的生物标志物。

根据我国现行卫生行业标准 WS/T 241—2004，职业接触苯乙烯的生物限值为尿中苯乙醇酸加苯乙醛酸 295 mmol/mol 肌酐（工作班末）和 120 mmol/mol 肌酐（下一个工作班前）。

问题：

（1）测定尿样中 UMA、PGA 和 MA 选择什么类型的固定相和流动相？

（2）如使用紫外-可见光检测器，应怎样选择测定波长？

高效液相色谱法主要用于有机化合物的分离、定性和定量分析，特别适合于分析具有生物活性、相对分子质量比较大的高沸点化合物，可应用于生物化学、药物化学、临床医学、公共卫生、环境科学、石油化工、高分子化学等众多领域。分析样品前要选择合适的分离类型。选择色谱分离类型主要依据试样的相对分子质量大小、溶解度参数、分子结构等，具体选择方法可参考图 15-8。

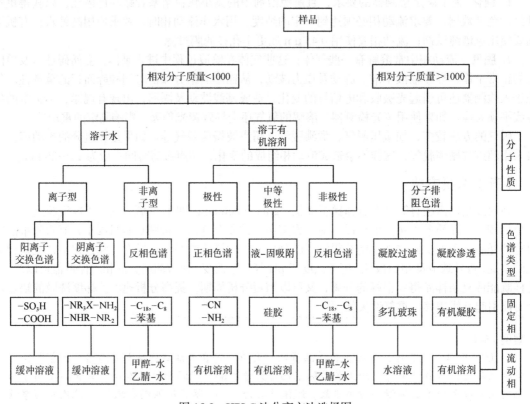

图 15-8　HPLC 法分离方法选择图

第四节　影响色谱峰展宽的因素及分离条件的选择

高效液相色谱法是在经典液相柱色谱法和气相色谱法的基础上发展起来的，气相色谱法基本术语、基本理论和定性定量方法同样适用于高效液相色谱法。但由于气相色谱法和高效液相色谱法所用流动相不同，在应用速率理论分析各项动力学因素对色谱峰展宽的影响时，必须考虑气体和液体之间在扩散系数、表面张力、密度、黏度等方面的差异，而这些差异对分子扩散和传质阻力均有很大影响。

高效液相色谱法中影响色谱峰展宽的因素，可分为柱内因素和柱外因素。

一、柱内展宽及分离条件的选择

（一）柱内展宽

组分在色谱柱内移动时，其谱带随时间变宽的现象称为柱内展宽，又称柱内扩展。影响高效液相色谱柱内展宽的因素与气相色谱法相同，可用 van Deemter 方程来描述。

1. 涡流扩散项 A 影响涡流扩散项的因素与气相色谱法相同，即

$$A = 2\lambda dp \tag{15-1}$$

高效液相色谱法广泛采用 $3\sim10\ \mu m$ 的球形固定相填料，比气相色谱粒度更小、更均匀，故涡流扩散项很小。

2. 纵向扩散项 B/u 影响纵向扩散项的因素与气相色谱法基本相同，即纵向扩散系:

$$B = \gamma D_m \tag{15-2}$$

式中，D_m 为组分分子在流动相中的扩散系数，与流动相的黏度成反比，与柱温成正比。

在高效液相色谱法中由于流动相为液体，其黏度是气体的 100 倍，而且分离多在室温下进行，组分分子在液相中的扩散系数 D_m 比它在气相中的扩散系数 D_g 小 4～5 个数量级；并且为了加快分析速度，流动相的流速 u 通常也比较大，所以纵向扩散项很小，它对柱效的影响可以忽略不计。

3. 传质阻力项 Cu 与气相色谱法相同，传质阻力为固定相传质阻力与流动相传质阻力之和。所不同的是，高效液相色谱法中，由于固定液液膜很薄，流动相中的扩散系数又较小，所以传质阻力对色谱峰扩展的影响大不相同，并且影响因素更复杂。

（1）固定相传质阻力（H_s）。影响固定相传质阻力的因素与气相色谱法相同，即

$$H_s = C_s\, d_f^2\, u\, /\, D_s \tag{15-3}$$

式中，C_s 为常数；D_s 为组分在固定液中的扩散系数。在 HPLC 中，通常采用化学键合固定相，由于键合相多为单分子层，即液膜厚度 d_f 可忽略，因此，固定相传质阻力可以忽略。

（2）流动相传质阻力。在高效液相色谱法中，流动相传质阻力分为动态流动相传质阻力（H_m）和静态流动相传质阻力（H_{sm}）两种。

动态流动相传质阻力：当流动相携带组分分子流经色谱柱时，在流路中心的流动相流速较快，流动相中的组分分子还未来得及扩散进入流动相和固定相界面，就被流动相带走，而靠近填料颗粒表面的流动相流速较慢，流动相中的组分分子在固定相达到分配平衡后随流动相流动，结果使色谱峰展宽。动态流动相传质阻力为

$$H_m = \frac{C_m d_p^2}{D_m} \cdot u \tag{15-4}$$

式中，C_m 为常数。由上式可见，H_m 与固定相粒度 d_p 的平方成正比，与试样分子在流动相中的扩散系数 D_m 成反比。减小固定相的粒度有利于提高柱效。

静态流动相传质阻力：由于固定相的多孔性，会使部分流动相滞留在微孔内，流动相中的试样分子要在固定相达到分配平衡，必须先从流动相扩散到滞留区。如果固定相微孔小且深，就会使传质速度减小，从而引起色谱峰展宽。固定相中的微孔越小越深，传质阻力就越大，对峰扩展的影响也大。静态流动相传质阻力为

$$H_{sm} = \frac{C_{sm} d_p^2}{D_m} \cdot u \tag{15-5}$$

式中，C_{sm} 为常数。固定相粒度 d_p 与扩散系数 D_m 对 H_{sm} 的影响与对 H_m 的影响相同。

因此，传质阻力项 Cu 可用下式表示：

$$Cu = H_s + H_m + H_{sm} = \frac{C_s d_f^2}{D_s} \cdot u + \frac{C_m d_p^2}{D_m} \cdot u + \frac{C_{sm} d_p^2}{D_m} \cdot u \tag{15-6}$$

式中，C 与固定相的结构和流动相的黏度有关，改进固定相的结构和减小流动相的黏度是提高柱效的重要手段。

在 HPLC 中，由于 B/u 可以忽略不计，所以 van Deemter 方程式为

$$H = A + Cu \tag{15-7}$$

由式（15-7）可见，在高效液相色谱法中，影响柱效的主要因素是传质阻力，特别是流动相传质阻力。

在不同流速下，测定板高，作出 $H\text{-}u$ 变化曲线，见图15-9。

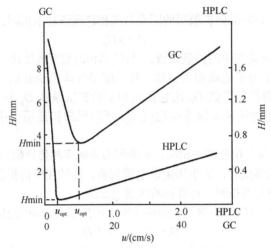

图15-9　GC 和 HPLC 的 $H\text{-}u$ 曲线

由图15-9可以看出，在高效液相色谱法和气相色谱法中流动相流速对板高的影响不同。在高效液相色谱法中，由于纵向扩散项可以忽略不计，最佳流速趋近于零，流动相流速增大，板高 H 增大，柱效下降，但其变化缓慢。

（二）分离条件的选择

根据高效液相色谱 van Deemter 方程式，为了减小柱内展宽，提高色谱柱效率，必须选择合适的分离操作条件，以实现最佳分离。

1. 固定相的选择　应该注意两个方面：①尽可能选择粒度小、筛分范围窄的固定相，柱内填充要均匀，以减小涡流扩散和提高传质速率；②选用球形表面多孔型载体或粒度小的全多孔型载体，以减小流动相和固定相的传质阻力。

2. 流动相的选择　选择低黏度的流动相，以增大组分在流动相中的扩散系数，减小传质阻力。

3. 流速的选择　在固定相和流动相确定以后，流动相的流速将直接影响柱效。降低流动相的流速，可提高柱效，但流速太低会延长分析时间。所以在实际应用中，要在满足分离要求的前提下，适当提高流速。

4. 柱温的选择　适当提高色谱柱温度，可降低流动相的黏度，增大传质速度，加快分析速度，但提高柱温使柱寿命缩短、稳定性变差。目前大多数分析在室温下进行。

二、柱外展宽

色谱柱以外各种因素引起的色谱峰展宽称为柱外展宽，它是影响高效液相色谱柱效的一个重要因素。柱外展宽的原因很多，主要是由进样技术及组分在进样系统、连接管道、接头、检测池等柱外死体积内的扩散造成的。死体积越大，对色谱峰展宽的影响越大。为了降低柱外效应对峰宽的影响，必须尽量减小柱外死体积，如采用进样阀进样或将试样直接注射到柱头的中心部位；各部位连接时使用"零死体积接头"；整个色谱系统的连接管路应尽可能短；尽可能提高检测器、色谱工作站的响应速度等。

案例 15-4

B 族维生素是水溶性维生素中重要的一类，其中多种是酶的辅基和酶的组成部分。B 族维生素主要有维生素 B_1（硫胺素、抗脚气病维生素）、维生素 B_2（核黄素）、维生素 B_3（尼克酸或烟酸、抗赖皮病因子、维生素 PP）（很容易转变为烟酰胺）、维生素 B_5（泛酸、遍多酸）、维生素 B_6（吡哆醛、抗皮炎维生素）、生物素、维生素 B_9（叶酸）、维生素 B_{12}（钴胺素、抗恶性贫血维生素）。当人体内缺乏 B 族维生素时，便可导致多种疾病的发生。

大多数的维生素在机体内不能合成，也不能大量储存于机体组织中，必须通过食物或服用复合维生素制剂等给予补充。随着人们对生活品质要求的提高，复合维生素制剂及高档营养品相应出现，测定食物及这些产品中 B 族维生素的含量成为卫生检验的重要内容。

B 族维生素种类多，结构和性质相差很大。维生素 B_1 由含有氨基的嘧啶环和含硫的噻唑环通过亚甲基桥相连而成；维生素 B_2 是具有一个核糖醇侧链的异咯嗪类衍生物，其水溶液呈现黄绿色荧光；泛酸维生素 B_3 为吡啶-3-羧酸；维生素 B_5 是由 β-丙氨酸和 α，γ-二羟基-β，β-二甲基丁酸用肽键连接而成；维生素 B_6 包括三种天然存在形式，即吡哆醇、吡哆醛和吡多胺，基本结构为 2-甲基-3-羟基-4，5-二羟甲基吡啶；生物素是由一个脲基环和一个带有戊酸侧链的噻吩环组成；叶酸由蝶啶、对氨基苯甲酸和谷氨酸结合而成；维生素 B_{12} 是一类含钴的复杂有机化合物，分子结构是以钴离子为中心的咕啉环和 5，6-二甲基苯并咪唑为碱基组成的核苷酸。

问题：

（1）什么是梯度洗脱？梯度洗脱适用于什么样品的分析，与程序升温有什么不同？

（2）如何同时测定食品中的 B_1、B_2、B_6、B_{12}、烟酸、烟酰胺和叶酸的含量？应选择什么色谱柱及流动相？

第五节　超高效液相色谱

2004 年，全球第一台商业化的超高效液相色谱（ultra performance liquid chromatography，UPLC）系统在匹兹堡会议上推出。该超高效液相色谱仪使用 1.7 μm 的小颗粒新型固定相，获得高达每米 $2×10^5$ 理论塔板数的超高柱效，使分离时间比 5 μm 颗粒缩短了 9 倍而分离度保持不变，全面提升了液相色谱的分析速度、灵敏度和分离度。

一、超高效液相色谱的理论基础

由 van Deemter 方程式可见，涡流扩散项 A 与固定相粒度 d_p 成正比，流动相传质阻力与固定相粒度 d_p 的平方成正比。因此，减小固定相的粒度可大大提高柱效。

图 15-10 是填充不同粒度固定相的色谱柱测定某一组分时的 H-u 曲线。

这些 van Deemter 曲线表达了 HPLC 技术从 20 世纪 70 年代至 2004 年所取得的快速进展。

由图 15-10 可知，随着色谱填料粒度减小，理论塔板高度（H）下降，柱效升高；最佳线速度向高流速方向移动，优化线速度的范围更宽，最佳柱效范围更宽。这表明小粒度填料可以在比大粒度填料更宽的流量范围内得到最高的柱效，但即使是 2.5 μm 的颗粒，其效率也会在较高的流速下开始下降，系统反压则会相应增高。而如果使用 2 μm 以下的填料颗粒，就能在较高的流速下保持较高的柱效。更短色谱柱和更高流速的使用加快了分析速度，提高了分辨率和灵敏度，因此可以在不损失高分离度的同时优化流速以提高分析速度。

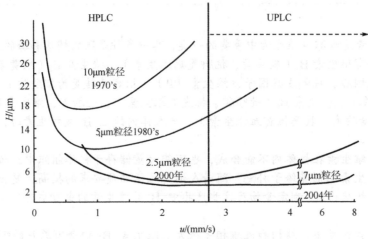

图 15-10　不同色谱填料粒度的 H-u 曲线

二、实现超高效液相色谱的条件

减小色谱柱填料的粒度能有效提高柱效，但更小粒度的固定相使柱渗透性下降，因此要求输液泵提供更高的压力，同时也对固定相的填充技术、机械强度和色谱仪系统耐压效能提出了更高的要求。此外，更高的柱效和更快的分析速度还需要更小的系统体积、更快的检测速度等支持。因此，超高效液相色谱的实现，必须满足以下条件：

1. 高效色谱柱　色谱填料应为耐高压多孔型颗粒，填料粒度应在 2 μm 以下且粒度分布范围很窄；色谱柱的内表面必须足够光滑，以便于填充较小颗粒；色谱柱两端的筛板，要既能截留住小颗粒又能避免堵塞；色谱柱须装填均匀。

2. 超高压输液泵　输液泵应具备极好的密封性和高压动力，在很宽压力范围内，具有补偿溶剂压缩性变化的能力，从而在等度或梯度分离模式下保持流速的稳定性和梯度分离的重现性，解决超高压下溶剂的压缩性及绝热升温问题。

3. 高速检测器　首先，由于超高效液相色谱分离获得的色谱峰半峰宽小于 1s，所以检测器的采样速度必须非常快，时间常数非常小，以便收集足够的数据点，从而获得准确、可重现的保留时间和峰面积。其次，检测器的流通池死体积要尽可能小，减小谱带展宽以保持高柱效。另外，检测器的光学通道还要满足高灵敏度检测要求。

4. 低扩散、低交叉污染的自动进样器　在超高效液相色谱中为保护色谱柱不受极高压力波动的影响，进样过程应相对无压力波动；进样系统的死体积必须足够小，以降低组分色谱峰的展宽；进样快速，以降低交叉污染，实现高速度。保证仪器长时间自动进样的快速性、可靠性和重现性。

5. 优化系统　必须对系统进行整体设计，以降低整个系统的体积，特别是死体积，并解决超高压下的耐压及渗漏问题。

由此可见，超高效液相色谱的实现是系统整体设计的创新，包括各个关键环节系统性的创新、优化和组合。

图 15-11（a）是某样品的 HPLC 色谱图，图 5-11（b）和图 15-11（c）是同一样品的 UPLC 色谱图。

由图 15-11（a）和图 15-11（b）可见，在相同分离度下，UPLC 比 HPLC 分离速度提高了 8 倍，灵敏度提高了 3.4 倍；由图 15-11（a）和图 15-11（c）可见，在最佳分离度下，UPLC 比 HPLC 分离速度提高了 4.5 倍，灵敏度提高了 2 倍，分离度提高了 1.5 倍。

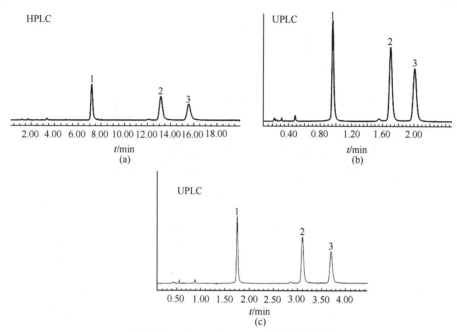

图 15-11　HPLC 和 UPLC 分析结果比较

（a）色谱柱 C_{18}（2.1 mm×150 mm，5μm），R（2，3）=4.29；　（b）色谱柱 C_{18}（2.1 mm×50 mm，1.7μm），R（2，3）=4.28；
（c）色谱柱 C_{18}（2.1 mm×100 mm，1.7μm），R（2，3）=6.38

因此，超高效液相色谱全面提升了液相色谱的速度、灵敏度和分离度。另外，由于超高效液相色谱与高效液相色谱基于相同的分离机理，故相互之间的方法转换非常容易和方便。现有 HPLC 方法可以按照比例直接转换成 UPLC 方法；UPLC 方法也很容易转换成 HPLC 方法，供常规 HPLC 系统使用。

超高效液相色谱仪的设计还充分考虑到质谱检测器的诸多特点和需求，成为质谱检测器的最佳液相色谱入口。超高效液相色谱仪与质谱联用，可以实质性地改善质谱检测结果的质量，使质谱检测器的性能得以充分体现。

第六节　高效液相色谱法应用示例

一、多环芳烃及其代谢物的测定

1. 环境中多环芳烃含量测定　多环芳烃（PAH）是一类环境致癌性化合物，主要来源于石油、煤炭等矿物燃料及有机物的热解或不完全燃烧。工业锅炉、家用炉灶及机动车等排放的废气，炼油厂、煤焦油加工厂、铝制品厂等排放的废气和废水中都含有大量的 PAH。此外还存在于熏制食物和香烟烟雾中。多环芳烃已成为世界上许多国家的优先监测物，1976 年美国 EPA 列出了 16 种多环芳烃为优先控制污染物，使用高效液相色谱法可实现 16 种 PAH 的基线分离。图 15-12 为 16 种 PAH 标准混合物的色谱图。色谱条件为：

色谱柱：PAH 专用柱（4.6 mm×250 mm，5μm）；流动相：水（A）-乙腈（B），梯度洗脱（0～30 min，40%～100% B；30～35 min，100% B）；流速：1 ml/min；检测器：PDAD。

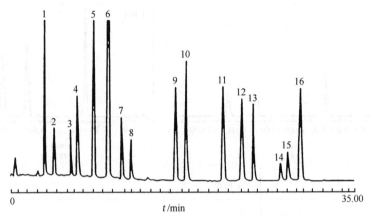

图 15-12　16 种多环芳烃标准混合物色谱图

1. 萘；2.苊烯；3. 苊；4.芴；5.菲；6.蒽；7.荧蒽；8.芘；9.苯并（a）蒽；10.䓛；11.苯并（b）荧蒽；12.苯并（k）荧蒽；13.苯并（a）芘；14.二苯并（a, h）蒽；15. 苯并（g, h, 1）芘；16.茚并（1, 2, 3-cd）芘

2. 尿液中多环芳烃代谢物的测定　人们通过呼吸、饮食和吸烟甚至皮肤接触均有可能不同程度地暴露 PAH，增加罹患肺癌、食管癌、胃癌、结肠癌、皮肤癌、膀胱癌等恶性肿瘤的风险。职业 PAH 接触与暴露涉及更多的行业与场合，接触浓度与暴露剂量更大。PAH 进入人体后，经体内代谢成羟基多环芳烃（OH-PAH），并以葡萄糖醛酸、硫磺酸结合物的形式主要通过尿液排泄。目前，国际上广泛利用尿液中 OH-PAH 作为生物标志物，对 PAH 在人体内的暴露水平进行综合评价。图 15-13 为 10 种 OH-PAH 标准混合物的色谱图。色谱条件为：

色谱柱：C_{18}（4.6 mm×150 mm，5μm）；流动相：水（A）-甲醇（B），梯度洗脱（0～5 min，60% B；5～14 min，60%～78% B；14～21 min，78%～85% B；21～30 min，85%～100% B；30～35 min，100% B；35～39 min，100%～60% B；39～45 min，60% B）；流速：0.6 ml/min；柱温：40℃；检测器：荧光检测器，波长（Ex/Em 切换的时间程序，0min：227 nm/355 nm；16min：272 nm/336 nm；19.5min：254 nm/369 nm；23min：239 nm/392 nm；26min：269 nm/392 nm；28min：263 nm/439 nm）；进样量：20μl 。

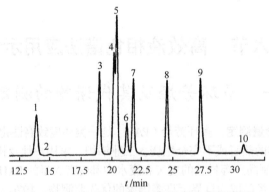

图 15-13　10 种 OH-PAHs 标准混合物色谱图

1.2-羟基萘；2.1-羟基萘；3.2-羟基芴；4.2-羟基菲；5.3-羟基菲；6.9-羟基菲；7.4-羟基菲；8.1-羟基芘；9.6-羟基䓛；10.3-羟基苯并（a）芘

二、食物中黄酮类植物化学物的分离分析

流行病学调查结果显示，蔬菜、水果、谷物、豆类等植物性食物中的黄酮类植物化学物的摄

入量与心血管疾病、一些肿瘤等的发生、发展呈明显负相关。而这种作用与黄酮类植物化学物的抗氧化活性有关。黄酮类化合物是以黄酮（2-苯基色原酮）为母核而衍生的一类化合物，食物中黄酮类化合物的测定最常用的方法是高效液相色谱法。

芹菜是一种常见的蔬菜，芹菜中黄酮含量丰富。研究表明，芹菜黄酮具有抗氧化、抗衰老，抑制高血压、高血脂及预防心血管疾病等多种生物活性。芹菜中芹菜苷、3′-甲氧基芹菜苷的含量可用高效液相色谱法测定，见图15-14。色谱条件为：

色谱柱：C_{18}（4.6 mm×250 mm，5μm）；流动相：乙腈：水（$V_{乙腈}$: $V_{水}$ = 23 : 77）；流速：0.6 ml/min；柱温：40℃；检测器：紫外-可见光检测器，检测波长：275 nm。

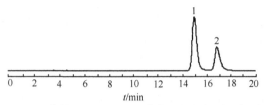

图 15-14　芹菜苷和 3′-甲氧基芹菜苷标准物质的色谱图
1. 芹菜苷；2. 3′-甲氧基芹菜苷

三、化妆品中环境内分泌干扰物的测定

邻苯二甲酸酯（PAE）是国际上重点监控的内分泌干扰激素。这类物质损害人类的生殖系统，影响生物体内激素的正常分泌，导致细胞突变、致畸和致癌。欧盟、美国等已将 PAE 列为优先控制的污染物，并不断增加监控种类。我国也将一些邻苯二甲酸酯列入"中国环境优先污染物黑名单"。邻苯二甲酸酯在指甲油、头发喷雾剂、香波、洗涤用品、香水等化妆品中广泛使用，而人类与化妆品接触的亲密程度仅次于食品，过多使用含有邻苯二甲酸酯的化妆品，会增加女性患乳腺癌的概率，而且容易引起孕妇流产及胎儿畸形。化妆品中邻苯二甲酸酯标准物质的HPLC谱图见图15-15。色谱条件为：

色谱柱：Agilent Eclipse XDB-C_{18}（4.6 mm×150 mm，5μm）；流动相：水（A）-乙腈（B）梯度洗脱（0~5 min，35% B；5~10 min，35%~65% B；10~21 min，65%~100% B；21~34 min，100% B；34~36 min，100%~95% B）；流速：1.0 ml/min；柱温：40℃；检测器：紫外-可见光检测器，检测波长：224 nm；进样量：20μl 。

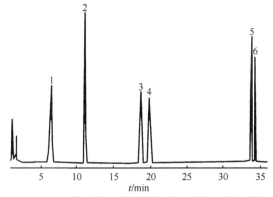

图 15-15　6 种环境内分泌干扰物标准物质的色谱图
1. 邻苯二甲酸二甲酯（DMP）；2. 邻苯二甲酸二乙酯（DEP）；3. 邻苯二甲酸丁基苄基酯（BBP）；4. 邻苯二甲酸二丁酯（DBP）；
5. 邻苯二甲酸二（2-乙基己基）酯（DEHP）；6. 邻苯二甲酸二辛酯（DOP）

四、高效液相色谱法在代谢组学中的应用

代谢组学（metabolomics或metabonomics）的定义为：当生物体受到生理病理刺激或基因修饰改变后，定量测定其动态的、多参数的代谢响应变化的一门科学。代谢组学所关注的是相对分子质量为1000以下的小分子。

完整的代谢组学分析的流程包括样品的采集和预处理、数据的采集和数据的分析及解释。代谢组学力求分析生物体系（如体液和细胞）中的所有代谢产物，整个分析过程尽可能地保留和反映总的代谢产物的信息。色谱、质谱、核磁共振等分离分析手段及其组合都应用于代谢组学的研究中。其中，色谱以其高分离度、高通量、高分析速度而成为代谢组学研究分析中很重要的工具。图15-16 为人尿液的RP-HPLC典型代谢图谱。色谱条件为：

色谱柱：Sinochrom ODS-AP（4.6 mm×150 mm，5μm）；流动相：乙酸铵缓冲溶液（30 mmol/L，pH=4.65）（A）-甲醇（B），梯度洗脱（0～5 min，0.5% B；5～18 min，0.5%～9.7% B；18～35 min，9.7%～16.6% B；35～41 min，16.6%～21.8% B；41～50 min，21.8%～64.3% B；50～60 min，64.3%～100% B）；流速：1.0 ml/min；柱温：25℃；进样量：20 μl；检测器：PDAD，检测波长：254 nm。

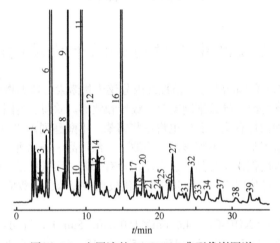

图 15-16　人尿液的 RP-HPLC 典型代谢图谱

（刘晔玮）

第十六章　离子色谱法

案例 16-1

　　二氧化氯（ClO_2）是目前国际上公认的新一代广谱强力杀菌剂、高效氧化剂和优良漂白剂。在美国、加拿大、法国、德国、日本等发达国家已批准和推荐将二氧化氯作为消毒剂、除臭剂、防腐剂和保鲜剂用于食品加工业、制药业、医院、公共环境等领域。更由于其较高的安全性，被世界卫生组织列为 A1 级消毒剂。与欧美发达国家一样，我国也在逐渐地将其用于饮用水的消毒。

　　国家建设部在《城镇供水质量标准》中规定了 ClO_2 的消毒标准：与水接触 30min 后出厂水二氧化氯余量≥0.1mg/L，管网末梢水≥0.02mg/L。

　　当二氧化氯被活化以后，在投放的水体中将同时存在二氧化氯（ClO_2）、氯气（Cl_2）、亚氯酸根离子（ClO_2^-）和氯酸根离子（ClO_3^-）。为保证二氧化氯的合理使用及对饮用水质量的有效监测，有必要在投放二氧化氯的水体中对相关组分进行检测。

　　水中含氯组分常用的检测方法是连续碘量法，但这种方法操作繁复，误差较大，通常只适用于常量分析。对于痕量离子，特别是阴离子的分离分析，离子色谱法有其独到之处。

问题：

　　（1）离子色谱有几种类型？分别使用怎样的固定相？适于分离哪种组分？

　　（2）离子色谱仪主要由哪些部件组成？

　　（3）离子交换色谱法的最佳操作条件如何确立？

　　（4）如何利用离子色谱法同时检测水中含量较低的二氧化氯（ClO_2）、氯气（Cl_2）、亚氯酸根离子（ClO_2^-）、氯酸根离子（ClO_3^-）、亚硝酸根离子（NO_2^-）、硝酸根离子（NO_3^-）和硫酸根离子（SO_4^{2-}）？

　　离子色谱法（ion chromatography，IC）是用离子交换剂做固定相，依据不同离子与固定相和流动相竞争交换力的差异进行分离分析的方法，是 1975 年美国 Small 等在离子交换色谱法的基础上建立起来的一种离子分离分析技术。经过四十多年的发展，离子色谱法已经成为分析离子性物质的常用方法，具有快速方便、灵敏度高、选择性好、多组分同时测定、稳定性好等优点。

　　离子色谱法是液相色谱法的一种，故色谱理论、基本原理、常用术语及定性定量方法都与液相色谱法相同。特别之处是离子色谱法所用的固定相是含有离子交换基团的离子交换树脂（ion exchange resin）或不含离子交换基团的多孔树脂，流动相（也称为淋洗液，eluent）是酸性或碱性溶液，甚至是强酸或强碱溶液。离子色谱最初只擅长分离测定溶液中无机和有机的阴、阳离子，随着色谱固定相和检测技术的发展，也可以对有机酸、糖类、氨基酸和过渡金属不同氧化态进行测定分析，在环境、食品、卫生等方面得到了日趋广泛的应用。

第一节　离子色谱法的类型

　　按照色谱流程不同，离子色谱法可分为抑制型离子色谱法（suppressed ion chromatography，SIC）和非抑制型离子色谱法（non-suppressed ion chromatography）。抑制型离子色谱法是在分离柱和检测器之间加上抑制柱（suppressor column）或抑制器，柱内填充与分离柱填料带相反电荷的离子交换剂，从而降低淋洗液的电导率，故抑制型离子色谱法又称为双柱离子色谱法（couple-column ion chromatography）。而非抑制型离子色谱法，又称单柱离子色谱法（single- column ion chromatography）

按照分离机制不同，抑制型离子色谱法可分为高效离子交换色谱法（high performance ion exchange chromatography，HPIC）、高效离子排斥色谱法（high performance ion exclusion chromatography，HPIEC）及离子对色谱法（ion pair chromatography，IPC）。这三种类型离子色谱法的柱填料都采用苯乙烯-二乙烯苯共聚物作为交换剂骨架，分别使用低容量离子交换树脂、高容量离子交换树脂和不含离子交换基团的多孔树脂（porous resin）。它们具有不同的分离机理，HPIC 的分离主要基于离子交换，HPIEC 主要是离子排斥，而 IPC 则主要基于吸附和离子对的形成。但相同的是，在色谱过程中，固定相对不同的被测组分具有不同的亲和力，使得不同的组分具有不同的分配系数而达到彼此分离。

一、高效离子交换色谱法

高效离子交换色谱主要用于分离亲水性阴、阳离子，包括无机和有机离子、糖类、羧酸化合物、胺类化合物、碱金属、过渡金属等。

1. 分离机制　高效离子交换色谱的分离机理主要是离子交换。在低容量的离子交换树脂上含有可进行离子交换的活性基团。这些活性基团上有可解离的离子，并可与流动相中具有相同电荷的离子进行可逆交换。由于流动相中的各种离子与活性基团上离子的交换能力不同，固定相对不同的离子表现出不同的亲和力，造成不同的离子随流动相迁移的速度不同。因为这种差速迁移，可使各种离子彼此分离而完成色谱过程。

离子交换过程可用通式表示：

$$R^-A^+ + B^+ \rightleftharpoons R^-B^+ + A^+$$

交换反应达到平衡时，以浓度表示的平衡常数为

$$K_{A/B} = \frac{[A^+]_s [B^+]_m}{[A^+]_m [B^+]_s} = \frac{K_A}{K_B}$$

式中，$[A^+]_s$ 和 $[B^+]_s$ 分别为 A、B 在离子交换树脂（固定相）中的浓度；$[A^+]_m$、$[B^+]_m$ 为它们在流动相中浓度；K_A、K_B 则为分配系数；$K_{A/B}$ 也称为离子交换反应的选择性系数，反映了带电荷的溶质与离子交换剂之间相互作用的程度。当树脂的填充状况和各离子的强度一定时，$K_{A/B}$ 为常数；$K_{A/B} = 1$，表示离子交换剂对离子 A 和离子 B 有相同的竞争交换力；$K_{A/B} \neq 1$，则表示离子交换剂对离子 A 和离子 B 的竞争交换力不同，即具有选择性，例如，$K_{A/B} > 1$ 时，说明离子交换剂对 A 比 B 有更大的亲和力。选择性系数越大，表示交换剂对 A 和 B 两种离子的竞争交换力差别越大，离子随流动相迁移的速度差别也越大，最终彼此分离。常选择某种离子作参考来测定其他离子的选择性系数，例如，H^+ 用作阳离子的参考离子，Cl^- 用作阴离子的参考离子。

2. 固定相和淋洗液　高效离子交换色谱法以低容量离子交换树脂（0.01～0.50mmol/g）为固定相，碱性或酸性溶液作淋洗液。依据离子交换树脂上活性基团所解离的离子性质，可将离子交换树脂分为阳离子交换树脂和阴离子交换树脂。以阳离子交换树脂作固定相时，常用无机稀酸溶液或有机羧酸溶液作为淋洗液；以阴离子交换树脂作固定相时，常用碳酸（氢）盐、有机羧酸盐作为淋洗液。

常见的阳离子交换树脂是以苯乙烯-二乙烯苯共聚物为骨架（R—），表面为经浓硫酸磺化处理后产生的磺酸基（—SO₃H）作为交换反应的活性基团，其中的氢离子可与流动相中的阳离子进行交换，交换反应如下：

$$R—SO_3H + M^+ \rightleftharpoons R—SO_3M + H^+$$

由于交换反应是可逆过程，已经交换的树脂，如果以适当的酸溶液处理，反应逆向进行，树脂又恢复原状，这一过程称为再生或洗脱过程。经再生的树脂可重复利用。

常见的阴离子交换树脂具有与阳离子交换树脂相同的有机骨架，不同的是在树脂的磺化层采用物理或化学的方法牢固的覆盖一层粒度更小的阴离子乳胶微粒。这种树脂由惰性核（骨架 R——）、磺化层和阴离子交换离子层结构组成，其活性基团为季铵盐（—NR_3Cl），其中的氯离子可与流动相中的阴离子进行交换，交换反应如下：

$$R—NR_3Cl+X^- \Longleftrightarrow R—NR_3X+Cl^-$$

交换后的树脂经过适当的碱溶液处理，可以使之再生。

3. 抑制器 因离子色谱法常用电导检测器，而淋洗液中某些离子（如 H^+ 和 OH^-）的电导率很大，将会产生很强的背景信号，掩盖被测离子产生的相对微弱的信号。Small 等提出在分离柱和检测器之间加上一根柱子，内部填充特定的离子交换剂，这个柱子称为抑制柱或抑制器。当淋洗液通过抑制柱时，电导率大的离子被交换到柱上，交换剂上电导率小的离子进入淋洗液，从而大大降低淋洗液的电导率。例如，当以弱酸盐作淋洗液分析无机阴离子时，抑制柱填充 H^+ 型强酸性阳离子交换剂，淋洗液通过抑制柱时，由于弱酸盐与交换出来的 H^+ 生成弱酸，淋洗液的背景电导就会大大降低，同时被测阴离子在抑制器中转变成灵敏度更高的酸形式，从而获得更高的检测灵敏度；当以无机酸（硝酸或盐酸）作淋洗液分析阳离子时，抑制柱填充 OH^- 型强碱性离子交换剂，淋洗液通过抑制柱时，电导率高的 H^+ 与交换出来的 OH^- 生成电导率低的水。

4. 影响保留时间的因素 离子交换剂对离子的保留时间取决于对其选择性的大小，通常与离子的电荷（价态）有关。在离子浓度相同的情况下，离子的价态越高，与交换剂的竞争交换力越大，选择性系数越大，保留时间越长。如阳离子交换剂对不同电荷数的阳离子的保留时间次序为：$Th^{4+}>Fe^{3+}>Ca^{2+}>Na^+$；阴离子交换剂对 SO_4^{2-} 的保留时间大于 NO_3^-。

若被测离子价态相同，则离子半径越大，水合离子半径越小，与交换剂的竞争交换力越大，选择性系数越大，越难洗脱，保留时间越长。如碱金属在磺酸型阳离子交换柱上的保留时间次序为：$Cs^+>Rb^+>K^+>Na^+>Li^+$；卤素离子在阴离子交换柱上的保留时间次序为：$I^->Br^->Cl^->F^-$。

离子的保留时间还受到淋洗液的组成和 pH 的影响，交换能力强、选择性系数大的离子组成的流动相有较强的洗脱能力。

二、高效离子排斥色谱法

高效离子排斥色谱法主要用于分离无机弱酸（硼酸、氢氟酸、亚砷酸、氢氰酸、硅酸、碳酸等）和有机酸（pK_a 值在 1.5～7），也可用于醇类、醛类、糖类、氨基酸类的分析。

1. 分离机制 高效离子排斥色谱的分离机理是以树脂的 Donnan 排斥为基础的分配过程。在总体磺化的高容量阳离子交换树脂表面键合了大量的磺酸基。这些磺酸基与纯水的水分子结合并在树脂的表面形成一层水合壳层。水合壳层类似 Donnan 膜的负电荷层，只允许未解离的分子通过而接近或进入树脂内部。树脂的表面具有吸附作用，而树脂的内部则具有空间排阻的作用。例如，流动相为无机强酸水溶液，被测组分为有机弱酸，由于有机弱酸的解离常数小，在硫酸水溶液中呈分子未解离状态。所以，有机弱酸可以通过 Donnan 膜，并在固定相和流动相中进行分配。而以离子形式存在的其他组分则被排斥在 Donnan 膜外，随流动相很快流出色谱柱。由于不同有机弱酸分子进入 Donnan 膜后与离子交换树脂功能基团的吸附作用不同以及树脂羟基部分的范德华力的差异而呈现不同的保留值。因此，在 HPIEC 的色谱过程中，包含了 Donnan 排斥、吸附、空间排阻等作用，使不同的非解离组分具有不同的分配系数，产生差速迁移而彼此分离，其特别的优点就是用于弱酸（或有机酸）与强酸的分离，强酸完全解离而不被保留，在死体积就被洗脱。图 16-1 为排斥色谱分离机制示意图。

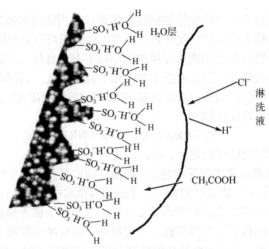

图 16-1　排斥色谱机理示意图

2. 固定相　高效离子排斥色谱法用高交换容量（3～5 mmol/g）的离子交换剂作固定相。常用的 HPIEC 固定相是总体磺化的苯乙烯-二乙烯基苯 H^+ 型阳离子交换剂。交换剂的交联度决定有机酸扩散进入固定相的程度。高交联度（12%）的交换剂适于弱解离有机酸的分离，低交联（2%）的交换剂适合较强解离酸的分离；交换剂的交联度大多数为 8%。

3. 淋洗液　HPIEC 淋洗液的主要作用是改变溶液的 pH，控制有机酸的解离。对有机酸的分析，常用淋洗液是 HCl、H_2SO_4 或 HNO_3；分析脂肪族一元羧酸和芳香羧酸这类保留较强的组分时，可在淋洗液中加入少量（1%～3%）乙腈、丙醇或乙醇等有机溶剂，也可采用低电导率的苯甲酸作淋洗液，以改善羧酸的峰形，分析低电导的弱酸时，可在淋洗液中加入少量"衍生剂"，提高弱酸的检测灵敏度。例如，分析硼酸时，可利用其与多元醇或 α-羟基酸反应后酸性增强的特点，采用甘露醇和酒石酸的混合液作淋洗液，检测酸性增强后的配合物，以提高分析灵敏度。如果抑制柱采用 Ag^+ 型阳离子交换剂，淋洗液只能用 HCl；如果直接用紫外光度法进行检测，淋洗液最好选用 H_2SO_4。

4. 抑制器　HPIEC 测定有机酸时主要采用阳离子纤维膜抑制器，抑制型电导检测器检测。磺化的聚乙烯衍生物阳离子交换膜可让季铵离子通过。淋洗液在管内流动，再生液在管外逆向流动。以烷基磺酸（$RSO_3^- H^+$）作淋洗液，氢氧化四丁基铵（$TBA^+ OH^-$）作再生液。四丁基铵（TBA^+）通过交换膜与内侧淋洗液和有机酸中 H^+ 交换，并发生抑制反应：

$$RSO_3^- H^+ + TBA^+ OH^- \rightleftharpoons RSO_3^- TBA^+ + H_2O$$

同时，淋洗液和有机酸的 H^+ 进入再生液，与 OH^- 中和生成水，除去了高电导率的 H^+：

$$H^+ A^- + TBA^+ OH^- \rightleftharpoons TBA^+ A^- + H_2O$$

有机酸则从弱解离的分子状态转变成与 TBA^+ 结合的弱酸盐，检测灵敏度大大提高。

5. 影响保留时间的因素　在相同的色谱条件下，有机酸的保留时间主要由其酸性强弱决定，pK_a 越大，保留时间越长。有机酸的洗脱规律为：①同类羧酸，保留时间随碳链的增长而增加，例如，一元直链饱和羧酸的洗脱顺序为：甲酸、乙酸、丙酸；②若羧酸上有增强酸性的取代基，则保留时间缩短，取代基越多，保留时间越短；③一般二元酸保留时间比一元酸短，例如，草酸在乙酸之前流出；④双链有机酸较对应的单链有机酸保留时间长，例如，丙烯酸较丙酸后洗脱；⑤芳香羧酸在交换剂上保留较强，HPIEC 法对它们不灵敏。

此外，保留时间还与空间位阻和吸附作用有关，空间位阻越大，吸附作用越小，保留时间越短，所以可以通过改变固定相交联度来改变交换剂的空间位阻，从而改变分离。

三、离子对色谱法

离子对色谱法又称为流动相离子色谱法（mobile phase ion chromatography，MPIC），主要用于分离相对分子质量较大的阴、阳离子，如大相对分子质量的脂肪羧酸、阴离子和阳离子表面活性剂、烷基磺酸盐、芳香磺酸盐、芳香硫酸盐、季铵化合物、水溶性维生素、金属氰化物络合物等。

1. 分离机制　离子对色谱法主要基于吸附和离子对的形成。在流动相中加入一种与被测离子电荷相反的离子对试剂（ion pair reagent），使它们生成疏水性"离子对"。中性的无离子交换功能基团的大孔树脂对不同的中性离子对具有不同的保留作用，使不同的组分产生差速迁移而彼此分离。离子对色谱法常用极性弱、交联度高、比表面积大的无离子交换功能基团的疏水性中性聚苯乙烯-二乙烯基苯大孔交换剂作固定相，在流动相中加入的离子对试剂的电荷与被测离子的相反，用于阴离子分离的离子对试剂是烷基铵类，如氢氧化四丁基铵、氢氧化十六烷基三甲铵等；用于阳离子分离的离子对试剂是烷基磺酸类，如己烷磺酸钠、庚烷磺酸钠等。通过离子对的形成常数及其在固定相表面的吸附程度不同而达到分离。

2. 抑制器　离子对色谱法可用电导检测器和紫外-可见光检测器检测。如果使用电导检测器，则需要使用抑制器。抑制作用与离子交换和离子排斥色谱相似，在离子对色谱法中，采用化学抑制降低淋洗液的背景电导，增加分析组分的电导响应值。IPC 中所用的抑制器与 HPIC 中相同。只是阴离子离子对的抑制反应与阴离子交换的抑制反应有一点不同，如用季铵化合物 R_4N^+ 为离子对试剂分析阴离子 A^- 的抑制反应中，阳极电解水产生的 H^+ 通过阳离子交换膜，去替换 R_4N^+，但 R_4N^+ 对阳离子交换膜有较强的竞争交换力，因此在再生液中加入 H_2SO_4 以增加 H^+ 和 R_4N^+ 通过阳离子交换膜的驱动力。

3. 影响保留的因素　离子对色谱法分离的选择性主要由淋洗液决定。可通过调节淋洗液中的离子对试剂、有机改进剂（organic modifier）、无机添加剂的类型和浓度及淋洗液的 pH 等因素来达到不同的分离要求。

（1）离子对试剂。当选择离子对试剂时，有两个简单规律。第一，对亲水性离子的分离应选择疏水性的离子对试剂，如氢氧化四丁基铵；对疏水性离子的分离则应选择亲水性的离子对试剂，如 NH_4OH。第二，相对分子质量较小的离子对试剂比相对分子质量大的离子对试剂更有利于分离，因此此时被测离子的结构和性质对离子对试剂的影响较大。

离子对试剂的浓度也影响分离，被测化合物的保留值随离子对试剂的浓度增大而增加，但固定相表面与离子对试剂间的静电斥力也会增大从而限制柱容量的增加。通常相对分子质量较大的离子对试剂的浓度应小于 0.005 mol/L；相对分子质量较小的离子对试剂的浓度可大于 0.005 mol/L；典型的离子对试剂浓度为 0.520 mmol/L。

（2）有机改进剂。在淋洗液中加入有机改进剂可以调节离子交换过程的选择性，改变分离柱对分析物的保留特性，从而改变洗脱顺序、峰效和分离度；亦可以改善样品的溶解性，扩大离子色谱的应用范围，同时使被有机物污染的分离柱易于清洗。有机改进剂的作用有两种方式：①降低淋洗液的极性，影响离子对化合物在疏水环境中的分配；②与离子对试剂竞争固定相表面的吸附点位，降低色谱柱的有效容量。

有机改进剂对于亲水性组分的影响较小而对疏水性组分的影响较大。有机改进剂增大淋洗液的疏水性，明显改善疏水性组分的色谱峰形，缩短分离时间。被测组分的疏水性越强，所需有机改进剂的浓度越高。应注意的是有机溶剂浓度的增加会造成背景电导升高，背景太高时应选用疏水性较弱的离子对试剂和降低有机改进剂浓度。常用的有机改进剂有乙腈、甲醇和异丙醇，其中乙腈具有与水混合的黏度低、混合发生吸热反应而不宜产生气泡、效果好等优点而最为常用。

（3）淋洗液中还可以加入不同类型和浓度的无机添加剂，以及调节淋洗液的 pH 来调节分离。

例如，在淋洗液中加入碳酸钠，可改进二价或多价阴离子的分离；向淋洗液中加入适量的酸或碱以改变 pH，使多价离子的分离效果得到改善，还可避免在酸性或碱性介质中某些副反应的发生。

第二节　离子色谱仪

离子色谱仪（ion chromatograph）的基本构造和工作原理与一般的液相色谱仪相似，主要由流动相输送系统、进样系统、分离系统、检测系统及数据采集和处理系统五个部分组成。其色谱分析流程如图 16-2 所示。其中，分离系统是离子色谱最重要的系统，抑制型离子色谱检测系统由抑制器和检测器两部分组成，非抑制型离子色谱检测系统无抑制器。

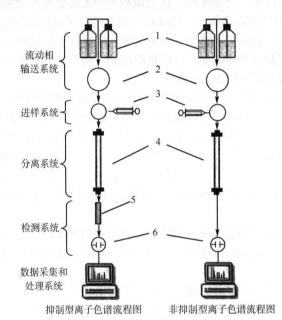

图 16-2　离子色谱仪结构示意图

1. 储液瓶；2. 泵；3. 进样器；4. 色谱柱；5. 抑制器；6. 电导检测器

一、输　液　系　统

输液系统包括储液瓶、高压输液泵、梯度淋洗装置等，与高效液相色谱的输液系统基本相似，不同之处是在离子色谱中，特别是在抑制型离子色谱中往往用强酸性或强碱性物质作淋洗液。因此，凡接触淋洗液的部件，包括储液瓶、泵、管道、阀门、柱子、接头等都要求耐高压和耐酸碱腐蚀，故多采用聚四氟乙烯材料制成。

1. 储液瓶　用于存放淋洗液、再生液和冲洗液，一般为容积 0.5～4 L 的聚乙烯瓶。淋洗液在使用前必须脱气。常用的脱气方法有低压脱气法、吹氦气或氮气脱气法和超声波脱气法。淋洗液也可以不存放在储液罐中，而通过淋洗液发生器产生，只要加入纯水就能自动生成淋洗液，它可以通过控制电流使淋洗液产生不同的浓度梯度。

2. 高压输液泵　是离子色谱仪的重要部件，它将流动相输入分离系统，使样品在柱中完成分离过程。由于所使用的淋洗液一般是强酸强碱，因此，离子色谱仪一般采用全塑料的无脉冲往复平流高压泵，它耐酸碱且流速稳定。

3. 梯度淋洗装置　常用的是高压梯度淋洗。它是由两台高压输液泵、梯度程序控制器、混合器等部件所组成。两台泵分别将两种淋洗液输入混合器，经充分混合后，进入色谱分离系统。

二、进 样 系 统

离子色谱的进样系统与 HPLC 一样，主要有 3 种类型：手动进样、气动进样和自动进样。手动进样通过六通阀完成，进样量一般为 50 μl；气动进样以一定压力的氮气作为动力，通过两路四通加载定量管进行装样和进样，能有效减少手动进样带来的误差；自动进样则是在色谱工作站控制下，自动进行取样、进样、清洗等一系列操作。

三、分 离 系 统

分离系统即离子色谱柱是离子色谱仪的核心部件，要求它具有柱效高、选择性好、分析速度快等特点。离子色谱柱一般由内径 2～4 mm，长度 100～250 mm 的聚氟化合物或环氧化合物等惰性材料制成，而 2 mm 细内径柱由于溶剂消耗量较少、灵敏度较高而日益受到人们的重视。色谱柱填料粒度一般在 5～25 μm，比高效液相色谱的柱填料略粗，因此其压力比高效液相色谱柱的压力小。

1. 高分子聚合物填料 离子色谱中使用得最广泛的填料是聚苯乙烯-二乙烯苯共聚物。阳离子交换柱一般采用磺酸或羧酸功能基，阴离子交换柱填料则采用季铵功能基或叔胺功能基。离子排斥柱填料主要为全磺化的聚苯乙烯-二乙烯苯共聚物。这类离子交换树脂的 pH 使用范围为 0～14。如果采用高交联度的材料来改进，还可兼容有机溶剂。

2. 硅胶型离子色谱填料 阴离子交换色谱法的薄壳型填料是用含季铵功能基的甲基丙烯十醇酯涂渍在二氧化硅微球上制备的。阳离子交换树脂是用低相对分子质量的磺化氟碳聚合物涂渍在二氧化硅微粒上制备的。这类填料的 pH 使用范围为 4～8，一般用于单柱型离子色谱柱中。

离子色谱柱一般在室温下使用，有些仪器也配置有柱温箱。

四、抑 制 器

抑制型离子色谱仪（双柱离子色谱仪）在分离柱和检测器之间加了一个抑制柱，在降低淋洗液背景电导的同时增加了被测组分的电导，消除了反离子峰对弱保留离子的影响，使灵敏度和线性范围都优于非抑制离子色谱仪。抑制柱也称为抑制器，抑制器有树脂填充抑制柱、管状纤维膜抑制器、平板微膜抑制器和电化学抑制器四种。

1. 树脂填充抑制柱 树脂填充抑制柱制作简单、价格低廉、抑制容量中等，是最早使用的第一代抑制柱，至今仍在使用。所用的树脂是高容量的强酸型阳离子或强碱性阴离子交换剂。

分析阴离子 A^- 时，通常用氢型强酸性阳离子交换树脂填充柱，以 $NaHCO_3$ 或 $NaOH$ 为淋洗液。当纯的流动相和含有被测离子（Na^+A^-）的流动相进入氢型强酸性阳离子交换树脂填充柱时，可发生如下反应：

$$R—SO_3^- H^+ + Na^+A^- \rightleftharpoons R—SO_3Na + H^+A^-$$
$$R—SO_3^- H^+ + Na^+ HCO_3^- \rightleftharpoons R—SO_3Na + H_2CO_3$$
$$R—SO_3^- H^+ + Na^+OH^- \rightleftharpoons R—SO_3Na + H_2O$$

分析阳离子 B^+ 时，通常用强碱性阴离子树脂填充柱，以 HCl 为淋洗液。当纯的流动相和含有被测离子（B^+Cl^-）的流动相进入强碱性阴离子交换树脂填充柱时，可发生如下反应：

$$R—N(CH_3)_3^+ OH^- + B^+Cl^- \rightleftharpoons R—N(CH_3)_3Cl + B^+OH^-$$
$$R—N(CH_3)_3^+ OH^- + H^+Cl^- \rightleftharpoons R—N(CH_3)_3Cl + H_2O$$

通过上述抑制柱中的反应，被测离子转变成相应的酸或碱，淋洗液中高电导率的 OH^- 或 H^+ 转变成低电导率的水,背景电导值大大降低,而被测组分的电导值大大增加,改善了检测的信噪比,提高了检测的灵敏度。

树脂填充抑制柱的主要问题是使用一段时间后需要停机再生;其较大的死体积导致了分离度降低;对弱酸根离子的 Donnan 排斥作用使得定量分析的重现性较差。

2. 管状纤维膜抑制器 1981 年,无须停机再生的第二代管状纤维膜抑制器问世,其结构见图 16-3。纤维膜抑制器通过管状离子交换纤维膜进行工作,管内淋洗液和管外再生液逆向流动。

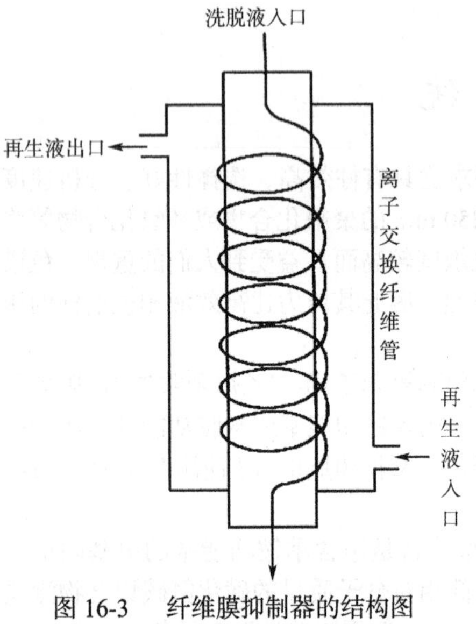

阳离子纤维膜抑制器使用含有季铵基阴离子交换基团的纤维膜,只允许阴离子通过,类似半透膜。阳离子纤维膜抑制器一般使用 HCl 作淋洗液,Ba(OH)$_2$ 作再生液。当淋洗液通过纤维管时,Cl$^-$ 被吸引到膜的季铵基上,同时,再生液中的 OH$^-$ 也被吸引到膜的表面,与淋洗液中的 H$^+$ 生成 H$_2$O。OH$^-$ 被消耗后,管外再生液中的 OH$^-$ 将不断地向管内淋洗液中扩散,管内 Cl$^-$ 则不断地流入管外再生液中以维持离子平衡。抑制反应就这样将高电导率的 H$^+$ 转变成低电导率的 H$_2$O。

阴离子纤维膜抑制器的结构和原理与阳离子纤维膜抑制器相同。纤维管中有磺酸基阳离子交换纤维膜,淋洗液 NaOH 或 NaHCO$_3$ 在管内流动,再生液硫酸或甲磺酸在管外流动。通过抑制反应,将高电导率的 OH$^-$ 转变成低电导率的 H$_2$O。

纤维膜抑制器不存在填充抑制柱的 Donnan 排斥现象,也不需要停机再生,可连续工作。但是其抑制效果随离子扩散速率的不同而改变;纤维管内径小、管壁薄,使得抑制容量不高,死体积较大,机械强度较差;离子交换膜需定期更换;因梯度洗脱会导致淋洗液组成改变,离子扩散也随之改变,因而不适于梯度洗脱。

3. 平板微膜抑制器 1985 年,第三代抑制器研制成功,即平板微膜抑制器。平板微膜抑制器与纤维膜抑制器的抑制原理相同,结构相似,如图 16-4 所示。

图中上下两片相同的黑色部分为高交换容量的阳离子交换膜,膜外两侧为不断流动的再生液 H$_2$SO$_4$ 通过的格网,两片膜的中间亦为一片相同的格网,通过淋洗液,样品经过分离柱后随淋洗液与再生液相反的方向流经交换膜的内格网。

平板微膜抑制器不仅可连续工作而且抑制容量高,死体积很小,可进行梯度洗脱。但抑制反应所需的 H$^+$ 和 OH$^-$ 仍需由化学试剂提供。

洗脱液入口

再生液出口

离子交换纤维管

再生液入口

图 16-3 纤维膜抑制器的结构图

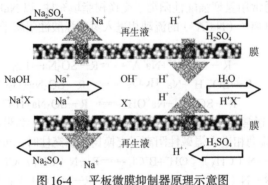

图 16-4 平板微膜抑制器原理示意图

4. 电化学抑制器　电化学抑制器是第四代抑制器，包括电渗析抑制器和电解再生抑制器两种。

电渗析抑制器采用电渗析原理，离子在电场作用下定向迁移，选择性的通过交换膜，淋洗液中高电导率的 H^+、OH^- 不能通过而被除去。电渗析抑制器的抑制容量大，抑制反应由恒定的抑制电流控制，所以抑制效果稳定，基线漂移小，但需定期更换两个电极室中的电解液。

电解再生抑制器是可自动再生和连续工作的抑制器，其结构类似于平板微膜抑制器。以 NaOH 淋洗液为例，介绍阴离子电解再生抑制器的工作原理，如图 16-5 所示。

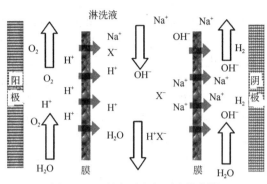

图 16-5　阴离子电解再生抑制器

当阴阳两极接通恒流电源，水被电解产生 H^+ 和 OH^-。在电场作用下 H^+ 穿过阳离子交换膜，进入内侧淋洗液和 OH^- 结合成水，淋洗液中的等量的 Na^+ 则在电场作用下穿过交换膜直接进入废液。而阴离子即使在外加电场的作用下，也不能穿过阳离子交换膜。这样就达到了降低本底电导，提高被测离子电导的目的。

阳离子电解再生抑制器的原理与阴离子类似，所不同的是采用阴离子交换膜。

电解再生抑制器不需要化学再生液，而是通过电解水产生的 H^+ 和 OH^- 来满足抑制反应所需的离子，具有使用方便、平衡速度快、背景噪声低等特点。

五、检　测　器

离子色谱的检测器有电化学检测器和光学检测器两大类。电化学检测器包括电导检测器（conductance detector）和安培检测器（ampere detector），光学检测器包括紫外-可见光检测器和荧光检测器。其中最常用的是电导检测器，安培检测器主要用于能发生电化学反应的物质，紫外-可见光检测器可以作为电导检测器的重要补充，荧光检测器的灵敏度虽比紫外-可见光检测器的灵敏度高，但在离子色谱中应用极少。

离子色谱对检测器的要求是：①灵敏度高，可以检测出 μg/ml 以下的含量；②线性范围宽；③响应快；④稳定性好，对流量、温度的变化不敏感；⑤噪声低，漂移小，对淋洗液组分的变化不敏感，从而可用于梯度淋洗；⑥柱外谱带扩张效应小，分离效能高。

1. 电导检测器　是离子色谱的主要检测器，属于非选择性检测器，又分为抑制型电导检测器和非抑制型电导检测器两种，常用的是抑制型。

（1）抑制型电导检测器：抑制型电导检测器由抑制柱和电导池组成，其中的关键是抑制柱（抑制原理见前）。这种高灵敏度的通用型检测器可用于高浓度的淋洗液和高离子交换容量的分离柱，能测定各种强酸、强碱、阴离子、阳离子和有机酸，但不能检测氨基酸等两性分子。灵敏度可高达 mmol/L 级甚至 μmol/L 级。

（2）非抑制型电导检测器：非抑制型电导检测器采用弱电解质（如有机羧酸或其盐）作淋洗液，因淋洗液本身的电导率较低，因而不用抑制柱抑制背景电导，而将柱流出物直接导入检测池进行电导检测。在阴离子分析中，用邻苯二甲酸盐、苯甲酸盐、硼酸-葡萄糖、柠檬酸盐等低电导率的淋洗液；在阳离子分析中，常用 HNO_3（或乙二胺等）作淋洗液。淋洗离子 H^+ 的摩尔电导率远大于被测离子的摩尔电导率，因此，当样品离子通过电导池时，电导率降低，信号降低，其浓度与峰高降低或峰面积的减少成正比，灵敏度与被测离子和淋洗离子的摩尔电导率之差成正比。

非抑制型电导检测由于不用抑制器，仪器较简单，但只能采用较低交换容量的离子交换剂作填柱料。一般而言，非抑制型离子色谱法的检测灵敏度比抑制型离子色谱法低约一个数量级。

2. 安培检测器　安培检测器是一种测量电活性物质在工作电极表面发生氧化或还原反应时产生电流变化的检测器，由恒电位器和电化学池组成。电化学池有工作电极、参比电极和对电极 3 个电极。恒电位器可以在工作电极和参比电极之间施加一个可任意选择的、不受电流变化影响的恒定电位。常用的工作电极有银电极、金电极、铂电极和玻碳电极。参比电极通常使用 Ag-AgCl 电极。对电极的材料有钛、不锈钢等多种。参比电极和对电极应置于工作电极的下游，以防止对电极的反应产物和参比电极的泄漏对工作电极产生干扰。在外加电压作用下，带电活性的被测物质分子在电极表面氧化或还原，检测池内发生电解反应。当发生氧化反应时，电子由电活性被测物质向安培池的工作电极转移；当还原反应时，电子由工作电极向被测物质方向转移。安培检测器常用于分析解离度较低（$pK_a > 7$），用电导检测器难以检测，同时又具有电活性的离子。根据施加电压方式的不同，安培检测器可以分为直流安培检测器、脉冲安培检测器和积分安培检测器。

3. 紫外-可见光检测器　与高效液相色谱中的使用相同，在离子色谱中是仅次于电导检测器的重要检测装置。紫外-可见光检测器对环境温度、流动相组成、流速等的变化不敏感，可以用于梯度淋洗，这些特点正是电导检测器所欠缺的。二极管阵列检测器可以瞬间实现紫外-可见光区的全波长扫描，得到时间-波长-吸收强度三维色谱图。紫外-可见光检测器主要有直接紫外检测和柱后衍生紫外-可见光检测两种检测方式。

直接紫外检测主要用于分析含有大量氯离子样品中的 NO_3^-、NO_2^-、Br^-、I^-。这是因为氯离子没有紫外吸收，而对上述阴离子的紫外吸收没有干扰。

柱后衍生化是指将分离柱中流出的无紫外吸收或吸收很弱的物质与带有紫外吸收基团的衍生化试剂进行反应，产生可用于紫外检测的化合物。通过衍生化能显著提高检测的灵敏度和选择性。该技术可用于过渡金属离子和镧系元素的分析测定。以吡啶、2, 6-二羧酸或草酸为洗脱液分离过渡金属，以 4-（2-吡啶偶氮）间苯二酚（PAR）为显色剂，可测定 34 种金属。无紫外吸收或吸收很弱的离子，亦可采用有紫外吸收的物质作为淋洗液，当溶质离子经过检测器时，利用紫外信号减小来定量。

4. 荧光检测器　在离子色谱法中应用很少，主要是结合柱后衍生技术测定 α-氨基酸等。具有灵敏度高、选择性好等特点。

六、数据采集和处理系统

数据采集和处理系统包括计算机、色谱工作站软件、打印机等。目前的仪器多配有数据工作站，不但可以记录离子色谱图，给出峰高、峰面积、保留值等数据，对色谱图进行数据分析，自动绘制校正曲线和计算分析结果等，还可对输液泵、检测器、自动进样器的运行参数进行调控，以控制整个色谱系统的工作运行，使离子色谱法自动化和智能化。

第三节　离子色谱固定相

离子色谱法所用的固定相是经过特殊处理的离子交换剂，淋洗液是酸性或碱性溶液，甚至是强酸或强碱溶液。离子交换剂的性质决定分离的机制，同时还决定淋洗液和检测的方式。

一、离子交换剂的类型

　　离子交换剂多由二乙烯基苯作交联剂将聚苯乙烯长碳链交联成立体网状骨架，再在其链上连接离子交换功能基团制得。根据交换功能基团的不同，可分为阳离子交换树脂和阴离子交换树脂两大类，目前广泛使用的是带有磺酸基团的强酸型阳离子交换树脂和带有季铵基团的强碱型阴离子交换树脂；此外，还有弱酸、弱碱和螯合型离子交换剂，没有连接交换功能基团的则是多孔树脂。各种类型的离子交换剂都是通过其功能基团所结合的离子与同电荷的其他离子间发生取代或配合作用来达到分离目的的。

　　按照交换剂物理结构的不同，离子交换剂又可以分为微孔型（或凝胶型）、大孔型和薄壳型三种，它们的性能和适用范围各不相同。微孔型离子交换剂（micro reticular ion exchanger）结构中布满孔道，孔径小，交换容量较大，用来制作抑制柱填料，适用于小分子化合物的分离。大孔型离子交换剂（macro reticular ion exchanger）的骨架中有直径为数十纳米的大孔结构，交换容量范围较宽，适合于大分子化合物的分离。薄壳型离子交换剂（superficial ion exchanger）具有交换容量小，交换速度快，柱效高，在强酸强碱溶液中化学性质稳定，刚性较强，受淋洗液冲击时不易变形等特点，是离子色谱法中应用最为广泛的一种交换剂，又分为表面薄壳型离子交换剂和表面覆盖型离子交换剂两种。

　　表面薄壳型离子交换剂的结构如图 16-6（a）所示。其中心为惰性的苯乙烯-二乙烯苯球形共聚物基核，直径为 10～40 μm 或更小，核的表面是厚度为数十纳米的磺化层。表面薄壳型离子交换剂用于阳离子分析，具有较高分离效能，但交换容量较小。

　　表面覆盖型离子交换剂的中心为表面磺化的薄壳型阳离子交换剂做成的基核，基核外层完全被直径为 10～500 nm、粒度均匀的单层季铵化乳胶颗粒覆盖，以离子键结合在磺化层上，见图 16-6（b）。表面覆盖型离子交换剂用于阴离子分析，分离效能高，平衡时间短，使用寿命长。

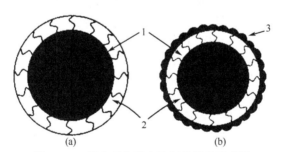

图 16-6　薄壳型离子交换剂的结构示意图
（a）表面薄壳型阳离子交换剂；（b）表面覆盖型阴离子交换剂
1. 树脂基核；2. 表面磺化层；3. 胶乳层

二、离子交换剂的性能指标

　　离子交换剂的主要性能指标有交联度（degree of cross linking）、交换容量（exchange capacity）和粒度。

　　1. 交联度　指交换剂中交联剂的含量，是离子交换剂的重要性质之一，通常以质量百分比表示。一般离子交换剂是以苯乙烯为单体，二乙烯苯为交联剂把交换剂中长碳链聚合起来，形成网状立体结构，二乙烯苯在原料中所占质量百分比即为交联度。交联度影响交换的选择性。交联度大，形成的网状结构紧密，网眼小，对于离子进出树脂有阻碍作用，交换速度慢，甚至使体积较大的离子根本不能进入树脂颗粒内部，因而选择性好，适于分离相对分子质量较小的离子；交联度小的交换剂，网眼大，交换速度快，因而选择性差，适用于分离相对分子质量较大的离子。实际应用中，应根据分离对象选择交联度适宜的交换剂以提高分离度。一般离子色谱交换剂的交联度在8%～16%。

2. 交换容量　离子交换剂的交换容量决定于网状结构内所含有的酸性或碱性活性基团的数目。理论交换容量是指每克干交换剂所含有酸性或碱性活性基团的数目。实际交换容量是指在实验条件下每克干交换剂真正参加交换反应的酸碱基团的数目，它表示离子交换剂交换能力的大小。实际交换容量往往低于理论交换容量，差别取决于交换剂的结构与组成。交联度和溶液的 pH 也会影响交换容量。因此，应在实际操作条件下用酸碱滴定法测定较为准确，以 mmol/g 或 mmol/ml 为单位。交换剂的交换容量一般为 1～10 mmol/g。

3. 粒度　指离子交换剂颗粒的大小，以溶胀后交换剂能通过的筛孔目数表示。色谱分析一般用 100～200 目粒度的交换剂。

第四节　分离条件的选择

在进行色谱分析之前，应首先了解被测化合物的分子结构和性质，以及样品的基本情况，再通过有关资料和实验来确定分析方法和条件。通常亲水性阴、阳离子选用高效离子交换色谱法，无机弱酸和有机酸选用高效离子排斥色谱法，而疏水性阴、阳离子选离子对色谱法。离子色谱法的选择性主要由固定相决定，流动相及其流速对分离也有较大影响。因此，离子色谱法分离条件的选择主要考虑固定相、流动相及其流速的选择。

一、固定相的选择

离子色谱的固定相是离子交换剂，离子交换剂的种类和型号对被测组分的分离起着至关重要的作用。如前所述，离子交换剂有微孔型、大孔型和薄壳型三种，微孔型多用在抑制柱上，适用于小分子化合物的分离；大孔型适用于大分子化合物的分离；表面薄壳型离子交换剂用于阳离子分离；表面覆盖型离子交换剂用于阴离子分离。

在抑制型离子色谱中，交换剂对被测组分的选择性还由带电荷的组分与离子交换剂之间的竞争交换力决定。通常在离子浓度相同的情况下，离子的价态越高，与交换剂的竞争交换力越大，选择性系数越大，保留时间越长；若被测离子价态相同，则离子半径越大，水合离子半径越小，与交换剂的竞争交换力越大，选择性系数越大，越难洗脱，保留时间越长。

另外，分离柱的长度的增加将有助于性质相近组分的分离，同时，柱容量也将有所增加。

二、流动相的选择

离子色谱法中流动相也称为淋洗液，淋洗液选择的条件是：①有一定的洗脱能力；②化学、物理性质稳定；③与被测离子有一定的性质差异；④对检测器响应值尽可能小。淋洗液对选择性的影响通常由淋洗液的组成、浓度、pH 等几方面来决定。必要时可采取梯度洗脱的方式来完成对复杂样品的分析。还要注意，所选择的淋洗液应与检测器相匹配。

1. 组成　在抑制型离子色谱中，淋洗离子应该容易质子化，形成一种弱电离的酸（或碱），与被测离子在固定相上形成有效的竞争，且在通过抑制反应之后能够生成低电导的化合物。分析阴离子时，常用的淋洗液为 $NaHCO_3$、Na_2CO_3 和 NaOH；分析阳离子时，常用的淋洗液为 HNO_3、HCl、H_2SO_4、CH_3SO_3H（MSA）。分析疏水性较强的被测离子时，在淋洗液中加入适量的甲醇、丁醇、丙三醇、乙腈等非离子型改进剂，可改变被测离子的离子化程度，并减少疏水性离子与固定相的亲和力，缩短保留时间，减少峰拖尾现象的发生。

2. 浓度 淋洗液的浓度可以影响色谱柱上各种离子的平衡，进而影响被测离子的保留值。一般来说，淋洗液浓度越高，被测离子的保留时间越短，只是对于不同化合价的被测离子其影响力是不一样的。如当一价淋洗离子浓度增加时，二价被测离子所减少的保留时间约是一价被测离子的两倍，由此可能会引起色谱出峰顺序的改变。

3. pH 流动相 pH 的改变可影响固定相上功能基团及淋洗离子和被测离子的存在形式，进而影响被测离子的保留值和分离度。流动相 pH 对不同类型色谱的影响不同，在阴离子交换色谱中，增加流动相 pH，样品保留值增加；在阳离子交换色谱中，增加流动相 pH，样品保留值降低；还有些组分的保留时间不受流动相 pH 的影响。

4. 梯度洗脱 按照预先设定的程序，不断改变流动相的组成、浓度、pH 等特性，以改善对复杂样品的选择性。

三、流速的选择

淋洗液的流速对其 pH、离子强度没有影响，不改变组分间的分离度，也不改变各组分的洗脱顺序，但会影响保留时间。增加流速可以缩短保留时间，但是柱压也随之增大，较低的流速一方面可使各组分出峰时间的间隔有所加大，有利于谱图的分析；另一方面可使管路系统的压力减小，延长系统的使用寿命。离子色谱法淋洗液的流速一般较低，通常小于 1 ml/min，这有利于提高柱效。但流速太低会使分析时间延长。因此，在分离良好的前提下可适当增加流速，缩短分析周期。

离子色谱法中还应根据被测组分的性质选择合适的检测器。在水溶液中主要以离子形态存在的被测组分，如较强的酸或碱，选择电导检测器进行分析；在 200～400 nm 波长范围内具有较强吸收基团，或者经过柱后衍生反应可生成这样基团的被测组分，选择光学检测器进行分析；具有在外加电压下可发生氧化还原反应的被测组分，选择安培检测器；对于复杂样品，可将两种或三种检测器串联使用。

第五节 应 用 示 例

离子色谱法广泛应用于预防医学、食品卫生、药物分析、环境监测、临床医学等各个领域中无机阴离子、无机阳离子、有机酸碱、糖类、氨基酸、蛋白质等分离分析。目前，能用离子色谱法测定的无机阴离子，无机阳离子及有机化合物已经超过 200 种。以下举例说明。

一、无机阴离子的测定

无机阴离子检测是发展最早，也是目前最成熟的离子色谱检测方法，包括水相样品中的氟、氯、溴等卤素阴离子，硫酸根、硫代硫酸根、氰根等阴离子，可广泛应用于饮用水水质检测，啤酒、饮料等食品的安全检测，废水排放达标检测，冶金工艺水样、石油工业样品等工业制品的质量控制。在案例 16-1 中，研究者通过查阅资料先确定了分离柱——SINOPAK L-01A 阴离子分离柱。检测器为电导检测器，抑制柱为强酸型阳离子抑制柱。随后，利用标准溶液对流动相的组成、流速、浓度等因素依次进行了试验，确定了分离 Cl^-、ClO_2^-、ClO_3^-、NO_2^-、NO_3^-、SO_4^{2-} 的最佳条件：以 Na_2CO_3 为淋洗液，浓度为 3 mmol/L，流速为 2.0 ml/min。pH 控制在 7～8。离子色谱图见图 16-7。

因为 ClO_2 可与该型分离柱的功能团反应生成 ClO_2^-，所以研究者在溶液中加入了 50 mg/L 的 TAA（CH_3CSNH_2）以消除该影响。如何测定 ClO_2 和 Cl_2 呢？研究者在样品中加入了 $NaNO_2$。利用 ClO_2 和 Cl_2 较强的氧化性，将 NO_2^- 氧化成 NO_3^-，而自身分别被还原为 ClO_2^-、Cl^-。由于是定量反应，所以可以通过反应前后 ClO_2^-、NO_3^- 的增加值来间接地测量 ClO_2 和 Cl_2。

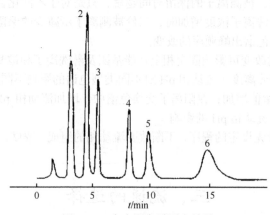

图 16-7　水中阴离子测定结果

1. ClO_2^-；2. Cl^-；3. NO_2^-；4. NO_3^-；5. ClO_3^-；6. SO_4^{2-}

二、有机酸的分析

果汁、饮料中的 13 种有机酸可采用高效离子排斥色谱法测定。色谱柱用 AS6，0.4 mmol/L 全氟丁酸作为淋洗液，抑制型电导检测器监测。有机酸混合标准溶液的离子色谱图见图 16-8。

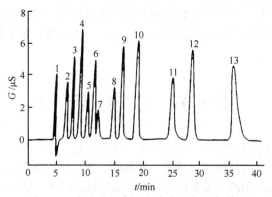

图 16-8　有机酸混合标准溶液的离子色谱图

1. 草酸；2. 酒石酸；3. 柠檬酸；4. 羟基丁二酸；5. 羟基乙酸；6. 甲酸；7. 乳酸；8. α-羟基丁酸；9. 乙酸；10. 丁二酸；11. 富马酸；12. 丙酸；13. 戊二酸

三、生物胺的分析

生物胺类可采用离子对色谱法测定。固定相是在多孔硅胶载体上机械涂渍 0.1 mol/L $HClO_4$ + 0.9 mol/L $NaClO_4$ 缓冲溶液，并将对离子（ClO_4^-）也涂渍在固定相上，再用有机溶剂乙酸乙酯-磷酸三丁酯-己烷（72.5：10：17.5）作流动相，来分析生物胺类等。生物胺离子色谱图见图 16-9。

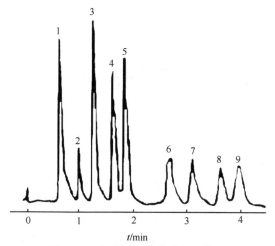

图 16-9 离子对色谱法分离生物胺

1. 甲苯；2. 苯乙基胺；3.3-对羟苯基乙胺；4.3-甲氧基对羟苯基乙胺；5. 多巴胺；6. 去甲变肾上腺素；7. 变肾上腺素；8. 去甲肾上腺素；9. 肾上腺素

（杨晓辉）

第十七章 高效毛细管电泳法

案例 17-1

食品着色剂可分为天然色素和人工合成色素两大类，其中人工合成色素具有成本低、色调多样、色泽鲜亮、着色力强等特点，在食品加工业中被广泛采用。人工合成色素的违规使用是目前食品安全所面临的问题之一。过量食用合成色素不能为人体提供营养，甚至会危害人体健康。个别食品加工企业除了过量添加允许使用的着色剂外，甚至还非法向食品中添加有毒的工业染料如碱性嫩黄、苏丹红、酸性橙Ⅱ等。故世界各国对人工合成色素的允许用量和使用范围都有明确而严格的规定。我国《食品安全国家标准食品添加剂使用标准》（GB 2760—2014）中对可添加的 6 种人工合成色素的限量作出了严格的规定，并对碱性嫩黄、苏丹红等禁止添加色素有特别说明。试设计一个毛细管电泳的试验方案分离测定 13 种脂溶性色素和水溶性色素，包括碱性嫩黄 O、苏丹红Ⅰ～Ⅳ、酸性橙Ⅱ、酸性红 92、荧光素二钠、日落黄、亮蓝、诱惑红、靛蓝、赤藓红和酸性红 1。

问题：

（1）如何使中性粒子在电场中迁移并得到分离？

（2）为什么有时在毛细管中会发生以下情况：带有不同电荷的粒子在同一电场作用下向同一个方向迁移？

（3）影响毛细管电泳分离的因素有哪些？

（4）毛细管电泳仪的主要部件有哪些？

（5）毛细管电泳主要有哪些类型？分别适用于分离什么种类的组分？

（6）缓冲溶液的 pH 对电泳分离有哪些影响？

毛细管电泳（capillary electrophoresis，CE），也称高效毛细管电泳（high performance capillary electrophoresis，HPCE），是以高压直流电场为驱动力，以毛细管为分离通道，依据样品中组分之间的淌度和（或）分配行为的差异进行分离分析的新型电泳技术。具有高效、快速、进样量少、成本低、应用范围广、污染少等优点。因此，HPCE 已成为一种重要的分离分析方法，在生物、医药、化工、环保、食品等领域具有广阔的应用前景。

第一节 基本理论

一、基本概念

1. 电场强度 电场强度也称电位梯度，是指单位长度（cm）支持物体上/溶液介质中的电位降。在 CE 中，电场强度等于某匀质电解质溶液所承受的电压除以该溶液在毛细管中充盈的长度，它对带电粒子的电泳速度起着十分重要的作用。

2. 固-液界面的双电层 当固体与液体接触时，固体表面分子在液体中极性分子和离子的作用下可发生解离，并在固体界面上形成定域电荷。定域电荷吸附溶液中的离子，在固-液界面上形成双电层。如图 17-1 所示，双电层溶液一侧可分为两个部分，靠近管壁表面的第一层为 Stern 层（又称吸附层或紧密层），通过水合离子中心连线构成的面为 Stern 面。在 Stern 层除了存在离子间静电引力外，还存在特异性化学吸附作用。在 Stern 层外面主要是靠静电引力吸引带相反电荷的水合离子。靠近 Stern 层的为扩散层，扩散层中包含除 Stern 层以外的与管壁表面电荷对应的剩余带相反电荷的离子，其浓度随着与表面距离的增加而急剧减小，逐渐接近本底溶液的浓度。在扩散层紧靠 Stern 层一层的剪切面上的电位被称为 Zeta 电位或ζ电位。ζ电位受毛细管管壁表面电荷的多寡、溶液离子强度、介质黏度等影响。

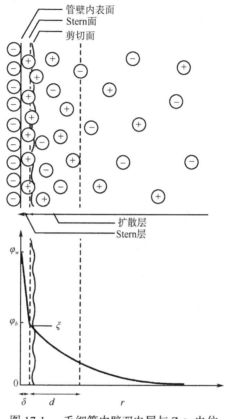

图 17-1　毛细管内壁双电层与 Zeta 电位

3. 电泳　电泳指带电粒子在直流电场作用下，于一定介质（溶剂）中所发生的定向运动，也称为电迁移。电泳的方向由粒子所带电荷决定，带正电荷的粒子向负极移动，而带负电荷的粒子则向正极移动；电泳的速度则与粒子所带的电荷、大小、形状、承受的电场强度、电解质溶液的 pH、离子强度、黏度等有关。在电场强度不等于 0 时，带电荷粒子的电泳速度不会等于 0；中性粒子不会发生电泳。

4. 电渗　电渗也称电渗流，指在外加电场作用下，毛细管内溶液整体朝一个方向运动的现象。电渗发生时，Stern 层的粒子固定不动，而扩散层的粒子带动毛细管中的溶液单向移动。电渗的方向决定于扩散层荷电粒子的种类，粒子带有正电荷向负极移动，带有负电荷向正极移动。电渗的速度与定域电荷多少和 Zeta 电位的大小成正比；当 Zeta 电位为 0 时，电渗的速度也为 0。所以，影响扩散层 Zeta 电势的因素都将影响电渗的形成及大小。例如，电场强度、毛细管材料、毛细管内溶液的组成、pH、离子强度、黏度、添加剂等。一定条件下，可以生成比电泳速率高出一个数量级的电渗流。

5. 淌度　淌度有电泳淌度、电渗淌度和表观淌度之分，分别表征单位电场作用下粒子在溶液中的电泳速度、电渗速度和实际的迁移速度（v/E）。在分析条件一定的情况下，粒子的电泳淌度主要决定于其荷电种类、数量、大小和形状。粒子带净电荷越多，直径越小，形状越接近球形，其电泳淌度越大。中性粒子的电泳淌度为 0；粒子的电渗淌度是溶液的电渗作用及粒子与固定相（如凝胶、填充的固定相）或溶液中的某些组分（如胶束、环糊精等）相互作用的综合结果。表观淌度为电泳淌度与电渗淌度的矢量和。淌度是带电粒子的特征性参数，是 CE 分离的基础。

6. 准固定相　准固定相也称假固定相，可以是表面活性剂形成的胶束，也可以是环糊精、微乳胶等。这些组分没有固定在毛细管柱中，在电解质溶液中形成了相对独立的相结构，其表观淌度远远小于电解质溶液中的其他粒子，所以被称为准（假）固定相。由于固定相具有一定的特殊结构，所以对待测粒子有一定的溶解作用。

7. 等电点　等电点（pI）为两性物质以电中性状态存在时的 pH。如氨基酸、蛋白质、多肽等，因为在等电点时组分呈电中性，所以其电泳淌度为零，且溶解度最小。

二、常见毛细管电泳的分离原理

1. 毛细管区带电泳　毛细管区带电泳（capillary zone electrophoresis，CZE）又称毛细管自由电泳，指以电解质水溶液为介质的毛细管电泳。适于分析有机、无机的阴、阳离子，见图 17-2。

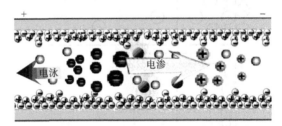

图 17-2　毛细管区带电泳分离原理示意图

在水溶液中，石英毛细管表面的硅羟基可发生解离，并产生负的定域电荷。许多有机材料，如聚四氟乙烯、聚苯乙烯也会因为残留的羧基而产生负的定域电荷。其结果是形成带有正电荷的扩散层。在有直流电场时，产生指向负极的电渗。通过对电压、电解质溶液的 pH、离子强度、添加有机溶剂、温度等分析条件的调控，可以获得远大于离子电泳速度的电渗流。将样品从毛细管的正极端吸入时，由于电泳和电渗的共同作用，使样品中不同的带电粒子具有不同的表观淌度，形成不同的区带而实现很好的分离；中性粒子由于表观淌度相同而不能分离。

当阴离子的电泳淌度大于电渗淌度时，通过对毛细管改性或者加入大量阳离子表面活性剂，使电渗流改向。此时，只要将电源的电极交换，使样品吸入端为阴极，检测端为阳极，便可完成样品的测定。

由于操作简单、适用性较强，CZE 是 CE 中最基本、应用最广泛的一种分离模式，是其他 CE 分析的基础，从理论上讲适用于分离所有具有不同淌度的带电粒子。目前，CZE 已经可以分析氨基酸、多肽、离子、手性物质等组分。

分析蛋白质时，通常先将蛋白质与特定的酶进行酶解反应。不同蛋白质的氨基酸组成不同，在同一种酶作用下，可酶解成特征性的肽段并形成相应的 CE 谱图；不同的酶作用于一种蛋白质时，其产物也会生成不同的特征性 CE 谱图。由此，可对蛋白或酶进行鉴定分析。

分析糖类组分时，一般先将多糖酸解成单糖或寡糖，然后再与试剂（如芳香胺类）进行衍生反应，方可获得较好的分离和检测效果。

2. 胶束电动毛细管色谱　胶束电动毛细管色谱（micellar electrokinetic capillary chromatography，MECC）又称胶束电动色谱，指以加入了一定浓度表面活性剂的电解质溶液为介质的电泳。适宜分析电中性组分，见图 17-3。

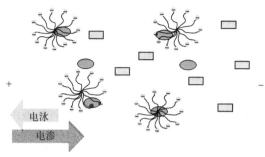

图 17-3　胶束电动毛细管色谱法分离原理示意图

在 MECC 中，通常选择阴离子表面活性剂（如 SDS）加到缓冲溶液中，当其浓度超过临界胶束浓度后，表面活性剂分子间的疏水基团聚集在一起，在溶液中形成表面带负电荷的胶束-假固定相。由于 SDS 胶束表面带负电荷，电泳方向与电渗方向相反，向正极移动。但在通常情况下，电渗速度大于胶束的电泳速度，所以胶束的实际迁移方向与电渗相同，都是移向负极，所以 SDS 胶束在溶液中以较小的淌度随电渗流迁移。样品中不同的组分因为具有不同的疏水性，使其进入胶束的机会不同，导致其在胶束相和缓冲溶液相间的分配系数产生差异。疏水性较强的组分在胶束中的分配系数大，进入胶束中的组分较多且较稳定，相对于疏水性较弱的组分迁移慢。因此，中性组分由于其疏水性的差异而在两相间的分配系数不同而得到分离。

该分离模式的特点是，根据分子的疏水性及亲水性的强弱进行分离，既可以分离疏水性强的组分，也可以分离不带电荷的中性组分。利用该模式，更换不同的假固定相，可以衍生出环糊精电动毛细管色谱法、微乳胶电动毛细管色谱法等技术，使分析手性物质等成为可能，CE 的应用有了更广阔的空间。不足之处是该方法一般只能分离相对分子质量小于 5000 的组分。

3. 毛细管凝胶电泳　毛细管凝胶电泳（capillary gel electrophoresis，CGE）是以凝胶或聚合物网络为介质的毛细管电泳。这些介质具有多孔性的网状结构，具有分子筛的作用。当带电组分在电场作用下通过这些网状结构时，样品组分将按分子大小、电荷性质及电荷多少依次分离。可以分离从几个碱基至几百万个碱基对的 DNA 及蛋白质等大分子组分。

在 CGE 中，通过毛细管改性等方式可基本消除电渗现象，使带电粒子受到电场的作用后只产生电泳。样品中待测粒子首先依其电泳淌度进行分离，电泳淌度接近的组分依其相对分子质量的大小被凝胶筛分。电泳起主导作用，凝胶筛分起增加选择性的作用。

CGE 中使用的介质分为凝胶和线性聚合物两大类。常用的有琼脂、聚丙烯酰胺、羟烷基纤维素、葡聚糖等。它们的黏度较大，能减少离子的扩散和在毛细管壁上的吸附，所以 CGE 的峰型都比较尖锐，具有较高的柱效和分离度。可以选用不同的筛分介质而得到不同孔径的分子筛，用于分离不同相对分子质量的物质。此外，CGE 还可用于其他带电物质的分离，并可通过加入手性试剂、离子对试剂、配位试剂等添加剂改变分离的选择性。在分子生物学和蛋白质化学上有着十分广阔的应用。不足之处是凝胶毛细管柱的制备比较烦琐，并且使用寿命较短。

4. 毛细管等电聚焦（capillary isoelectric focusing，CIEF）是一种以两性电解质为介质，根据等电点差别分离生物大分子的高分辨电泳技术。见图 17-4。

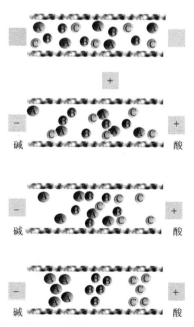

图 17-4　毛细管等电聚焦分离原理示意图

　　首先,通过管壁涂层使定域电荷减至最小,以防止蛋白质吸附及破坏稳定的聚焦区带。在高电压作用下,两性电解质在毛细管内部建立 pH 梯度。为了构建 pH 梯度,要求电泳时正极和负极的缓冲溶液不同,毛细管中的介质也不同。毛细管中的介质是由不同 pH 范围的载体两性电解质混合物(其 pH 范围应包括被分离组分如蛋白质的 pI 值)组成,正极缓冲溶液的 pH 应比毛细管内两性电解质中酸性最强组分的 pH 更低,负极缓冲溶液的 pH 比毛细管内两性电解质中碱性最强组分的 pH 更高。通常正极缓冲溶液由稀磷酸溶液组成,负极缓冲溶液由 NaOH 溶液组成。将样品和不同 pH 范围的载体两性电解质的混合液装入毛细管柱,在电场作用下,pI 大于两性电解质混合物 pH 的组分和两性电解质带正电,向负极移动;pI 小于两性电解质混合物 pH 的组分和两性电解质带负电,向正极移动;当它们移至 pH=pI 区带时,净电荷为零,不再迁移,并产生一个非常窄的区带,这个过程称为等电聚焦(isoelectric focusing)。不同的蛋白质,等电点不同,则聚焦在不同的位置上而达到分离。如果蛋白质向负极扩散,将进入高 pH 范围而带负电荷,正极将对它产生吸引,直到回到净电荷为零的位置;同理,如果蛋白质向正极扩散,将进入低 pH 范围而带正电荷,负极将对它产生吸引,使其回到净电荷为零的位置。这一现象称为区带自锐化效应,它使蛋白质始终保持在一个很窄的区域内。

　　聚焦完成后,一般采用在缓冲溶液储槽中加入盐的方式使不同等电点的组分区带通过检测器被检测。如在负极槽中加入 NaCl,加电压后,由于氯离子进入毛细管,介质的 pH 降低,结果使已聚焦的组分带正电荷而向负极迁移,进入检测器被检测。

　　电渗流过大可使两性电解质在聚焦完成前流出毛细管,为了得到稳定的聚焦区带,应设法降低或消除电渗流。通常采用动力学涂层或共价键合的方法对毛细管内壁进行改性。

　　CIEF 法除了可以用于测定蛋白质和多肽的等电点外,还可以鉴定蛋白质的纯度及分析不同的异构体,比凝胶等电聚焦具有更高的分辨率。

　　5. 毛细管电色谱　毛细管电色谱(capillary electrochromatography,CEC)是一种使用了特殊毛细管柱的毛细管区带电泳,即用填充柱、整体柱或壁处理柱代替了开口毛细管柱。CEC 综合了电泳和分配色谱这两种分离机理,既能分离带电组分,又能分析中性分子,还可用于微量制备。

　　在以上分离模式的基础上,近年来又发展了许多新的分离模式,如毛细管等速电泳、微乳液电动毛细管色谱、免疫毛细管电泳、非水毛细管电泳、微芯片电泳、毛细管离子电泳等,使分离效能更高,选择性更强,分析时间更短,应用范围更广。

第二节　毛细管电泳仪

　　毛细管电泳仪的装置比较简单,主要由高压电源、毛细管、缓冲溶液槽,检测器、工作站等部分组成。高级的仪器还具有自动进样装置、柱温箱、馏分收集器、压力系统和全自动控制仪器的工作站,见图 17-5。

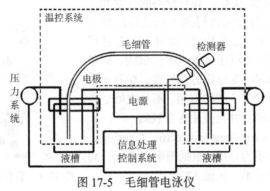

图 17-5　毛细管电泳仪

1. 高压电源 一般可提供 0～30 kV 的电压，电流为 200～300 μA 的连续可调直流高压电源。不同的分析体系因电解质的类型和离子强度以及毛细管孔径的差异，使得工作电压有所不同。而在 CGE 分析中，电场强度一般控制在 150～400 V/cm，以防止损坏凝胶。

为了提高分离度，有时还可采用程序性梯度升（降）电压的模式。

2. 毛细管 常用的毛细管柱为圆形弹性熔融石英管。内径 10～200 μm，以 50 μm 和 75 μm 两种规格较多。在 CEC 和 CGE 中，毛细管的长度一般为 20 cm 左右，其他的分析方法多是 40～60 cm，长的可达 100 cm。

在使用 CIEF 和 CGE 分析大分子时，需要对管壁进行改性或涂层处理，以减少管壁对待测组分的吸附。

3. 检测器 一般都具有可调波长的紫外检测器。有些仪器配有二极管阵列检测器，可给出一定波长范围的 CE 色谱图和各电泳峰的光谱图。荧光检测器、电化学检测器（电导、安培）、质谱检测器也有广泛的应用。

除上述常用检测器外，毛细管电泳还可采用核磁共振检测器、激光光热检测器、激光拉曼检测器、化学发光检测器、放射性同位素检测器、折射指数检测器等。

4. 进样装置 常用的进样方法有电动方法和流体力学方法。有些仪器配备有自动进样系统，可以按照设定的程序依次进样或更换缓冲溶液。

5. 压力系统 由微量液压泵和微量进样阀组成。在毛细管两端加压，可以防止 CEC 分析过程中产生气泡。而在毛细管一端施压，除可以进样外，还可以在不使用电压的情况下进行毛细管高效液相色谱分析。

6. 温控系统 通常在 15～60 ℃的范围内对柱温进行调控，以适应不同样品分析的要求。在该系统调控下柱温的波动一般小于 0.1 ℃。

第三节 影响毛细管电泳分离效果的主要因素

分离电压、毛细管柱、温度等分析条件对样品的分离有一定的影响，但是影响 CE 分离效果的主要因素还是电泳的介质-电解质缓冲溶液（非水性毛细管电泳除外）。

1. 缓冲溶液的组成 缓冲溶液的组成将直接影响待测组分的分离度。如在 CZE 中，常使用硼酸盐缓冲液。这是因为硼酸盐缓冲液可与部分待测组分发生配位反应，使淌度发生变化，提高了分离效果。例如，多元醇和糖类化合物与硼酸盐缓冲液发生配位反应，使中性分子形成配阴离子而得到分离；儿茶酚胺阳离子在 pH 为 9.0 时可与硼酸配位变成阴离子，表观淌度增加，分离度提高；缓冲溶液组分的表观淌度应尽量与待测组分的接近，否则会使峰扩展；另外，尽可能选择相同浓度下产生电流小的缓冲溶液。

2. 缓冲溶液的浓度 在恒定 pH 下，电渗淌度随电解质浓度的增加而减小。在适度外加电压下，增加缓冲溶液浓度可以降低电渗流，改善分离度。

3. 缓冲溶液的 pH

（1）缓冲溶液的 pH 对毛细管内壁定域电荷量有直接的影响。因此，Zeta 电位和电渗对溶液 pH 异常敏感。如在高 pH 下，Si—OH 电离趋于饱和，电渗流达到最大且变化平稳；在 pH 为 4～6 时，表面电荷变化较大；在低 pH 时，电离受到抑制，电渗接近 0。通过调节 pH，可以对某些复合材料涂层上的表面净电荷进行调控，产生不同方向的电渗。在较高 pH 条件下，还可使某些待测组分（蛋白质）带负电荷，与管壁的定域电荷形成排斥而抑制管壁对待测组分的吸附。

（2）缓冲溶液的 pH 直接影响待测组分的有效电荷，进而影响其电泳淌度。这在蛋白质、多肽等大分子的分析中尤其明显。对于两性的组分，当 pH>pI 时，溶质的净电荷为负；当 pH<pI 时，溶质的净电荷为正。对于弱电解质和基于形成配合物的毛细管电泳，pH 明显地影响其化学平衡——酸碱平衡及配位平衡。

4. 缓冲溶液添加剂　　加入适当的添加剂，可以控制电渗流的大小与方向，抑制管壁的吸附作用，稳定组分（如蛋白质等生物大分子）的三级结构，增加疏水组分的溶解度，扩大分离对象（如手性物质、中性分子等），增加溶液黏度，降低电流，优化分离条件。见图 17-6。常用的添加剂有表面活性剂、有机溶剂、两性离子、金属盐、手性试剂等。

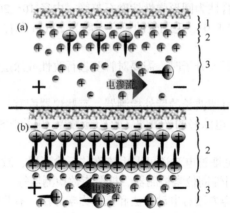

图 17-6　不同浓度阳离子表面活性剂下的双电层

（a）阳离子表面活性剂浓度较小时的双电层：1.定域电荷；2.吸附层；3.溶液中阳离子为剪切面的扩散层。（b）阳离子表面活性剂
浓度较大时的双电层：1.定域电荷；2.阳离子表面活性剂形成的吸附层；3.溶液中阴离子为剪切面的扩散层

第四节　定性定量分析

CE 的定性参数为迁移时间或相对迁移时间。通过与标准品比对或增加峰高法进行定性分析。其定量参数为峰高。在复杂体系中可用内标法或标准加入法进行定量分析。

在案例 17-1 中，研究者首先对色素提取条件进行了优化。将固体样品粉碎，分别取 2.0 g 均匀样品于 50 ml 离心管中，用 10 ml 乙腈超声提取 30 min，以 5 000 r/min 离心 10 min，上层清液转入另一离心管中，残渣再加入 10 ml 乙腈，均质后重复上述操作 2 次，合并 3 次上清液。在卤翅和腐竹的萃取液中加入 10 ml 正己烷，振荡 3 min 弃去正己烷层； 氮吹至 10 ml 以下，用乙腈定容至 10 ml。所有溶液使用前均用 0.22 μm 滤膜过滤，4 ℃冷藏保存。

对 13 种组分的吸收光谱进行了扫描，结果显示，虽然有些目标色素的最大吸收波长在可见光区，但在 220 nm 处均有较好的吸收，确定采用二极管阵列检测器（DAD），220 nm 为检测波长。

最终确定了 MECC 对样品进行分析的条件：电压为 25 kV，毛细管柱温为 25 ℃，压力进样 50 Pa，进样时间 5 s。熔融石英管 58.5 cm 75 μm i.d.（有效长度 50 cm）。以 40 mmol/L 硼酸-氢氧化钠为缓冲体系，pH=9.5。加入 20 mmol/L SDS 和 30% 乙腈作为有机改性剂。毛细管在每次连续进样前用 0.1 mol/L NaOH 冲洗 2 min，用水冲洗 3 min，缓冲溶液冲洗 5 min，平衡 1 min。

随着激光诱导荧光（laser-induced fluorescence，LIF）等高精度、高灵敏度检测技术的不断更新，与质谱、化学发光、高效液相色谱等分析方法联用技术的日臻完善，以及流动注射和以微流控芯片为操作平台的微全分析系统（miniaturized totalanalysis system，μ-TAS）等新技术方法的广泛应用；结合化学计量学方法来设计或选择最优化的分析方法和最佳的测量条件，通过对有限分析化学测量数据的解析获得最大强度的化学信息，使 CE 的准确度和灵敏度不断改善，多功能、多维分离、自动化、智能化、专用微型化、集成化、网络化水平不断提高，样品的检测范围不断扩大。特别是在 DNA 分析、单细胞分析、元素分析、手性拆分等方面表现出的优势，使其在分析化学、生物化学、分子生物学、药物化学、食品化学、环境化学、医学等领域有着越来越广阔的应用前景。

（周之荣）

第十八章 质谱法及其联用技术

案例 18-1

    1999 年 3 月，在比利时突然出现肉鸡生长异常，鸡下蛋少的现象。一些养鸡户要求保险公司赔偿。保险公司也觉得蹊跷，于是请了研究机构化验鸡肉样品，结果发现鸡脂肪中的二噁英超出最高允许量的 140 倍，而且鸡蛋中的二噁英含量也已严重超标，这一"毒鸡事件"还牵连了猪肉、牛肉、牛奶等数以百计的食品，一时间，一场食品安全危机在全比利时，甚至在全球上演。而这起事件的源头，就是鸡的饲料被二噁英严重污染。

    二噁英及其类似物主要来源于含氯工业产品的杂质、垃圾焚烧、纸张漂白、汽车尾气排放等。有调查显示，垃圾焚烧从业人员血液中的二噁英含量为 806pgTEQ/L（TEQ：Toxic Equivalent，毒性当量，表示所有二噁英类似化合物按毒性折合成最毒的 2, 3, 7, 8-四氯二苯并二噁英后的等价质量），是正常人群水平的 40 倍左右。食物是人体内二噁英的主要来源。经胎盘和哺乳可以造成胎儿和婴幼儿的二噁英暴露。大量动物实验和人类流行病学研究的结果表明，二噁英对人体的健康影响是全方位的，它已被确认为具有致癌性、神经毒性、生殖毒性、发育毒性、致畸性、心血管毒性和免疫毒性，并能直接引发氯痤疮和肝脏疾病，同时也是一种内分泌干扰物。根据世界卫生组织的建议，为确保人类健康，个体的二噁英日容许摄入量为 1～4pg/kg 体重，而长远目标是 1pg/kg 体重以下。

问题：

    如此低浓度的二噁英，如何准确检测？

    质谱分析法（mass spectrometry，MS）是利用离子化技术将物质分子转化为离子，按其质量 m 与电荷数 z 的比值（质荷比 m/z）差异进行分离测定，从而进行物质成分和结构分析的方法。

    质谱分析法具有以下特点：①不受试样物态限制，可对气体、液体、固体等进行分析；②灵敏度高，试样用量少，通常一次分析仅需几微克或更少的试样，检测限可达到 10^{-14}g；③分析速度快，完成一次全谱扫描仅需几秒，易于实现与色谱联用；④信息直观，质谱图上的质荷比与离子的质量直接相关，质谱图的解析方便易行；⑤应用范围广泛，既可用于无机成分分析，也可用于有机结构分析，还可用于同位素分析。

    将质谱仪与色谱、光谱等其他仪器在线联机使用，例如，气相色谱-质谱联用仪、液相色谱-质谱联用仪、电感耦合等离子体质谱仪，解决了许多公共卫生、临床医学、化学、药学、生命科学等多领域难以解决的问题，被称为当代分析技术的重大发展。

第一节 质 谱 法

一、基 本 原 理

    气态样品通过导入系统进入离子源，被电离成分子离子，分子离子的某些化学键可进一步有规律地断裂，进而形成碎片离子；在电场作用下，获得一定加速度的离子进入质量分析器，在磁场力的作用下按照离子的质量与电荷之比（质荷比）进行分离；不同离子依据质荷比大小依次进入检测器，产生随离子流强度而变化的电信号；信号经放大、记录得到质谱数据。

以均匀磁场单聚焦质谱仪为例，进入离子源的气态物质分子在离子源特定离子化技术（高能电子轰击、化学电离等）作用下，气态物质分子失去一个（或一个以上）外层价电子形成分子离子，分子离子的某些化学键有规律地断裂而形成碎片离子。其反应如下所示：

$$M \xrightarrow{\;\;e\;\;} M^+ + 碎片离子 + 中性分子$$

质量为 m，电荷数为 z 的正离子在电离室中受到电压 V 加速，当其运动到电离室出口狭缝处时，所具有的动能与由电场中所获取的势能相等。即

$$\frac{1}{2}mv^2 = zV \tag{18-1}$$

式中，v 为离子运动的速度；V 为加速电压；m 为离子质量；z 为离子电荷数。

由于实验条件下，电场势能 zV 为恒定值，因此离子运动的速度的平方与其质量成反比，即质量大的离子速度小，质量小的离子速度大。

当加速后的各种离子进入磁场强度为 H 的均匀磁场时，离子的运动方向受与离子运动方向垂直的磁场作用而改变为圆周运动。此时离子圆周运动的离心力与所受的磁场洛伦兹（Lorentz）力平衡相等。即

$$\frac{mv^2}{R_m} = Hzv \tag{18-2}$$

式中，R_m 为离子运动的轨道半径；H 为磁场强度。

整理合并式（18-1）与式（18-2），可得

$$m/z = \frac{H^2 R_m^2}{2V} \tag{18-3}$$

此式即为均匀磁场单聚焦质谱仪的质谱分析检测原理。

由式（18-3）可知：①离子的质荷比与离子的弧形运动轨道半径的平方成正比，即不同质荷比的离子将按照不同半径的弧形轨道运动，质荷比越大，运动的轨道半径越大，由此说明磁场对不同质荷比的离子将产生色散分离作用，如果保持加速电压、磁场强度不变，而且每种离子都只带一个正电荷，则不同质量的离子将依据质量大小在磁场中依次排列；②离子的质荷比与磁场强度的平方成正比，即当加速电压、离子运动轨道半径保持不变时，不同质荷比的离子运动到相同收集出口狭缝时所需要的磁场强度不同；质荷比越大所需磁场强度越大。由此说明在磁场依次改变（由大至小或由小至大）扫描的实验条件下，不同质荷比的离子将依次通过收集狭缝出口，再经检测器产生电信号而被依次检测。

二、质　谱　图

以相对离子流强度为纵坐标，以离子的质荷比为横坐标作图即为质谱图（mass spectrum）。常见的质谱图是经计算机处理的棒图（bar graph），如图18-1所示是正丙苯的质谱图。图中每一线段（棒）代表一种质量的离子，纵坐标表示离子的相对丰度（以质谱中最强峰的高度为100%，并将此峰称为基峰（图18-1，m/z：91），其余峰按照与基峰的比例表示，又称为相对强度）。由于图谱中离子的质量及相对强度是各物质所特有的，即代表了物质的性质和结构特点，因此通过质谱解析即可进行物质的成分和结构分析。

（一）主要离子

质谱中的离子主要有分子离子（molecular ion）、碎片离子（fragment ion）、同位素离子（isotopic ion）和亚稳离子（metastable ion）等。

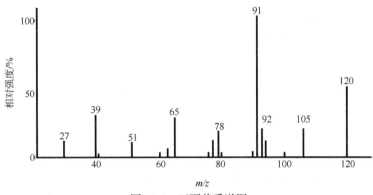

图 18-1　正丙苯质谱图

1. 分子离子　试样分子通过某种电离方式，失去一个外层价电子而形成的带正电荷的离子，称分子离子或母离子，用 M^+ 表示。

$$M \xrightarrow{-e} M^+$$

分子离子对应质谱图中的离子峰称为分子离子峰（图 18-1，m/z：120）。分子离子峰一般出现于质荷比最高处。确定了分子离子峰即可确定其相对分子质量，并可由此推断化合物的分子式。有时试样分子在电离时会出现比分子质量数多 1（M+1）或少 1（M–1）的分子离子，被称为准分子离子，如果准分子离子相对稳定，可以得到准分子离子峰，间接确定分子质量。

2. 碎片离子　分子离子在离子源离子化条件下某些化学键进一步断裂而生成的离子称为碎片离子。

$$M^+ \xrightarrow{\text{化学键断裂裂解}} \text{初级碎片离子} \xrightarrow{\text{进一步裂解}} \text{次级碎片离子} \longrightarrow \cdots$$

碎片离子对应质谱图中的离子峰称为碎片离子峰（图 18-1，m/z：27、39、…、105），图 18-1 中质谱图上的峰大部分是碎片离子峰。由于化合物的结构特征性不同，发生化学键裂解断裂的位置不同，因此，同一分子离子在相同离子化条件下可产生不同质量大小的碎片离子。利用碎片离子峰提供的信息（相对丰度及 m/z 位置）可以解析出丰富的分子结构信息。

3. 同位素离子　在自然界，大多数元素具有天然同位素，由同位素形成的离子称为同位素离子。质谱图中的同位素离子峰往往在分子离子峰的右边 1 或 2 个质量单位处出现，即（M+1）或（M+2）峰。在解析质谱图时，可以通过同位素峰统计分布来确定其元素组成，分子离子的同位素离子峰相对强度与元素同位素的丰度比一致。组成有机化合物的常见元素的同位素丰度比如表 18-1 所示。

表 18-1　有机化合物常见元素同位素的丰度比

同位素	$^2H/^1H$	$^{13}C/^{12}C$	$^{18}O/^{16}O$	$^{15}N/^{14}N$	$^{33}S/^{32}S$	$^{34}S/^{32}S$	$^{37}Cl/^{35}Cl$	$^{81}Br/^{79}Br$
丰度比/%	0.02	1.11	0.20	0.36	0.80	4.44	31.98	97.28

表中丰度比是以最大的轻质同位素为 100% 计算而得。同位素峰的丰度比可用二项式公式 $(a+b)^n$ 求出。a 与 b 分别为轻质同位素与重质同位素的丰度比，n 为原子数目。

例如，在化合物 $CHCl_3$ 的质谱图中，分子离子峰和同位素峰的相对强度比计算如下：

$n=3$　$a=3$　$b=1$

$$(a+b)^3 = a^3 + 3a^2b + 3ab^2 + b^3 = 27 + 27 + 9 + 1$$

即在 m/z 118 峰附近各同位素峰的丰度比为

$$m/z\ 118 : m/z\ 120 : m/z\ 122 : m/z\ 124 = 27 : 27 : 9 : 1$$

根据同位素的丰度比可以较容易地判断化合物中是否含氯、溴、硫等原子及含有数量。在质谱仪分辨率满足要求的前提下获取更可靠性的分子式。

4. 亚稳离子 质量为 m_1 的离子（M_1）在离开离子源，进入质量分析器之前，由于碰撞等原因进一步分裂失去中性碎片而形成的离子称为亚稳离子（M^*），亚稳离子形成的质谱峰为亚稳离子峰。

假设亚稳离子 M^* 与产物离子（子离子）M_2 都是由前体离子（母离子）M_1 裂解产生，则亚稳离子 M^* 的表观质量 m^* 与母离子 M_1 和子离子 M_2 的质量 m_1 和 m_2 有如下关系：

$$m^* = \frac{(m_2)^2}{m_1} \tag{18-4}$$

式中，m_1 和 m_2 分别为母离子的质量和子离子的质量。

依据上式可以计算亚稳离子质量，从而推断母离子和子离子之间是否存在裂解关系。也可以计算母离子或子离子的质量，从而寻找母离子和子离子。

由于 M_1 中一部分能量被中性碎片带走，此时的 M^* 离子比 M_1 离子能量小，故将在磁场中产生更大的偏转，在质谱图中观察到的 m/z 较小。亚稳离子峰具有相对强度低（峰强度一般仅为母离子的 1%～3%）、峰形较宽（约 2～5 个质量单位）、m/z 不为整数等特点，很容易从质谱图中辨认。

（二）裂解类型

质谱中的大多数离子峰均是根据有机物自身裂解规律形成的。一般高丰度的碎片离子峰代表着分子中易于裂解的部分，如果有几个主要碎片，并且代表着分子中的不同部分，则可由这些碎片将化合物的骨架粗略拼凑起来。因此，了解阳离子的裂解规律和类型，对研究质谱信息，推断有机化合物结构十分有利。

1. 单纯裂解 仅有一个化学键发生断裂，并脱掉一个游离基的裂解方式称单纯裂解（cleavage only）。具体的断裂方式有三种。

化学键断裂后，每个碎片各保留一个电子，这种断裂方式称为均裂（homolytic cleavage）：

$$A—B \longrightarrow A\cdot + B\cdot$$

化学键断裂后，成键的两个电子全部移到其中的一个碎片上，这种断裂方式称为异裂（heterolytic cleavage）：

$$A—B \longrightarrow A^+ + B^-$$

离子化键的进一步断裂，单个电子向一个方向转移，这种断裂方式称为半异裂（hemi-heterolytic cleavage）：

$$A+\cdot B \longrightarrow A^+ + B^-$$

2. 重排裂解 某些离子不是由单纯裂解形成的，而是断裂多个化学键并经过重排产生的，把这种裂解方式称为作重排裂解（rearrangement cleavage），形成的离子称为重排离子。典型的重排裂解有麦氏（Mclafferty）重排。当化合物分子中含有 C=X（X 为 O，N，S，C）基团，而且与这个基团相连的链上有 γ 氢原子时，γ 氢原子可以转移到 X 原子上去，同时 β 键断裂。

三、质 谱 仪

（一）质谱仪的基本结构

质谱仪主要由真空系统、样品导入系统、离子源（ion source）、质量分析器（mass analyser）、离子检测器（ion detector）等装置组成（图 18-2）。

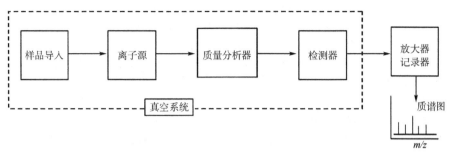

图 18-2 质谱仪示意图

1. 真空系统 为维持仪器正常工作并保持良好分析条件，质谱仪的样品导入系统、离子源、质量分析器、检测器等主要部件均需在高真空状态下进行工作。其中离子源一般要求真空度在 $10^{-4} \sim 10^{-5} Pa$，质量分析器要求真空度达到 $1.3 \times 10^{-6} Pa$。维持高真空度水平能有效避免离子与气体分子碰撞而引起的能量变化；降低本底效应，减少质谱图的干扰。因此，高品质的真空系统是质谱仪正常工作的必要保障。一般质谱仪的高真空系统采用两级真空系统，由机械泵和高真空泵组合而成。机械泵是高真空泵的前级泵，提供高真空泵正常工作所需要的前级真空，只有在前级的机械泵达到一定真空度的条件下，才能开启和关闭高真空泵。涡轮分子泵是常见的高真空泵。

2. 样品导入系统 样品导入系统的作用是引导微量的样品进入离子源，样品组分在离子源室里被转化为气态离子。目前有机质谱仪的样品导入系统主要有直接探针进样和色谱联用导入进样两种。

（1）直接探针进样：用直接探针将少许样品经减压后送入离子源，快速加热使之气化并被离子源离子化。适合于单组分、挥发性较低的固体或液体样品。

（2）色谱联用导入进样：利用与质谱仪联机的气相色谱仪、高效液相色谱仪或高效毛细管电泳仪，通过特殊的联机"接口"将分离后的各组分引入离子源，依次进行质谱分析（见第二节联用技术）。

3. 离子源 离子源的功能是提供能量将被分析样品离子化，并使离子具有一定的能量。常用的离子源有电子轰击源（electron impact source，EI）、化学电离源（chemical ionization source，CI）、大气压化学电离源（atmospheric-pressure chemical ionization source，APCI）、电喷雾离子源（electrospray ionization source，ESI）、快速原子轰击源（fast atom bombardment ionization source，FAB）、激光解析源（laser description source，LD）等。

（1）电子轰击源：当样品分子被导入离子源时，受到加热灯丝产生的并被阳极加速的高能电子流轰击，分子将失去电子而发生电离，然后进一步裂解成各种碎片离子（如阳离子、阴离子、中性碎片等）。在推斥极作用下，阳离子被加速，并被引入质量分析器检测，而阴离子、中性碎片等则被真空抽出系统。

电子轰击源的特点是：①电离效率高，能量分散小，能够确保质谱仪的高灵敏度、高分辨率；②质谱图重现性良好；③碎片离子多，能提供更多的分子结构信息；④结构简单，易于操作；⑤应用广泛，适用于易气化的挥发性样品分析，可分析化合物相对分子质量一般小于 1000。现在所有的标准质谱图都是在电子轰击源（70eV）离子化方式下得到的。

（2）化学电离源：与 EI 源的主要区别是工作过程中引入了一种反应气，如甲烷、异丁烷、氨等，是一种软电离方式。化学电离源的离子化过程：首先反应气体甲烷（CH_4）在高能（~500eV）电子流的轰击下，被电离成 CH_3^+、CH_4^+ 等离子（一级离子）；CH_3^+、CH_4^+ 进一步再与容器中的反应气体 CH_4 作用而生成高活性的反应离子 CH_5^+ 和 $C_2H_5^+$（二级离子）；CH_5^+ 和 $C_2H_5^+$ 与导入离子源的少量样品分子 M 发生离子-分子反应，生成准分子离子（MH^+，M+1）而进入质量分析器。

化学电离源的特点：①电离方式比电子轰击源温和，样品的准分子离子峰强度大，有利于准确推断相对分子质量；②分子离子峰的强度大，定量分析准确度高；③适用于相对分子质量较大及稳定性差的化合物的分析。缺点是分子断裂的碎片较少，不利于化合物的结构分析；所得质谱图重现性不好，不利于制作标准谱图，所以不能进行谱库检索。

EI 和 CI 源主要用于气相色谱-质谱联用仪，适用于易气化的有机物样品分析。

（3）大气压化学电离源：一种常用的软电离源，将在下一节液相色谱-质谱联用技术中介绍。

（4）电喷雾电离源：一种软电离源，将在下一节液相色谱-质谱联用技术中介绍。

（5）快原子轰击电离源：由电场使氙（或氩）原子电离并加速，产生快速离子，再通过电荷交换得到快速原子流，快原子束轰击涂在金属板上的样品，使样品离子化。主要用于极性强、非挥发性、热不稳定性及相对分子质量较大的化合物分析。

（6）激光解吸源：将低浓度样品分散在液体或固体基质中，用短周期、强脉冲激光轰击样品，由于该基质可以强烈地吸收激光，可使能量转移到样品分子上，从而使样品离子化。这种能量源需要有合适的基质才能得到较好的离子产率，因此，也称为基质辅助激光解吸源（matrix assisted laser desorption ionization source，MALDI）。MALDI 属于软电离技术，适合于与飞行时间质谱仪（TOF）组成 MALDI-TOF，用于生物大分子，如肽、蛋白质、核酸等的分析。

不同的离子源采用不同的离子化途径，具有不同的离子化效率，适应于不同的样品分析。对于相同的化合物采用不同的电离方式所获得的质谱图也不同，图 18-3 为硬脂酸甲酯的 EI 源质谱图和 CI 源质谱图。EI 源质谱图中有丰富的碎片离子峰，但分子离子峰（m/z：298）较弱；CI 源质谱图中虽然碎片离子峰很少，但准分子离子峰（m/z：299）和同位素离子峰（m/z：300，301）明显。

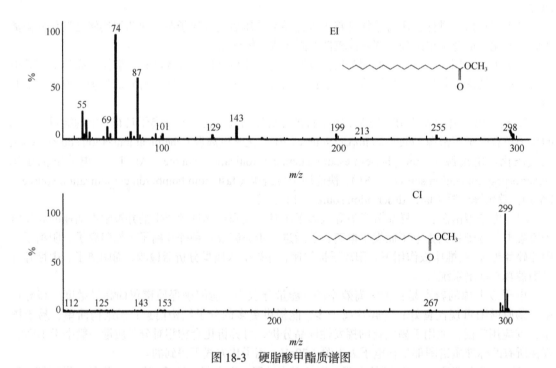

图 18-3   硬脂酸甲酯质谱图

4. 质量分析器   质量分析器的作用是将离子源中形成的各种离子按质荷比的差异进行分离。常见的质量分析器主要有磁分析器（single focusing mass analyzer）、四极杆分析器（quadrupole mass analyzer，QMA）、飞行时间分析器（time of flight mass analyzer，TOF）、离子捕获分析器、离子回旋共振分析器等类型。

（1）磁分析器：磁场将不同质量的离子按 m/z 的大小顺序分成不同的离子束，被称为磁场的质量色散作用。磁场将不同 m/z 的离子形成不同的运动轨迹，被称为磁场的能量色散作用。磁分析器包括单聚焦质量分析器（single focusing analyzer，SFA）和双聚焦质量分析器（double focusing analyzer，DFA）。

单聚焦质量分析器：又称单聚焦磁分析器，使用的磁场是扇形磁场。其工作原理见第一节基本原理。单聚焦质量分析器的特点是：①磁场的能量色散作用对相同 m/z 而运动速度稍有差异的离子有一定发散作用，使得质量相邻的两种离子很难分离；②仅对离子束实现质量色散和方向聚焦，而不能对离子束实现能量聚焦，分辨率较低，不能满足有机物分析要求，目前只能用于同位素质谱仪和气体质谱仪。

双聚焦分析器：为了消除单聚焦分析器分辨率低的影响，通常在扇形磁场前（或后）加一扇形电场。扇形电场是一个能量分析器，不起质量分离作用，电场和磁场的能量色散作用大小相等方向相反，因此使质量相同的离子经过电场和磁场后汇聚在一点，而另外质量的离子汇聚在另一点，从而实现分离，并可改善分辨率。这种分析器具有能量色散和质量色散的双重作用，故称为双聚焦分析器，是目前高分辨质谱仪中最常用的质量分析器。其特点是分辨率高，重复性好，质量测量线性范围宽，能进行串联质谱分析和定量分析。其缺点是在高质量区域分辨率与灵敏度不可兼顾，质量分析能力随 m/z 增高而降低，不适于脉冲式离子源，价格较高，体积大，使用和维护要求高。

（2）四极杆质量分析器：又称四极滤质器，由四根平行、对称放置的圆柱形电极组成。由四根圆杆包围的空间可近似形成双曲电场，通常称为四极场。当离子束进入四极场后，将受到交、直流叠加电场的作用而波动前进。不同质量的离子在电场中的运动速度不同，只有离子的共振频率与四支电极的频率相同时，才可通过电极孔隙到达检测器。不断改变电参数，能使不同质量的离子依次通过四极杆质量分析器，并记录、绘制质谱图。其特点是扫描速度快，对真空度要求不高，非常适合与其他分离仪器联用；同时，四极杆质量分析器体积小、操作简单、价格低、易于维护，而且多个四极杆质量分析器可串联一起实现多极质谱分析。缺点是分辨率较低，通常只能达到单位质量分辨，且有质量歧视效应，即高质量端灵敏度下降。由于四极杆质量分析器只允许需要的离子通过四级杆，适合选择性离子监测，大大提高了定量分析的稳定性和灵敏度。

（3）飞行时间分析器：飞行时间质量分析器既不需要磁场，也不需要电场，只需要直线漂移空间，因此，其核心是一个离子漂移管。离子源中的离子流被引入漂移管，离子在加速电压 V 的作用下得到动能。然后离子进入长度为 L 的自由真空空间，即漂移区。离子在漂移管中飞行的时间与离子质荷比的平方根成正比，对于能量相同的离子，质荷比越大，达到检测器所需的时间越长，根据这一原则，可以把不同质荷比的离子因其飞行时间不同而分离，依次按顺序到达检测器。仪器的机械结构较简单，增长漂移管的长度 L，就可以提高分辨本领。但对仪器的电子部分要求高，只能采用高灵敏、低噪声的宽频带电子倍增管，在短时间内快速记录微弱的离子流。飞行时间分析器的质量分析范围宽、质量分辨率高、灵敏度高、分析速度快，已广泛应用于气相色谱-质谱联用、液相色谱-质谱联用及基质辅助激光解吸飞行时间质谱中。

5. 离子检测器　离子检测器是将质量分析器按 m/z 分离后的离子流信号接收、放大，并经计算机数据处理系统得到被分析样品的质谱图及相应分析结果。现代质谱仪常采用电子倍增器或微通道板检测器作为离子检测器，将微弱的离子信号转化为较强的电信号，以满足显示、记录及数据处理的需要。微通道板检测器与电子倍增器相比，信号增益更高，而噪声更低。

（二）质谱仪的性能指标

质谱仪主要性能指标有质量范围（mass range）、质量准确度（mass accuracy）、分辨率（resolution，R）等。

1. 质量范围 质量范围指质谱仪所能测定的离子质荷比的范围，取决于质量分析器的类型，通常采用原子质量单位（amu）进行度量。对于多数离子源，电离得到的离子为单电荷离子，质量范围实际上就是可以测定的相对分子质量范围；对于电喷雾离子源，由于形成的离子带有多电荷，尽管质量范围只有几千，但可以测定的相对分子质量高达 10 万以上。测定气体用的质谱仪，一般质量测定范围在 2～800amu，而有机质谱仪一般可达几千，现代生物质谱仪则可以达几十万。质谱仪的质量范围越大，可测量化合物的范围越广。

2. 质量准确度 质量准确度又称质量精度，指离子质量的实测值与理论值的相对误差。即

$$质量准确度 = \frac{|M - M_0|}{m} \times 10^6 (\text{ppm}) \tag{18-5}$$

式中，M 为离子质量实测值；M_0 为离子质量理论值；m 为离子质量数的整数。

质谱仪的质量准确度是质谱定性分析准确度的保障。为获取质谱中分子离子的精确质量，通常要求质谱仪的质量准确度应小于 10ppm。

3. 分辨率 分辨率指质谱仪刚刚能分开相邻质量数离子的能力，常用 R 表示：

$$R = \frac{m_1}{m_2 - m_1} = \frac{m_1}{\Delta m} \tag{18-6}$$

式中，m_1、m_2 分别为相邻两峰质量数，且 $m_1 < m_2$，可见两峰质量数差值越小，要求仪器分辨率越高。

所谓刚刚能分开，一般是指两个相等强度的相邻峰，两峰间的峰谷是其峰高的 10%（每个峰提供 5%）。在实际工作中，有时很难找到峰高相等的相邻的两个峰，在这种情况下，可任选一单峰，测其峰高 5% 处的峰宽 $W_{0.05}$，即可作为上式中的 Δm，此时的分辨率定义（图 18-4）为

$$R = \frac{m}{W_{0.05}} \tag{18-7}$$

如果该峰是高斯型的，式（18-6）与式（18-7）的计算结果是一样的。

高分辨率质谱仪能精确测量出质荷比（m/z）小数点后五位的精密质量，因而可以区分质荷比整数位相同但小数位不同的各种物质，对物质的结构分析十分有利。而低分辨率的质谱仪一般只能给出整数位的离子质量数。

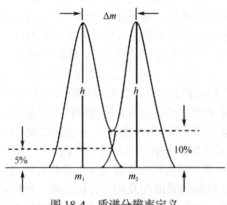

图 18-4　质谱分辨率定义

4. 灵敏度 灵敏度是反映仪器整体性能的一项指标，与进样方式、离子化效率、扫描方式、扫描速度、检测器增益等许多因素密切相关，通常以检出限和信噪比（S/N）表示。

四、质谱法应用

质谱分析法是识别或确证化合物的重要方法。可以通过测定精确质量得到物质元素组成及分子式信息，再通过解析基峰及碎片离子峰可能代表的结构单元，确定化合物可能含有的官能团，进而推测出其可能的结构式。由于质谱分析中离子流强度与离子数目成正比，因此，测定离子流强度还可以进行定量分析。

（一）相对分子质量的测定

在质谱图上，如果能准确判定分子离子峰，相对分子质量就很容易被确定。因为分子离子峰的质荷比 m/z（$z=1$）对应于化合物的相对分子质量。一般情况下，除同位素峰外，分子离子峰一定位于质谱图的最右端。为准确判断分子离子峰，需注意以下几个方面：

1. 分子离子峰的质量数必须符合"氮规律" 在有机化合物中只含 C、H、O、N 时，若有偶数个氮，其相对分子质量必定为偶数；反之，其相对分子质量为奇数。凡不符合"氮规律"的离子峰一定不是分子离子峰。

2. 利用碎片离子峰的合理性推断分子离子峰 通常分子中化学键的断裂是遵循一定规律的。若化学键开裂出一个 H 或 CH₃ 碎片，就会有 M-1、M-15、M-18 等，这称为存在合理碎片峰；若出现 M-3～M-14，M-21～M-24 范围之内的碎片峰，则为不合理碎片峰，这表明对分子离子峰的推断有错误。

3. 根据分子离子的稳定性规律判断分子离子峰 分子离子的稳定性与分子结构关系密切。分子离子的稳定性大小顺序有如下规律：芳香族化合物＞共轭链烯＞脂环化合物＞烯烃＞直链烷烃＞酮＞酯＞醚＞酸＞醇。

（二）分子式的确定

利用高分辨质谱仪测定化合物的精确质量（可精确至小数点后 5 位），通过同位素峰强度比及其分布特征推算分子中 Cl、Br、S 等原子数；通过计算机数据处理系统计算分子的元素组成，从而确定分子式，这种确定化合物分子式的方法准确、简便。在对未知物的定性研究中，可以通过谱库检索或质谱高精度元素组成以获得可能的匹配结果，再结合经验，特别是相关碎片信息和其他谱学的结果。

（三）分子结构式的确定

根据分子的化学式计算其不饱和度，确定化合物的双键和环的数目，根据碎片峰的特点判断化合物可能的裂解方式及结构单元。最后，综合整个谱图的数据确认所推断的结果。确定一个未知有机化合物的结构是一项非常复杂的工作，单独使用质谱分析来完成还有许多困难，需将质谱信息与红外光谱、紫外-可见光谱等综合应用，才能有效地解析未知化合物的结构。

（四）定量分析

质谱分析中离子流强度与离子数目成正比，测定离子流强度就可以进行定量分析。常用的定量方法有外标法与内标法。由于不同同位素的化合物具有近似相同的物理化学性质，离子化时的响应通常也是相同的，而它们具有不同的质荷比，即可在质谱中被区分出来。因此，同位素标准品是最理想的内标物。另外，由于某些元素的天然同位素分布有一定的比例，当加入一定量的同位素内标时，可以把对信号绝对强度的测量转化为对信号相对比例的测量，从而提高实验的准确性。

第二节 联 用 技 术

联用技术就是将两台仪器结合到一起使用的技术，以便得到一种更快捷、更有效的分析工具，来探索只应用一种技术无法获取的信息。分析仪器的联用可以是光谱技术的联用、色谱技术的联用或者是色谱与光谱/质谱技术的联用。近年发展起来的色谱与质谱联用技术，如气相色谱-质谱联用技术（GC-MS）和高效液相色谱-质谱联用技术（HPLC-MS），是利用色谱法的高分离能力和质谱法高灵敏度、定性能力强的优点，将混合物从色谱柱中分离，再送入质谱仪分析，成为了分析测定复杂混合未知物中微量或痕量组分的强有力的工具。

电感耦合等离子体质谱联用技术（ICP-MS）是在传统的元素分析方法的基础上，于 20 世纪 80 年代发展起来的更加简便、完善，具有超高灵敏度的分析方法。它以独特的接口技术将电感耦合等离子体的高温电离特性与质谱仪的灵敏快速扫描的优点相结合，主要用于超痕量无机元素的分析，也称无机质谱法。

一、气相色谱-质谱联用技术

气相色谱-质谱联用（GC-MS）技术是最成熟的联用技术，它结合了气相色谱和质谱的优点，弥补了各自的缺陷，具有灵敏度高、分析速度快、鉴别能力强等特点，可同时完成被测组分的分离和鉴定，特别适用于多组分混合物中未知组分的定性和定量分析。目前被广泛应用于农药残留量检测、保健品中违禁药物检测、大气环境污染物检测、水中挥发性有机物检测等化学、生物和环境分析中。

（一）工作原理

GC-MS 的工作原理如图 18-5 所示。混合组分样品进入气相色谱仪进样器后，被加热气化；载气载着样品通过色谱柱，样品组分在色谱柱中完成分离过程，依次到达色谱柱出口；在色谱柱出口，通过分子分离器接口将大部分的载气除去，组分分子和很少量的载气则继续进入质谱仪的离子源中；在离子源中，组分分子被电离为带电离子，被离子源加速电压加速后，射向质谱仪的质量分析器中；经过质量分析器和检测器后获得组分的质谱图。在组分离子进入质量分析器前，总离子检测极将收集一部分总离子，经过放大器记录下来后即为总离子流色谱图。

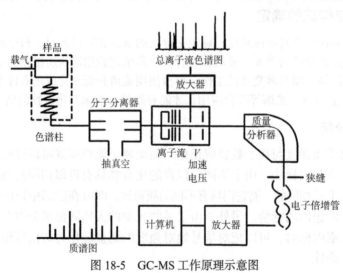

图 18-5　GC-MS 工作原理示意图

（二）仪器基本结构

气相色谱-质谱联用仪由气相色谱仪、接口和质谱仪组成。气相色谱仪用于分离样品中的各组分，起着样品纯化制备的作用；接口把气相色谱流出的各组分送入质谱仪进行检测，起着气相色谱和质谱之间适配器的作用，质谱仪对接口依次引入的各组分进行分析，成为气相色谱仪的检测器。主要的技术问题包括：

1. 仪器接口　由于色谱柱出口压力为常压，而质谱仪是减压进样，所以两者不能直接连接。为了达到去除载气、降低色谱流出物压力并富集试样的目的，需要一个接口装置。常用的接口有直接导入型、开口分流型和喷射式分子分离器接口。

（1）直接导入型接口：将 0.25～0.32mm 内径的毛细管色谱柱直接通入质谱仪的离子源内，色谱流出物立即进入离子源被电离，且在电场的作用下进入质量分析器。惰性载气不发生电离，并被真空泵抽走。该接口装置结构简单，容易维护，属于常用的接口方式，缺点是无浓缩作用。

（2）开口分流型接口：将气相色谱仪毛细管柱的出口与一个限流毛细管通过接口相连，限流毛细管将色谱流出物的一部分定量引入质谱仪的离子源。

（3）喷射式浓缩接口：气体在喷射时，各种质量的分子均以超音速运动，其中动能大的分子保持在喷射方向运动，而动能小的分子则偏离喷射方向，被真空泵抽走。载气的分子较轻，在喷射过程中被除去，而质量大的分子被浓缩。这类接口具有除去载气，浓缩样品的功能。

2. 仪器扫描速度　普通质谱仪一般对扫描速度要求不高。与气相色谱仪联接的质谱仪，由于气相色谱峰很窄（仅几秒钟时间），因此要求质谱仪有较高的扫描速度，在很短的时间内完成多次全质量范围的质量扫描。此外，要求质谱仪能很快地在不同的质量数之间来回切换，以满足选择离子检测的需要。

3. 样品衍生化　用 GC-MS 方法分析实际样品时，被测物中如果含有极性较大的基团，如羟基、羧基、胺基等，气相色谱特性不好，在一些通用色谱柱上经常不出峰或者峰拖尾，衍生化后，情况可以得到明显改善。此外，衍生化可以改善被测物的热稳定性，使某些热稳定性差，在色谱分离过程中易发生化学变化的被测物能够转化成稳定的化合物。由于衍生化后的被测物绝大多数相对分子质量增大，更有利于被测物和基质的分离，从而减低背景化学噪声的影响。常用的衍生化方法主要有硅烷化衍生化法、酰基化衍生化法和烷基化衍生化法。

（三）分析信息

通过 GC-MS 技术除可获得质谱图外，还可以获得多种信息：

1. 总离子流色谱图　以总离子流的强度（质谱中所有离子强度的加和）为纵坐标，时间为横坐标，表明总离子强度随时间变化的色谱图称为总离子流色谱图（total ion current chromatogram，TIC）。该色谱图外形与一般色谱图相似，但它是以质谱仪为检测器所得到的色谱图。

2. 质量色谱图　通过设定仪器工作条件（外加电压）对一种或几种质荷比离子实施离子流强度随时间变化的监测，称为选择离子检测（selected ion monitoring，SIM）。仅对单一质荷比离子检测时，质谱仪不进行质量扫描，仅相当于检测器，因此大大提高了检测灵敏度。质谱仪在进行选择型离子监测扫描中，只记录某种原子质量单位的离子流强度随时间变化所得到的色谱图称为质量色谱图（mass chromatogram，MC）。质量色谱图与总离子色谱图相似，其纵坐标为离子流强度，横坐标为时间。

3. 全扫描色谱-质谱三维谱图　利用计算机的三维软件，将总离子流色谱图数据绘制而成的三维总离子流图即为全扫描色谱-质谱三维谱，其 X 轴坐标用原子质量单位表示，Y 轴坐标用时间或连续扫描的次数表示，Z 轴坐标用离子流强度表示。垂直于时间轴上的任意截面可提供时间质谱图，垂直于原子质量单位轴上的任意截面可以提供质量色谱图，将 X 轴方向具有相同时间的各离子流相加，可得到二维平面总离子流色谱图。

（四）定性和定量分析

1. 定性分析 GC-MS 联用后，不仅与 GC 一样能提供保留时间，而且还能提供质谱图，由质谱图、分子离子峰的准确质量、碎片离子峰、同位素离子峰、选择离子的子离子质谱图等，使 GC-MS 方法定性远比 GC 方法可靠。在实际应用中，GC-MS 进行组分定性的常用方法是标准谱库检索。即利用计算机将待分析组分（纯化合物）在标准电离方式电子轰击源 EI 70 eV 电子束轰击下，电离得到的质谱图与计算机内保存的已知化合物的标准质谱图按一定程序进行比较，将匹配度（相似度）最高的若干个化合物的名称、相对分子质量、分子式、识别代号、匹配率等数据列出以供参考。值得注意的是，匹配率最高的并不一定是最终确定的分析结果。目前比较常用的质谱谱库包括美国国家科学技术研究所的 NIST 库、NIST/EPA（美国环保局）/NIH（美国卫生研究院）库和 Wiley 库，这些谱库收录的标准质谱图均在 10 万张以上。

2. 定量分析 GC-MS 定量分析方法类似于 GC 定量分析。由 GC-MS 得到的总离子流色谱图和质量色谱图，其色谱峰面积与相应组分的含量成正比，可以采用 GC 中的归一化法、外标法、内标法等对某一组分进行定量测定。GC-MS 方法中 MS 作为 GC 的检测器，其灵敏度远高于 GC 方法中的任何一种检测器，加之 GC-MS 方法中的选择离子检测技术能在一定程度上降低了噪声，提高了信噪比，同位素稀释和内标技术能极大改善定量分析精度，使 GC-MS 方法的定量精度明显优于 GC 方法。

案例 18-2

2008 年 9 月 8 日，中国发生了震惊中外的三鹿奶粉事件，三鹿牌婴幼儿配方奶粉中含有三聚氰胺（melamine），导致食用该奶粉的婴幼儿出现小便困难、泌尿系统产生结石等症状，严重者发生肾衰竭并导致死亡。目前测定蛋白质的含量通常用凯氏定氮法，即测定出总氮含量后，根据氮的含量折算成蛋白质的含量。不法分子在鲜奶、奶粉、奶制品中加入三聚氰胺以提高含氮量，使蛋白质含量低的产品的检测值变高，以次充好坑害消费者。

问题：

（1）如何使用 GC-MS 方法检测奶制品中的三聚氰胺？
（2）被测物三聚氰胺是否需要衍生化处理，为什么？
（3）采用何种扫描方式可以减少基质的干扰，提高方法选择性和灵敏度？

二、液相色谱-质谱联用技术

液相色谱-质谱联用（LC-MS）技术的研究开始于 20 世纪 70 年代，与气相色谱-质谱联用技术不同，液相色谱-质谱联用技术经历了一个更长的实践、研究过程，直到 90 年代才被商品化。LC-MS 联用技术灵敏度高、适用范围宽、从药物及其代谢物的小分子化合物到肽类、蛋白质等生物大分子，LC-MS 联用技术均是首选的最佳检测手段。

（一）工作原理与仪器基本结构

LC-MS 联用仪的工作原理与 GC-MS 相似。试样先通过液相色谱系统进样，色谱柱分离，然后进入色谱与质谱的接口；在接口（离子源）中，试样被离子化，之后进入质量分离器和检测器获得色谱和质谱数据。

LC-MS 联用仪由液相色谱仪、接口和质谱仪组成。由于液相色谱分离完成出口一般在常压下，而质谱工作要求真空为 10^{-5}Pa，因此，LC-MS 仪器的设计均增加了真空泵的抽速并采用了分段、多级抽真空的方法，形成真空梯度来满足接口和质谱正常工作的要求。除真空匹配之外，接口技术在液质联机技术发展中起着重要作用。LC-MS 联用的接口装置（经常同时也是离子源），通过除去液相色谱流动相中大量的溶剂和电离样品，解决了液相色谱的输出和质谱的输入二者之间的衔接问题。

（二）仪器接口

大气压电离（API）接口是商品化 LC-MS 仪器采用最广泛的接口。首先将色谱柱流出物在大气压下电离，然后将带电离子从溶剂中分离出来进入高真空的质谱。API 主要包括电喷雾电离（ESI）和大气压化学电离（APCI）两种模式，以电喷雾电离应用最为广泛。除了这两种接口之外，极少数仪器还使用粒子束（particle beam，PB）、快原子轰击等接口方式。

1. 电喷雾电离接口 主要部件是一个多层套管组成的电喷雾喷嘴。最内层是液相色谱流出物，外层是喷射气，喷射气常采用大流量的氮气，其作用是使喷出的液体容易分散成微滴。另外，在喷嘴的斜前方还有一个补助气喷嘴，补助气的作用是使微滴的溶剂快速蒸发。具体工作过程如图 18-6 所示。

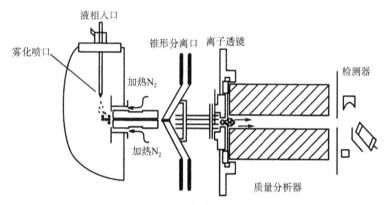

图 18-6 LC-MS 电喷雾电离源结构示意图

样品溶液经色谱柱分离后进入雾化喷口，经喷雾作用被分散成直径约为 $1\sim3\mu m$ 的细小液滴。这些细小雾滴进入接口毛细管，在毛细管出口处高达几千伏特的高电压的作用下，进一步电离生成微小带电液滴；这些微小带电液滴，由于表面电荷的不均匀分布和静电引力的作用导致分裂而成为更微小的液滴，同时液滴中的溶剂在加热和氮气的作用下被快速蒸发，带电液滴的表面积不断缩小，表面电荷密度逐渐增大，当密度达到"Rayleigh 极限"时，带电雾滴就会发生爆裂，产生带电的子液滴。子液滴中的溶剂继续蒸发引起再次爆裂。此过程循环往复直至液滴表面形成很强的电场，而将离子由液滴表面排入气相中。带电离子在电场作用下进入质谱真空区，离子流经加热进入第一个负压区而形成超声速喷射流，获取较大动能的带电溶质离子经锥形分离小孔进入第二个负压区，经过聚焦进入质量分析器实施分离。而随样品离子进入质谱的少量溶剂，由于动能小且成电中性而在负压区被抽走。

ESI 接口具有以下特点：①属于软电离方式，较易得到分子离子峰和高丰度的准分子离子峰；②离子化效率高，蛋白质的离子化效率接近 100%；③所产生的多电荷离子稳定，相对分子质量测定范围可达几十万甚至上百万 amu；④适合于强极性、热稳定性差的高分子有机化合物的分析测定，如蛋白质和肽类的相对分子质量测定，氨基酸测序、结构研究等。

2. 大气压化学电离接口 APCI 接口的构成与 ESI 接口相近，不同之处在于：APCI 的喷嘴下游增加了一根电晕放电针，借助电晕放电启动一系列气相反应以完成离子化过程。即电晕针所产生的自由电子首先轰击空气中 O_2、N_2、H_2O 产生如 O_2^+、N_2^+、NO^+、H_2O^+ 等初级离子，再由这些初级离子与样品分子进行质子或电子交换，而使其离子化并进入气相，从而产生样品的质子化分子和加合离子。

APCI 接口的特点：①主要产生的是单电子离子，所分析的化合物的分子质量通常小于1000amu；②无需加热样品使之气化，因而有更宽的应用范围；③适合于相对分子质量较小的非极性或者弱极性化合物的分析测定，但化学噪声较高。

（三）质量分析器

LC-MS 中使用的质量分析器种类很多，最常用的是四极杆质量分析器，其次是离子阱分析器和飞行时间分析器。因为 LC-MS 主要提供相对分子质量信息，为了增加结构信息，LC-MS 大多采用具有串联质谱功能的质量分析器 MS/MS。

MS/MS 串联质谱法有空间串联和时间串联两种方式。空间串联是两个以上的质量分析器联合使用，两个分析器之间有一个碰撞活化室，目的是将前级质谱仪选定的离子打碎，由后一级质谱仪分析。时间串联质谱仪则只有一个分析器，前一时刻选定离子，在分析器内打碎后，后一时刻再进行分析。典型的空间串联质谱仪是三重四极杆质谱仪（图 18-7），第一组四极杆（Q_1）主要用于质量过滤（MS_1），在样品被电离后，它只允许目标化合物的母离子或特征离子碎片通过，第二组四极杆（Q_2）用于碰撞活化（CAD）又称碰撞室，第三组四极杆（Q_3）用于质量分离（MS_2）并扫描得到子离子质谱图。

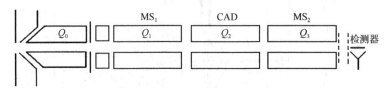

图 18-7　三重四极杆质谱仪结构示意图

三重四极杆质谱具有全扫描、子离子扫描、母离子扫描、中性丢失扫描和多反应监测工作模式：①子离子扫描是由 MS_1 选定一质量离子，经过 CAD 碎裂后，由 MS_2 扫描得子离子质谱图；②母离子扫描是由 MS_2 选定一质量离子，MS_1 在全扫描模式下工作，检测器所获得的是能产生选定子离子的母离子质谱图；③中性丢失扫描是 MS_1 和 MS_2 同时扫描，两者始终保持一定固定的质量差，只有满足这一固定质量差的离子才能得到检测；④多反应监测是由 MS_1 选择一个或几个特定离子，经碰撞碎裂之后，在 MS_2 选择一个特定的子离子进行检测，只有同时满足 MS_1 和 MS_2 选定的一对离子时才有信号产生，这种模式非常适合于从很多复杂的体系中选择某特定化合物，经常用于微量成分的定量分析。

典型的时间串联质谱仪是离子阱质谱仪，它的分析全过程都是在离子阱中完成，即通过一定的参数设置，离子阱按预定程序排出不需要的碎片离子，保留质量范围很窄的碎片离子（母离子），母离子进一步断裂，产生子离子，以此类推，进行多级 MS 分析。在 MS/MS 串联质谱法中，也可以将三重四极杆和离子阱质量分析器进行线性联用，以扩大 LC-MS/MS 联用技术的使用范围。

（四）定性和定量分析

1. 定性分析　LC-MS 中常用的 ESI 和 APCI 电离源为软电离源，图谱中只有准分子离子峰，碎片离子峰则很少，因此，只能提供未知化合物的相对分子质量信息，而且不像 GC-MS 具有谱库可以检索定性。LC-MS 主要依靠标准品对照，即通过试样中被测物色谱图和相对应标准品色谱图的保留时间及特征离子对照定性。如果，被测物与标准品保留时间的相对偏差在±2.5%以内，特征离子的相对丰度相当，则可以对被测物进行定性分析。

2. 定量分析　LC-MS 的定量分析可以采用外标法和内标法，由于受到色谱分离效果的限制，一个色谱峰经常包含几种不同的组分，LC-MS 的定量分析多采用选择离子检测方式（SIM）以减少其他组分的干扰。在低浓度组分的分析中，化学基质（缓冲液的种类、浓度，溶剂的纯度等）和生物学基质（血样、尿样等）的干扰常常是导致定量误差的主要因素，需要采用选择性更好的萃取方法和更好的柱上分离来缩小，以便得到准确、可靠的定量分析结果。

三、电感耦合等离子体质谱技术

案例 18-3

随着工业生产、汽车尾气等人为污染物排放量不断增加，大气颗粒物污染也越来越严重。直径<2.5μm 的细颗粒物（PM₂.₅）已经成为全国大气中的主要污染物之一。这些细颗粒物粒径小，在大气中滞留时间长，通过呼吸作用进入人体后可以沉积在肺泡内，从而危及人类健康。PM₂.₅ 除本身的危害，还携带大量重金属、多环芳烃（PAH）、诱变剂、病菌等有毒有害物质，比起粗颗粒物更容易对人体健康构成威胁。研究表明，PM₂.₅ 与人类呼吸道疾病、心肺疾病引起的死亡率呈正相关。作为细颗粒物中主要的无机成分，重金属蓄积性强、毒性大，易通过呼吸作用随 PM₂.₅ 进入人体。在体液的作用下，重金属在体内被溶解、吸收，进而对心肺等有机体造成损害。PM₂.₅ 是近年来国内外研究的热点问题。

问题：

（1）如何使用 ICP-MS 方法检测颗粒物中的重金属？

（2）如何检测生物样品中的重金属含量？减少基质的干扰，提高方法选择性和灵敏度？

在电感耦合等离子体质谱联用技术中，试样在雾化器雾化后，由载气（常用氩气）携带进入 ICP 光源，在高温下迅速气化、解离出离子化气体，这些离子高速通过双锥接口（采样锥和截取锥）进入高真空系统的质谱仪部分，通过质量分析器扫描分离不同质荷比的离子，最后由检测器进行检测，产生的信号经过放大后通过信号测定系统检出。由于该条件下化合物分子结构已被破坏，所以仅适用于元素分析。

（一）仪器基本结构

ICP-MS 一般由进样系统、电感耦合等离子体（ICP）离子源、接口装置、质量分析器和检测器组成。

1. 离子源　ICP-MS 以 ICP 作为原子化装置和高温离子源，其优点在于：①不需要真空条件，可在大气压下进样；②在高温下，试样可以完全气化和分解；③能产生高产率的单电荷离子，离子化效率极高。由于在大气压下进样，ICP 离子源中除含有已电离的被测元素外，还含有载气氩原子、少量未电离的被测元素和电离/未电离的样品基体，这些成分因为有些与被测元素的相对原子质量相同，是主要的干扰因素。

2. 接口装置　ICP 离子源是在大气压下工作，而质量分析器是在真空条件下工作，因此，接口装置的作用是从 ICP 中提取被测离子，将其送入质量分析器，并保持其真空条件。如图 18-8 所示，该装置由两个锥体组成，靠近焰炬的称采样锥，靠近分析器的称截取锥，经过两级锥体的阻挡和两级真空泵的抽气，使截取锥后的压力达到 10^{-3}Pa。等离子体的气体进入具有固定电压的处于冷却的采样锥（形状似横置的漏斗）小孔，然后一小部分离子流进入截取锥，经离子透镜聚焦形成一个方向的离子束进入质量分析器。

3. 质量分析器　ICP-MS 测定的元素质量数范围一般为 3～300，常用四极杆质量分析器通过高速顺序扫描分离测定被测离子，也有仪器采用离子阱质量分析器。

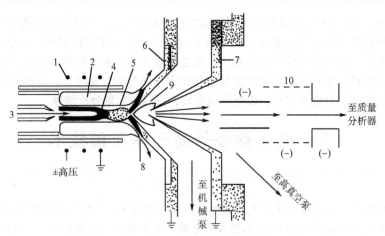

图 18-8　ICP-MS 示意图

1. 矩管和负载线圈；2.感应区；3.载气+气溶胶；4.初辐射区；5.标准分析区；6.采样锥；7.截取锥；8.在采样锥外表面偏转的 ICP 气体的界面；9.超声喷射流；10.离子透镜

（二）定性和定量分析

1. 定性分析　在 ICP-MS 分析中可以通过一个短时间的全谱质谱扫描获得整个质量范围内的质谱信息（质谱图），根据质谱图中离子的质荷比确定未知样品中所存在的元素，以此进行定性分析。在定性分析的同时也可以对被测元素的大致含量进行半定量分析。

2. 定量分析　根据质谱图中被测元素质荷比下的计数，可以进行定量分析。与其他定量方法相似，ICP-MS 定量分析通常采用外标准曲线法，即配制一系列标准溶液，由得到的标准曲线求出被测组分的含量。该方法简单、直接，适合大量样品的日常分析。如果被测样品的基体比较简单，测定结果准确且精密度好；如果样品基体复杂，则通常在外标准曲线法中同时加入内标元素以校正样品的基体效应。多元素测量中经常采用两个内标元素 ^{115}In 和 ^{103}Rh，其他用来作为内标元素的还有 ^{45}Sc、^{89}Y、^{69}Ga、^{72}Ge、^{133}Cs、^{159}Tb、^{169}Tm、^{185}Re、^{193}Ir、^{205}Ti、^{209}Bi 等。由于不同的元素形态具有不同的物理化学性质和生物活性，近年来，发展起来的 HPLC-ICP/MS 联用技术，可以应用色谱的高效分离技术先对元素的各种形态/组态进行有效分离，然后再使用 ICP-MS 进行定量分析。

四、质谱联用分析技术的应用

质谱联用技术发展迅速，应用领域也越来越广泛，在预防医学领域主要用于环境样品、食品样品、生物样品中化学物和微量、痕量污染物的定性和定量分析。

（一）环境中二噁英类化合物的检测

1987 年美国环保局（EPA）率先采用了高分辨气相色谱/高分辨质谱联用法（HRGC/HRMS）对超痕量的二噁英进行了分析。其标准方法可对全部 2，3，7，8-位二噁英氯代异构体进行准确定量。之后，日本、欧洲等国家和地区相继以此建立了各自的检测方法，中国国家环境保护总局也已于 2008 年发布了二噁英检测标准方法，即高分辨气相色谱/高分辨质谱法。该方法涉及的样品包括水质、空气和废气、固体废物和土壤沉积物等。

（二）食品中农药残留量分析

食品中的农药残留量及其他有害成分的含量甚微，往往需要进行痕量分析。LC-MS/MS 由于具有极高的灵敏度，特别适合痕量分析，并且可以鉴别和测定各种类型的农药、兽药、生物毒素等残留物。例如，蔬菜中杀虫剂，谷物中矮壮素、瓜萎镰菌醇，动物组织（肌肉、脂肪、肝、肾）中庆大霉素、磺胺二甲嘧啶和甲氧苄氨嘧啶，肉制品中聚醚离子载体类兽药（拉沙里菌素、莫能菌素、奈良菌素和盐霉素）、杂环芳胺，鸡蛋中硝基咪唑类，牛奶中庆大霉素和新霉素，啤酒中玉米赤霉烯酮等残留物的鉴别和测定均有报道。

（三）PM$_{2.5}$中重金属的污染水平分析

使用大流量采样器采集空气样本，采样介质为石英纤维滤膜。先通过高压溶样-湿法消解法溶解 PM$_{2.5}$ 样品，直至滤膜中的颗粒完全溶解。然后过滤，用去离子水反复冲洗滤膜与容器，收集全部滤液，并加热滤液，最后使用 2%稀硝酸定容。采用 ICP-MS 测定被测样品中重金属元素的浓度，检测的元素包括 Al、Fe、Zn、Pb、Cu、Mn、Ni、Cd、Mo 和 Co。其中 ^{27}Al 以 ^{45}Sc 作为内标，^{55}Mn、^{57}Fe、^{59}Co、^{60}Ni、^{63}Cu 和 ^{66}Zn 以 ^{72}Ge 作为内标，^{95}Mo 和 ^{111}Cd 以 ^{115}In 作为内标，^{208}Pb 以 ^{209}Bi 作为内标。采用不同的前处理方法还可以对 PM$_{2.5}$ 中重金属的化学形态进行分析，包括可溶态与可交换态、碳酸盐态、可氧化态与可还原态、有机质、氧化物与硫化物结合态和残渣态。

（黄沛力）

第十九章 常用的快速检验方法

案例 19-1

2009 年 2 月 19 日在我国南方某市城区卫生行政部门接到 11 起因吃猪内脏引起腹痛、腹泻的报告，涉及人数为 46 人。面对这一突发公共卫生事件，首先必须弄清发生腹泻、腹痛的原因，并采取最佳的治疗方案，因此以最快的速度确认引起腹痛、腹泻的物质就十分迫切。

问题：

如果你是一名检测人员，你首先会想到用什么方法进行检测？

第一节 概 述

卫生检验的常规方法是先在现场进行采样，然后将样品带回实验室进行待测物的分析，一般需要耗费比较长的时间。然而许多突发公共卫生事件需要在现场以最快的速度对事件的性质进行定性和定量分析。显然实验室分析方法不能满足要求，因此快速分析的方法应运而生。所谓快速分析方法是指一种简便的分析方法或应用便携式的简易仪器或设备能在较短的时间得出结论的方法。

快速分析方法的特点主要有设备简单、便于携带、易于操作、反应快速、需样量少，测定结果的准确度和灵敏度较高。常用的快速分析方法简介如下：

一、化学分析法

化学分析法是一种比较成熟的快速检验方法，有价格便宜、操作简单，观察容易、无需复杂的仪器设备等特点，具有一定的灵敏度和特效性。一般有化学显色试验法、比色法、化学试纸法、化学检测管法、快速检毒法等。

1. 化学显色试验法 化学显色试验法一般有试管法、点滴板法等，是利用试管、点滴板（spot plate）（即带有白色和黑色凹穴的瓷板）等，将待测物与一定的化学试剂发生化学反应，通过观察试管、点滴板凹穴中生成的沉淀或颜色变化，来进行定性鉴定。如沉淀法鉴定银离子、硫酸根离子，三氯化铁显色试验鉴定酚类等。近年来，在毒品检验领域有专门用于毒品快速检测的点滴检测板。

2. 比色法 比色法是在比色管中进行鉴定，以生成有色化合物的显色反应为基础，通过显色反应进行待测成分定性，通过比较或测量有色物质溶液颜色深度来确定待测组分含量。常用的比色法有目视比色法和光电比色法两种，定量分析以朗伯-比尔定律（$A=\varepsilon bc$）为基础。

目视比色法定量是利用不同量的待测物标准溶液在完全相同的一组比色管中，先按分析步骤显色，配成颜色逐渐递变的标准色阶。试样溶液也在完全相同条件下显色，与标准色阶作比较，目视找出色泽最接近的那一份标准，由其中所含标准溶液的量，计算确定试样中待测组分的含量。

光电比色法定量是在光电比色计上测量一系列标准溶液的吸光度，将吸光度对浓度作图，绘制工作曲线，然后根据待测组分溶液的吸光度在工作曲线上查得其浓度或含量。与目视比色法相比，光电比色法准确度高。

3. 化学试纸法 是利用在化学试剂中浸泡后晾干的滤纸进行待测物定性或半定量分析。一般将制作好的试纸裁剪成一定的形状装在密闭的容器中。使用时将试纸与待测物进行化学反应，产生颜色变化，根据产生的颜色及颜色的深浅与标准比色板比较，可进行定性或半定量分析，如农药残留检测卡。

4. 化学检测管法　化学检测管法分液体显色反应型、气体反应检测型、吸附型检测管等多种类型。液体显色反应型主要用于液体试样的检测，将化学试剂制成细粉封在毛细管中，并组装在聚乙烯管中，试管口用带有微孔的塞子塞住。使用时，将液体试样吸入聚乙烯管中，将毛细管捏碎，使化学试剂与待测物反应，根据显色反应与标准板比较进行鉴定，如六价铬离子的鉴定。

气体反应检测型是在一支内径为 2～6mm、长为 120～180mm 的玻璃管中，装有只对一种化合物或一组化合物有特效的试剂。当待测的气体通过检测管时，待测物与化学试剂发生特效反应，并显色，如苯蒸气的检测。

吸附型是将一支细玻璃管前端放置吸附剂，后端放置用安瓿瓶封装的试剂，中间用玻璃棉隔开，当液体或气体进入吸附管，将安瓿瓶打碎，试剂与待测物反应，根据颜色变化并与标准板比较，可进行定性定量分析，如 HCN 的检测。

5. 快速毒物检测法　主要有检毒箱法和侦毒器法。检毒箱是利用毒物与化学试剂发生反应，根据反应的颜色变化进行定性、定量的方法。商品化的检毒箱有神经性毒气、芥子气、氰化物、砷化物、汞盐、生物碱、有机农药等类型。侦毒器是利用侦检管内的特殊材料吸入毒物，并发生化学反应，根据颜色进行定性分析，如 75 型侦毒器可检测空气中的沙林、光气、氢氰酸、芥子气、一氧化碳等。

二、酶联免疫吸附法

酶联免疫吸附法（enzyme-linked immunosorbent assay，ELISA）是卫生检验领域中比较成熟的快速检验方法，已经系列化、微量化、商品化，是目前应用最广泛的生物检测技术之一，有较高的特异性和灵敏度。基本原理是：

首先使抗原或抗体结合到某种固相载体表面，并保持其免疫活性；使抗原或抗体与某种酶连接成酶标抗原或抗体，这种酶标抗原或抗体既保留其免疫活性，又保留酶的活性。在测定时，把受检标本（测定其中的抗体或抗原）和酶标抗原或抗体按不同的步骤与固相载体表面的抗原或抗体起反应。通过洗涤使固相载体上形成的抗原抗体复合物与其他物质分开，最后结合在固相载体上的酶量与标本中受检物质的量成一定的比例。加入酶反应的底物后，底物被酶催化变为有色产物，产物的量与标本中受检物质的量直接相关，可根据颜色反应的深浅来进行定性或定量分析。目前商品化的 ELISA 试剂盒可检测的物质有：黄曲霉素、磺胺二甲嘧啶、磺胺嘧啶、磺胺喹噁啉、有机磷农药、瘦肉精、链霉素、庆大霉素、沙星类、四环素、新霉素、己烯雌酚、安定、皮质类固醇、呋喃丹等。

三、纸层析法

纸层析是用滤纸作为载体的一种色谱分析法，基本原理是利用混合物中各组分在流动相和固定相间的分配比（或溶解度）的不同而达到分离目的。在纸层析中滤纸上所吸收的水分作固定相，展开剂一般是有机溶剂。对滤纸的要求是清洁、均匀、平整，层析滤纸可用专用滤纸，也可用质量较好的普通滤纸。其步骤主要有：

（1）裁剪滤纸，根据层析缸的规格将滤纸裁剪成没有斜的纸纹滤纸条备用。

（2）点样，取少量试样，用水或易挥发的有机溶剂配制成浓度约 1% 的溶液，在滤纸上距一端约 2～3cm 处用铅笔画一记号作为原点，用毛细管或微量注射器吸取少量试样溶液在原点滴一小滴，每滴试样体积为 0.002～0.02ml，控制点样直径在 0.3～0.5cm。晾干后再在原点处重复上述操作 1～2 次；同时配制待测物标准样，以同样方法在样品点平行处旁 1～2cm 处点样。

（3）展开（上行法），将已点样并晾干的滤纸悬挂在层析槽内，并使滤纸下端（有点样一端）边缘浸入展开剂液面下约 0.5～1cm，不得将点样的位置浸入展开剂液面。将层析槽盖上，借助于毛细现象，展开剂带动试样中各组分以不同速度沿滤纸逐渐向上移动，因各组分在固定相和流动相中分配比（或溶解度）不同，从而使混合物中各组分在流动相中移动距离不同而得到展开。有色组分展开后可显示出颜色，无色组分展开后不显色，需要进行显色。显色一般可用显色剂喷雾法、紫外光照射法等，如酚类可用三氯化铁乙醇溶液显色。

（4）定性、定量，定性方法一般是测定斑点的 R_f 值。

由于实验时标准物与样品在同一实验条件下，如果是相同组分，则 R_f 值应该相同，可通过计算 R_f 值进行定性，也可通过目测。

定量方法一般有目视法和洗脱法，快速检验一般使用目视法，即根据样品斑点与待测物斑点大小、颜色进行比较。

纸层析可用于化学性质相近的混合物的分离，特别适宜于微量物质的分离和鉴别。而且使用的仪器简单，操作快速容易，重现性较好。目前，纸层析已运用到有机化学、无机化学、生物化学及生理学的定性、定量分析中。如利用纸层析法可进行几十种氨基酸的分离鉴定。

四、其 他 技 术

目前处于研究阶段的快速检测技术主要有生物芯片技术、生物传感技术、胶体金免疫层析法等，简介如下：

（一）生物芯片技术

生物芯片技术有免疫芯片、DNA 芯片、液相悬浮芯片等。

1. 免疫芯片　免疫芯片是一种特殊的蛋白芯片，芯片上的探针蛋白可根据研究目的选用抗体、抗原、受体等具有生物活性的蛋白质。芯片上的探针点阵，通过特异性免疫反应捕获样品中的靶蛋白，然后通过专用激光扫描系统和软件进行图像扫描、分析及结果解释，具有高通量、自动化、灵敏度高、多元分析等优点。由于单克隆抗体具有高度的特异性及亲和性，因此是一种比较好的探针蛋白，用其构筑的芯片可用于检测蛋白质表达丰度及确定新的蛋白质。在卫生检验中可用于农药残留、毒素、病原微生物的检验。

2. DNA 芯片　DNA 芯片又称基因芯片技术，是将大量（通常每平方厘米点阵密度高于 400）探针分子固定于支持物上后与标记的样品分子进行杂交，通过检测每个探针分子的杂交信号强度，进而获取样品分子的数量和序列信息。实际就是通过微加工技术，将数以万计、乃至百万计的特定序列的 DNA 片段（基因探针），有规律地排列固定于 $2cm^2$ 的硅片、玻片等支持物上，构成的一个二维 DNA 探针阵列。目前已经有检测水中致病菌和克伦特罗、链霉素等商品芯片问世。

3. 液相悬浮芯片　液相悬浮芯片又称多功能悬浮阵列（multi-analyte suspension array，MASA），它整合了有色微球、激光技术、计算机处理等技术，集分子生物学、免疫学、高分子化学、物理学、微流体学、计算机科学等学科于一体，使液相悬浮芯片技术在检测的特异性和灵敏度都有极大的提高，并同时检测多个分析项目。但该项技术在临床检验、诊断分析和卫生检验领域中的应用仍处于探索研究阶段。

（二）生物传感技术

生物传感技术是利用生物传感器（biosensor）进行分析检测的新技术，生物传感器是一种对生物物质敏感并将其浓度转换为电信号进行检测的仪器，是由固定化的生物敏感材料作识别元件（包括酶、抗体、抗原、微生物、细胞、组织、核酸等生物活性物质）、适当的理化换能器（如氧电极、光敏管、场效应管、压电晶体等）及信号放大装置构成的分析工具或系统，是发展生物技术必不可少的一种先进的检测与监控方法，也是物质分子水平的快速、微量分析检测方法。在临床诊断、工业控制、食品和药物分析（包括生物药物研究开发）、环境保护及生物技术、生物芯片等领域有着广泛的应用前景。如食品工业中食品成分、食品添加剂、有害毒物、农药残留量、微生物和毒素的检验、食品鲜度等的测定分析；环境监测中水环境监测生化需氧量（BOD）、离子等无机离子的分析检测；大气环境监测 NO_x、二氧化硫的分析检测；发酵工业的原材料及代谢产物的测定、微生物细胞数目的测定；临床医学中血糖、乳酸、维生素 C、尿酸、尿素、谷氨酸、转氨酶等物质的检测；在法医学中 DNA 鉴定、亲子认证等。

其主要特点是：① 采用固定化生物活性物质作催化剂，价值昂贵的试剂可以重复多次使用，克服了过去酶法分析试剂费用高和化学分析繁琐复杂的缺点；②专一性强，只对特定的底物起反应，而且不受颜色、浊度的影响；③分析速度快，可以在一分钟得到结果；④准确度高，一般相对误差可以达到 1%；⑤操作系统比较简单，容易实现自动分析；⑥成本低，在连续使用时，一个组分测定仅需要人民币几分钱。

（三）免疫胶体金技术

免疫胶体金技术（immune colloidal gold technique，GICT）是以胶体金作为示踪标志物，应用于抗原抗体的一种新型的免疫标记技术。胶体金是由氯金酸（$HAuCl_4$）在还原剂的作用下，聚合成为特定大小的金颗粒，由于静电作用成为一种稳定的称为胶体金的胶体状态。胶体金在弱碱环境下带负电荷，可与蛋白质分子的正电荷基团牢固结合，由于这种结合是静电结合，所以不影响蛋白质的生物特性。胶体金除了与蛋白质结合以外，还可以与许多其他生物大分子结合。根据胶体金的一些物理性状，如高电子密度、颗粒大小、形状及颜色反应，加上结合物的免疫和生物学特性，因而使胶体金广泛地应用于免疫学、组织学、病理学、细胞生物学等领域。其优点是：①使用方便快速，所有反应能在 15min 内完成；②成本低，不需要特殊的仪器设备；③应用范围广，可适应多种检测条件；④可以进行多项检测，若阳性样本比较难获得，多项检测可以节省样品，降低成本；⑤标记物稳定，标记样品在 4℃储存两年以上，无信号衰减现象。

第二节　常用的快速检验技术

快速检验分析方法一般用于以下几个方面：一是突发公共卫生事件，必须在短时间内确认造成公共卫生突发事件产生的原因，以供有关部门进行决策和进行有效的救援，如 2006 年 9 月某地发生了因食用含有瘦肉精猪肉导致的 300 多人次的食物中毒事件，经快速检验确认了中毒物质，及时进行了有效的处置，因此未造成人员伤亡；二是必须在短时间进行快速检验的物质，如市场上蔬菜农残的快速检验，外地动物及制品进入管辖区的快速检验，某些行业如采矿进行爆破后空气中一氧化碳浓度的快速检验等；三是军事应用，如在野外饮用水的快速无毒检验等。常检的快速分析检验物质有鼠药类、农残类、有害气体类、重金属离子类和其他类，分述于下：

一、鼠药的快速分析检测技术

目前市场上常见的有剧毒的鼠药有毒鼠强、氟乙酰胺、敌鼠等。

（一）毒鼠强

1. 性质　毒鼠强（tetramine），学名四次甲基二砜四胺，俗称三步倒、四二四、没命鼠。分子式 $C_4H_8N_4O_4S_2$，相对分子质量 240.25，白色粉末，无味，熔点 250～254℃，水中的溶解度约为

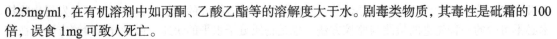

0.25mg/ml，在有机溶剂中如丙酮、乙酸乙酯等的溶解度大于水。剧毒类物质，其毒性是砒霜的 100 倍，误食 1mg 可致人死亡。

2. 检测方法

（1）试剂盒测定法

1）原理：毒鼠强可与二羟基萘二磺酸发生反应，生成淡紫色物质，浓度越高，颜色越深。该方法检出限为 1μg，最低检出浓度为 2μg/ml。

2）试剂：市场上有毒鼠强试剂盒出售，包括毒鼠强显色剂、毒鼠强检测试剂。可按说明书的要求进行配制和操作。

3）试样处理：饮用水一般不需处理，直接取样进行检验；有色或乳状试样，如牛奶、豆浆、果汁等，取 1～3ml 于比色管中，加入 5ml 乙酸乙酯，上下充分振摇，静止后取上层清液进行检验；固体或半固体类试样如粮食、呕吐物、胃内容物、剩饭剩菜等，取 1～3g 于比色管中，加入 5ml 乙酸乙酯，充分振摇，静止后用滤纸过滤后，取澄清液进行检验。

4）样品测定：取上述处理好的清液或澄清液 2ml 于 10ml 比色管中，在 80～90℃水浴中加热使乙酸乙酯挥发完全，待冷却至室温后，加入 3 滴毒鼠强显色剂，加入 5ml 毒鼠强试液，轻轻摇动后，将试管放入盛有 90℃以上水的器皿中，加热 5min 后取出，观察颜色变化。溶液颜色变为淡紫红色为毒鼠强阳性反应，随着毒鼠强浓度的增加，紫色加深。同时用纯净水做阴性空白对照试验。有条件时可用毒鼠强对照液做阳性对照试验。

（2）速测管测定法：原理、试剂、仪器、试样处理同试剂盒法。样品测定如下：取 5 滴试样置速测管（透明小试管）中，加入 2 滴毒鼠强显色剂、15 滴毒鼠强检测试剂，速测管底部出现淡紫色为阳性结果。同时用纯净水进行空白对照试验。

（3）注意事项：试剂盒法、速测管法不适用于血液、组织器官的试样检验，由于毒鼠强的检验国家尚无标准，因此对检验结果应持谨慎态度，最后采用气相色谱或气-质联用法做进一步的确认试验。

（二）氟乙酰胺

1. 性质　氟乙酰胺（fluoroacetamide），又称 1080、一扫光、敌蚜胺。分子式 C_2H_4FNO，相对分子质量 77.05，无臭、无味、不易挥发的白色针状固体，熔点 108℃，易溶于水，易溶于醇、多数有机溶剂。氟乙酰胺用于防治棉花、大豆、高粱、小麦、苹果等蚜虫。但因氟乙酰胺是剧毒物质，其致死参考量是 0.1～0.5g，并且其水解产物也有剧毒，故我国农牧渔业部、卫生部颁发的《农药安全使用规定》中明文规定，不许把氟乙酰胺作为灭鼠药销售和使用。

2. 检测方法　采用盐酸羟胺法，又称异羟肟酸铁显示法。

（1）原理：在碱性条件下，氟乙酰胺与羟胺生成异羟肟酸，异羟肟酸可与三价铁离子生成紫色异羟肟酸络合物。

（2）样品处理：无色液体试样可直接测定。有颜色液体，可加少量活性炭或中性氧化铝振摇脱色，过滤后测定；固体样品研碎后取 2～5g 加 3 倍于样品重的纯净水，半流体样品取 2～5g 加等量于样品重的纯净水，振摇提取，将过滤液煮沸浓缩至 1ml 左右测定。中毒残留物或胃内容物体样品处理时，可适当加大取样量。

（3）样品测定：取待检液 1ml 左右于试管中，加氢氧化钠溶液 10 滴，加盐酸羟胺溶液 5 滴，置沸水中水浴 5min（使其充分水解释放出氨）。取出放冷，加盐酸溶液 9～10 滴（调 pH 为 3～5）后，加三氯化铁溶液 3～10 滴，阳性结果为粉红或紫红色，尤其在滴加后的液面上更为明显（检出限可达 50μg/ml）。测定时做空白对照试验，阴性结果为浅黄色或黄色，有些空白对照为黄棕色絮状沉淀，静置后上层液变成无色或仅呈浅黄色。

（4）注意事项

1）加盐酸溶液 9 滴后要用 pH 试纸测试溶液 pH，若 pH 太高（碱度过高），加入三氯化铁溶液时可产生红棕色沉淀，影响结果判定，造成假阳性结果；若 pH 太低（酸度过高），加入三氯化铁溶液后显色不敏锐或不显色，易造成假阴性结果。pH 可用氢氧化钠溶液和盐酸溶液反向调节。

2）空白对照试验，要取与检样相同（不含氟乙酰胺）的物质与检样同时操作，以便于观察对比。对于呕吐物、胃内容物等样品，应加阳性对照试验。

3）本方法不适于血液和组织器官样品的测定。

4）氟乙酰胺的检测目前无国家标准分析方法，对重要案件的处理要慎重，应采用气相或液相色谱做进一步对照确定。对于中毒案件，还可根据中毒产生的中毒症状作参考。

5）三氯化铁溶液放置时间长时会有少量沉淀产生，摇匀后使用。组合试剂的有效期为 1 年，阳性对照试验无反应时不可再用。

（三）敌鼠

1. 性质　敌鼠（diphacinone），学名 2-二苯基乙酰基-1，3-茚二酮，又名敌鼠钠盐、野鼠净。分子式 $C_{23}H_{16}O_3$，熔点 146～147℃，不溶于水，溶于乙醇、丙酮等有机溶剂，是一种抗凝血的高效杀鼠剂。参考中毒剂量为 0.06～0.25g，致死剂量为 0.5～5g。

2. 检验方法　采用三氯化铁法。

（1）试样处理：液体试样直接进行检验；固体试样，先粉碎后，取 5～10g 置于带塞的锥形瓶中，加入 0.1mol/L 的硫酸 2～3ml，乙醚 30ml，振摇 10min，静止分层，将乙醚层置于蒸发皿中，在水浴上挥发干，加入 2ml 无水乙醇溶解残渣并作为试样。

（2）样品测定：取 1 滴乙醇提取液，滴于滤纸上，加 1% 的三氯化铁醇溶液 1 滴，呈砖红色为阳性反应。本法检测限为 5μg。

二、农残的快速检测技术

超剂量农药残留的农产品食用后会对人体健康带来安全隐患，农残的检测是保证食品安全的重要措施之一。随着新食品安全法的实施，我国农产品中的残留检出的合格率不断提高，农产品中总的安全形势趋向好转。但在利益的驱动下，仍有个别地区、个别生产者滥用或超范围、超剂量使用农药，因此，为了保证食品安全，对农产品进行有效的快速监督，防止不合格的农产品进入市场，快速检验方法是十分重要的措施之一。

农药残留的快速检验方法主要是检验有机磷类、氨基甲酸酯类、除草剂类农药，分述于下：

（一）有机磷类农药

有机磷类农药（organophosphorus pesticides，OPS）广泛用于防治植物病虫害。这一类农药品种多、药效高，用途广，易分解，在人、畜体内一般不积累，在农药中是极为重要的一类化合物。

常用的有对硫磷、内吸磷、马拉硫磷、乐果、敌百虫、敌敌畏等，有机磷类农药对人的危害作用从剧毒到低毒不等。能抑制乙酰胆碱酯酶，使乙酰胆碱积聚，引起毒蕈碱样症状、烟碱样症状以及中枢神经系统症状，严重时可因肺水肿、脑水肿、呼吸麻痹而死亡。口服半数致死量（mg/kg）为：对硫磷 3.5～15mg；内吸磷 4～10mg；敌百虫 50～500mg；敌敌畏 50～110mg；乐果 230～450mg；马拉硫磷（4049，马拉松）1800mg。

1. 性质　有机磷农药大多呈油状或结晶状，除敌百虫和敌敌畏之外，大多是有蒜臭味。一般不溶于水，易溶于有机溶剂，如苯、丙酮、乙醚、三氯甲烷及油类，对光、热、氧均较稳定，遇碱易分解破坏。敌百虫例外，敌百虫为白色结晶，能溶于水，遇碱可转变为毒性更大的敌敌畏。市场上销售的有机磷农药剂型主要有乳化剂、可湿性粉剂、颗粒剂和粉剂四大剂型。有机磷农药可经消化道、呼吸道及完整的皮肤和黏膜进入人体。

2. 蔬菜和水果中有机磷的农药快速定性检验（速测卡法）

（1）原理：胆碱酯酶可催化靛酚乙酸酯，使红色的靛酚乙酸酯水解为蓝色的靛酚，有机磷或氨基甲酸脂类农药对胆碱酯酶有抑制作用，使催化、水解、变色的过程发生改变，由此可判断出样品中是否有高剂量有机磷或氨基甲酸酯类农药的存在。该法是农药残留快速检测的标准方法。

（2）试剂：速测卡、恒温箱、缓冲液（称取 15.0g 磷酸氢二钠和 1.59g 无水磷酸氢二钾与容器中，加入 500ml 去离子水即可）。

（3）样品测定

整体测定法：①选取有代表性的蔬菜样品，擦去表面泥土，剪成 1cm 左右见方的碎片，取 5g 放入带盖瓶中，加入 10ml 缓冲液，振摇 50 次，静置 2min 以上；②取一片农残速测卡，撕去上盖膜，用白色药片沾提取液，放置 10min 以上进行预反应，有条件时，在 37℃恒温箱装置中放置 10min，预反应后的药片表面必须保持湿润；③将农药残留快速检测卡对折，用手捏 3min 或恒温装置中放置 3min，使红色药片与白色药片叠合发生反应，根据白色药片的颜色变化判读结果；④每批测定应设一个纯净水或缓冲液的空白对照卡；⑤结果判定：阴性为天蓝色；阳性为白色或浅蓝色。

表面测定法：①擦去蔬菜上的泥土，滴 2～3 滴蒸馏水在蔬菜表面，用另一片蔬菜在滴液处轻轻摩擦；②取一片农残速测卡撕去薄膜后，将蔬菜上的液滴滴在白色药片上；③放置 10min 以上进行预反应，有条件时在 37℃恒温装置中放置 10min，预反应后的药片表面必须保持湿润（不够时再加一滴）；④将速测卡对折，用手捏 3min 或用恒温装置恒温 3min，使红色药片与白色药片叠合发生反应；⑤每批测定应设一个洗脱液或蒸馏水的空白对照卡，以作参照；⑥结果判定：阴性为天蓝色；阳性为白色或浅蓝色。农药残留速测卡对几种常用农药的最低检测限（单位 mg/kg）见表 19-1。

表 19-1　几种常用农药的最低检测限（mg/kg）

农药名称	最低检测限	农药名称	最低检测限	农药名称	最低检测限
甲胺磷	1.7	乙酰甲胺磷	3.5	对硫磷	1.7
久效磷	2.5	水胺硫磷	3.1	乐果	1.3
呋喃丹	0.5	马拉硫磷	2.0	氧化乐果	2.3
敌百虫	0.3	西维因	2.5		
好年冬	1.0	敌敌畏	0.3		

（4）注意事项

1）葱、蒜、萝卜、韭菜、芹菜、香菜、茭白、蘑菇及番茄汁液中，含有对酶有影响的植物次生物质，容易产生假阳性。处理这类样品时，可采取整株（体）蔬菜浸提。对一些含叶绿素较高的蔬菜，也可采取整株（体）蔬菜浸提的方法，减少色素的干扰。

2）农残速测卡对农药非常敏感，附近有农药喷洒或使用卫生杀虫剂，以及操作者手上或器具上沾有微量农药，都会造成对照与检测卡片变色出现误差。

3）观察结果时应以红色药片与白色药片叠合发生反应，3min 为准，3min 后蓝色逐渐会加深，24h 之后颜色会逐渐褪去。

4）当温度低于 37℃，酶反应的速度随之放慢，药品加液后放置反应的时间应相对延长。

（二）氨基甲酸酯类

氨基甲酸酯是重要的农药。主要用作杀虫剂、除草剂、杀菌剂等，常见的有西维因、灭草灵、叶蝉散、涕灭威、呋喃丹、异索威等。除少数品种如呋喃丹等毒性较高外，大多数属中、低毒性。这类农药的中毒机理同有机磷类农药，因此快速检验方法同有机磷类农药。

（三）除草剂

除草剂是用以消灭或抑制植物生长的一类物质，其种类繁多，按化学结构分无机除草剂、有机除草剂、生物除草剂和矿物油除草剂。按有机分类为酰胺类、二苯醚类、均三氮苯类、磺酰脲类和苯氧羧酸类。根据除草效果分为两类：一类是灭生性除草剂，即非选择性除草剂。它们能灭除一切绿色植物，如五氯酚钠等，仅用于非农田的除草，如公路、铁路、机场、仓库、森林防火道等处；另一类是选择性除草剂，它们只能灭除几种杂草，而不危害作物，广泛用于农业生产，如大田、果园等。不合理的施用除草剂对人体及其他生物会产生危害，据世界卫生组织和联合国环境署报告，全世界每年有 100 多万人除草剂中毒。除草剂的快速测定方法是农药残留速测卡法。

三、有毒气体的快速检测技术

本章仅介绍一氧化碳、二氧化碳、硫化氢、甲醛、苯及挥发性有机物等的快速检验方法，方法一般有检气管法、便携式仪器法、试纸法和溶液法等。

（一）一氧化碳

1. 性质　一氧化碳（carbon monoxide，CO）为无色、无臭、无刺激性的气体，是有机化工的重要原料；不易液化和固化，易燃烧，燃烧时生成二氧化碳，火焰呈蓝色。相对分子质量为 28.01，密度 1.250g/L，冰点为−207℃，沸点−190℃。微溶于水，溶于乙醇、苯、氯仿等多数有机溶剂。空气混合爆炸极限为 12.5%～74%。一氧化碳进入人体之后会和血液中的血红蛋白结合，产生碳氧血红蛋白，进而使血红蛋白不能与氧气结合，从而引起机体组织出现缺氧，导致人体窒息死亡，因此，一氧化碳具有很强的毒性。

2. 快速检验方法

（1）便携式红外光谱气体分析仪：用于测定对一定红外线有强烈吸收的气体，这些气体的吸收范围在 2～12μm，可测定的气体和气体吸收波长分别是：一氧化碳（4.6μm）、二氧化碳（1.4 或 1.6μm）、二氧化硫（7.4μm）、一氧化氮（5.3μm）、二氧化氮（4.7 或 7.8μm）等，还有苯、苯乙烯、丙烯腈、甲醛、苯胺、溴甲烷、光气、甲苯、二甲苯等23种有毒、有害气体可用便携式红外光谱气体分析仪器进行快速测定；检测限一般小于 1mg/m^3。

基本原理：被测定的气体对红外线具有选择性吸收，其吸光度与浓度的关系符合朗伯-比尔定律。

便携式红外光谱气体分析仪的特点是测定不需要加入任何化学试剂，不需对样品进行任何处理，测定的范围宽泛、稳定性好、选择性强、抗震性高、响应时间短，多数在数十秒，不超过两分钟，携带方便，因此在突发公共卫生事件中是最常用的方法。

（2）化学检测管法：发烟硫酸-五氧化二碘法。

原理：五氧化二碘在发烟硫酸作用下与一氧化碳反应生成碘。当含有一氧化碳的气体通过检测管时，指示粉由白色变成褐色，根据检测管的不同规格测定范围在 5～4000mg/m^3 或 0.1%～0.2%等。

（二）二氧化碳

1. 性质　二氧化碳（carbon dioxide，CO$_2$），又称碳酸气、碳酸酐、干冰（固态），是空气中常见的气体，相对分子质量44.0，常温下是一种无色、无味、不助燃、不可燃的气体，密度1.816kg/m^3，比空气重，略溶于水，CO$_2$的正常含量大约是 0.04%，对人体无危害，但空气中二氧化碳的体积分数为 1%时，人就会感到气闷、头昏、心悸；4%～5%时感到眩晕。6%以上时使人神志不清、呼吸逐渐停止以致死亡。因为二氧化碳比空气重，所以在低洼处的浓度较高。以人工凿井或挖孔桩时，若通风不良则会造成井底的人员窒息。达到 10%的时候，会使人体机能严重混乱，使人丧失知觉、神志不清、呼吸停止而死亡。

二氧化碳在食品工业、发酵工业、高分子化工、演出布景、汽车工业医药工业等有着十分广泛的用途。同时二氧化碳被认为是加剧温室效应的主要来源。

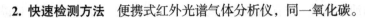

2. 快速检测方法　便携式红外光谱气体分析仪，同一氧化碳。

（三）硫化氢

1. 性质　硫化氢（hydrogen sulfide, H$_2$S），相对分子质量 34.0，是一种易燃的酸性气体，无色，低浓度时有臭鸡蛋气味，嗅觉阈值 0.000 41ppm，浓度高时没有气味，熔点–85.5℃，沸点–60.4℃，燃点为 292℃，相对密度为 1.19，能溶于水，水溶液为氢硫酸。易溶于醇类、石油溶剂和原油。硫化氢为易燃危化品，与空气混合能形成爆炸性混合物，遇明火、高热能引起燃烧爆炸。有剧毒，是强烈的神经毒素，对黏膜有强烈刺激作用，吸入少量高浓度硫化氢可于短时间内致命。低浓度的硫化氢对眼、呼吸系统及中枢神经都有影响。

2. 快速检测方法　快速检测方法有：硫化氢库仑检测仪、硝酸银比色法、醋酸铅检测管法、醋酸铅纸带法等。

（1）硫化氢库仑检测仪：根据库仑滴定的原理设计而成，当含有硫化氢的气体通过有溴化钾的滴定池时，即与电解生成的溴发生氧化还原反应，反应计量关系与电解电流、硫化氢浓度成比例，因此可测得硫化氢的含量。该仪器价格便宜，测定速度快，但精度较差。

（2）醋酸铅纸带法：当恒定流量的气体样品从浸有醋酸铅的纸带上面流过时，样品中的硫化氢与醋酸铅发生化学反应生成硫化铅褐色斑点，该方法具有精度高、测定结果可靠、方法简便等优点。

（四）甲醛

1. 性质　甲醛（formaldehyde, HCHO），又称蚁醛，相对分子质量 30.03，无色气体，有特殊的刺激气味，对人眼、鼻等有刺激作用，气体相对密度 1.067（空气密度=1），液体密度 0.815g/cm^3（–20℃）。熔点–92℃，沸点–19.5℃。易溶于水和乙醇。水溶液的浓度最高可达 55%，通常是 40%，称为甲醛水，俗称福尔马林（formalin），是有刺激气味的无色液体。能燃烧，蒸气与空气形成爆炸性混合物，爆炸极限 7%～73%（体积分数），在高分子、建材、木材、纺织、防腐等领域有广泛的应用。甲醛的危害主要是对人的皮肤黏膜有强烈的刺激作用，甲醛在室内达到一定浓度时，人就有不适感。人吸入 60～120mg/m^3，就会发生支气管炎、肺部严重损害，吸入 12～24mg/m^3，鼻、咽黏膜就会严重灼伤、流泪、咳嗽；人经口 10～20ml，就可能致死。

2. 快速测定方法

（1）便携式甲醛检测仪法：根据酚试剂比色法原理，即甲醛与酚试剂（3-甲基-2-苯并噻唑腙盐酸盐）反应生成嗪，嗪在酸性溶液中被铁离子氧化成蓝色。该方法具有快速、简便、反应灵敏高等优点，同时仪器体积小、质量轻、携带方便的特点。

（2）品红-亚硫酸法：利用甲醛与品红-亚硫酸在浓硫酸存在条件下呈蓝紫色的原理，是甲醛的特有反应，其他醛与酚不干扰测定。此法操作简便、测定范围宽，但其比色液很不稳定，重现性较差，在测定甲醛含量较低的样品时，差异较大。

（五）苯及挥发性有机物

1. 性质

（1）苯（benzene, C$_6$H$_6$）：相对分子质量 78.11，在常温下为一种无色、有甜味的透明液体，其密度小于水，具有强烈的特殊气味。可燃，有毒，为第一类致癌物。苯不溶于水，易溶于有机溶剂，本身也可作为有机溶剂。熔点为 5.5℃，沸点为 80.1℃。苯是一种石油化工基本原料。广泛用作合成染料、医药、农药、照相胶片，以及石油化工制品的原料、清漆、硝基纤维素漆的稀释剂、脱漆剂、润滑油、油脂、蜡、赛璐珞、树脂、人造革等溶剂。苯对人有毒，主要毒性是：对造血的损害作用、致癌、致畸作用和对 DNA、RNA 损伤的基因毒性。

（2）挥发性有机物：挥发性有机物（volatile organic compound, VOC）是指沸点在 50～250℃

的化合物,室温下饱和蒸气压超过 133.32Pa,在常温下以蒸气形式存在于空气中的一类有机物。包括八种类型,即烷类、芳烃类、烯类、卤烃类、酯类、醛类、酮类和其他,主要来自燃料燃烧和交通运输产生的工业废气、汽车尾气、光化学污染、燃煤、天然气等燃烧产物、吸烟、采暖、烹调等的烟雾、建筑、装饰材料、家具、家用电器、清洁剂和人体本身的排放等。VOC 对人体有危害,当室内 VOC 浓度超过一定浓度时,在短时间内人会感到头痛、恶心、呕吐、四肢乏力;严重时会抽搐、昏迷、记忆力减退。VOC 伤害人的肝脏、肾脏、大脑和神经系统。因此 VOC 污染已引起各国的高度重视。

2. 快速检验方法 苯及挥发性有机物快速检验方法目前应用较多的是便携式红外线气体分析仪,其原理是被测定的气体有特定的红外线吸收。现在市场上已经有成熟的商品化仪器出售,检测精度和测定的数量几乎涵盖主要的苯系物和挥发性有机物。

四、其他物质快速分析检测技术

(一)砷

1. 性质 砷(arsenic),俗称砒,相对原子质量 74.92,三氧化二砷被称为砒霜,不溶于水,溶于硝酸、王水和强碱。砷在农药、防腐剂、染料、电子、医药、建材等行业有广泛的用途。砷和它的可溶性化合物都有毒。

2. 快速检测方法

(1)雷因希法:在酸性条件下,砷化物与金属铜发生反应,使铜的表面变成灰色或黑色。该方法的检出限为 10μg 砷。

将样品 5g(水样 25ml)放置在蒸发皿上,加入 25ml 蒸馏水,加入 5ml 8%的盐酸,加入 5g 氯化亚锡,加热蒸发皿使试样微沸 10min,加入 2 片铜片,保持 20min 微沸,保持体积不变,随时加水,若 30min 铜片未变色,为阴性结果。注意:反应过程中应随时注意铜片的变化。

(2)砷试纸法:在酸性条件下,氯化亚锡将 5 价的砷还原为 3 价的砷,再利用锌与酸反应产生的氢气将 3 价的砷还原为砷化氢,砷化氢气体与溴化汞试纸发生反应,生产黄色或褐黄色的砷斑。砷斑的深浅与含量成正比。

(二)汞

1. 性质 汞(mercury),俗称水银。相对原子质量 200.59,是常温常压下唯一以液态存在的金属,熔点-38.87℃,沸点 356.6℃,密度 13.59g/cm^3。化学性质稳定,不溶于酸也不溶于碱。溶于硝酸和热浓硫酸,汞蒸气和汞的化合物多有剧毒(慢性)。汞在化学药物、电子电器等行业有广泛的用途。

2. 快速检验方法 雷因希法:在酸性条件下,汞化物与金属铜发生反应,汞化物使铜的表面变成灰色或银白色。该方法的检出限为 100μg Hg。测定方法同砷。

(三)瘦肉精

1. 性质 瘦肉精是一类药物的统称,学名是盐酸克仑特罗,简称克仑特罗,又名克喘素、氨哮素、氨必妥、氨双氯喘通。分子式 $C_{24}H_{18}CN_2O$,为白色结晶状粉末,味略苦,熔点 161℃,溶于水、乙醇,微溶于丙酮,不溶于乙醚。主要成分是肾上腺类、β-激动剂、β-兴奋剂(β-agonist),用于治疗支气管哮喘、慢性支气管炎、肺气肿等疾病。大剂量用在饲料中可以促进猪的增长,减少脂肪含量,提高瘦肉率,但食用含有瘦肉精的猪肉对人体有害。"瘦肉精"在我国已经禁用,人类食用含"瘦肉精"的猪肝 0.25kg 以上者,常见有恶心、头晕、四肢无力、手颤等中毒症状。含"瘦肉精"的食品对心脏病、高血压患者、老年人的危害更大。

2. 快速检验方法

（1）酶联免疫吸附法：利用多克隆抗体既能与盐酸克仑特罗结合，也能与包被抗原结合。这些包被抗原被固定在酶标板孔壁上，当样品中含有瘦肉精时，它与包被抗原竞争结合抗体中有限量的结合位点。由于每一个孔中抗体的结合位点数相同，当样品中瘦肉精浓度低时，就有更多抗体的位点与包被抗原结合，更多的抗体被固定在酶标板壁上，就会与更多的酶标二抗结合，所以结果就呈现深蓝色。相反，样品的瘦肉精浓度高，结果就呈现浅蓝色。加入终止液后，蓝色相应变成黄色，根据有色物的变化计量待测克仑特罗量。用比色法在波长为 450 nm 测定样品中的克仑特罗含量，该法具有速度快、灵敏度高的特点，是目前最佳的检测方法。具体方法为：

样品处理：取有代表性的无皮猪肉，剔除杂质、脂肪。将精肉用高速捣碎机捣碎混合均匀，放置冰箱冷冻备用。取捣碎的样品 5g，加入 50mmol/L HCl 25ml 振动 1.5h，以达到均质。称取 5g 均质物（相当于 1g 肝脏或肌肉），加入离心管中用 10 000r/min 的速度离心 15min。取上清液至另一个离心管中，加 1mol/L NaOH 300ml 混合 15min。加入 4ml 500mmol/L KH_2PO_4（pH=3.0）迅速混匀置于 4℃冰箱内保存至少 1.5h。用 10 000 r/min 的速度离心 5min，分离全部上清液。

洗板：所有试剂回温至室温。将浓缩洗涤液用蒸馏水稀释 10 倍。将酶联免疫板取出，放在室温下平衡 5min。每孔加入 300μl 洗液，放置 1min，再甩掉洗涤液，重复 3 次，将板内残留洗涤液在吸水纸上甩干。

竞争：试剂盒中的抗体按 1∶1000 稀释。加样时在板上按 1 到 3 的顺序加入标样，每孔 100μl，重复两次，其他孔加入待测样品，每孔 100μl 抗体。注意加入抗体时不要让枪头沾染孔里的样品与标准样，然后将酶标板放入湿盒里，在 37℃下竞争 30min。

加二抗：试剂盒中的二抗标记酶按 1∶1000 稀释。在酶联板上每孔加 200μl 配制好的二抗标记酶，将其放入湿盒，置 37℃、30min。

加底物显色：取底物 A、底物 B，按等体积混匀，在酶标板上每孔加 200μl 配好的底物，显色板显色，显色后每孔加入 50μl 的终止液终止反应。在酶标仪上测定各标准样和各样品 450nm 处的光密度值，用瘦肉精标准液 200ng/ml 孔作为 0 孔。

（2）胶体金免疫层析法：利用竞争法胶体金免疫层析技术，检测液中的瘦肉精与金标垫上的金标抗体结合形成复合物，若瘦肉精在检测液中浓度低于灵敏度值，未结合的金标抗体流到 T 区时，被固定在膜上的瘦肉精-蛋白偶联物结合，逐渐凝集成一条可见的 T 线；若瘦肉精浓度高于灵敏度值，金标抗体全部形成复合物，不会再与 T 线处瘦肉精-蛋白偶联物结合形成可见 T 线。未固定的复合物流过 T 区被 C 区的二抗捕获并形成可见的 C 线。C 线出现则表明免疫层析发生，即试纸有效。

取出试纸，将试纸白色一端浸入尿液中（液面不得超过横线），保持 5s；用滴管吸取待检样品尿液，逐滴缓慢加入 3 滴样品于加样孔中。将试纸平放 1min，等待红色条带出现。3~8min 内读取结果，10min 后判读无效。

如果仅质控区（C）出现一条紫红色条带，在测试区（T）内无紫红色条带出现，判为阳性（＋）；如果出现两条紫红色条带，一条位于测试区（T）内，另一条位于质控区（C）内，判为阴性（－）；如果质控区（C）未出现紫红色条带，提示测试失败或试纸已失效。

注意：测试区（T）内的紫红色条带可显现出颜色深浅的现象。但是，在规定的观察时间内，无论该色带颜色深浅，即使只有非常弱的色带也应判定为阴性结果。

（四）苏丹红

1. 性质　苏丹红，学名苏丹（Sudan），共分为苏丹红Ⅰ、苏丹红Ⅱ、苏丹红Ⅲ和苏丹红Ⅳ。分子式 $C_{16}H_{12}N_2O$，相对分子质量 248.28，黄色粉末不溶于水，微溶于乙醇，易溶于油脂、矿物油、丙酮和苯。乙醇溶液呈紫红色，在浓硫酸中呈品红色。苏丹红为亲脂性偶氮染料，主要用于油彩、机油、蜡、鞋油等产品的染色。由于用苏丹红染色后的食品颜色非常鲜艳且不易褪色，能引起人们强烈的食欲，一些不法食品企业把苏丹红添加到食品中。常见的添加苏丹红的食品有辣椒粉、辣椒油、红豆腐、红心禽蛋等。经毒理学研究表明，苏丹红的代谢物具有致突变性和致癌性，我国禁止苏丹红用于食品工业中。

2. 测定

（1）原理：将苏丹红标准液、待测样品液点在层析纸上，在展开剂的作用下，样品成分进行分离，分离后，将苏丹红标准液斑点与待测样品液斑点进行比对。如斑点位置相同则说明样品中含有对应的苏丹红，该方法的测量范围为 0～3000mg/kg。

（2）样品处理：取 1g 样品于试管中，加入 2～5ml 乙酸乙酯，振摇 1min，静置 5min，待用。

（3）试剂：苏丹红快速检测试剂盒，内装层析纸、展开剂、苏丹红Ⅰ、苏丹红Ⅱ、苏丹红Ⅲ和苏丹红Ⅳ号标准液。

（4）分离：用铅笔在一张层析纸的一段约 1cm 处画一直线，平均隔 1cm 处画出 5 个点样记号，用 5 支微量注射器分别吸取定量的苏丹红Ⅰ、苏丹红Ⅱ、苏丹红Ⅲ和苏丹红Ⅳ号标准液和定量的样品处理液，在层析缸中加入展开剂，进行上行法展开，待展开剂上升到 7～8cm 处停止展开，观察斑点，进行定性和半定量比对。

（五）亚硝酸钠

1. 性质 亚硝酸钠（sodium nitrite，$NaNO_2$），白色或微带淡黄色斜方晶系结晶或粉末，相对分子质量 69.00，熔点 270℃，易溶于水（溶解度 82g/100 ml）和液氨；微溶于乙醇、甲醇、乙醚等有机溶剂。亚硝酸钠有较强毒性，人食用 0.2～0.5g 就可能出现中毒症状，如果一次性误食 3g，就可能造成死亡。亚硝酸钠中毒的特征表现为发绀，症状体征有头痛、头晕、乏力、胸闷、气短、心悸、恶心、呕吐、腹痛、腹泻、口唇、指甲及全身皮肤、黏膜发绀等，甚至抽搐、昏迷，严重时还会危及生命。亚硝酸钠在纺织、建材丝绸、金属加工、食品加工等行业有广泛的用途。

2. 测定 在酸性条件下，亚硝酸盐可与氨基苯磺酰胺发生重氮化反应，反应完成后再与盐酸 N-（1-萘）-乙二胺产生偶合反应生成紫红色的偶氮染料。染料的颜色深浅与亚硝酸钠的含量成正比。该方法的检出限为 0.15mg/L。

将被测样品处理成浆或粉末，加入适量的水，将试纸（固化有氨基苯磺酰胺和盐酸 N-（1-萘）-乙二胺）放入水中 2s，取出后静置 1min，观察试纸上出现的颜色，同时与标准色板比较颜色的深浅，进行半定量分析。注意：亚硝酸钠浓度太高时容易褪色或变色。

（六）氰化钾

1. 性质 氰化钾（potassium cyanide，KCN），相对分子质量 65.12，熔点 563℃，白色结晶或粉末，易潮解，有氰化氢气味（苦杏仁气味），剧毒。在湿空气中潮解并放出微量的氰化氢气体。易溶于水、乙醇、甘油，微溶于甲醇、氢氧化钠水溶液。接触皮肤的伤口或吸入微量粉末即可中毒死亡。与酸接触能放出剧毒的氰化氢气体，与氯酸盐或亚硝酸钠混合能发生爆炸。在电镀、采矿、冶金、有机化工等有广泛的用途。

2. 测定

（1）苦味酸试纸法：氰化钾遇酸生成氢氰酸，氢氰酸与苦味酸钠反应生成玫瑰红色异氰紫酸钠。试纸对氰化钾的检出限为 0.023mg。

取一支（检氰管）玻璃管，插入一张苦味酸试纸条，在试纸上滴加 1～2 滴碳酸钠饱和溶液将试纸润湿，将玻璃管插入带孔的胶塞中。取 5g 样品于锥形瓶中，加入 20ml 蒸馏水，1g 酒石酸，立即塞上带有胶塞的玻璃管，将锥形瓶放入 70～80℃水浴中，加热 30min，观察试纸的颜色变化，如试纸不变色表示小于 5mg/kg。氰化钾含量越高，试纸颜色越深。

（2）异烟酸-吡唑啉酮试纸法：在中性条件下，氯胺 T 可将氰化钾转化为氯化氰，氯化氰与异烟酸-吡唑啉酮作用，生成蓝色染料。该方法检出限为 0.1mg/L。

　　将适量的样品制成浆或粉末，加适量水，取上层清液备用；用氰化氢试剂盒（含试纸 1 含有氯化 T，试纸 2 含有异烟酸-吡唑啉酮，反应杯）中提供的吸管吸取 0.5ml 样品液放入专用的反应杯中，加 1mol/L NaOH 使溶液的 pH 在 5～11 之间（pH 为 7 左右最好），插入一张试纸 1 在反应杯中上下振摇 30s，插入一张试纸 2 在反应杯中上下振摇 30s，去除试纸，放置 2min 后，与标准色卡比较判断结果。

　　快速检验技术是检验技术的发展方向之一，随着生物技术、光电技术、计算机技术、纳米技术、蛋白学组技术等高新技术的不断发展、融合，快速检验一定会在国民经济、各行各业的分析检验工作中发挥巨大的作用。

（谢惠波）

参考文献

杜晓燕，毋福海，孙成均，等. 2009. 现代卫生化学. 第 2 版. 北京：人民卫生出版社.

方惠群，于俊生，史坚. 2002. 仪器分析. 北京：科学出版社.

郭爱民. 2007. 卫生化学. 第 7 版. 北京：人民卫生出版社.

郭峰，牛春艳. 2012. 现代仪器分析. 北京：中国质检出版社.

胡斌，江祖成. 2005. 色谱-原子光谱/质谱联用技术及形态分析. 北京：科学出版社.

胡琴，黄庆华. 2009. 分析化学. 北京：科学出版社.

华中师范大学等. 2011. 分析化学. 上，下册. 第四版. 北京：高等教育出版社.

鞠熀先. 2006. 电分析化学与生物传感技术. 北京：科学出版社.

康维钧，张翼翔. 2015. 水质理化检验. 第 2 版. 北京：人民卫生出版社.

黎源倩，叶蔚云. 2015. 食品理化检验. 第 2 版. 北京：人民卫生出版社.

李发美. 2012. 分析化学. 第 7 版. 北京：人民卫生出版社.

李磊，高希宝. 2015. 仪器分析. 北京：人民卫生出版社.

刘虎威. 2012. 气相色谱方法及应用. 第 2 版. 北京：化学工业出版社.

吕昌银. 2015. 空气理化检验. 第 2 版. 北京：人民卫生出版社.

齐美玲. 2012. 气相色谱分析及应用. 北京：科学出版社.

苏政权，和彦苓. 2008. 卫生化学. 北京：科学出版社.

孙成均. 2015. 生物材料检验. 第 2 版. 北京：人民卫生出版社.

孙凤霞. 2011. 仪器分析. 第 2 版. 北京：化学工业出版社.

孙毓庆. 2005. 现代色谱法及其在药物分析中的应用. 北京：科学出版社.

孙毓庆. 2005. 仪器分析选论. 北京：科学出版社.

滕文锋. 2012. 检验仪器分析技术. 北京：人民军医出版社.

屠一锋，严吉林，龙玉梅，等. 2011. 现代仪器分析. 北京：科学出版社.

魏福祥. 2011. 现代仪器分析技术及应用. 北京：中国石化出版社.

毋福海. 2015. 分析化学. 第 2 版. 北京：人民卫生出版社.

吴守国，袁倬. 2006. 电化学分析原理. 合肥：中国科技大学出版社.

武汉大学等，2006. 分析化学. 上、下册. 第五版. 北京：高等教育出版社.

辛仁轩. 2005. 等离子体发射光谱分析. 北京：化学工业出版社.

许金钧，王尊本. 2006. 荧光分析法. 第 3 版. 北京：科学出版社.

叶宪曾，张新祥. 2007. 仪器分析化学教程. 第 2 版. 北京：北京大学出版社.

袁存光，祝优珍，田晶，等. 2012. 现代仪器分析. 北京：化学工业出版社.

张加玲. 2003. 卫生化学. 北京：中国协和医科大学出版社.

张学记. 2009. 电化学与生物传感器. 原理、设计及其在生物医学中的应用. 北京：化学工业出版社.

中国合格评定国家认可委员会. 2006. 检测和校准实验室能力认可准则（CNAS-CL01）.

中华人民共和国卫生部. 2007. 化妆品卫生规范. 北京：军事医学科学出版社.

周春山，符斌. 2010. 分析化学简明手册. 北京：化学工业出版社.

周颖. 2014. 卫生分析化学. 上海：复旦大学出版社.

邹学贤. 2006. 分析化学. 北京：人民卫生出版社.

Bagotsky V S. 2013. Fundamentals of Electrochemistry. Second edition. New Jersey：John Wiley & Sons.

GB/T 17141—1997. 土壤质量 铅、镉的测定 石墨炉原子吸收分光光度法.

GB/T 5750.6—2006. 生活饮用水标准检验方法 金属指标.

Oldham K，Myland J. 2012. Fundamentals of Electrochemical Science. UK：Elsevier Academic Press.

Wang J. 2006. Analytical Electrochemistry. New Jersey：John Wiley & Sons.

WS/T 89—2015. 尿中氟化物的测定 离子选择电极法.

附表 1　相对原子质量

元素		相对原子质量	元素		相对原子质量	元素		相对原子质量
名称	符号		名称	符号		名称	符号	
银	Ag	107.868 2（2）	氦	He	4.002 602（2）	铷	Rb	85.467 8（3）
铝	Al	26.981 538（2）	铪	Hf	178.49（2）	铼	Re	186.207（1）
氩	Ar	39.948（1）	汞	Hg	200.59（2）	铑	Rh	102.905 50（2）
砷	As	74.921 60（2）	钬	Ho	164.930 32（2）	钌	Ru	101.07（2）
金	Au	196.966 55（2）	碘	I	126.904 47（3）	硫	S	32.066（6）
硼	B	10.811（7）	铟	In	114.818（3）	锑	Sb	121.760（1）
钡	Ba	137.327（7）	铱	Ir	192.217（3）	钪	Sc	44.955 910（8）
铍	Be	9.012 182（3）	钾	K	39.098 3（1）	硒	Se	78.96（3）
铋	Bi	208.980 38（2）	氪	Kr	83.80（1）	硅	Si	28.085 5（3）
溴	Br	79.904（1）	镧	La	138.905 5（2）	钐	Sm	150.36（3）
碳	C	12.010 7（8）	锂	Li	6.941（2）	锡	Sn	118.710（7）
钙	Ca	40.078（4）	镥	Lu	174.967（1）	锶	Sr	87.62（1）
镉	Cd	112.411（8）	镁	Mg	24.305 0（6）	钽	Ta	180.947 9（1）
铈	Ce	140.116（1）	锰	Mn	54.938 049（9）	铽	Tb	158.925 34（2）
氯	Cl	35.452 7（9）	钼	Mo	95.94（1）	碲	Te	127.60（3）
钴	Co	58.933 200（9）	氮	N	14.006 74（7）	钍	Th	232.038 1（1）
铬	Cr	51.996 1（6）	钠	Na	22.989 770（2）	钛	Ti	47.867（1）
铯	Cs	132.905 45（2）	铌	Nb	92.906 38（2）	铊	Tl	204.383 3（2）
铜	Cu	63.546（3）	钕	Nd	144.24（3）	铥	Tm	168.934 21（2）
镝	Dy	162.50（3）	氖	Ne	20.179 7（6）	铀	U	238.028 9（1）
铒	Er	167.26（3）	镍	Ni	58.693 4（2）	钒	V	50.941 5（1）
铕	Eu	151.964（1）	氧	O	15.999 4（3）	钨	W	183.84（1）
氟	F	18.998 403 2（5）	锇	Os	190.23（3）	氙	Xe	131.29（2）
铁	Fe	55.845（2）	磷	P	30.973 761（2）	钇	Y	88.905 85（2）
镓	Ga	69.723（1）	铅	Pb	207.2（1）	镱	Yb	173.04（3）
钆	Gd	157.25（3）	钯	Pd	106.42（1）	锌	Zn	65.39（2）
锗	Ge	72.61（2）	镨	Pr	140.907 65（2）	锆	Zr	91.224（2）
氢	H	1.007 94（7）	铂	Pt	195.078（2）			

注：括号内的数字指末位数字的不确定度

附表 2　化合物的相对分子质量

化合物	相对分子质量	化合物	相对分子质量
Ag_3AsO_4	462.53	$FeSO_4 \cdot (NH_4)_2SO_4 \cdot 6H_2O$	392.13
AgBr	187.77	H_3AsO_3	125.94
AgCl	143.35	H_3AsO_4	141.94

化合物	相对分子质量	化合物	相对分子质量
AgCN	133.89	HBr	80.912
Ag_2CrO_4	331.73	HCl	36.461
AgI	234.77	$HClO_4$	100.47
$AgNO_3$	169.87	HCN	27.026
AgSCN	165.95	HCOOH	46.026
Al_2O_3	101.96	CH_3COOH	60.052
$Al(OH)_3$	78.00	H_2CO_3	62.025
$Al_2(SO_4)_3$	342.14	$H_2C_2O_4$	90.035
As_2O_3	197.84	$H_2C_2O_4·2H_2O$	126.07
As_2O_5	229.84	HF	20.006
As_2S_5	246.02	HI	127.91
$BaCl_2·2H_2O$	244.27	HIO_3	175.91
$Ba(OH)_2$	171.34	HNO_3	63.013
$BaSO_4$	233.39	HNO_2	47.013
$CaCl_2$	110.99	H_2O	18.015
$CaCO_3$	100.09	H_2O_2	34.015
CaC_2O_4	128.10	H_3PO_4	97.995
CaO	56.08	H_2S	34.08
$Ca(OH)_2$	74.09	H_2SO_3	82.07
$CdCl_2$	183.32	H_2SO_4	98.07
$Ce(SO_2)_2$	332.24	$HgCl_2$	271.50
$CoCl_2$	129.84	Hg_2Cl_2	472.09
$CoCl_2·6H_2O$	237.93	HgI_2	454.40
Cr_2O_3	151.99	$Hg_2(NO_3)_2$	525.19
CO_2	44.01	$Hg(NO_3)_2$	324.60
$CuCl_2$	134.45	HgO	216.59
CuI	190.45	HgS	232.65
$Cu(NO_3)_2$	187.56	I_2	253.81
CuO	79.545	$KAl(SO_4)_2·12H_2O$	474.38
Cu_2O	143.09	KBr	119.00
$CuSO_4$	159.60	$KBrO_3$	167.00
$CuSO_4·5H_2O$	249.68	KCl	74.551
$FeCl_3$	162.21	$KClO_3$	122.55
$NH_4Fe(SO_4)_2·12H_2O$	482.18	$KClO_4$	138.55
FeO	71.846	KCN	65.116
Fe_2O_3	159.69	K_2CO_3	138.21
Fe_3O_4	231.54	K_2CrO_4	194.19
$FeSO_4$	151.90	$K_2Cr_2O_7$	294.18
$FeSO_4·7H_2O$	278.01	$K_3Fe(CN)_6$	329.25
$KHSO_4$	136.16	NH_4Cl	53.491
KI	166.00	$NH_3·H_2O$	35.05
KIO_3	214.00	$(NH_4)_2CO_3$	96.086

化合物	相对分子质量	化合物	相对分子质量
$KMnO_4$	158.03	$(NH_4)_2C_2O_4$	124.10
$KNaC_4H_4O_6 \cdot 4H_2O$	282.22	NH_4HCO_3	79.055
KNO_3	101.10	$(NH_4)_2HPO_4$	132.06
KNO_2	85.104	$(NH_4)_2MoO_4$	196.01
KOH	56.106	NH_4NO_3	80.043
$KSCN$	97.18	$(NH_4)_3PO_4 \cdot 12MoO_3$	1876.35
K_2SO_4	174.25	$(NH_4)_2SO_4$	132.13
$MgCl_2 \cdot 6H_2O$	203.30	NO	30.006
$MgNH_4PO_4$	137.32	NO_2	46.006
MgO	40.304	P_2O_5	141.94
$Mg_2P_2O_7$	222.55	PbC_2O_4	295.22
$MgSO_4 \cdot 7H_2O$	246.47	$PbCl_2$	278.10
MnO_2	86.937	$PbCrO_4$	323.20
$MnSO_4$	151.00	$Pb(CH_3COO)_2$	325.30
Na_3AsO_3	191.89	$Pb(CH_3COO)_2 \cdot 3H_2O$	379.30
$Na_2B_4O_7 \cdot 10H_2O$	381.37	$Pb(NO_3)_2$	331.20
$NaBr$	102.91	$PbSO_4$	303.30
$NaCl$	58.44	SO_2	64.06
$NaCN$	49.007	SO_3	80.06
Na_2CO_3	105.99	$SnCl_2 \cdot 2H_2O$	225.65
$Na_2CO_3 \cdot 10H_2O$	286.14	$SnCl_4$	260.52
$Na_2C_2O_4$（醋酸钠）	134.00	$Sr(NO_3)_2$	211.63
$NaCH_3COO$（醋酸钠）	82.034	$ZnCl_2$	136.29
$NaC_7H_5O_2$（苯甲酸钠）	144.11	$Zn(CH_3COO)_2$	183.47
$Na_3C_6H_5O_7 \cdot 2H_2O$（柠檬酸钠）	294.12	$Zn(NO_3)_2$	189.39
$NaHCO_3$	84.007	ZnO	81.38
$Na_2HPO_4 \cdot 12H_2O$	358.14	$ZnSO_4$	161.44
$Na_2H_2Y \cdot 2H_2O$	372.24	$ZnSO_4 \cdot 7H_2O$	287.54
$NaNO_2$	68.995		
$NaNO_3$	84.995		
$NaOH$	39.997		
Na_3PO_4	163.94		
$Na_2S \cdot 9H_2O$	240.18		
$NaSCN$	81.07		
Na_2SO_3	126.04		

附表 3　氧化还原电对的标准电极电位（18～25℃）

半反应	$\varphi^\ominus$ /V
$Ag_2S + 2e \Longrightarrow 2Ag + S^{2-}$	−0.71
$AgI + e \Longrightarrow Ag + I^-$	−0.152
$AgBr + e \Longrightarrow Ag + Br^-$	0.071
$AgCl + e \Longrightarrow Ag + Cl^-$	0.224

半反应	$\varphi^{\ominus}/V$
$Ag(NH_3)_2^+ + e === Ag + 2NH_3$	0.37
$Ag^+ + e === Ag$	0.799
$AsO_4^{3-} + H_2O + 2e === AsO_3^{3-} \ 2OH^-$	−0.67
$H_3AsO_4 + 2H^+ + 2e === H_3AsO_3 \ H_2O$	0.559
$Br_2 + 2e === 2Br^-$	1.087
$BrO_3^- + 6H^+ + 6e === Br^- + 3H_2O$	1.44
$BrO_3^- + 6H^+ + 5e === 1/2Br_2 + 3H_2O$	1.52
$2CO_2 + 2H^+ + 2e === H_2C_2O_4$	−0.49
$Ce^{4+} + e === Ce^{3+}$	1.61
$Cl_2(g) + 2e === 2Cl^-$	1.36
$2ClO_2^- + 12H^+ + 10e === Cl_2 + 6H_2O$	1.47
$2ClO^- + 4H^+ + 2e === Cl_2 + 2H_2O$	1.63
$CrO_4^{2-} + 4H_2O + 3e === Cr(OH)_3 + 5OH^-$	−0.13
$HCrO_4^- + 7H^+ + 3e === Cr^{3+} + 4H_2O$	1.195
$Cr_2O_7^{2-} + 14H^+ + 6e === 2Cr^{3+} + 7H_2O$	1.33
$Cu^{2+} + e === Cu^+$	0.16
$Cu^{2+} + 2e === Cu$	0.340
$Cu^{2+} + Cl^- + e === CuCl$	0.57
$Cu^{2+} + I^- + e === CuCl$	0.87
$FeY^- + e === FeY^{2-}$	0.12
$Fe(CN)_6^{3-} + e === Fe(CN)_6^{4-}$	0.36
$FeF_6^{3-} + e === Fe^{2+} + 6F^-$	0.4
$Fe^{3+} + e === Fe^{2+}$	0.77
$Fe^{2+} + 2e === Fe$	−0.41
$2H^+ + 2e === H_2$	0.00
$2H_2O + 2e === H_2 + 2OH^-$	−0.828
$H_2O_2 + 2H^+ + 2e === 2H_2O$	1.77
$Hg_2Cl_2 + 2e === 2Hg + 2Cl^-$	0.268
$2HgCl_2 + 2e === Hg_2Cl_2 + 2Cl^-$	0.63
$IO_3^- + 3H_2O + 6e === I^- + 6OH^-$	0.26
$I_3^- + 2e === 3I^-$	0.54
$IO_3^- + 6H^+ + 6e === I^- + 3H_2O$	1.085
$2IO_3^- + 12H^+ + 10e === I_2 + 6H_2O$	1.19
$MnO_4^- + e === MnO_4^{2-}$	0.56
$MnO_4^- + 2H_2O + 3e === MnO_2 + 4OH^-$	0.60
$MnO_2 + 4H^+ + 2e === Mn^{2+} + 2H_2O$	1.23
$MnO_4^- + 8H^+ + 5e === Mn^{2+} + 4H_2O$	1.51
$MnO_4^- + 4H^+ + 3e === MnO_2 + 2H_2O$	1.69
$NO_3^- + 3H^+ + 2e === HNO_2 + H_2O$	0.94
$HNO_2 + H^+ + e === NO + H_2O$	0.99

半反应	$\varphi^{\ominus}/V$
$O_2 + 2H^+ + 2e \Longrightarrow H_2O_2$	0.682
$H_2O_2 + 2H^+ + 2e \Longrightarrow 2H_2O$	1.77
$Pb^{2+} + 2e \Longrightarrow Pb$	−0.126
$PbO_2 + 4H^+ + 2e \Longrightarrow Pb^{2+} + 2H_2O$	1.455
$SO_4^{2-} + H_2O + 2e \Longrightarrow SO_3^{2-} + 2OH^-$	−0.93
$S + 2e \Longrightarrow S^{2-}$	−0.48
$S_4O_6^{2-} + 2e \Longrightarrow 2S_2O_3^{2-}$	0.09
$S + 2H^+ + 2e \Longrightarrow H_2S$	0.14
$SO_4^{2-} + 4H^+ + 2e \Longrightarrow H_2SO_3 + H_2O$	0.17
$S_2O_3^{2-} + 6H^+ + 4e \Longrightarrow 2SO_3 + 3H_2O$	0.5
$S_2O_8^{2-} + 2e \Longrightarrow 2SO_4^{2-}$	2.01
$Sn(OH)_6^{2-} + 2e \Longrightarrow HSnO_2^- + 3OH^- + H_2O$	−0.93
$SnCl_6^{2-} + 2e \Longrightarrow SnCl_4^{2-} + 2Cl^-$	0.14
$Sn^{4+} + 2e \Longrightarrow Sn^{2+}$	0.15
$Ti^{3+} + e \Longrightarrow Ti^{2+}$	−0.37
$Ti^{4+} + e \Longrightarrow Ti^{3+}$	0.092
$VO_2^+ + 2H^+ + e \Longrightarrow VO^{2+} + H_2O$	1.00
$Zn(CN)_4^{2-} + 2e \Longrightarrow Zn + 4CN^-$	−1.26
$Zn^{2+} + 2e \Longrightarrow Zn$	−0.763

附表 4　部分氧化还原电对的条件电位

半反应	$\varphi^{\ominus}/V$	介质
$Ag^+ + e \Longrightarrow Ag$	0.792	1mol/L $HClO_4$
	0.228	1mol/L HCl
$H_3AsO_4 + 2H^+ + 2e \Longrightarrow H_3AsO_3 + H_2O$	0.577	1mol/L HCl，$HClO_4$
	0.07	1mol/L NaOH
$Ce^{4+} + e \Longrightarrow Ce^{3+}$	1.70	1mol/L $HClO_4$
	1.75	3mol/L $HClO_4$
	1.61	1mol/L HNO_3
	1.44	1mol/L H_2SO_4
	1.42	4mol/L H_2SO_4
	1.28	1mol/L HCl
$Cr_2O_7^{2-} + 14H^+ + 6e \Longrightarrow 2Cr^{3+} + 7H_2O$	1.00	1mol/L HCl
	1.08	3mol/L HCl
	1.10	2mol/L H_2SO_4
	1.15	4mol/L H_2SO_4
	1.025	1mol/L $HClO_4$
$Fe^{3+} + e \Longrightarrow Fe^{2+}$	0.70	1mol/L HCl
	0.68	3mol/L HCl

半反应	$\phi^{\ominus\prime}$ /V	介质
	0.68	$0.1\sim4$mol/L H_2SO_4
	0.732	1mol/L $HClO_4$
	0.51	1mol/L HCl+0.25mol/L H_3PO_4
$FeY^- + e == FeY^{2-}$	0.12	0.1mol/L EDTA，pH=4$\sim$6
$Fe(CN)_6^{3-} + e == Fe(CN)_6^{4-}$	0.56	0.1mol/L HCl
$I_3^- + 2e == 3I^-$	0.5446	0.5mol/L H_2SO_4
$MnO_4^- + 8H^+ + 5e == Mn^{2+} + 4H_2O$	1.45	1mol/L $HClO_4$
$SnCl_6^{2-} + 2e == SnCl_4^{2-} + 2Cl^-$	0.14	1mol/L HCl
$SnCl_6^{2-} + 2e == SnCl_4^{2-} + 2Cl^-$	0.10	5mol/L HCl
$Sn^{2+} + 2e == Sn$	−0.20	1mol/L HCl 或 0.5mol/L H_2SO_4